慢性肾功能衰竭的中西医诊治

郭兆安　主编

U0194551

全国百佳图书出版单位

中国中医药出版社

·北 京·

图书在版编目（CIP）数据

慢性肾功能衰竭的中西医诊治 / 郭兆安主编 . --
北京：中国中医药出版社，2024.12（2025.2 重印）
ISBN 978-7-5132-9093-7

Ⅰ . R692.5

中国国家版本馆 CIP 数据核字第 2024C4C041 号

中国中医药出版社出版

北京经济技术开发区科创十三街 31 号院二区 8 号楼
邮政编码　100176
传真　010-64405721
三河市同力彩印有限公司印刷
各地新华书店经销

开本 787×1092　1/16　印张 33　字数 645 千字
2024 年 12 月第 1 版　2025 年 2 月第 2 次印刷
书号　ISBN 978 - 7 - 5132 - 9093 - 7

定价　98.00 元
网址　www.cptcm.com

服 务 热 线　010-64405510
购 书 热 线　010-89535836
维 权 打 假　010-64405753

微信服务号　zgzyycbs
微商城网址　https：//kdt.im/LIdUGr
官 方 微 博　http：//e.weibo.com/cptcm
天猫旗舰店网址　https：//zgzyycbs.tmall.com

《慢性肾功能衰竭的中西医诊治》
编 委 会

前　言

慢性肾功能衰竭（chronic renal failure，CRF）是指各种原发性或继发性肾脏疾病导致肾脏结构和功能的损害，使肾脏不能维持机体的正常代谢，造成一系列代谢紊乱和临床症状的综合征。CRF是慢性肾脏病（chronic kidney disease，CKD）的阶段之一。2023年，全国性横断面研究显示，CKD、肾功能受损和蛋白尿的患病率分别为8.2%、2.2%和6.7%。CKD患病率与10年前相比下降了约30%。近三十年来，CRF病因，即原发病的疾病谱，发生了很大变化。20世纪80年代，CRF病因以慢性肾小球肾炎、慢性肾盂肾炎为主；21世纪初，马兜铃酸肾病在CRF病因中占据了重要部分；近年来，糖尿病肾病（diabetic kidney disease，DKD）、高血压性肾损害、多囊肾在CRF病因中所占的比例越来越高，甚至有报道称，DKD为CRF的第一位病因，但大多数医生根据真实临床实践，仍然认为慢性肾小球肾炎是CRF的第一位病因，只是其比例较20世纪80年代明显下降。不同的原发病有不同的临床特点，治疗方法不相同，预后也大不一样，因此，明确原发病的性质十分重要。判定一个典型CRF患者的病因并不困难，对没有CKD病史的患者，通过详细地询问病史、合理的体格检查和完善的理化检查仍有可能找出蛛丝马迹，以便对其病因做出判定。

关于CRF的发病机制，"残余肾单位学说""肾小球高滤过学说"被普遍认可，并成为营养疗法和肾素-血管紧张素系统抑制剂（renin-angiotensin system inhibitors，RASIs）治疗CRF的理论依据；瘦素等新尿毒症毒素的发现，为"尿毒症毒素学说"提供了进一步的佐证。目前，研究最多的是肾小球硬化和肾间质纤维的发病机制及其防治，高血压、蛋白尿及甲状旁腺激素（parathyroid hormone，PTH）等也是CRF进行性加重的因素。

近年来，对CRF并发症的认识取得诸多进展。高血压是CKD领域讨论最多的并发症，高血压与CKD互为因果，高血压既是CKD的病因，也是其并发症。有研究显示，随着 CKD 进展，发生高血压的比例持续增加。高血压也是 CKD 和心血管疾病的危险因素。肾性贫血的传统发病机制包含 EPO 缺乏、铁代谢紊乱和炎症等多种因素。最新的研究机制认为，肾性贫血的发生由多种因素共同驱动，其中缺氧诱导因子（hypoxia-inducible factor，HIF）通路参与 EPO 的合成、铁的吸收和利用，CKD 患者 HIF 通路受损，无法正常反馈缺氧信号，导致肾脏造血不足。慢性肾脏病矿物质与骨异常（chronic kidney disease–mineral and bone disorder，CKD-MBD）概念的提出扩大了肾性骨病的内涵，CKD-MBD 不仅涉及骨病，还涉及软组织钙化，对 CRF 预后产生重大影响。中华医学会肾脏病分会《中国慢性肾脏病患者血钾管理实践专家共识》的发布，提高了临床医生对血钾代谢紊乱的认识。消化系统症状依旧是 CRF 的常见临床表现，产生的原因除尿毒症毒素的作用及胃肠道的分泌异常外，还有肠道菌群失调。肠道菌群失调是近年来研究的热点，也是 CRF 进展的原因之一。CRF 可以导致心血管结构与功能紊乱，是心血管疾病（cardiovascular disease，CVD）的重要危险因素。随着肾功能的恶化，患者会出现各个系统并发症，心肌梗死、慢性心力衰竭、脑血管事件和周围血管疾病的患病率均持续增加，严重影响患者的预后。

在 CRF 一体化治疗方案中，营养治疗是最基础的治疗，也是最经济的治疗，极易被忽视。循证医学证明，营养治疗不仅能提高患者的生存质量，而且可以延缓病程进展。在肾性贫血的治疗中，传统的 EPO 和铁剂治疗非透析慢性肾病（NDD），贫血整体达标率偏低。低氧诱导因子 - 脯氨酸羟化酶抑制剂（hypoxia inducible factor-proline hydroxylase inhibitor，HIF-PHI）可以多重途径有效改善 NDD 患者贫血，达标率高达 84%，疗效不受炎症状态影响，可以改善多种铁代谢指标，无须补充静脉铁剂。良好的血压控制不仅可以延缓慢性肾功能衰竭的进展，而且可以减少心脑血管合并症的发生，降低患者死亡率。降压治疗是 CRF 一体化治疗的重要组成部分。国际卫生组织（WHO）和国际高血压学会（ISH）联合推荐的高血压患者血压控制目标为：尿蛋白 > 1g/d 者，血压 < 125/75mmHg；尿蛋白 < 1g/d 者，血压 < 130/80mmHg。对早期 CKD 患者多主张选用血管紧张素转换酶抑制剂（angiotensin converting enzyme inhibitors，ACEI）及血管紧张素 II 受体拮抗剂（angiotensin II receptor blockers，ARB），对合并中、重度高血压者宜联合用药以增加降压效果，减少药物毒副作用。新型药物血管紧张素受体脑啡肽酶抑制剂（angiotensin receptor enkephalinase inhibitors，ARNI）通过 LBQ657（沙库巴曲的活性代谢产物）抑制脑啡肽酶（NEP），同时通过缬沙坦阻断血管紧张素 II 的 1 型受体（AT1），发挥利尿、利钠、扩血管、改善肾小球滤过、延缓肾功能恶化等作用。临床研究证实，与 ACEI/ARB 相比，ARNI 可以更好地延缓肾功能下降，且对患者的血糖、血脂有额外获益，同时可以延缓 CKD 心血管并发症的发生，

适合 CKD 高血压治疗，可以替代传统 ACEI/ARB 单药治疗，也可以联合 CCB 使用。CKD-MBD 的治疗包括控制高血磷、纠正低血钙、补充维生素 D 及其衍生物等。根据 CKD-MBD 指南推荐，CKD3a~5 期，应尽可能将升高的血清磷降至接近正常的范围，在血磷超过目标值时，或血磷进行性、持续性升高时，开始降磷治疗；维持正钙平衡（有利于骨的矿化），抑制甲状旁腺功能亢进；成年 CKD3a~5 期患者应尽可能避免高钙血症。维生素 D 具有促进肠钙吸收、升高血钙、抑制甲状旁腺功能、促进骨的矿化的作用。纠正代谢性酸中毒强调治疗原发病，处理急性并发症，具体治疗方法包括碱化疗法、血液透析和饮食调整。针对消化系统并发症，强调改善消化道症状、保护胃黏膜、处理消化道出血。对于心血管系统并发症，一般使用常规防治 CVD 的措施。心衰的治疗应先控制原发病。CRF 时，机体对利尿剂和血管紧张素转换酶抑制剂反应性降低，洋地黄中毒风险增加，必要时应行血液净化治疗。ARNI 被证实具有超越传统 ACEI/ARB 的抗心衰治疗作用，已经成为新的心衰标准治疗药物，对射血分数降低或者射血分数保留的慢性心衰患者有获益。

随着透析技术与水平的提高，尿毒症脑病已很少发生，充分透析依然是其有效的治疗措施。治愈周围神经病变的唯一方法是肾移植。CKD 相关性瘙痒，除进行充分透析、甲状旁腺次全切除术外，中医药疗法也是不错的选择，特别是耳穴压豆。肾脏也是部分药物排泄的器官，肾功能衰竭时，对这类药物需要调整用药方案，否则会引起药物蓄积或中毒。

三十余年来，中医及中西医结合肾病工作者，对 CRF 进行了全面系统的研究，从中医病名、病因病机、辨证分型、辨证治疗，到专方专药的研究，从基础研究到大型临床 RCT 研究，均取得了重大进展。遗憾的是，尽管诸多医家提出了 CRF 的中医病名，但均未得到业界的广泛认同，目前中医医院书写病例采用 2012 年中医诊疗方案中的"慢性肾衰"作为 CRF 中医病名。中医治疗 CRF 的基础研究已深入到细胞生物学、分子生物学领域，逐步阐明了不同的信号通路所起的作用，对单味中药、中成药或中药复方的研究亦取得重大进展。目前中药治疗涉及 CRF 的各个方面，包括血液透析、腹膜透析、并发症的防治，甚至肾移植术后的排斥反应。

无论 CRF 早、中期防治的效果如何，患者终究会进入终末期，此时患者会出现各种严重的，甚至危及生命的并发症，如果不进入肾脏替代治疗，患者将在短期内死亡。在各种肾脏替代治疗中，应用最早、发展最快的是血液透析（hemodialysis，HD）。中国医师协会肾脏内科医师分会 2022 年学术年会公布的中国大陆地区最新透析数据显示，截至 2021 年底，中国大陆地区登记在透血液透析患者 749573 人，在透腹膜透析患者 126372 人，透析总人数近 88 万。在过去 30 年里，尽管尿毒症合并症不断增加，但透析患者生存率已经缓慢提高。同时我们要认识到，维持性透析患者死亡率仍然很高。统计显示，ESKD 患者的死亡率高于心力衰竭患者和大多数类型的癌症患者。血液净化及其他技术的发展，克服了血液透析的缺点与不足，并将适应证扩展到肾脏病外的其他领域。

作为肾脏替代治疗的另一种方法，腹膜透析（peritoneal dialysis，PD）具有操作简单、价格便宜、安全性较大、保护残余肾功能、不需要建立血管通路等优点。20 世纪 90 年代，腹膜透析技术日趋成熟，腹膜炎已不再是困扰腹膜透析的临床难题。近年来，多中心大规模研究证明，腹膜透析在终末期肾功能衰竭患者的治疗中具有不可替代的地位，已成为早期透析的最佳选择。HD 与 PD 各有优缺点，在临床上可以相互补充，配合使用。

肾移植是终末期肾脏病最理想的治疗方法，患者通过肾移植可以获得较高的生命质量，能正常生活和工作。随着肾移植技术的不断完善和各种新型免疫抑制剂的广泛使用，肾移植患者的长期生存率逐渐提高。在诸多器官移植中，肾移植是成功率最高的。

近三十年来，CRF 原发病的疾病谱发生重大变化，其防治取得重大进展，CKD 的发病率下降 30%，发病机制逐步阐明，各类药物的研制及应用，各类治疗方法的改善与提高，使患者生命明显延长，生活质量明显提高，同时，医保政策的普及大大缓解了患者的经济负担。然而，CRF 防治中还存在许多亟待解决的问题，如原发病的早期防治可能在相关科室未得到足够的重视，导致患者转到肾内科时病情已十分严重；CRF 各种并发症的治疗率、达标率亦不理想，这些并发症反过来又促进 CRF 病程进展。HD 作为治疗 CRF 最主要的治疗手段，仍然存在许多问题与挑战，如 HD 开始的最佳时机难以把握、血管通路的选择没有一定的标准等。PD 面临的最大问题是技术失败和患者中途退出，PD 的腹腔感染率较以前明显下降，但仍有一些类型的感染未彻底解决。供体的短缺是肾移植面临的主要问题，其次是移植物慢性功能的减退和缺失。针对上述薄弱环节，应采取强有力的措施加强对各个问题的研究，努力提高疗效，降低治疗费用，使更多的 CRF 患者保持长期存活，并获得较高的生活质量，将 CRF 的防治提高到一个新水平，这是肾病工作者的责任。

郭兆安

2024 年 10 月

目 录

第一章
流行病学资料及发病机制

近20年来，我国肾病工作者十分重视肾病的流行病学研究，相关数据不断更新。对慢性肾功能衰竭（CRF）发病机制的研究，在CRF经典发病学说的基础上，更重视肾小球硬化和肾间质纤维化的研究，同时强调各种并发症和（或）合并症对CRF病程的影响。

第一节　流行病学资料

CRF是指各种原因造成慢性进行性肾实质损害，致使肾脏明显萎缩，不能维持基本功能，临床出现以代谢产物潴留，水、电解质紊乱，酸碱平衡失调，全身各系统受累为主要表现的临床综合征。CRF是CKD的阶段之一，CKD1~4期人群中，终末期肾脏病（end-stage renal disease，ESRD）比心血管事件和死亡的发生概率更高。有数据表明，CKD患病率逐渐升高，已成为一个日益严重的全球健康问题。

自1840年Piorry和I'Héritier两医生用尿毒症一词来描述肾功能衰竭的临床症状后，对CRF发病机理的研究已有184年历史。我国对CRF的流行病学研究起步较晚，前期调查分别在不同地区进行，研究人群及方法也不统一，难以代表全国患病情况，且对CRF的流行病学研究常混于CKD的研究中。值得注意的是，现有数据中没有CKD各个分期之间的准确数据，性别之间也没有详尽的患病率研究，并且大部分研究入组的患者数量不多。

一、患病率差异

2012年3月，王海燕牵头的"中国慢性肾脏病流行病学调查"结果在《柳叶刀》上刊出，终于有了关于CKD的全国性数据。这项涉及13个省市的全国性横断面研究共计调查47204人。结果显示，我国18岁以上成人CKD患病率为10.8%，据此估算我国2012年CKD患者约1.2亿。这是我国最早的关于CKD的全国性数据。

2014年我国启动"中国肾脏疾病数据网络"，并于2017年在《美国肾脏病学杂志

（增刊）》上发布了第一部年度报告，主要描述了 2014 年我国 CKD 住院患者的基本特征。2019 年 3 月，2015 年中国肾脏疾病年度科学报告在《国际肾脏》上发表，报告显示，2015 年中国 CKD 住院患者数占住院总人数的 4.8%，CKD 住院患者的最常见病因是糖尿病肾病（26.96%）。2020 年《柳叶刀》上的一项全球性的慢性肾脏病研究显示，我国 2017 年慢性肾脏病年龄标化的患病率为 7.18%，据此估算我国 2017 年 CKD 患者约 1.32 亿，占全球 CKD 患病人数的 19%。从我国第一次医保数据分析的结果来看，1999 年每百万人中有 33 人透析，2021 年每百万人中有 607 人透析。近几十年来，亚洲人群肾脏疾病的患病率迅速增加，有研究认为，这主要是由于人口老龄化，以及生活方式和心脏代谢危险因素快速变化导致的。第六次中国慢性疾病及其危险因素监测（2018—2019 年举行）首次将 CKD 列入疾病监测名单，2023 年监测结果首次在 JAMA 子刊公布：全国性横断面研究共纳入 176874 名参与者，CKD、肾功能受损和蛋白尿的患病率分别为 8.2%、2.2% 和 6.7%。CKD 患病率与 10 年前相比下降了约 30%，该研究认为，更好的环境保护、将 CKD 纳入国家公共卫生监测计划、控制 CKD 的常见合并症似乎与减轻 CKD 的疾病负担有关。

二、年龄与性别差异

2022 年 8 月，北京大学李立明及其团队在《临床肾脏病杂志》上发表了最新中国人群 CKD 流行病学调查研究。该研究纳入了近 950 万人（男性约 510 万，女性约 440 万），定义参与者肾小球滤过率（GFR）< 60mL/（min·1.73m^2）则为 CKD 患者，计算患病率为 1.26%（88271 人）。CKD 患者平均年龄 64.2 岁，与非 CKD 人群的 40.9 岁相比，CKD 患者通常年龄更大，且研究发现年龄每增加 10 年，CKD 患病率增加 3 倍。女性参与者占总参与者人数的 46.5%，但女性 CKD 患者占总 CKD 患者的 47.2%；女性血肌酐中位数水平显著高于男性，比男性更容易患 CKD。

三、地区差异

中国不同地区患病率也有所不同。早年一项针对广州地区成年人群 CKD 的研究显示，在纳入的 6311 名当地居民中，大约 12.1% 的居民有白蛋白尿、血尿和 GFR 降低这 3 个肾脏损害指标中的 1 个。而在西藏地区，白蛋白尿、血尿和 GFR 降低的患病率分别为 16.2%、3.9% 和 2.1%。在北京地区，成人 CKD 的患病率为 13%。这些数据可能反映了生活方式和经济环境不同造成的患病率不同，但不能排除采样方法、筛查程序和诊断标准存在差异的可能性。以往的全国性调查由于样本量和纳入的地区有限，无法评估

CKD 患病率的地理差异。新的全国性研究显示，中国南部（2.35%）和西南部（1.68%）地区 CKD 年龄和性别标准化患病率较高，其中四川省和广西壮族自治区 CKD 年龄和性别标准化患病率和血肌酐水平最高，中国西北地区 CKD 的年龄和性别标准化患病率最低（0.84%）。有研究认为，这与西南地区的居民喜食钠、钾含量较高的烟熏肉制品有关，并且认为替代蛋白质来源可能会降低肾脏疾病的患病率。除饮食或生活方式因素的潜在影响外，中国不同地区的遗传学差异也可能导致 CKD 患病率的地理差异。

四、原发病差异

随着时代的变化，CKD 的原发病也在变化。一项中国 CKD 的回顾性分析显示，纳入中日友好医院的成人 CKD 患者，其中 1990—1991 年共 173 例，2009—2010 年共 956 例，2018—2019 年共 1440 例。结果表明，1990—1991 年、2009—2010 年和 2018—2019 年 CKD 的第一位病因分别为慢性肾炎（52%）、慢性肾炎（35%）和糖尿病（36%）。3 个时间段的 CKD 病因构成有显著差异，其中糖尿病和高血压导致的 CKD 占比呈上升趋势，慢性肾炎导致的 CKD 占比呈下降趋势。老年组中，3 个时间段 CKD 的第一位病因分别为慢性肾炎（34%）、糖尿病（40%）和糖尿病（43%）。中青年组 3 个时间段中，慢性肾炎始终是 CKD 的第一位病因，占比分别为 49%、43% 和 40%，呈下降趋势，但差异无统计学意义。糖尿病和高血压在中青年 CKD 患者中均呈上升趋势。在 2018—2019 年队列中，ESRD 有 494 例，糖尿病和高血压在 ESRD 中的占比分别为 48% 和 37%。综合来看，慢性肾炎是 CKD 患病的首位原因，近年来占比虽有所下降，但仍位居榜首；糖尿病和高血压是 CKD 患病的另两大重要因素，且占比逐渐攀升。糖尿病和高血压也是引起 ESRD 的主要病因（图 1-1）。

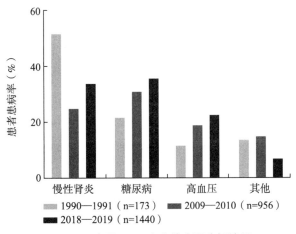

图 1-1　中国 CKD 患病的病因分析结果

　　总而言之，CKD 在中国成年人中很常见，是一个重要的公共卫生问题。考虑到中国人口老龄化问题，中国可能比其他国家承受着更高的 CKD 相关负担。因此，CKD 应作为一项额外目标纳入公共卫生战略，以减轻中国低收入和中等收入人群的非传染性疾病负担。

【参考文献】

［1］Wang Jinwei, Lv Jicheng, He Kevin, et al.Longitudinal Follow-Up and Outcomes for Chinese Patients with Stage 1-4 Chronic Kidney Disease［J］. Kidney Dis（Basel）, 2022, 8（1）: 72-81.

［2］Zhang Luxia, Wang Fang, Wang Li, et al.Prevalence of chronic kidney disease in China: a cross-sectional survey［J］. Lancet, 2012, 379（9818）: 815-822.

［3］Wang Fang, Yang Chao, Long Jianyan, et al.Executive summary for the 2015 Annual Data Report of the China Kidney Disease Network（CK-NET）［J］. Kidney Int, 2019, 96（2）: 525.

［4］Wang Fang, Yang Chao, Long Jianyan, et al.Executive summary for the 2015 Annual Data Report of the China Kidney Disease Network（CK-NET）［J］. Kidney Int, 2019, 95（3）: 501.

［5］GBD Chronic Kidney Disease Collaboration.Global, regional, and national burden of chronic kidney disease, 1990—2017: a systematic analysis for the Global Burden of Disease Study 2017［J］. Lancet, 2020, 395（10225）: 709-733.

［6］Zhang Liuxia, Wang Jinwei, Yang Chih, et al.International Society of Nephrology Global Kidney Health Atlas: structures, organization and services for the management of kidney failure in North and East Asia［J］. Kidney Int Suppl（2011）, 2021, 11（2）: 77-85.

［7］Câmara NO, Iseki K, Kramer H, et al.Kidney disease and obesity: epidemiology, mechanisms and treatment［J］. Nat Rev Nephrol, 2017, 13（3）: 181-190.

［8］Wang L, Xu X, Zhang M, et al.Prevalence of Chronic Kidney Disease in China: Results From the Sixth China Chronic Disease and Risk Factor Surveillance［J］. JAMA Intern Med, 2023, 183（4）: 298-310.

［9］Zhuang Zhenhuang, Tong Mingkun, Clarke Robert, et al.Probability of chronic kidney disease and associated risk factors in Chinese adults: a cross-sectional study of 9 million Chinese adults in the Meinian Onehealth screening survey［J］. Clin Kidney J,

2022，15（12）：2228-2236.

［10］Chen Wei，Chen Weiqing，Wang Hui，et al.Prevalence and risk factors associated with chronic kidney disease in an adult population from southern China［J］. Nephrol Dial Transplant，2009，24（4）：1205-1212.

［11］Chen Wei，Liu Qinghua，Wang Hui，et al.Prevalence and risk factors of chronic kidney disease：a population study in the Tibetan population［J］. Nephrol Dial Transplant，2011，26（5）：1592-1599.

［12］Zhang Luxia，Zhang Puhong，Wang Fang，et al.Prevalence and factors associated with CKD：a population study from Beijing［J］. Am J Kidney Dis，2008，51（3）：373-384.

［13］Lew QJ，Jafar TH，Koh HW，et al.Red Meat Intake and Risk of ESRD［J］.J Am Soc Nephrol，2017，28（1）：304-312.

［14］Zhu M，Lyu J，Yu C.Q，et al.Study on genetic structure differences and adjustment strategies in different areas of China［J］. Chinese Journal of End emidogy，2019，40（1）：20-25.

［15］吴宇，周晶晶，姜世敏，等.慢性肾脏病病因构成及变化趋势分析［J］.中华健康管理学杂志，2021，15（5）：442-445.

（高 莹）

第二节 发病机制

CRF 多由各种原发性或继发性肾脏疾病迁延而来，主要包括糖尿病肾病、高血压肾小动脉硬化、原发性与继发性肾小球肾炎、肾小管间质疾病（如慢性间质性肾炎、尿酸性肾病、梗阻性肾病、药物性肾炎等）、肾血管疾病、遗传性肾病（多囊肾、遗传性肾炎）等。在欧美国家，由于高糖高脂的饮食结构，糖尿病肾病、高血压肾病是慢性肾功能衰竭的主要病因；在我国，慢性肾功能衰竭的常见病因包括糖尿病肾病、高血压肾病、原发性肾小球肾炎、多囊肾等，双侧肾动脉狭窄或闭塞引起的缺血性肾病，在老年人的 CRF 病因中占据比较重要的地位。

不管 CRF 由何种疾病迁延而来，各种疾病所导致的结果都是功能性肾单位数量的减少。肾功能不全的程度不断进展，深入认识肾功能进展的机制，延缓或阻断肾脏病进程，是肾病工作者需要共同研究和解决的难点。

一、肾组织形态学改变及其机制

终末期肾脏病的病理改变特征为肾小球硬化、肾间质纤维化，二者的发生机制中常有重合部分，且二者互相影响，共同促进疾病进展。

（一）肾小球硬化机制

慢性肾功能衰竭时，肾单位破坏至一定数量，则残余肾单位排泄代谢废物的负荷增加，为了维持人体正常的需求，残余肾单位会出现肾小球滤过率增高（高滤过）、血浆流量增高（高灌注）和毛细血管跨膜压增高（高压力）的代偿性变化，即肾小球内"三高"，机制为残余肾单位入球小动脉比出球小动脉扩张更明显。在三高状态下，肾小球代偿性肥大，系膜细胞、内皮细胞出现损伤，肾小球上皮细胞足突融合。

1. 系膜细胞损伤

肾小球系膜细胞（MC）是合成和分泌细胞外基质的主要细胞，在高滤过状态下，MC 会发生损伤，它在损伤时会增生，细胞内蛋白质合成活跃，并且伴随系膜基质的分泌增加，大量细胞外基质（ECM）沉淀在系膜区，ECM 在肾小球的过度沉积是引起肾小球硬化的主要原因。目前研究表明，ECM 沉积是肾小球硬化发病机理的中心环节，其中包括胶原（主要为胶原Ⅳ、Ⅴ、Ⅵ）、层粘连蛋白（LN）、纤维连接蛋白（FN）等。肾小球中也存在着促进 ECM 分解的降解酶，如基质金属蛋白酶（MMP）及其组织抑制因子（TIMP）等，降解酶活性的降低或与其对应的抑制物增加，可以减缓 ECM 的降解。正常情况下，肾小球内 ECM 的合成与降解是处于动态平衡中的，在肾小球损伤后，ECM 增加，同时可伴随 ECM 的降解障碍，加重肾小球的硬化。

2. 内皮细胞损伤

内皮细胞具有维持肾小球毛细血管结构完整的屏障功能，是选择性滤过屏障功能的第一道防线，具有抗凝、抗血栓形成、调节肾小球血流量的作用，内皮细胞与系膜细胞一起参与基底膜的合成和修复。肾小球高压力、高灌注可使直接接触血液循环的肾小球内皮细胞因牵拉刺激受损，进而释放出转化生长因子 - β（TGF-β）、血小板生长因子（PDGF）等。有研究证实，在系膜增生与硬化过程中，这些因子起重要的作用，并且内皮细胞受损后，可诱发血小板聚集，形成微血栓，加重肾小球硬化。有研究证实，系膜细胞和内皮细胞的凋亡也会加重肾小球硬化。

3. 肾小球上皮细胞变化

在高滤过状态下，残余肾单位肾小球会发生顺应性肥大来适应这种改变，肾小球的增大会牵拉系膜细胞。有研究证实，若机械性牵拉系膜细胞，可促进 ECM 的增加，加上肾小球本身形态的改变，会加速肾小球发生不可逆的损伤，最终导致肾小球硬化。在肾小球发生肥大的过程中，由于肾小球上皮细胞是终末分化细胞，不可再生，为适应肾小球的增大，只能变化自身的形态而不能进行增殖，肾小球上皮细胞足突进行融合，与肾小球基底膜（GBM）分离，裸露处的 GBM 毛细血管跨膜压变大。肾小球上皮细胞是 GBM 的最外层，是肾小球滤过屏障的"最后一道防线"，上皮细胞的损伤加上跨膜压的增大，会导致毛细血管的扩张和蛋白尿的排泄。有研究证实，蛋白尿亦可导致肾小球发生硬化，毛细血管扩张后发生进一步的损伤，也会进一步导致肾小球硬化（图 1-2）。

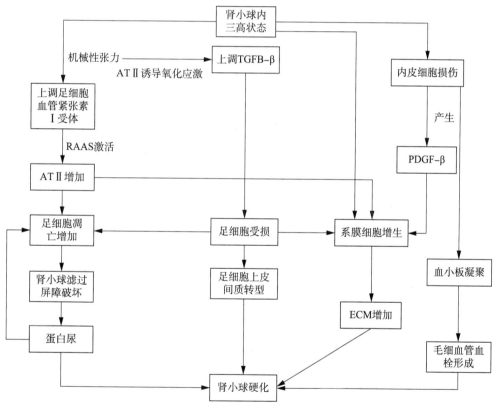

图 1-2 肾小球内"三高"在肾小球硬化过程中的作用

（二）肾小管间质损害机制

肾小管间质炎症、缺血及大量蛋白尿均可以损伤肾小管间质，主要表现如下：①肾单位毁损后残存肾小管处于高代谢状态，近曲小管细胞增生、肥大，对钠离子的重吸收增加，肾皮质耗氧量明显增加，氧自由基增多，加速细胞凋亡；②肾小管上皮细胞在各种细胞、生长因子刺激下发生转化，分泌 ECM 从而促进肾组织纤维化；③浸润的炎性细胞和肾小管上皮细胞分泌的细胞和生长因子加重肾组织炎症和纤维化；④肾小管产氨增加，激活补体旁路途径，产生炎症介质，介导慢性肾小管间质炎症。

肾小管间质损伤进一步导致肾小球损伤，肾小管萎缩导致肾小球萎缩，肾小管周围毛细血管床减少引起肾小球毛细血管内压升高，导致肾小球硬化，肾小管重吸收、分泌和排泄障碍，导致球 – 管失衡，肾小球滤过率降低。

近年来研究发现，某些血管活性物质（如血管紧张素 Ⅱ、内皮素等）、生长因子（如 PDGF、TGF-β、bFGF 等）、细胞因子（如白细胞介素 -1、TNF-α 等）、炎症介质或化学趋化因子（如 MCP-1、骨桥素等），均参与肾小管间质的损伤过程，并可能在促进 ECM 增多中起重要作用。有研究认为，TGF-β、PDGF 等细胞因子在刺激间质成纤维细胞转变为肌成纤维细胞（MyoFb）中起关键作用，而 MyoFb 增多则是间质纤维化的重要标志之一，纤维化与基质产生的不均衡（合成＞降解）有关，在炎症、免疫反应、毒素等因素的刺激下，间质成纤维细胞被激活，出现增殖和表型改变，表达 α-SMA，分化为 MyoFb，MyoFb 随之表达 TGF-β，TGF-β 以自分泌的形式调节 MyoFb，产生大量的胶原及纤维连接蛋白、层粘连蛋白，同时合成、分泌组织金属蛋白酶抑制剂（TIMP），这些反应都有利于基质的聚集与纤维化，并且可抑制基质的降解，MyoFb 持续存在，并不断产生 TGF-β，使纤维化持续存在并进行性发展。

随着对补体旁路途径异常活化研究的不断深入，补体旁路的激活在介导炎症过程中的作用越来越受肾病工作者的关注。补体活化过程中可产生多种炎症介质，如 C5a 和 C3a 等，可介导局部炎症反应，在补体激活的经典途径和旁路途径中，C3a 是必不可少的，C3a 最终形成膜攻击复合物（C5b-9）。由于肾小管上皮细胞缺乏相关补体调节蛋白，极易受到 C5b-9 的攻击，从而加重肾间质炎症，进一步加重某些慢性肾脏病的进展。

肾小管间质损伤影响肾脏病进程的机制见图 1-3。

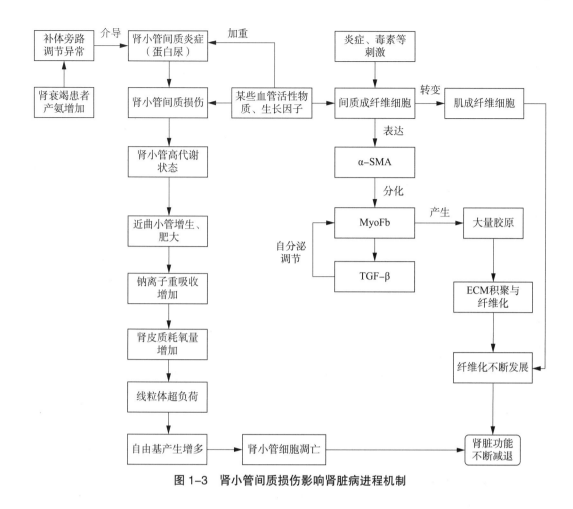

图1-3 肾小管间质损伤影响肾脏病进程机制

二、慢性肾脏病发病机制经典学说

目前，有关CKD的发病机制尚未完全阐明，主要有以下几种经典学说：①残余肾单位与矫枉失衡学说；②肾小管高代谢学说；③脂质肾毒性学说；④尿毒症毒素学说。近年来，甲状旁腺激素（PTH）在慢性肾功能衰竭发病过程中的作用逐渐显现，关于一些细胞因子和生长因子在慢性肾功能衰竭发展中的作用也出现了新的见解，使慢性肾功能衰竭的发病机制有所更新。

（一）残余肾单位与矫枉失衡学说

残余肾单位学说由Bricker首先提出，指各种病因引起的功能性肾单位减少后，导致残余肾单位出现代偿性变化，以适应肾功能的下降。残余肾单位的代偿性变化包括肾小球血流动力学变化，以及肾小管形态学和功能变化。前者指的是肾小球顺应性肥大，肾小球滤过率增加，形成肾小球高灌注、高压力和高滤过的肾内三高状态，在这种状态下，肾小球血流动力学的变化可进一步损伤、活化内皮细胞和系膜细胞，释放血管活性介质、细胞因子，进而加重肾单位肥大与肾小球血流动力学的改变，此过程不可逆，可使肾小球硬化不断进展；后者表现为近端小管上皮细胞肥大、增生、管腔扩张，肾小管上皮细胞高代谢，进一步加重肾单位损伤。如果肾单位处于持续代偿的状态，并且代偿过度，肾功能会逐步减退。

矫枉失衡学说是 Bricker 在残余肾单位学说的基础上进行的补充学说，具体内容如下：慢性肾脏病时，人体会出现各种代谢失衡，可引起机体的适应性变化来代偿和纠正这种失衡，但这种适应性变化只是肾脏的"权宜之计"，持续性的变化可导致新的失衡，造成机体损害，称矫枉失衡。不断地失衡，不断地纠正，不断出现新的失衡，形成恶性循环，使慢性肾功能衰竭不断进展。例如，慢性肾功能衰竭时磷排泄减少引起高磷血症，使肾脏 α_1- 羟化酶活性降低，进一步使 1,25（OH）$_2$D$_3$ 水平降低，导致低钙血症，低血钙可刺激机体甲状旁腺分泌 PTH，PTH 可促进肾小管磷的排泄来纠正高磷血症，但在肾功能明显损害时，肾小管对 PTH 的敏感性降低，PTH 可反过来加重高磷血症与低钙血症，形成恶性循环，引起肾性骨病。

（二）肾小管高代谢学说

Shrier 等首先提出肾小管高代谢学说，该学说认为，CRF 时残余肾单位肾小管代谢亢进是肾小管萎缩、间质纤维化和肾单位进行性损害的重要原因之一。肾组织的形态变化表现为近曲小管上皮细胞肥大和增生，远曲小管细胞表面积扩展，组织内 RNA、DNA 及蛋白质合成能力增加。CRF 时残余肾单位处于高代谢状态，高代谢导致肾小管氧消耗增加和氧自由基增多，自由基消除剂（如谷胱甘肽）生成减少，引起脂质氧化作用增强，脂质过氧化物的降解产物丙二醛（MDA）含量进行性增多，可损害蛋白质与核酸，进而导致细胞和组织的损伤，肾单位进一步缺失。

另外也有一些研究表明，残余肾单位钠滤过负荷增加，可引起肾小管内 Na$^+$ 转运增加及肾小管上皮细胞内 Na$^+$ 浓度升高，刺激小管内基底膜和小管细胞内的 Na$^+$-K$^+$-ATP 酶活化，线粒体合成 ATP 明显增加，为合成足量的 ATP，线粒体的工作负荷增加，这会引起氧化磷酸化效率降低、自由基产生过多，自由基的增多会导致功能细胞的增生和残余肾单位的肥大，当自由基的增多超过细胞调节能力时，会引起细胞凋亡与肾单位的硬化。

（三）脂质肾毒性学说

Moorhead 等首先提出脂蛋白会破坏肾单位，即脂质肾毒性学说。Ruan 等人发现炎症参与脂质损害肾脏的过程，进一步完善了脂质肾毒性学说。慢性肾功能衰竭患者常合并脂质代谢紊乱，脂质在肾组织沉积中通过以下途径导致肾脏损伤：①肾小球系膜细胞摄取脂质后，可以释放活性氧，产生多种细胞因子，如成纤维细胞生长因子、血小板活化因子等，释放蛋白酶促进内皮细胞的促凝活性，导致肾小球硬化；②介导肾小球内单核细胞、巨噬细胞浸润；③介导肾小球血流动力学紊乱，产生氧化脂蛋白刺激炎性和致纤维化细胞因子的表达，诱导细胞凋亡，引起巨噬细胞大量侵入，导致组织损伤。目前临床发现降低血脂可显著延缓肾小球滤过率降低的进程，改善蛋白尿。

（四）尿毒症毒素学说

有关研究证实，尿毒症毒素对肾组织有损伤作用，可能会加速 CRF 进程，以下举例说明。

1. 尿素、氰酸盐和氨甲酰化氨基酸

尿素为蛋白质代谢的主要终产物。过去人们常认为尿毒症的主要症状都是由尿素引起的，但后来的研究表明，尿素本身的毒性并不强，而尿素的代谢物氰酸盐则有较强的毒性。肾功能损害时，尿素及其代谢物不能被有效清除，在体内堆积，可导致恶心、呕吐、乏力、嗜睡、皮肤瘙痒等症状，氰酸盐升高可引起乏力、腹泻、肠出血、体温下降、昏迷等症状。氰酸盐在一定程度上抑制中性粒细胞内氧化物的释放，从而干扰中性粒细胞杀灭微生物。氰酸盐聚集引起血液中氨基酸和蛋白质氨甲酰化，引起蛋白质合成障碍，是造成尿毒症患者营养不良的因素之一，也可引起某些物质的代谢障碍，甚至影响组织、器官的功能（如大脑皮质功能、周围神经功能等）；血红蛋白缬氨酸的氨基端被氨甲酰化，形成氨甲酰血红蛋白，与氧高亲和力，使氧解离曲线左移，减少氧的释放，造成组织缺氧；天冬酰胺的氨甲酰化，可损害胰岛素敏感的糖转运系统，是造成胰岛素抵抗的原因之一。

2. 胍类

胍类化合物包括胍、甲基胍、二甲基胍、肌酐等，其蛋白质代谢产生仅次于尿素。胍类物质是精氨酸和尿酸的代谢产物，在体内可导致许多生理、病理改变，如可抑制中性粒细胞超氧化物产生从而导致患者免疫功能下降。胍类物质还引起蛋白质的结构破坏，精氨酸是体内产生一氧化氮（NO）的底物，一些其他胍类物质，如精氨酸的类似物（一种 NO 合成的竞争性抑制剂），可导致血管收缩、高血压、缺血性肾小球损伤、免疫缺陷和神经系统的改变。例如，慢性肾功能衰竭时，饮食中精氨酸含量增加，甲基胍含量同时增加，甲基胍升高可引起恶心、呕吐、腹泻、贫血、糖耐量降低、血浆

纤维蛋白原增高及裂解活性下降、钙吸收减少、胃及十二指肠溃疡和出血、抽搐和意识障碍等症状，同时甲基胍可抑制去甲肾上腺素在交感神经突触小泡中的运输，为肾功能衰竭交感神经系统病变的原因之一。

3. 同型半胱氨酸（Hcy）

Hcy 是蛋氨酸脱甲基形成的含硫氨基酸。1976 年，Wilcken 通过流行病学调查，最先提出同型半胱氨酸血症是心血管疾病的一个独立的危险因素，后来越来越多的实验证实 Hcy 与急性心肌梗死、脑卒中、冠状动脉病变等疾病有关。Hcy 可能通过各种机制致病，包括引起内皮损伤，刺激血管平滑肌细胞增生，破坏机体凝血与纤溶的平衡，影响脂质代谢等，使机体处于血栓前状态，从而增加了心血管疾病发病的危险性。最新的研究表明，Hcy 可以改变细胞内巯基（-SH）的氧化还原状态，尤其是通过谷胱甘肽的浓度影响细胞功能，如抑制转录因子核因子 – κB（NF-κB）的激活，可影响内皮细胞的凋亡过程及黏附因子和细胞因子的表达，干扰蛋白质在内质网的折叠、转运。在肾功能衰竭时，Hcy 水平升高，并与肌酐清除率呈负相关。

4. PTH

慢性肾功能衰竭患者常合并继发性甲状旁腺功能亢进，升高的 PTH 会造成骨和矿物质代谢紊乱。PTH 是一种中分子尿毒症毒素，除骨骼系统外，它对全身多个系统都有毒性作用。PTH 是调节钙磷代谢的主要激素之一，慢性肾功能衰竭 PTH 增高的原因包括①高磷血症、低钙血症、α_1- 羟化酶缺乏、1,25（OH）$_2$D$_3$ 不足、甲状旁腺组织钙敏感受体功能障碍、甲状旁腺自主分泌等因素导致 PTH 合成及分泌增加；②肾脏对 PTH 的清除减少；③ PTH 对 1,25（OH）$_2$D$_3$ 的负反馈抑制作用不敏感。身体内许多组织、器官都是 PTH 的靶目标，故 PTH 升高可导致体内广泛的功能紊乱和组织损伤，这多与 PTH 所致的细胞内钙升高有关。PTH 升高可使细胞储存池的钙动员增加，进入细胞内的钙离子增多，钙离子升高导致线粒体内氧化受阻，ATP 产生减少，Ca^{2+}-ATP 酶活性、Na$^+$-Ca$^+$ 交换和 Na$^+$-K$^+$-ATP 酶活性均降低，使 Ca^{2+} 从细胞内排出减少。PTH 引起的各系统功能紊乱主要包括①物质代谢紊乱：蛋白质分解增多、合成减少，胰岛素抵抗和高血糖，脂代谢异常，钙磷代谢紊乱；②软组织钙化：角膜、皮肤、血管、周围神经、心肌、肺、肝等组织内发生钙化，使肾小管上皮细胞内钙沉着增多，引起肾小管 – 间质钙化，导致肾单位损害不断进展；③骨骼系统紊乱：肾性骨病，如骨髓纤维化；④神经系统功能紊乱：脑组织钙化，周围神经病变，运动神经传导减慢；⑤拮抗红细胞生成素：增加红细胞内钙含量，进而影响其完整性，使红细胞破坏增多，加重肾性贫血；⑥钙化防御：钙性尿毒症性小动脉病；⑦心血管系统紊乱：高浓度的 PTH 可以直接抑制心肌细胞能量代谢，造成心肌肥大，心脏衰竭，PHT 增加也可影响血压水平，间接影响心脏功能，机制可能与激活肾素 – 血管紧张素活性，降低动脉弹性有关；⑧其他：皮肤瘙痒、溃疡，尿毒症性心肌病，性功能障碍，免疫功能受损。

毒素根据分子量大小分为小分子毒素、中分子毒素与大分子毒素，毒素的主要种类见表 1-1。

表 1-1 毒素分类

小分子毒素（小于 500D）	中、大分子毒素（大于 500D）
1. 电解质和调节酸碱平衡的物质：H^+、钾、磷等	1. 多肽：PTH、胰高血糖素、利钠素、瘦素、内皮素、肾上腺髓质素、血管生成素、血管升压素、缩胆囊素、神经肽 Y、δ 睡眠诱导肽等
2. 微量元素：铝、矾、砷等	
3. 氨基酸及其类似物：色氨酸、同型半胱氨酸、N- 乙酰神经氨酸等	
4. 被修饰的氨基酸：氨甲酰化氨基酸、甲硫氨酸 – 脑啡肽	2. 蛋白质：β_2- 微球蛋白（β_2-MG）、白介素 -1、白介素 -6、肿瘤坏死因子 – α、核糖核酸酶、免疫球蛋白轻链、趋化抑制蛋白、中性粒细胞抑制蛋白 – Ⅰ、中性粒细胞抑制蛋白 – Ⅱ、中性粒细胞脱颗粒抑制蛋白 – Ⅰ、中性粒细胞脱颗粒抑制蛋白 – Ⅱ、补体因子 D、视黄素结合蛋白、半胱氨酸蛋白酶抑制剂 C 等
5. 氮代谢产物：尿素、肌酐、肌酸、尿酸、胍类（甲基胍、胍琥珀酸）、一氧化氮、黄嘌呤、次黄嘌呤、尿嘧啶核苷等	
6. 胺：甲胺、二甲胺、多胺（尸胺、腐胺、精胺、精脒）、氯胺等	
7. 酚：对甲酚、苯酚、氯仿、对苯二酚等	
8. 吲哚：3- 醋酸吲哚、犬尿素、喹啉酸、褪黑素、硫酸吲哚酚等	3. 被修饰的蛋白质：氨甲酰化蛋白质或多肽、终末氧化蛋白产物、晚期糖化终产物修饰的蛋白质等
9. 马尿类：马尿酸、O- 羟基马尿酸、P- 羟基马尿酸等	
10. 晚期糖基化终末产物：戊糖苷、羧甲基赖氨酸	4. 脂质：脂质氧化终产物修饰的蛋白质等
11. 其他：草酸、透明质酸、β - 促脂解素等	

三、慢性肾功能衰竭进展的其他因素

（一）高血压

我国 CKD 流行病学显示，高血压是引起 CKD 的危险因素，同时高血压也是 CKD 的常见并发症。近年来，在我国引起 ESRD 的诸多疾病中，高血压肾病占据越来越大的比重。

高血压肾病通常指原发性高血压导致的肾脏小动脉和肾实质损害，可使肾小球脏层细胞受损，破坏肾脏的滤过屏障，严重的原发性高血压可使患者的肾小球滤过率下降。原发性高血压导致 CKD 的具体机制见图 1-4。

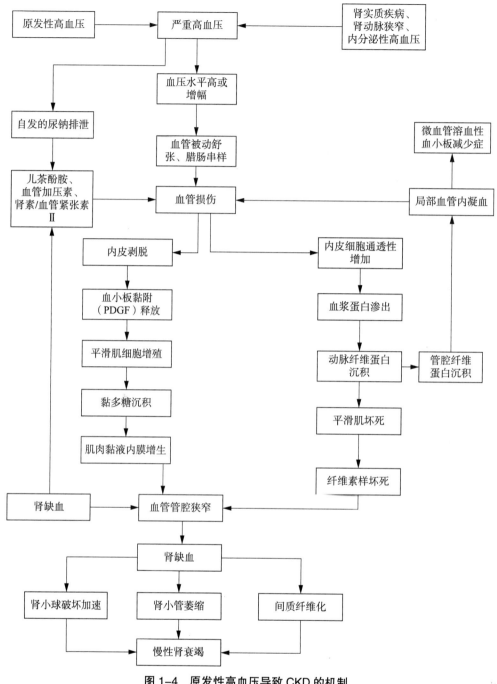

图 1-4 原发性高血压导致 CKD 的机制

（二）蛋白尿

蛋白尿不仅是多种肾脏疾病的临床表现，也是加速肾功能下降的重要因素。大量流行学研究表明，蛋白尿是 CKD 患者肾功能进行性下降的独立因素，长期持续的蛋白尿不仅会导致体内蛋白质丢失，造成机体营养不良，蛋白尿长期从肾小球滤出后，还会通过介导肾小管上皮细胞释放蛋白水解酶、溶酶体损伤肾小管，还可刺激近端小管上皮细胞分泌 TGF-β，刺激肌成纤维细胞产生胶原及 TEMT，促进纤维化。

（三）肾素-血管紧张素-醛固酮系统作用

肾脏富含肾素-血管紧张素-醛固酮系统（renin-angiotensin-aldosterone system，RAAS）成分，血管紧张素Ⅱ（AngⅡ）的含量比血液循环中高 1000 倍。AngⅡ升高可上调多种细胞、生长因子的表达，促进氧化应激反应，刺激内皮细胞纤溶酶抑制因子的释放，从而促进细胞增殖、细胞外基质聚集和组织纤维化。

（四）其他加重肾衰竭进展的因素

1. 饮食中蛋白质负荷

CKD 患者的肾小球处于"高滤过、高代谢、高压力"状态，高蛋白摄入会加重肾小球高滤过和高代谢状态，引起肾组织损伤，促进肾小球硬化，增加蛋白尿排泄从而继续加重蛋白尿的损伤作用。现代研究表明，低蛋白饮食可以降低蛋白尿排泄，缓解CKD 病情。

2. 吸烟

吸烟是肾脏病的危险因素之一，可以导致血管收缩、血小板功能障碍和血压调节功能异常，影响肾血流动力学，加重肾衰竭患者血管损害。另外还有研究表明，吸烟可造成内皮细胞损伤和直接的肾小管毒性等。

3. 饮酒

大量饮酒易导致高尿酸血症，同时还可引起高血压等疾病，高血压是加速 CKD 进程的重要因素。

4. 肾毒性药物

环孢素和他克莫司常用于治疗器官移植排异及自身免疫相关疾病，这一类药物具有肾毒性，与药物剂量相关，接受肾脏移植者常需长期用药，由此可产生慢性间质性肾炎。其他常用药物如抗生素氨基糖苷类、含马兜铃酸的中药等均具有一定的肾毒性，长期应用可造成肾损害。

5. 营养不良

尿毒症患者因消化道症状引起蛋白质摄入减少，加之尿毒症导致的微炎症状态引起蛋白质合成减少、分解增多，从而合并营养不良。营养不良与尿毒症贫血、心血管并发症的发生发展密切相关，并使尿毒症患者易于并发感染。

6. 肥胖

肥胖可以通过一系列代谢紊乱和血流动力学机制介导肾脏损害，是原发性高血压、糖尿病等疾病的危险因素。随着生活条件的改善，肥胖发生率逐渐升高，肥胖已经逐渐成为慢性肾功能衰竭的主要危险因素。

7. 脂质代谢紊乱

CKD 的发病机制中有炎性因素参与，局部和全身的炎症反应会改变脂质代谢，加重脂质介导的肾及血管损害。一项社区动脉粥样硬化风险（atherosclerosis risk in communities，ARIC）的研究证实高甘油三酯血症和低密度脂蛋白胆固醇血症是肾功能受损的重要危险因素。另外一项荟萃分析显示，进行调脂治疗可减慢肾小球滤过率下降的速度。

【参考文献】

［1］乔勤，顾波，马骏.我国与全球终末期肾脏病的流行现状［J］.中国血液净化，2014，13（10）：729-732.

［2］葛均波，徐永健，王辰.内科学［M］.9版.北京：人民卫生出版社，2018.

［3］朱宣辑，牛丰，刘杨，等.2011 例慢性肾衰竭住院患者的病因分析［J］.中国实验诊断学，2014，18（11）：1770-1772.

［4］Endich K，Kriz W，Witzgall R.Update in podocyte biology［J］.Curr Opin Nephrol Hypertens，2001，10（3）：331-340.

［5］郑敏麟，阮诗玮，张文光，等.肾切除 5/6 大鼠肾小管线粒体自由基与肾病理的相关性研究［J］.中医药学刊，2004（8）：1443-1445.

［6］MOORHEAD JF，CHAN MK，ELNAHAS M，et al.Lipid nephrotoxicity in chronic prog-ressive glomerular and tubulo-interstitial disease［J］.Lancet，1982，2（8311）：130.

［7］RUAN XZ，VARGHESE Z，MOORHEAD JF.An update on the lipid nephrotoxicity hypothesis［J］.Nature Reviews Nephrology，2009，5（12）：713.

［8］陈健，张金枝.高同型半胱氨酸血症：心脑血管疾病的独立危险因子［J］.心血管病学进展，2000（2）：75-78.

［9］Koch HG，Goebeler M，Marquardt T，et al.The redox status ofaminnotuiols asa clue to homocysteine-induced vasculardamage［J］.EurJPediatr，1998，157（2）：102-106.

［10］陈香美.肾脏病高级教程［M］.北京：人民军医出版社，2014.

［11］Pirro M，Manfredelli MR，Helou RS，et al.Association of parathyroid hormone and 25-OH-vitamin D levels with arterial stiffness in postmenopausal women with vitamin D insufficiency［J］. J Atheroscler Thromb，2012，19（10）：924-931.

［12］余学清.高血压是慢性肾脏病进行性发展的独立危险因素［J］.中华内科杂志，2009（6）：443-444.

［13］Zhang L，Wang F，WANG L，et al.Prevalence of chronic kidney disease in China：a cross-sectional survey［J］.Lancet，2012，379（9818）：815-822.

［14］张蜜蜜，赵艳，朱英莉.个体化低蛋白饮食干预对慢性肾脏病患者肾功能的影响［J］.中国医学科学院学报，2015，37（4）：384-391.

［15］ORTH SR，RITZ E.The renal risks of smoking an update［J］. Curr Opin Nephrol Hypertens，2002，11（5）：483-488.

［16］Fried LF，Orchard TJ，Kasiske BL.Effect of lipid reduction on the progression of ren-al disease：a meta-analysis［J］. Kidney Int，2001，59（1）：260-269.

（胡洪贞）

第二章
临床表现及常见并发症

肾脏有强大的代偿功能，GFR 在 50mL/（min·1.73m²）以上时，血肌酐（SCr）可能在正常范围之内，患者可能没有任何临床症状。当 GFR 下降至 50mL/（min·1.73m²）以下时，患者也可能没有症状，或者仅有轻微的乏力、夜尿增多等临床症状，SCr 可能正常，也可能有轻微的升高，一般不被患者重视。GFR 降至 25mL/（min·1.73m²）以下时，患者有明显的乏力、高血压、贫血，以及恶心、呕吐、食欲缺乏等消化系统症状。当 GFR 降至 10mL/（min·1.73m²）以下时，患者会表现出典型的尿毒症症状。不同原发病引起的 CRF，出现症状的时机不同，出现的症状也有差别。本章就 CRF 的临床表现及常见并发症介绍如下。

第一节　肾性贫血

肾性贫血是 CRF 最常见的并发症，是指各种肾脏病导致促红细胞生成素（EPO）绝对或相对生成不足，以及尿毒症毒素影响红细胞的生成及其寿命而发生的贫血。CRF 患者合并贫血易出现疲乏、认知能力和运动耐力下降等症状，长期贫血促进了心血管并发症的形成，甚至是心血管并发症的死亡原因，严重影响患者的生活质量，增加患者住院率。目前男性 Hb 低于 130g/L，绝经前期女性 Hb 低于 120g/L，妊娠女性 Hb 低于 110g/L，可诊断为贫血。我国非透析 CRF 患者总体贫血患病率为28.5%~72%，并随着疾病进展而增加，透析患者贫血患病率高达91.6%~98.2%。一项887 例接受活体肾移植患者的调查显示，肾移植 1、3、6、12 个月贫血患病率分别为84.3%、39.5%、26.2%、21.6%。

一、肾性贫血的诊断流程及检测指标

肾性贫血最常见最客观的体征是皮内毛细血管缺血所致的皮肤黏膜苍白，但影响皮肤颜色的因素很多，除血红蛋白量外，还有皮内毛细血管分布和舒缩程度、皮肤色

素和皮下组织含水量，因此单凭皮肤颜色判断贫血程度常有偏差，一般以观察指甲、手掌皮肤皱纹处及口唇黏膜和睑结膜等较为可靠。疲倦乏力、头晕耳鸣、记忆力减退、思想不集中等都是贫血早期和常见的症状，贫血严重时患者可有低热和基础代谢率增高，稍事活动或情绪激动即有气急、心率增快等表现，同时也会影响消化系统的功能和消化酶的活性，出现食欲缺乏、恶心呕吐、腹胀甚至腹泻。

依照《2021版中国肾性贫血诊疗临床实践指南》，肾性贫血的诊断流程和检测指标如图2-1所示。

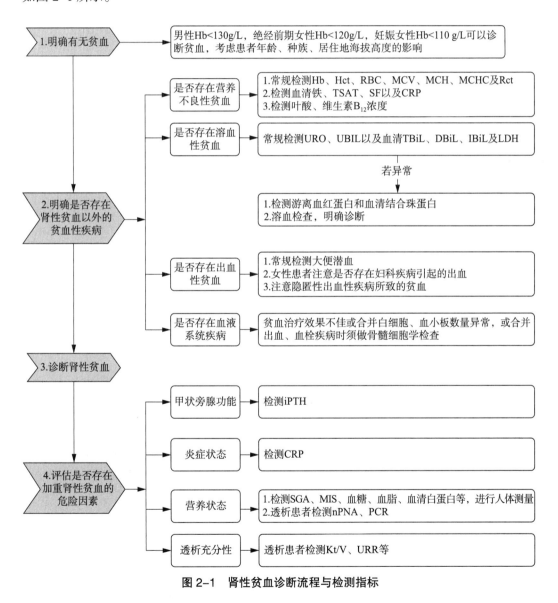

图2-1 肾性贫血诊断流程与检测指标

二、肾性贫血的机制

肾性贫血的机制可以概括为红细胞生成减少、破坏增加（溶血）及丢失（出血）（表 2-1、图 2-2）。

表 2-1　肾性贫血的机制

红细胞生成减少	红细胞破坏增加	红细胞丢失增加
EPO 生成不足	尿毒症毒素	透析失血
EPO 活性降低	甲状腺功能亢进	化验失血
铁缺乏及代谢异常	红细胞渗透脆性增加	其他失血
炎症状态	—	—
甲状旁腺功能亢进	—	—
尿毒症毒素	—	—
营养不良	—	—

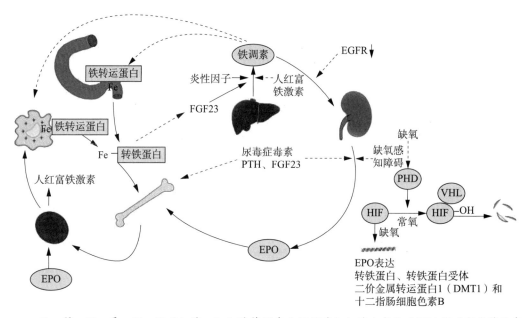

注：肾、肝、骨、肠、巨噬细胞、红细胞等因素共同调节红细胞生成和破坏过程（实线箭头表示促进，虚线箭头表示抑制）。

图 2-2　肾性贫血机制示意图

（一）红细胞生成减少

1. 促红细胞生成素异常

正常人体血红蛋白的维持需要稳定的 EPO，EPO 的编码基因位于第 7 条染色体，是造血过程中红细胞生成早期所依赖的红细胞前体信号分子，约90%EPO由肾小管周围毛细血管床间质细胞（即肾脏促红细胞生成素产生细胞）合成。EPO产生不足是导致CRF患者发生贫血的主要病因。当内生肌酐清除率 ≥ 30mL/min 时，大多数患者的血红蛋白仍保持在正常范围内，然而在CRF的进展过程中，这些间质细胞逐渐分化为纤维细胞，无法通过反馈作用增加EPO的合成，导致了贫血的加重。有研究显示，单侧输尿管梗阻的肾脏中肌成纤维细胞的EPO调节元件（如启动子、增强子）出现高甲基化。更重要的是，DNA去甲基化试剂能使EPO调节元件去甲基化，从而恢复低氧诱导的EPO表达。近年来，研究者日益关注低氧通路激活不足导致肾性贫血的机制，低氧诱导因子-1（HIF-1）通过EPO基因上的低氧反应元件来调控EPO生成的转录因子。其中低氧诱导因子-1α（HIF-1α）在体内广泛表达，对造血干细胞的产生、生长尤为重要，同时HIF-1α通过转录可促进如血管内皮生长因子（VEGF）、胰岛素样生长因子-2等基因的表达，也参与铁代谢中关键蛋白质（转铁蛋白、转铁蛋白受体）的调节。在非低氧状态下，氧敏感的HIF-1的α亚基被脯氨酰羟化酶羟化后，在蛋白酶体系中降解，阻止它与EPO基因结合；低氧状态下，脯氨酰羟化酶活性降低，羟化作用被抑制，使HIF-1α稳定性增高，与低氧诱导因子-1β（HIF-1β）亚基一起形成异二聚体复合物，转移到细胞核，从而激活EPO靶基因，上调EPO基因表达。然而慢性肾功能衰竭患者的肾组织中耗氧减少，组织氧分压增加，影响HIF的稳定性与转录活性，导致EPO调节异常，因此受损的肾脏对贫血时的缺氧刺激不能产生足够反应，致使EPO生成不足，这是肾性贫血发生的重要原因。

2. 铁缺乏及代谢异常

铁是合成血红蛋白的基本原料，肾性贫血患者应常规进行铁状态的评价。若血清铁 < 100μg/L，称为绝对性铁缺乏；转铁蛋白饱和度 < 20% 或循环中低色素红细胞 > 10%，称为功能性铁缺乏。每个成熟红细胞含有超过3亿个血红蛋白分子，血红蛋白由4组血红素组成，每个血红素都需要 Fe^{2+} 来结合氧，铁进入血液循环与转铁蛋白结合后，通过转铁蛋白受体介导的胞吞作用释放进入红细胞。在EPO调节异常时，可利用铁缺乏会进一步加重贫血，降低红系造血刺激治疗的效果。CRF患者缺铁有许多原因，其中主要是因饮食限制及CRF患者肠黏膜吸收功能下降导致营养不足，口服吸收铁减少造成的缺铁，其他还有因透析时铁丢失、反复抽血检查、CRF炎症作用下铁动员储存消耗等因素造成的缺铁。近年来，被大家关注的"铁坏死"，是一种铁依赖的、脂质过氧化反应驱动的非凋亡性细胞死亡。在"铁坏死"的细胞中，铁平衡被打破，游离铁显著增加，游离铁的过度升高对机体有一定的毒性作用，在这种情况下，转铁蛋白、转铁蛋白受体表达增加，同时储存形式的铁蛋白将被自噬降解。

　　铁调素的发现也进一步地解释了铁代谢紊乱的机制：CRF 患者的铁调素升高，短期内可抑制肝细胞中储存铁的释放，使血浆铁浓度下降，引起功能性缺铁，导致造血障碍；长期的高水平铁调素可使细胞膜表面的铁通道蛋白表达下调，抑制十二指肠铁吸收，导致绝对性铁缺乏。

　　3. 炎症状态

　　CRF 患者普遍处于慢性微炎症状态，机体的炎症反应对红细胞的生成有抑制作用，多种炎症因子（特别是 IL-1、IL-6、TNF-α 和 IFN-γ）可以影响 EPO 活性，抑制红细胞增殖分化，甚至介导细胞凋亡，同时炎症因子能够拮抗 EPO 的抗细胞凋亡作用，干扰 EPO 下游信号通路，使转录因子的表达下调并拮抗 EPO 抗细胞凋亡的能力，导致 EPO 反应低下，影响红细胞生成，造成贫血。有研究表明，CKD 患者铁调素的表达与炎症因子呈正相关，炎症状态能够升高循环中铁调素水平，封锁储存铁释放，使血清处于高铁蛋白、低转铁蛋白状态，储存铁无法与循环中的转铁蛋白结合，从而导致血清铁浓度降低，加重贫血。有研究发现，血液透析患者中贫血者超敏 C- 反应蛋白、IL-6 和中性粒细胞 / 淋巴细胞比值等炎症反应标志物较非贫血者升高，提示炎症反应与贫血呈正相关。近期也有研究发现，IL-6 通过改变炎症作用导致氧化应激增加，使红细胞膜脂质过氧化，进而导致红细胞易破碎。

　　4. 甲状旁腺功能亢进

　　CRF 患者多伴有甲状旁腺功能亢进，继发性甲状旁腺功能亢进长期以来被认为是终末期 CKD 患者贫血的促成因素。高水平的 PTH 会使骨髓纤维化或者直接抑制红细胞增殖从而抑制骨髓造血。PTH 通过下调骨髓红系干细胞上的 EPO 受体表达干扰红细胞的生成，还能抑制 Na^+-K^+-ATP 酶活性，抑制红细胞糖酵解，使红细胞寿命缩短；同时可能通过抑制人外周红细胞克隆生成，降低周围组织对 rHuEPO 的敏感性而影响 rHuEPO 的治疗作用。有研究发现，PTH 也可使红细胞渗透脆性增加而缩短红细胞存活时间，还可抑制内源性 EPO 生成而加重贫血。PTH 作为一种尿毒症毒素可以抑制 EPO 生成，降低红细胞存活率，并导致骨髓纤维化，从而抑制骨髓红系祖细胞。有临床研究报道，通过甲状旁腺切除术来抑制 PTH 能明显改善贫血，这使 PTH 在肾性贫血中的作用得到进一步支持。

　　5. 尿毒症毒素

　　1956 年，Markson 和 Rennie 等的研究首次证明了 CRF 患者的血浆可使体外培养的红系祖细胞分化、成熟过程受到抑制。尿毒症毒素包括肌酐、尿素氮、尿酸、精胺、亚精胺、腐胺、尸胺、硫酸吲哚酚等，它们在体内大量聚集，会直接引起红系细胞膜和细胞骨架的改变，直接破坏骨髓造血祖细胞。精胺和亚精胺对 EPO 有直接的毒性作用，可以降低骨髓中红系细胞的增殖活性而加重贫血。硫酸吲哚酚可通过依赖羟化酶的方式损害红细胞生成，并在低氧状态下限制 EPO 基因的转录。尿素的直接产物氰酸盐可以使重组人 EPO 氨甲酰化，从而降低其生物学效应，同时由尿素生成的氰酸盐还具有溶血因子的作用，可导致贫血加重。此外，硫酸吲哚酚增加氧化应激，降低抗氧化能力并刺激铁调素的表达，这导致了肾小管间质的损伤和铁利用障碍。

6. 营养不良

CRF 患者为了缓解症状及降低相关并发症发生，延缓病情，需要减少含氮代谢物产生，所以必须长期进行饮食控制，尽量减少蛋白质的摄入，同时 CRF 患者大多尿中蛋白含量增多且胃肠道消化吸收能力差，这些均可导致血浆中蛋白浓度降低，而蛋白质是血红蛋白生成的原料之一，故最终造成肾性贫血。除铁缺乏以外，慢性肾功能衰竭患者体内维生素 B_{12}、叶酸、维生素 C 及铜等的缺乏也会加重贫血。长期透析患者还会继发肉毒碱缺乏。有研究发现，L- 肉毒碱可以延长红细胞寿命，抑制自噬，刺激红细胞生成。叶酸、维生素 B_{12} 是合成 DNA 不可缺少的物质，若叶酸和维生素 B_{12} 缺乏，则会导致 DNA 合成障碍、成熟停止，红细胞生成异常，进而导致巨幼红细胞性贫血。

（二）红细胞破坏及丢失增加

1. 红细胞破坏增加

CRF 患者累积的尿毒症毒素能与红细胞膜上磷脂相互作用，改变细胞膜电子转运和红细胞弹性，同时降低红细胞渗透脆性和机械张力，由于红细胞膜特性受到影响，红细胞的寿命从 120 天降低到 70~80 天。尿毒症毒素在体内的积累可导致免疫功能的改变，表现为红细胞免疫黏附及吞噬功能受损，红细胞上 CD35、CD59、CD58 表达均降低，血中循环免疫复合物浓度增高，即红细胞致敏，红细胞致敏后寿命缩短，被巨噬细胞清除，发生血管外溶血。CRF 患者体内氧化应激增强，且氧化应激随着肾功能的减退而加重。氧化应激对红细胞膜的脂质过氧化作用使红细胞膜磷脂酰丝氨酸表达增高，同时破坏线粒体功能，戊糖磷酸旁路和三羧酸循环受到抑制，使 ATP 合成减少，进而使红细胞寿命缩短，导致或加重肾性贫血。高水平的 PTH 血症亦能抑制红细胞膜钙泵的活性，增加红细胞渗透脆性，从而加速溶血。高血压也可增加红细胞渗透脆性，导致红细胞膜稳定性和完整性改变从而加速溶血。与血液透析相关的溶血包括：①透析用水不纯，含有一些氧化剂如氯胺、铜、硝酸盐等，可引起红细胞渗透脆性增加，导致溶血。②透析液温度过高使红细胞膜受损，流经透析器的红细胞发生溶血。③透析液的浓度异常，如使用低钠透析液引起急性溶血。④透析管路负压过高或红细胞在血泵段内磨损造成溶血。

2.红细胞丢失增加

CRF 患者毒素在胃肠道内堆积，经水解产生氨和碳酸铵，刺激胃肠黏膜，导致胃肠道慢性出血。甲状旁腺激素、酚酸及胍基琥珀酸等毒素破坏机体凝血功能，它们通过抑制血小板第 3 因子（PF3），以及抑制血小板释放花生四烯酸（AA）、5- 羟色胺（5-HA）、肾上腺素和二磷酸腺苷（ADP）等激发的血小板聚集反应，从而抑制血小板的黏附和聚集，导致机体出血。尿毒症患者在透析过程中长期使用抗凝剂，影响凝血功能，从而引起慢性失血，导致或加重贫血，透析后管路中残存的血液也会加重患者的贫血。

【参考文献】

［1］Hoshino J，Muenz D，Zee J，et al.Associations of hemoglobin levels with health- related quality of life，physical activity，and clinicaloutcomes in persons with stage 3-5 nondialysis CKD［J］. J RenNutr，2020，30（5）：404-414.

［2］中华医学会肾脏病学分会肾性贫血诊断和治疗共识专家组 . 肾性贫血诊断与治疗中国专家共识（2018 修订版）［J］. 中华肾脏病杂志，2018，34（11）：860.

［3］Huang Z，Song T，Fu L，et al.Post-renal transplantation anemia ai 12 months：prevalence，risk factors，and impact on clinical outcomes［J］. Int Urol Nephrol，2015，47（9）：1577-1585.

［4］林善锬，慢性肾脏病贫血［M］.北京：中国协和医科大学出版社，2019.

［5］Shih HM，Wu CJ，LinSL.Physiology and pathophysi-ology of renal crythropoietin-producing cells［J］.JFormos Med Asocs，2018，17（11）：955-963.

［6］Gupta N，Wish JB.Hypoxia-inducible factor prolyl hydroxylase inhibitors：a potential new treatment for anemia in patients with CKD［J］. Am J Kidney Dis，2017，69（6）：815.

［7］Locatelli F，Fishbane S，Block GA，et al.Targeting hypoxia-inducible factors for the treatment of anemia in chronic kidney disease patients［J］. Am J Nephrol，2017，45（3）：187.

［8］Li L，Nakano D，Zhang AQ，et al.Effects of post-renal anemia treatment with the HIF-PHD inhibitor molidustat on adenine-induced renal anemia and kidney disease in mice［J］. J Pharmacol Sci，2020，144（4）：229.

［9］Zadrazil J，Horak P.Pathophysiology of anemia in chronic kidney diseases：a review［J］. Biomed Pap Med Fac Univ Palacky Olomouc Czech Repuv，2015，159（2）：197-202.

［10］Barsan L，Stanciu A，Stanciu S，et al.Bone marrow iron distribution，hepcidin，and ferroportion in renal anemia［J］.Hematology，2015，20（9）：543-552.

［11］Hou W，Xie Y，Song X，et al.Kynurenine，by activation of ferritin［J］.Autophagy，2016，12（8）：1425-1428.

［12］王佳玉，李建英.慢性肾衰竭微炎症状态与肾性贫血研究近况［J］.中国中西医结合肾病杂志，2018，19（11）：1029-1031.

［13］肖宇，王洁.肾性贫血发生机制的研究进展［J］.广西医学，2020，42（2）：198-202.

［14］李正良，杜伦飞，张家丽，等.维持性血液透析患者贫血与微炎症及缺铁相关性研究［J］.中国临床医生杂志，2020，48（10）：1207-1209.

［15］Ganz T.Iron and infection［J］.Int J Hematol，2018，107（1）：7.

［16］Smith SK，Gatti E，Tangpricha V.Vitamin D and anemia：insights into an emerging association［J］.Current Opinion in Endocrinology Diabetes & Obesity，2015，22（6）：432.

［17］Mehta R，Cai X，Hodakowski A，et al.Fibroblast growth factor 23 and Anemia In a cohort study of chronic renal insufficiency［J］.Clin J Am Soc Nephrol，2017，12（11）：1795-1803.

［18］朱丽娇，徐承云，刘欣，等.慢性肾脏病患者甲状旁腺激素与肾性贫血的关系［J］.广东医学，2018，39（14）：2232-2235.

［19］沈英，张萍，蒋华，等.甲状旁腺切除对尿毒症继发甲状旁腺功能亢进患者贫血和心功能的影响［J］.中华肾脏病杂志，2018，34（5）：321-326.

［20］Wang Y，LI J，Chen C，et al.Targeting the gut microbial metabolic pathway with small olecules decreases uremic toxin production［J］.Gut Microbes，2020，12（1）：1-19.

（孟凡辰）

第二节 高血压与肾病

高血压与肾病关系极为密切，一方面高血压是引起患者肾功能不全的最主要原因；另一方面，肾脏疾病也可以引起高血压，即肾性高血压。肾性高血压可在肾脏疾病的早期出现，并成为促进慢性肾脏病持续进展的最主要因素，因此肾性高血压既是 CRF

的临床表现，又是 CRF 进展的重要危险因素，并且可以显著增加心血管发生风险和死亡风险，其特点是患病率高、控制率低。全国流行病学调查资料显示，估算肾小球滤过率 < 60mL/（min·1.73m^2）合并高血压患者为 60.5%，蛋白尿合并高血压患者达 61.2%。随着肾脏病逐渐进展，高血压发病率随之增加，ESRD 患者 80%~90% 合并高血压。

一、肾性高血压的发病机制

肾性高血压通常分为容量依赖性高血压和肾素依赖性高血压，随着研究者不断地研究和探索，肾性高血压更多的机制也被发现。

$$平均动脉压 = 心排血量 × 血管外周阻力$$

根据公式，可知影响血压的因素主要有两个方面，心排血量和血管外周阻力，而影响心排血量的因素又包括血容量和心率，影响血管外周阻力的因素除肾素外，还有氧化应激、内皮损伤、毒素累积、交感神经兴奋等（图 2-3）。

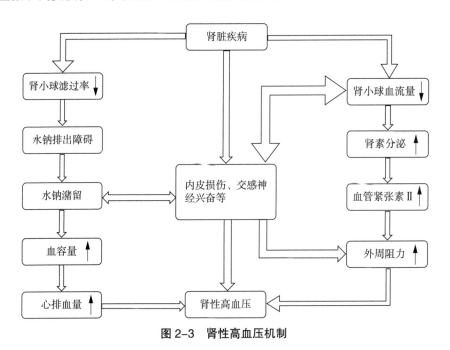

图 2-3　肾性高血压机制

（一）水钠潴留

水钠潴留是容量依赖性高血压最常见的原因，正常情况下，肾脏根据机体水钠水平改变肾血流量，影响肾小球滤过率和（或）肾小管对水、钠的重吸收以保持水钠平衡，这时血压的调节靠肾脏 - 体液 - 压力调节机制（主要是压力利尿钠机制），所以在肾功能正常时，水钠引起的容量改变并不会导致高血压。CRF 患者由于肾实质（肾单位）的减少，肾功能进行性减退，排钠能力减退，需要增加动脉压以增加肾的排钠功能，这样才能保持钠和水的出入平衡。当钠的摄入量超过机体的排泄能力时，水钠潴留在血管内，会使血容量增加，导致高血压。同时水钠潴留可使血管平滑肌细胞内水钠含量增加，血管壁增厚，弹性下降，血管阻力及对儿茶酚胺的反应均增强，这些亦可导致血压升高。另外，肾脏排钠减少使体内总的可交换钠增加，引起细胞外液容量扩张，亦可导致血压升高。有研究发现，肾性高血压患者经限盐或利尿治疗后，可交换钠、血容量、细胞外液容量和血压均降低，这一结果从另一角度说明了水钠潴留、细胞外液扩张在肾性高血压中的重要作用。

（二）肾素 - 血管紧张素 - 醛固酮系统（RASS）

CRF 时肾组织缺血激活 RAAS，使体内肾素、血管紧张素Ⅱ（AngⅡ）及醛固酮生成增多，AngⅡ能与血管壁上的血管紧张素Ⅰ型受体（AT1R）结合，发挥缩血管效应，使血管阻力增加，血压升高；AngⅡ能与近端、远端肾小管及集合管上的 AT1R 结合，增加 Na^+ 的重吸收和循环血容量，血管阻力及循环血容量增加均可导致高血压。AngⅡ还能刺激肾上腺皮质球状带，促使醛固酮分泌，醛固酮也能与远端肾小管及集合管上的醛固酮受体结合，促进肾小管对 Na^+ 的重吸收，引起水钠潴留导致高血压。另外 AngⅡ可刺激肾脏分泌前列腺素，引起交感神经活性增强，使儿茶酚胺分泌增多，儿茶酚胺能使血管收缩、血管阻力增大，也可以造成血压升高。AngⅡ是 RASS 的关键效应肽，氨肽酶可以去除其 N 末端单个氨基酸生成 AngⅢ，AngⅢ是一种生理活性肽，其在调控水钠代谢平衡、血压水平、血管张力等方面有重要作用。AngⅢ一方面可作用于 AT1R 刺激醛固酮释放，发挥与 AngⅡ相似的作用，另一方面可通过脑局部 RAAS 来调控血压。利尿、脱水不但不能控制 RASS 导致的高血压，还常因利尿、脱水后肾血流量的下降导致肾素分泌增加，致血压更高，可见 RAAS 独特的生物学功能在肾性高血压的发生、发展中发挥了重要作用。

（三）其他机制

内皮素 -1（PET-1）广泛存在于血管内皮中，是迄今为止发现的最强的内源性收缩血管的物质，血管平滑肌细胞是其靶细胞。前列环素是近年来发现的一种由血管壁内皮细胞合成和释放的具有强烈扩血管作用的生物活性物质。血管内皮细胞还可不断生成一氧化氮（NO），NO 广泛分布于肾小球、集合管等部位，是临床公认的血管调节因子，可以维持血管舒张度和血管张力。CRF 患者因毒素的积累及各种并发症导致的损伤，出现血管内皮功能障碍，分泌的 PET-1 等内皮收缩物质增多，前列环素、NO 等血管舒张因子减少，从而影响血管舒张、收缩的平衡，促进高血压的发展；同时，血管内皮功能障碍也会引起 NO 生成受损从而影响活性氧的产生，导致氧化应激，氧化应激产生过氧化亚硝酸盐加速内皮氧化损伤，并激活核转录因子 κB（NF-κB）通路，使血管壁促炎介质释放，加速高血压及动脉粥样硬化等心脑血管病的发生发展。

交感神经系统的激活亦是肾性高血压的发病机制之一。交感神经系统能够调节内皮功能，影响 NO 的合成，CRF 患者 RASS 激活、瘦素水平过高及不对称二甲基精氨酸堆积等引起交感神经系统活性增加，血浆儿茶酚胺水平升高，正性作用增强，从而导致血压升高。此外，肾脏含有丰富的感觉和传入神经纤维，其对离子浓度、液体静水压、缺血及缺血的代谢产物非常敏感，上述因素持续刺激传入神经可导致交感神经激活，从而引起高血压。在高血压和肾脏损伤等状态下，肾脏释放趋化因子募集免疫细胞，释放炎症因子（如肿瘤坏死因子-α、白介素-6 和 γ 干扰素等），这些炎症因子能刺激肾传入神经，导致交感神经系统的慢性激活并引起相应的病理改变。同时有研究认为，免疫细胞（如巨噬细胞、树突状细胞）可能通过肾传入神经间接地激活中枢神经系统，引起血压升高。另外，心房钠尿肽及脑钠肽也参与了肾性高血压的发生，它们与肾脏上的受体结合可增加肾小球滤过率和尿钠排泄，并且抑制肾素、醛固酮和抗利尿激素的分泌，并直接舒张血管平滑肌，起到降压作用。CRF 时肾单位减少，利尿钠肽效应减弱，从而使利尿降压作用下降引起血压升高。

CRF 合并高血压的机制复杂，随着当代分子生物学技术的发展，对于其机制的探究也将更加深入。

二、肾性高血压的临床表现及诊断

肾性高血压包括肾实质性高血压和肾血管性高血压，临床上有时难以将原发性高血压伴肾损害与肾实质性高血压完全区别开来。一般而言，除恶性高血压外，原发性高血压伴肾损害首先从肾小管浓缩功能减退开始，很少出现明显蛋白尿、血尿，直到最后阶段才有肾小球滤过率降低；肾实质性高血压往往在发现血压升高时已有肾小球滤过率降低、蛋白尿、血尿和贫血，如果条件允许，肾穿刺组织学检查有助于诊断。肾实质性高血压大多起病缓慢，缺乏特殊临床表现，常见的症状有头晕头痛、头胀耳鸣、颈项板紧、疲劳乏力、失眠多梦、急躁易怒等，也可伴心悸、胸闷、气短等心力衰竭表现。肾血管性高血压是单侧或双侧肾动脉（主干或分支）狭窄引起的高血压，若出现突然加重或进展迅速的高血压，应怀疑本病，体检时在上腹部或背部肋脊角可闻及血管杂音，肾动脉彩超、放射性核素肾图、肾动脉 CT 及 MRI 有助于诊断，肾动脉造影可明确诊断。

近年来，随着高血压及相关疾病临床研究证据的不断增加，国内外制定和更新了很多高血压相关指南，有关高血压的诊断和降压目标值仍存在很多争议。2022年11月发布的《中国高血压临床实践指南》推荐将我国成人高血压诊断界值下调至收缩压≥130mmHg和（或）舒张压≥80mmHg，但目前高血压的诊断仍依照我国国家卫生健康委员会制定的诊断标准：非同日3次血压超过140/90mmHg。与同等水平的原发性高血压比较，肾性高血压的特点是药物疗效差，心血管并发症多而严重，更易进展成恶性高血压，因此慢性肾脏病早期就应该关注血压的变化，及时诊治。

【参考文献】

［1］徐鹤明，孟立锋.慢性肾衰竭合并高血压的中西医结合诊治策略［J］.中医临床研究，2018，10（9）：26-29.

［2］Zhang L，Wang F，Wang L，et al.Prevalence of chronic kidney disease in China：a cross-sectional survey［J］.Lancet，2012，379（9818）：815-822.

［3］葛均波，徐永健.内科学［M］.8版.北京：人民卫生出版社，2014.

［4］石晓翠，田立，苏冠丽，等.肾性高血压发病机制及治疗［J］.中国误诊学杂志，2018，13（10）：453-456.

［5］谌贻璞.慢性肾脏病与肾素-血管紧张素-醛固酮系统及高血压［J］.中华内科杂志，2008，47（11）：888-890.

［6］姚国庆，茹铭，王颖翠.血管紧张素Ⅲ在血压调节中的新进展［J］.中华高血压杂志，2022，30（5）：425-429.

［7］张瑞，毛露，孙硕，等.内皮素-1干预成为高血压治疗新靶点的展望［J］.心血管病学进展，2019，40（7）：969-972.

［8］侯慧楠.肾性高血压患者血浆前列环素、内皮素与舒张性心力衰竭的危险因素分析［J］.中国现代医生，2022，60（14）：97-100.

［9］Tebbi A，Guittet O，Cottet M H，et al.TAp73 induction by nitric oxide：regulation by checkpoint kinase 1（CHK1）and protection against apoptosis［J］.J Biol Chem，2020，19（43）：56-59.

［10］Mordi L，Mordi N，Delles C，et al.Endothelial dysfunction in human essential hypertension［J］.J Hypertens，2016，34（8）：1464-1472.

［11］冯晋，张爱华.慢性肾脏病合并高血压的新机制［J］.中华肾病研究电子杂志，2020，9（1）：33-37.

［12］薛欣瑞，殷跃辉.肾传入神经在高血压中的调节作用［J］.心血管病学进展，2022，43（3）：249-252.

［13］Ryan MJ.An update on immmune system actibation in the pathogenesis of hypertension［J］.Hypertension，2013，62（2）：226-230.

［14］Veelken R，Vogel EM，Hilgers K，et al.Autonomic renal denervation ameliorates experimental glomerulonephritis［J］.H Am Soc Nephrol，2008，19（7）：1371-1378.

［15］张文童，郑刚.肾性高血压的治疗进展［J］.医学综述，2018，24（22）：4380-4384.

（孟凡辰）

第三节　慢性肾脏病矿物质与骨异常

慢性肾脏病矿物质与骨异常（chronic kidney disease–mineral and bone disorder，CKD-MBD）是 CKD 的严重并发症，是一种包括一系列实验室指标异常、骨骼疾病、血管及软组织钙化等表现的临床综合征，可出现以下一项或多项临床表现：①钙、磷、PTH 或维生素 D 代谢异常；②骨转化、骨矿化、骨量、骨线性生长或骨强度异常；③血管或其他软组织钙化。CKD-MBD 影响患者生活质量，增加其骨折、心血管事件和死亡等风险，是 CKD 患者致残、致死等不良结局的重要原因之一。当 CRF 下降至正常的 50% 时，半数以上患者有骨组织学异常，临床症状多出现于终末期。随着透析技术的发展和患者寿命的延长，骨的病变将表现得更为突出。

一、发病机理

在 CKD-MBD 发病机制的经典假说中，继发性甲状旁腺功能亢进（secondary hyperparathyroidism，SHPT）是 CKD-MBD 的重要组成部分。PTH 及钙、磷水平的失调与 SHPT 的发展密切相关。在晚期 CKD 患者中，尿磷排泄减少导致的高磷血症、低活性维生素 D_3 和低钙血症，常被认为是刺激 PTH 分泌的 3 个始动因素。PTH 分泌可以增加磷的排泄，但 PTH 的异常分泌和调节失衡将会发展为 SHPT。近年来 SHPT 的病理生理学研究有了一些新的发现，CKD-MBD 发病机制也有所更新。

（一）钙磷代谢障碍

每日经由肾脏排出的磷约占每日排磷量的 70%，在肾功能衰竭早期，即 GFR70mL/（min·1.73m²）左右，血磷滤出即有障碍，但可通过肾滤过代偿性作用，维持血磷一定范围内的相对稳定；随着肾功能的进一步减退，GFR 下降至 25~30mL/$(\min \cdot 1.73m^2)$ 时，各种代偿功能失效，残余肾单位不足以平衡每日摄入的磷，血磷将逐渐超过正常值，引起甲状旁腺细胞的增生，促进 PTH 分泌，促进骨释放钙、磷入血并且抑制肾小管重吸收磷，形成高钙、低磷、高 PTH 状态。而甲状旁腺功能亢进又可反作用于肾小管和骨，使钙磷代谢紊乱加重，活性维生素 D 更加缺乏，如此恶性循环，不仅进一步加重高磷血症，还可导致纤维性骨炎。高磷对甲状旁腺的直接作用是引发 CKD-MBD 的主要因素。

（二）维生素 D 代谢障碍

肾脏是 $1,25(OH)_2D$ 合成的主要场所，随着 CKD 患者肾功能的减退，肾实质减少，其 α_1 羟化酶含量减少或活性下降，使维生素 D 向 $1,25(OH)_2D$ 的转化发生障碍，$1,25(OH)_2D$ 的合成减少，血 $1,25(OH)_2D$ 水平下降，导致其对甲状旁腺细胞的抑制减弱，PTH 合成增加。有研究认为，肾衰竭早期 GFR 减少至正常的 50% 时，虽然血磷升高不明显，但皮质肾小管细胞内磷含量已明显增加，可严重抑制 $1,25(OH)_2D$ 合成。$1,25(OH)_2D$ 具有促进骨盐沉着及肠钙吸收的作用，其合成减少合并持续性低钙血症可导致骨盐沉着障碍而引起骨软化症，同时肠钙吸收减少，血钙降低，会导致 SHPT 并引起纤维性骨炎。

（三）甲状旁腺功能亢进

肾功能衰竭早期即有血 PTH 升高，其升高程度与肾功能衰竭程度呈正相关，且肾功能衰竭的血 PTH 水平常比原发性甲状旁腺功能亢进（primary hyperthyroidism，PHPT）的血 PTH 水平常高。SHPT 的发生发展与低钙血症、高磷血症、$1,25(OH)_2D$ 缺乏、维生素 D 受体（VDR）及钙敏感受体（CaSR）表达下调、Klotho 蛋白减少、成纤维细胞生长因子 23（FGF23）升高等因素相关。在尿毒症期，肝肾功能障碍，PTH 降解缓慢，以及骨骼对 PTH 的抵抗等亦可导致血 PTH 水平升高。SHPT 除引起 CKD-MBD 外，还可引起软组织钙化、皮肤瘙痒、缺血性坏死、神经传导障碍、高脂血症等。此外，血钙离子浓度降低，活性维生素 D 生成减少，还可刺激甲状旁腺弥漫性增生，发生单克隆增殖后进展为结节性增生，并最终可能发展为有自主分泌功能的腺瘤样增生。

（四）代谢性酸中毒

骨盐对 GFR 出现的代谢性酸中毒有较重要的缓冲作用，因此酸中毒时，可能会影响骨盐溶解。此外，酸中毒也干扰 1,25（OH）$_2$D 的合成和肠钙的吸收，并会促进骨骼对 PTH 的抵抗。

（五）其他

1. FGF23

FGF23 来自骨细胞，在维生素 D 和磷酸盐代谢中起着至关重要的作用。血浆 FGF23 通过降低腔内钠依赖性磷酸转运蛋白（NaPi）的表达来增强肾小管近端磷酸盐的排泄，也可能通过抑制 NaPi 共转运蛋白活性来降低肠道磷酸盐的吸收。此外，它可通过下调 α_1 羟化酶的活性和上调 24- 羟化酶的活性降低 1,25（OH）$_2$D 的合成。在 CKD 早期，高水平的 FGF23 导致钙磷不平衡，PTH 异常升高，最终导致 SHPT 的发生发展。

2. Klotho

Klotho 是一种跨膜蛋白，赋予 FGF23 组织特异性，FGF23 需要通过 klotho 的协助才能与肾脏和甲状旁腺等经典靶器官中的 FGF 受体（FGFR）结合。Klotho 与 FGF23 共同形成 FGF23-Klotho 轴，与 CKD-MBD 的其他标志物，如 PTH、磷酸盐、FGF23 和 1,25（OH）$_2$D$_3$，相互作用，在矿物质稳态中起着重要作用。此外，因为 klotho 具有增强磷酸盐和防止尿钙流失的能力，而被称为钙磷酸调节蛋白。因此，klotho 缺乏将导致一系列矿物质代谢紊乱、SHPT、血管钙化和心脏肥大等病症，而外源性给予 klotho 可以改善或阻止 CKD-MBD 的发展。

3. Wnt 抑制剂

Wnt 抑制剂包括 Dickkopf-1（Dkk1）和硬化蛋白，通常在肾损伤期间分泌。Dkk1 过表达时，通过 Wnt 信号途径（Wnt/β-catenin）降低 β-catenin 水平，可减少成骨细胞数量，抑制骨形成，诱导破骨细胞分化，促进骨吸收，导致严重的骨代谢疾病。

4. 激活素 A

激活素 A 起源于受损肾脏的管周肌成纤维细胞，通过 2 型激活素 A 受体（ActR2a）发挥作用，在 CKD-MBD 的血管和骨骼中起着至关重要的作用。有研究显示，在 CKD-MBD 中，抑制 ActR2a 信号传导，可以观察到 CKD-MBD 逆转和衰减。

5. 铝中毒

20 世纪 70 年代，发现透析患者的低转运性骨病多由铝中毒引起，被铝污染的用水所配制的透析液及服用含铝的磷结合剂是铝中毒的两个主要原因。有研究表明，铝在骨前质和矿化骨之间沉积，并与骨胶原蛋白形成交联组合，损害骨重建的感应效能，使破骨细胞和成骨细胞数目减少，酸性磷酸酶和碱性磷酸酶活性降低，导致骨的形成和矿化受抑制。

6. 骨形态蛋白 –7

骨形态蛋白 –7（BMP-7）属于转化生长因子 – β 超家族的一员，是骨形态发生蛋白家族中成骨作用最强的生长因子。在 CKD 中，肾脏生成的 BMP-7 减少，骨祖细胞不能正常分化，使骨代谢异常，骨密度降低，引起骨骼病变。

7. 软组织钙化

软组织钙化主要与细胞外液中的钙磷乘积增高有关。钙磷乘积大于 75 时，CKD-MBD 发病概率明显增多。此外，局部因素（如 pH、损伤等），以及透析后的碱中毒与高血钙对 CKD-MBD 的发病也有一定的促进作用。

CKD 中 SHPT 的发病机制见图 2-4。

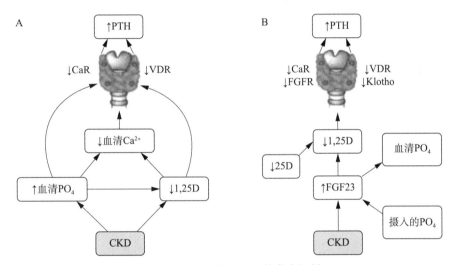

图 2-4　CKD 中 SHPT 的发病机制

注：A 图为 CKD 中 SHPT 发病机制的传统观点；B 图为 CKD 中 SHPT 发病机制的最新观点，强调了 FGF23 的核心作用。

二、临床表现及分型

CKD 后期发生 CKD-MBD 的患者很多，但有些患者临床表现不明显，若定期做 X 线检查，约 30% 的患者有相关病理改变，骨活检可发现 50% 的患者有相关病理改变。

（一）症状特点

1. CKD 的表现

CKD 的表现主要为水肿、高血压、贫血、泡沫尿和血尿。

2. CKD-MBD 的表现

CKD-MBD 的常见症状为骨痛、假性痛风和病理性骨折，少数因关节周围炎发病，多伴有近端肌病和肌无力。CKD-MBD 患者中儿童较多见，如佝偻性改变，长骨呈弓形，骨骺端增宽或骨骺脱离及生长停滞；成人则表现为脊柱弯曲，胸廓畸形及骨端的形态改变。骨外表现为皮肤瘙痒、高血压、贫血、心血管异常（如心力衰竭、心律失常、心瓣膜病变、冠心病）等，还可出现外周血管改变导致的疼痛、缺血性坏死等，以及以皮肤、角膜、动脉及其周围为常见部位的软组织钙化。

（二）生化检查

在 CKD-MBD 中，当 GFR 低于正常的 30% 时，常出现高磷低钙血症及血镁升高。血清碱性磷酸酶是 SHPT 的重要指标，其水平与纤维素性骨炎的严重程度呈正相关。大部分晚期肾功能衰竭患者血清 PTH 升高，血清 PTH 与 SHPT 的骨病变组织学参数相关。CKD-MBD 患者血清 $1,25(OH)_2D_3$ 降低较血清 $25(OH)D_3$ 降低多见，这在一定程度上反映了骨软化症的严重性。FGF23、$25(OH)D$ 和其他 CKD-MBD 的新型生物标志物的诊断效用评判尚未有统一结论。以下介绍几种骨转换的标志物（表 2-2）。

表 2-2 骨转换的标志物

类型	标志物	来源组织	标本	注释
骨形成	骨特异性碱性磷酸酶	骨骼	血清	起源于成骨细胞，是骨形成的良好替代标志物
	骨钙素	骨骼、血小板	血清	起源于成骨细胞、成牙细胞和肥厚软骨细胞，在类骨矿化中起着至关重要的作用
	I 型前胶原羧基端前肽	骨骼、软组织、皮肤	血清	由增殖性成骨细胞和成纤维细胞引起，不建议用作常规矿物质骨骼疾病的标志物
	I 型前胶原氨基端前肽	骨骼、软组织、皮肤	血清	由增殖性成骨细胞和成纤维细胞引起
骨吸收	羟脯氨酸	骨骼、软骨、软组织、皮肤	尿液	存在于新合成的胶原蛋白和成熟的胶原蛋白中
	羟赖氨酸糖苷	骨骼、软组织、皮肤、血清和补体	尿液、血清	胶原蛋白中的羟赖氨酸在不同程度上被糖基化，其程度取决于组织类型
	I 型胶原的羧基末端交联特洛肽	含有 I 型胶原蛋白的组织	尿液、血清	I 型胶原蛋白主要来自骨骼；天冬氨酸与 s- 天冬氨酸的异构化随着胶原分子的老化而发生

续表

类型	标志物	来源组织	标本	注释
骨吸收	I型胶原的末端交联特洛肽	含有I型胶原蛋白的组织	尿液、血清	I型胶原蛋白主要来自骨骼
	骨唾液蛋白	骨骼、牙本质、肥厚性软骨	血清	由成骨细胞和破骨细胞合成
	抗酒石酸酸性磷酸酶（TRACP）	骨骼、血液	血浆、血清	人体组织中存在6种同工酶，在破骨细胞、树突状细胞和巨噬细胞上表达；TRAcP-5b是骨吸收的标志物，而TRAcP-5a是炎症状况的标志物

（三）组织学与X线表现

1. 骨软化

骨软化指骨组织钙盐沉积不足，没有充分钙化，主要是由骨质破坏过多，形成的活性维生素D不足，或维生素D有效利用差导致的，病因不详。铝中毒可以引起骨软化。血铝基础值应当小于20μg/L，当去铁胺试验中血铝大于50μg/L，结合血iPTH水平低于150pg/mL时，应怀疑铝中毒性骨病，需要对患者进行骨活检，并消除铝的来源（尤其是透析液中的铝）。骨组织学检查显示破骨细胞和成骨细胞数目及活性降低或缺失，骨矿化率降低，骨钙化面积减少，骨前质增宽。X线片主要表现为骨质密度减少，骨皮质变薄，骨小梁吸收变细进而消失，长骨骨骺与骨干距离增宽（2~3mm）。这些病变多见于负重的长骨，如股骨、胫骨、腓骨等，严重者可影响全身骨骼，并可引起病理性骨折及骨的变形，如漏斗骨盆、鸡胸等。此外还常有假骨折线（Looser带），又称米尔克曼（Milkman），是本病特征性X线征象，有早期诊断意义，但并非每例都有。假骨折线是成人骨软化的特征，即骨皮质出现条状空隙带，方向与长轴垂直。

2. 纤维性骨炎

SHPT导致破骨细胞活性增加进而引起骨盐溶解，骨的胶原基质被破坏并代以纤维组织，形成纤维性骨炎。纤维性骨炎的初期病变限于皮质吸收，包括骨膜下吸收、牙硬板吸收及软骨下吸收，严重时可形成囊样病变，并深入到髓部。X线可见骨膜下骨吸收和囊样骨透亮区，最早见指骨骨膜下呈虫蛀样微小缺损，而后可有骨膜下吸收，形成花边状的典型改变。这种病变也见于齿槽骨、锁骨、坐骨、髂骨外下缘及肋骨上缘。

3. 骨质稀疏

骨质稀疏指骨量减少的疾病，多由成骨细胞活力降低所致，多见于长期透析患者，与长期卧床、低蛋白缺钙饮食、长期使用低钙透析液、酸中毒等因素有关。X线可见骨质透明度增加，骨小梁稀少，皮质变薄。本病脊柱与骨盆病变明显，常与其他骨病合并存在，仅极少数患者为单纯骨质稀疏。

4. 骨硬化

骨皮质和骨小梁增厚变粗，密度增高互相融合，为骨硬化的特殊改变。本病多见于长期透析患者，也可能与 SHPT 及降钙素过多有关。X 线示骨质致密，多见于腰椎上下缘。由于椎体上下致密而中心密度较低，故形成了黑白交替的带状，称为橄榄球衫样脊柱（rugger jersey spine）。骨硬化也可发生于面部及颅骨。定期的血液透析常导致骨钙丢失，骨硬化很快变为骨质疏松。

除以上几种骨病外，还有股骨头无菌性坏死，多见于长期血液透析或肾移植存活时间较长的患者，可能与应用皮质激素有关。

5. 软组织钙化

软组织钙化是 CRF 的严重并发症，与钙磷乘积增高有关。据分析，软组织钙化物有两类：①羟磷灰石，多沉积于血管皮下及关节周围，常引起严重的纤维组织反应并形成包囊。②非晶态钙镁磷酸化合物，钙的含量较高，对组织刺激较少，仅引起轻度反应，常沉积于肌肉、心、肺及骨骼肌等内脏组织。两组钙化物 X 线对比度不完全相同，X 线上常可见关节周围动脉壁中层钙化。此外，内脏及皮肤可偶见钙化现象。

（四）分型

根据病理学特点，将 CKD-MBD 划分为 3 种类型，分别为高转运型骨病、低转运型骨病和混合型骨病，3 种类型 CKD-MBD 具体发病机制简述如下。

高转运型骨病：由 SHPT 所致，低钙、高磷及活性维生素 D_3 代谢物减少，引起 PTH 分泌增加，导致钙磷代谢紊乱，长期的高磷刺激会进一步加重 SHPT，导致软组织和血管钙化，增加心血管事件的发生概率。有研究表明，高磷血症是 CKD-MBD 患者心血管死亡事件发生的独立危险因素之一。

低转运型骨病：与 $1,25(OH)_2D_3$ 缺乏、血钙降低、铝的骨沉积等因素有关，进一步引起骨矿化障碍，包括骨软化和无动力性骨病。骨软化主要表现为非矿化的骨基质沉积，多见于铝中毒；无动力性骨病表现为骨形成率正常或降低，缺乏类骨质，无铝沉积，主要是由于钙磷结合剂、骨化三醇的过度使用或者长期使用高钙透析液透析过度抑制 PTH 造成的。

混合型骨病：既有高转运型骨病的发病机制参与，也有低转运型骨病的发病机制参与。

【参考文献】

［1］BW，RD，S N.Chronic Kidney Disease-Mineral and Bone Disorder（CKD-MBD）：Current Perspectives［J］.Int J Nephrol Renovasc Dis，2019，12：263-276.

［2］SM，TD，JC，et al.Definition，evaluation，and classification of renal osteodystrophy：a position statement from Kidney Disease：Improving Global Outcomes（KDIGO）［J］.Kidney International，2006，69（11）：1945-1953.

［3］YJ，MW.Hyperphosphatemia-induced hyperparathyroidism in 5/6 nephrectomized rates：development of a new animal mode［J］.Chin Med J（Engl），2008，121（23）：2440-2443.

［4］AS D.Kidney disease and vitamin D levels：25-hydroxyvitamin D,1,25-dihydroxyvitamin D，and VDR activation［J］.Kidney Int Suppl，2011，1（4）：136-141.

［5］程旭，李永军，徐兆强，等.^{99m}Tc-MDP 全身骨扫描在肾性骨病中的显像特点探讨［J］.南京医科大学学报（自然科学版），2014，34（9）：1260-1263.

［6］邓燕，商红.^{99m}Tc-MDP 骨显像诊断肾性骨病的临床意义［J］.中国医学工程，2011，19（5）：175-176.

［7］陈海珍，陈曦.肾性继发性甲状旁腺功能亢进症的多学科协作治疗［J］.外科理论与实践，2018，23（2）：103-107.

［8］SO.Clinical and economic aspects of sevelamer therapy in end-stage renal disease patients［J］.Int J Nephrol Renovasc Dis，2014，7：161-168.

［9］HN，NH，IF，et al.Regulation of Na/Pi transporter in the proximal tubule［J］.Annu Rev Physiol，2003，65（3）：531-542.

［10］MY，LR.Calcineurin A（beta）is cental to the expression of the renal type Ⅱ Na/Pi co-transporter gene and to the regulation of renal phosphate transport［J］.Am Soc Nephrol，2004，15：2972-2980.

［11］KM，MI，M K，et al.Inhibition of intestinal sodium-dependent inorganic phosphate transport by fibroblast growth factor 23［J］.Ther Apher Dial，2005，9（4）：331-335.

［12］TS，HH，YY，et al.FGF-23 is a potent regulator of vitamin D metabolism and phosphate homeostasis［J］.J Bone Miner Res，2004，19（3）：429-435.

［13］PP，AP.Fibroblast growth factor-23 and adverse clinical outcomes in chronic kidney disease patients [J]. OA Nephrology, 2013, 1 (1): 4.

[14] MC H, M KO, OW M.Renal and extrarenal actions of Klotho [J]. Semin Nephrol, 2013, 32 (2): 118-129.

[15] YIFU F, CHARLES G, MICHAEL S, et al.CKD-induced wingless/integration1 inhibitors and phosphorus cause the CKD-mineral and bone disorder [J]. Journal of the American Society of Nephrology: JASN, 2014, 25 (8): 1760-1773.

[16] OA A, Y F, T S, et al.Ligand trap for the activin type Ⅱ A receptor protects against vascular disease and renal fibrosis in mice with chronic kidney disease [J]. Kidney Int, 2016, 89 (6): 1231-1243.

[17] MJ W, T S, OA A, et al.The activin receptor is stimulated in the skeleton, vasculature, heart, and kidney during chronic kidney disease [J]. Kidney Int, 2018, 93 (1): 147-158.

[18] T S.Systemic Activation of Activin A Signaling Causes Chronic Kidney Disease-Mineral Bone Disorder [J]. Int J Mol Sci, 2018, 19 (9): 2490.

[19] Y BN, H B, Z H, et al.Fenugreek seeds reduce aluminum toxicity associated with renal failure in rats [J]. Nutr Res Pract, 2013, 7 (6): 466-474.

[20] 方美双.大黄泄浊颗粒保留灌肠对非透析 CKD 肾性骨病湿热证患者骨密度及血清 BMP-7 的影响 [D].合肥: 安徽中医药大学, 2015.

[21] 阿勒泰别克·闹乎旦, 张玉玲, 白广超, 等.Wnt 因子联合 BMP-7 诱导 BMSCs 向成骨分化的研究 [J].石河子大学学报 (自然科学版), 2017, 35 (1): 113-118.

[22] T I, P W, GS V, et al.Fibroblast growth factor 23 is elevated before parathyroid hormone and phosphate in chronic kidney disease [J]. Kidney Int, 2011, 79 (12): 1370-1378.

[23] 郭冬华, 徐延琴, 王海玲.慢性肾脏病代谢性骨病的研究进展 [J].中华临床医师杂志 (电子版), 2013, 7 (2): 721-722.

[24] 罗丹, 林彬, 张浩, 等.高通量血液透析对尿毒症患者血清磷及 iPTH 清除的疗效观察 [J].重庆医学, 2016, 45 (22): 3137-3139.

[25] 张斌.慢性肾脏病 - 矿物质和骨代谢异常治疗进展 [J].中外医疗, 2014, 33 (16): 194-195+198.

（高　莹）

第四节　代谢性酸中毒

代谢性酸中毒是 CRF 常见的并发症，对人体产生多种危害，如促进肌肉蛋白的降解使肌肉萎缩，减少白蛋白的合成从而降低血浆白蛋白水平，诱发或加重骨疾病，促进慢性肾脏病的进展，增加心脏病的恶化风险，促进炎症进展，增加死亡率。肾脏是调节机体酸碱平衡的重要器官之一，随着慢性肾脏病的进展，代谢性酸中毒的发生逐渐增多且症状逐步加重，几乎所有 CRF 患者均会发生酸中毒。与此同时，代谢性酸中毒又可通过多种途径（如直接肾损害、蛋白质 – 能量消耗、慢性炎症状态、内分泌紊乱、代谢性骨病等）加速 CRF 的进展。

一、发病机制

正常人体在新陈代谢过程中，会不断地产生各种酸性和碱性代谢产物，但是体液的 pH 却能保持在 7.35~7.45，这是因为机体具有酸碱平衡的调节机制，主要包括体液缓冲系统、呼吸调节和肾脏调节 3 个主要机制。人体正常摄入蛋白质时每天产生的非挥发性酸有 0.3~1mmol/L，包括硫酸和磷酸等，主要以铵盐和磷酸盐的形式通过肾脏排泄。因此，在 CRF 发生时，肾脏排泄能力减弱，此类非挥发性酸在体内累积，最终导致代谢性酸中毒。代谢性酸中毒在部分轻中度 CRF 患者中，即 CRF 患者 $GFR > 25mL/(min \cdot 1.73m^2)$ 或 $Scr < 350\mu mol/L$，肾小管分泌氢离子障碍或肾小管 HCO_3^- 的重吸收能力下降，可引起阴离子间隙（AG）正常型高血氯性代谢性酸中毒，即肾小管性酸中毒。当 $GFR < 25mL/(min \cdot 1.73m^2)$ 或 $Scr > 350\mu mol/L$ 时，代谢产物如磷酸、硫酸等酸性物质因肾排泄障碍而潴留，可发生阴离子间隙增高型高血氯性（或正常血氯性）代谢性酸中毒，即尿毒症性酸中毒。CRF 时酸中毒的发生机制主要包括 NH_4^+ 的排泌能力减弱、可滴定酸排泄障碍、HCO_3^- 的丢失。

（一）NH_4^+ 的排泌能力减弱

人体为应对酸负荷的增加而发生的主要变化是 NH_4^+ 的排泌增加，在 NH_4^+ 排泄过程中，H^+ 也被排泄。大部分的 NH_4^+ 通过替代 Na^+-H^+ 交换蛋白上的 H^+ 被分泌到近端小管腔，在进入肾小管内液体后，NH_4^+ 与 NH_3 处于电离平衡状态。肾小管升支管腔膜对 NH_3 高度通透，少量的 NH_4^+ 以 NH_3 的形式进入小管液，并被质子化。

在髓袢升支粗段，大量的 NH_4^+ 被吸收。NH_4^+ 通过跨细胞和细胞旁机制被吸收，

NH_4^+ 替代管腔膜 Na^+–K^+–$2Cl^-$ 共转运蛋白（NKCC2）上的 K^+ 进入细胞，并在管腔正电位的驱动下通过细胞旁通路进行移动。NH_4^+ 经基底膜上的 K^+ 通道跨过基底膜进入管周组织间液，被吸收的 NH_4^+ 通过逆流倍增和逆流交换的过程在髓质间质积聚，积聚的 NH_4^+ 可经集合管的上皮细胞进入小管腔内被排出。CRF 早期，残余肾单位尚可代偿性排泌足够的 NH_4^+ 完成上述"排酸"过程，当肾功能下降至正常的 20% 以下，便不能完全代偿，出现酸性代谢产物的积聚导致酸中毒。

（二）可滴定酸排泄障碍

肾脏分泌 H^+ 与尿缓冲成分结合后，由尿液排出体外，由于这部分酸可被 NaOH 中和，因此被称为可滴定酸（TA）。主要的 TA 缓冲成分是 HPO_4^{2+}，H^+ 与尿液 HPO_4^{2+} 结合后变成 $H_2PO_4^+$（$HPO_4^{2+}+H^+ \rightarrow H_2PO_4^+$）。每 1 分子的 H^+ 与尿缓冲成分结合，则会生成 1 分子新 HCO_3^-，以补偿为了中和非挥发性酸所消耗掉的 HCO_3^-。CRF 时残余肾单位数目减少，H^+ 排泄总量下降，肾小球对 TA 的滤过能力也明显降低，导致酸性代谢产物在体内潴留（图 2-5）。

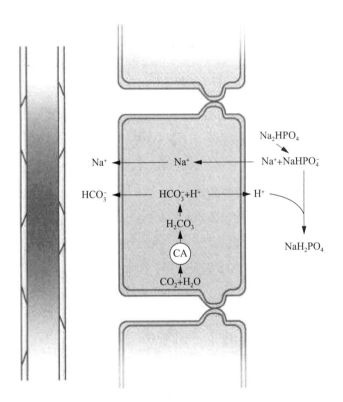

图 2-5　尿液可滴定酸缓冲机制

（三）HCO₃⁻ 的丢失

肾脏能够将自由滤过的 HCO_3^- 重吸收，同时肾小管可生成新的 HCO_3^-。滤过的 HCO_3^- 被肾小管完全重吸收，其中约 80% 被近端小管重吸收，16% 被髓袢升支粗段和远曲小管重吸收，剩余 4%~5% 被集合管重吸收。CRF 发生时肾脏重吸收 HCO_3^- 能力减弱，故尿液中丢失大量的 HCO_3^-，导致体内 H^+ 潴留而发生酸中毒。

二、临床表现及诊断

代谢性酸中毒早期一般无明显症状，当二氧化碳结合力低于 13mmol/L 时才表现出明显的症状：呼吸系统表现为发绀、喘息、胸闷、呼吸加深、加快，典型者表现为 Kussmaul 呼吸；心血管系统表现为心肌收缩力下降、周围动脉扩张、血压下降；神经系统表现为头痛、躁动（或淡漠）、昏睡、昏迷；消化系统表现为食欲缺乏、腹痛、腹泻、恶心、呕吐。

代谢性酸中毒主要根据 HCO_3^- 浓度和二氧化碳分压（PCO_2）结果进行分析，如果动脉 HCO_3^- 水平降低（< 22 mmol/L）而 PCO_2 基本正常或有所下降，则可以诊断为代谢性酸中毒。临床上也可根据二氧化碳结合力来判断酸中毒的程度，大于 15mmol/L 为轻度酸中毒；8~15mmol/L 为中度酸中毒；小于 8mmol/L 为重度酸中毒。通常根据 AG 的变化，代谢性酸中毒可分为两类，即 AG 正常型高血氯性代谢性酸中毒和 AG 增高型高血氯性（或正常血氯性）代谢性酸中毒。前者主要由肾小管分泌氢离子障碍或肾小管重吸收碳酸氢根能力下降引起，见于肾小管性酸中毒。后者主要由于肾功能恶化致体内酸性代谢产物排泄障碍而潴留，加之胃肠功能紊乱致碱性肠液丢失而引起酸中毒，见于尿毒症性酸中毒（图 2-6）。

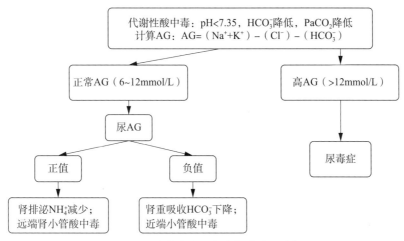

图 2-6　代谢性酸中毒的肾脏病因诊断

CRF 患者即使轻度代谢性酸中毒，也会造成骨病、肌肉萎缩、白蛋白合成下降、肾功能衰竭进展加速、小儿生长抑制等不良后果，这些不良后果将直接影响患者预后，因此在 CRF 早期就要根据病史、体征和实验室检查及时做出诊断，给予患者相应治疗。

【参考文献】

［1］陈科.慢性肾脏病不同分期代谢性酸中毒的相关因素分析［D］.大连：大连医科大学，2017：19–20.

［2］Kanda E，Ai M，Yoshida M，et al.High serum bicarbonate level within the normal range prevents the progression of chronic kidney disease in elderly chronic kidney disease pati［J］.BMC Nephrology，2013，14（4）：1471–2369.

［3］葛均波，徐永健.内科学［M］.8 版.北京：人民卫生出版社，2014.

［4］王海燕，赵明辉.肾脏病学［M］.4 版.北京：人民卫生出版社，2020.

［5］叶任高，李幼基，刘冠贤.临床肾脏病学［M］.2 版.北京：人民卫生出版社，2007.

（孟凡辰）

第五节　水和电解质紊乱

人体组织及细胞进行正常新陈代谢的前提是内环境保持稳态，而体液组成成分的稳定是维持内环境稳态的重要因素。肾脏是维持机体水和电解质平衡的重要器官，CRF 早期阶段，随着肾单位的减少，残余肾单位对水和溶质的排泄代偿性增加，不断达到新的平衡，一般认为当 GFR 降至 25mL/（min·1.73m²）以下时，肾脏将不能完全代偿，出现水和电解质的代谢障碍，这不仅会加重 CRF 病情，严重时还会直接危及患者生命，下面就水和部分电解质紊乱作分别论述。

一、水

正常机体每日水分的摄入量及排出量相对恒定，成人每日需水量 30~40mL/kg，其中内生水（体内脂肪、碳水化合物、蛋白质氧化代谢后产生的水）约 300mL，食物中的水 700~1000mL，饮水量因人而异。每日排出的水中尿液约 1500mL，不显性失水（皮肤蒸发、呼吸道排出）800~1000mL，粪便含水约 100mL。

（一）水代谢障碍发病机理

根据健康成人平均每日饮食摄入量，每天大约需要排出 600mOsm 的溶质，而溶解这些溶质的水可在一个很大的范围内波动，范围与肾脏的浓缩稀释能力和水的摄入量有关。在正常生理情况下，肾小管通过特殊解剖结构和复杂生理过程完成尿液的浓缩与稀释，即使摄水量不同，机体通过肾脏逆流倍增机制，在精氨酸血管升压素的精细调节下，可保持体内总水量相对稳定，从而维持正常血钠和血浆渗透压 [280~295mOsm/（kg·H₂O）]。肾脏的最大稀释能力是使尿液的渗透摩尔浓度低至 60mOsm/（kg·H₂O），所以肾脏最多可排出 10L 水；肾脏最大的浓缩能力可使尿液的渗透克分子浓度达到 1200mOsm/（kg·H₂O），人体仅需要 500mL 水就可以排出代谢废物。正常人的肾脏浓缩和稀释的范围很大，可耐受的缺水和饮水过多的能力很强。当肾脏的浓缩功能受损时，尿量增加才能排出 600mOsm 的溶质。CRF 时，肾脏的浓缩能力下降，只有排出更多的水才能排出一定量的溶质，因此当渴感减弱，或者无法饮水时，慢性肾病患者容易出现高血钠和脱水。由于肾单位减少，GFR 降低，血中代谢产物积聚致渗透压升高而产生渗透性利尿，同时残余肾单位代偿增大，肾小球滤液通过加快，以致出现多尿和夜尿。渗透性利尿使进水减少时排尿量不能相应减少，而有效肾单位的减少则造成摄水过多时水分不能及时排出；正常肾脏间质的渗透压由皮质表浅部向髓质深部逐步增高，到达乳头部，此渗透压梯度在体液浓缩的情况下更为明显，在体液被稀释的情况下则被削弱。近端小管渗透压值与血浆渗透压值近似，约 290mOsm/（kg·H₂O），随着髓袢下降支逐步向髓质深部延伸，渗透压值逐渐加大，到达内髓部转折处的渗透压值可达 1200mOsm/（kg·H₂O）左右。这种梯度的形式，在抗利尿激素作用下，可以使集合管水分渗入间质，使管腔内尿液浓缩。当 CRF 时，由于肾脏间质遭受病变的破坏，逆流倍增机制作用削弱，使尿液稀释和浓缩功能发生障碍，此过程在肾间质病变较突出的 CRF 中（如慢性肾盂肾炎、多囊肾等）表现更为明显。

（二）临床表现

1. 失水

失水指体液丢失造成的体液容量不足。失水多伴有钠丢失，单纯失水者少见。根据体液丢失的程度将失水分为以下几种：①轻度失水，失水量占体重的 1%~2%；②中度失水，失水量占体重的 3%~6%；③重度失水，失水量占体重的 6% 以上。根据水和钠丢失的比例将失水分为以下几种：①低渗性失水，钠丢失大于水丢失，血浆渗透

压 < 280mmol/（kg·H$_2$O）；②等渗性失水，水和电解质以正常比例丢失，血浆渗透压在正常范围内；③高渗性失水，水丢失多于钠丢失，血渗透压 > 320mmol/（kg·H$_2$O）。等渗性失水和低渗性失水时，随着失水的程度加重，患者表现初为乏力、少尿、轻度口渴、头晕、恶心呕吐、肌肉痉挛疼痛、手足麻木，后逐渐出现静脉下陷、四肢发凉、脉搏细数甚至昏迷等症状。高渗性失水临床以口渴为主要表现，随着失水程度的加重，逐渐出现声音嘶哑、皮肤干燥、头晕烦躁，甚至出现幻觉和昏迷。

2. 水过多和水中毒

水过多是指机体摄入或输入水量过多，以致水在体内潴留，引起血液渗透压下降和循环血量增多的一种病理状态。水中毒是指过多的水进入细胞内，引起水分在细胞内积聚的现象。根据发病的过程，又可进一步分为急性水过多和水中毒，慢性水过多和水中毒。急性水过多与水中毒发病急，在48小时内出现水过多所致的低渗症状。轻者可出现食欲减退、恶心、呕吐、虚弱等非特异性症状；严重者因脑细胞水肿导致颅内高压或脑疝，可出现头痛、视物模糊、定向力障碍、精神失常、共济失调、癫痫样发作、昏迷等神经精神症状甚至呼吸循环抑制表现。血钠在48小时内迅速降至108mOsm/L以下可致神经系统永久性损伤或死亡。慢性水过多与水中毒起病缓慢，病程超过48小时，因常与原发病CRF混杂在一起，故轻症很难识别，但体重常有增加。当血浆渗透压 ≤ 260mOsm/L（血钠 ≤ 125mmol/L）时，可出现疲倦、表情淡漠、恶心、食欲减退等症状和皮下组织肿胀表现；当血浆渗透压降至240~250mOsm/L（血钠115~120mmol/L）时，可出现头痛、嗜睡、神志错乱、谵妄等神经精神症状；当血浆渗透压降至230mOsm/L（血钠110mmol/L）时，可出现抽搐或昏迷等危及生命的症状。

二、钠

钠是细胞外液中主要的阳离子，人体每日钠摄入量有显著差异，血浆钠浓度却能维持在135~145mmol/L，这主要靠肾和肾外器官的调节。CRF发生时，钠代谢紊乱，包括低钠血症和高钠血症两个方面。人体钠的总含量决定细胞外液容量，机体发生钠潴留时，细胞外液量增加，当增加的细胞外液主要分布在血管内时，血容量增加，血压升高；当增加的细胞外液主要分布在细胞间质时，表现为水肿；两种情况也有可能并存。血钠的浓度和人体钠的总含量并不完全一致，钠浓度不仅取决于钠含量，还与体内水含量相关。发生水钠潴留时，如果水的潴留大于钠的潴留，血钠的浓度反而会降低，称为稀释性低钠；钠的潴留大于水的潴留，血钠的浓度会升高。同理，水钠丢失时，如果水的丢失大于钠的丢失，表现为血钠浓度升高；钠的丢失大于水的丢失，才表现为低钠血症。临床上不应把低钠血症等同于钠缺失，高钠血症等同于钠潴留。相应地，低钠血症未必需要补钠，高钠血症未必需要促进钠的排出。每日原尿中滤出的钠可达 25200mmol（140mmol/L×180L）。肾小球滤过钠的99%经肾小管重吸收，每日肾排出的钠少于滤过量的1%，大约150mmol。肾小球滤过钠的60%在近端小管重吸收，25%~40%在髓袢重吸收，仅有8%在远端肾单位重吸收。近端小管对钠的重吸收基本等渗，并与其他溶质（如 HCO_3^-、葡萄糖、氨基酸等）的重吸收伴随进行。钠在髓袢的重吸收与尿液的浓缩稀释过程密切相关，并且与钾的重吸收密切相关，通过管腔膜 Na^+–K^+–$2Cl^-$ 协同转运子吸收入细胞。远端肾单位与近端肾单位相比，钠的重吸收效率明显下降，但是调节作用明显增强。

（一）低钠血症

1. 病因与病机

①长期使用利尿剂：是低钠血症的常见原因，多发生于噻嗪类利尿剂。噻嗪类利尿剂抑制远端肾小管钠的重吸收，致水潴留及钠、钾、氯的丢失。而袢利尿剂因影响肾浓缩功能，很少致低钠血症。②失盐性肾病：见于某些间质性肾病、肾髓质囊性病、多囊肾及部分尿路梗阻，在肾功能不全严重时钠丢失明显，呈低容量性低钠血症。③肾上腺功能不全盐皮质激素缺乏：因细胞外液容量减少，引起精氨酸加压素释放异常及肾血流动力学异常，致低血容量性低钠血症。④渗透性利尿：多见于糖尿病尿糖增多及梗阻解除后尿素性利尿等情况，因尿中渗透性溶质增高，促使尿钠排泄增多并致容量减少。⑤长期的限盐饮食：导致钠盐摄入不足。⑥ CRF 患者免疫力低下：易发生消化道感染而致腹泻，使钠盐丢失。低钠血症的病因众多，总的来说低钠血症是水平衡的紊乱，即机体总水相对总钠过多，超过了正常的水钠比例。由于血管升压素（抗利尿激素）是非常重要的调节水平衡的激素，因此各种低钠血症的共同机制是抗利尿激素的作用增强或相对增强，即各种原因需要肾脏排出自由水时，肾脏却不能完成调节。

2. 临床表现

低钠血症的症状因血钠下降的速度和程度不同而异，按血钠水平分为重度低钠（<120mmol/L），中度低钠（120~130mmol/L）和轻度低钠（130~135mmol/L）。低渗性低容量性低钠血症可表现为循环衰竭、肢凉、脉细和尿少。随着低钠血症的进展，体液向细胞内转移，可表现为脑细胞水肿症状（神经系统症状），如恶心、呕吐、头痛、嗜睡、反应迟钝；低钠血症还伴随有神经肌肉应激性改变，如肌张力低下和腱反射减弱等。当36~48小时血钠低于125mmol/L或下降速度>0.5mmol/（L·h）时，可出现抽搐、昏迷甚至死亡。

（二）高钠血症

1. 病因与病机

①水摄入不足：因 CRF 晚期患者和透析患者严格限制进水量，或因消化道症状造成水分丢失，使血液浓缩。②部分 CRF 患者长期口服碳酸氢钠纠正酸中毒：致摄入钠盐过多。③肾脏的浓缩功能受损：通常正常人尿液的最大渗透克分子浓度能达到 1200mOsm/（kg·H_2O），而此时最少需要 500mL 的尿，肾脏以等渗尿的形式排出同样多的渗透物质，需要的尿量为 2000mL/d［1200mOsm/（kg·H_2O）×500mL/d/300mOsm/（kg·H_2O）=2000mL/d］。肾脏达到最大浓缩能力时，可重吸收的自由水为 1500mL/d（2000mL/d–500mL/d=1500mL/d）。一个体重 70kg 的成年人，血钠浓度从 140mmol/L 升至 145mmol/L，渗透克分子浓度升高 10mOsm/（kg·H_2O），需要重吸收 1500mL 的水才能使血钠回到 140mmol/L，所以 CRF 时肾脏的浓缩功能下降，不能完成上述代偿过程而导致血钠升高。

2. 临床表现

高钠血症的临床表现与低钠血症类似，高钠血症引起多系统受累，其中神经系统的症状最为突出。症状的轻重与血钠升高的速度和程度有关，初期症状一般不明显，随着病情的发展，主要有以下表现：①高渗性失水表现，如口渴严重、心率加快、皮肤干燥（皮肤弹性下降）、乏力、头晕、烦躁、谵妄、定向力障碍、幻觉、晕厥和脱水热。②高钠血症可使脑神经元脱水，神经元受到牵拉使膜电位改变导致神经功能失常；脑组织急剧皱缩导致脑血管机械性牵拉，可能会产生烦躁、易激惹、肌张力增高、抽搐及昏迷等一系列神经功能障碍。③当细胞体积出现严重收缩时，细胞之间的桥静脉可能会遭到牵拉破坏，导致蛛网膜下腔出血；脑组织体积明显缩小，机械性的血管牵拉可能会导致硬膜下出血。

低钠血症（血钠低于 135mmol/L）和高钠血症（血钠高于 145mmol/L）对于人体的危害都很大，都能引起严重的神经系统症状，并且在治疗过程中常常因矫枉过正而出现医源性的血钠异常，临床中要识别高危因素，提前预防，适度治疗，不断监测，减轻钠代谢紊乱给人体带来的损伤。

三、钾

钾是人体细胞内重要的阳离子，在维持细胞新陈代谢和细胞膜电位、保持酸碱平衡、维护机体各种生理功能中起到了不可替代的作用。钾的主要生理功能包括①参与细胞内的正常代谢：在糖的合成和糖的氧化分解过程中，多种酶需要 K^+ 做激动剂，

ATP 生成也需要 K^+，每合成 1g 糖原约需 0.15mmol 的 K^+。合成蛋白质时也需要 K^+，每合成 1g 蛋白可贮存 0.45mmol 的 K^+。而在组织损伤时，则有大量的 K^+ 释放出来。②维持神经肌肉细胞膜的应激性：在神经肌肉系统中，只有血钾保持一定浓度时其应激性才能正常。③维持细胞内容量、离子、渗透压及酸碱平衡：钾主要分布在细胞内，故钾对维持细胞内的晶体渗透压及细胞内的容积有很大的作用，而体内钾的动向与水、钠、氢的转移有密切的关系，钾代谢紊乱常致水及酸碱平衡紊乱。人体从每日饮食中摄入大量的钾，是体内钾的基本来源，肠道及肾脏则根据体内总钾的情况排出定量的钾，其中肾脏对钾的排出及钾平衡的调节起主导作用。血液流经肾小球时，钾全部被滤过，滤过的钾在近端小管及髓袢重吸收，皮质集合管及远端肾小管可分泌少量钾离子，形成尿中的钾。远端肾小管细胞分泌钾离子时与小管液中的钠离子进行交换，小管细胞中的氢离子亦需与小管液中的钠离子进行交换而排出，故钠钾交换与钠氢交换间存在竞争，氢离子排出增多时，钾离子排出减少。CRF 时肾脏排泌钾的功能异常，容易发生钾代谢紊乱，不仅加重 CRF 病情，严重时可危及生命，表现为低钾血症和高钾血症两个方面，与全因死亡率增加有关。

（一）低钾血症

低钾血症是一种常见的电解质紊乱，是指血钾 < 3.5mmol/L 的一种病理状态。其中，血钾 3~3.5mmol/L 为轻度低钾血症，症状较少；血钾 2.5~3mmol/L 为中度低钾血症；血钾 < 2.5mmol/L 为重度低钾血症，可出现严重症状。常见的病因包括肾衰竭、Ⅰ型或Ⅱ型肾小管酸中毒、原发性或继发性醛固酮增多症等，很多肾脏疾病以低钾血症为首发表现，尤其以继发性肾脏病多见，如果单纯补钾可能会掩盖病情。因此及时查明低钾血症病因，从而纠正低钾血症十分重要。

1. 病因与病机

①摄入钾不足：CRF 患者因消化系统的损伤而出现食欲减退，加之平时低钾饮食（每日钾摄入 < 3g，持续 2 周以上），便会出现低钾血症。②胃肠道失钾：胃液含钾约 14mmol/L，肠液含钾 6~7mmol/L，故胃肠道液体丢失是钾缺乏的常见原因。呕吐时除直接丢失钾外，还会因大量的胃酸丢失引起代谢性碱中毒，出现转移性低钾血症。CRF 患者因肠炎或长期使用泻药而导致严重腹泻，呕吐和腹泻后血容量减少，导致继发性醛固酮增多，从而促进钾向细胞内转移，尿钾排出增多，加重低钾血症。③肾性失钾：其重要特点是尿钾 > 20mmol/L，多见于慢性肾盂肾炎、间质性肾炎引起的 CRF，肾小管重吸收功能减退可引起尿钾增多，长期服用袢利尿剂或噻嗪类利尿剂可促进尿钾的排泄，某些抗生素（如青霉素、庆大霉素、羧苄西林、多黏菌素 B 等）可改变

细胞内外的电位差而促进钾的排泄。④其他因素：如腹水排放、透析、低镁血症等。

2. 临床表现

低血钾最常见和最严重的症状发生在心血管系统和神经肌肉系统，可出现严重的室上性和室性心律失常，肌肉无力，甚至出现呼吸肌麻痹。低血钾引起的症状与血钾的水平及血钾下降的速度密切相关，也和患者本身潜在的疾病相关。钾分布异常引起的低血钾，血钾的下降速度快，临床常出现骨骼肌和呼吸肌的麻痹；患者有心脏疾患或使用洋地黄时，低血钾易导致心律失常和洋地黄中毒；慢性长期失钾，患者也会出现低血钾，从而引起肾脏病或内分泌系统损伤。

①心血管系统：低钾血症引起心肌细胞内外钾浓度差减小，致静息电位降低、心肌细胞兴奋性升高，容易发生异位节律。临床表现为心电图变化、心律失常、对洋地黄类药物耐受性下降、心力衰竭加重，甚至出现心搏骤停，长期低钾血症还可引起心肌病变。此外，低血钾还可导致血管平滑肌功能障碍，诱发和加重高血压、脑卒中等。低钾血症引起的心电图变化首先表现为 T 波低平、U 波升高（超过 T 波）、Q-T 间期延长，进一步加重表现为 ST 段下移、QRS 波增宽、P-R 间期延长、室上性或室性异位节律，乃至心室颤动、心搏骤停。②神经肌肉系统：一般血钾 < 3mmol/L 时，表现为疲乏、软弱、乏力；血钾 < 2.5mmol/L 时，表现为全身性肌无力，肢体弛缓性瘫痪，腱反射减弱或消失，甚至膈肌、呼吸肌麻痹，呼吸困难，吞咽困难，严重者可窒息。常伴有肌肉酸痛、麻木感、感觉异常和手足抽搐。③中枢神经系统：轻者表现为倦怠、精神不振；重者表现为反应迟钝、定向力障碍、精神错乱、意识障碍、昏迷。④消化系统：表现为恶心、呕吐、食欲缺乏、腹胀、便秘，甚至肠麻痹等。⑤泌尿系统：长期低钾可引起失钾性肾病和肾功能障碍，浓缩功能减退，出现多尿、夜尿、口渴、多饮，尿比重低，尿中有少量蛋白和管型。⑥代谢紊乱：长期大量失钾，Na^+ 和 H^+ 进入细胞内引起细胞内酸中毒，细胞外碱中毒，且由于氯的排出增多，易形成低钾低氯性碱中毒。血钙可正常、降低或增高，低血钾可使糖耐量减退。

（二）高钾血症

血钾 > 5.5mmol/L 称为高钾血症，其对机体的危险程度要远高于低钾血症，血钾浓度高时可直接抑制心肌细胞，导致心搏骤停。肾脏排泄钾的能力强大，GRF > 20mL/（min·1.73m²）时，肾脏可排出多余的钾，但存在醛固酮缺乏或肾小管泌钾缺陷时可出现高钾血症。

1. 病因与病机

①摄入过多：CRF 患者每天摄入钾限于 50~60mmol，一旦长期摄钾高于此数值，

容易钾潴留，需要注意的是，除含钾高的食物（如香蕉、土豆、橘子、干果等）外，部分尿毒症患者使用"低钠盐"或"无盐酱油"也会增加钾的摄入，因为低钠盐是用钾取代钠。在 CRF 患者少尿的基础上，加之饮食钾过多、服用含钾丰富的药物、输入大量库存血等，可引起高钾血症。②排出减少：钾的大量摄入刺激肾脏排钾，通过醛固酮依赖和非醛固酮依赖两个途径。高钾摄入一方面可以刺激肾上腺皮质分泌醛固酮，上调 Na^+–K^+–ATP 酶和 ENaC 的活性，促进肾脏排钾。另一方面，细胞外液 K^+ 浓度升高，Na^+–K^+–ATP 酶的活性增强，钾钠交换增加，刺激肾脏排钾。CRF 时肾脏的远曲小管和皮质集合管排泌钾的功能减退，是高钾血症的最主要原因。此外还有一些保钾利尿剂如螺内酯、氨苯蝶啶等抑制醛固酮，从而减少肾脏排钾。③钾分布异常：溶血、大面积烧伤、横纹肌溶解或严重感染、饥饿等使机体处于高分解代谢状态，导致细胞内钾大量释出，超出肾脏的排泄能力。酸中毒时，pH 每下降 0.1，血钾可增加 0.7mmol/L。④假性高钾血症：指测量的血清 K^+ 水平升高，但其并不反映真正的血清 K^+ 水平。在伴有较高血小板计数的患者中，抽血试管中 K^+ 的释放可致血清 K^+ 水平升高，亦可由于抽血时使用止血带时间过长或肌肉收缩较紧，或抽血试管的震动使红细胞溶解，导致血清 K^+ 水平升高。

2. 临床表现

同低钾血症一样，高钾血症最常见和最严重的症状也发生在心血管系统和神经肌肉系统，因细胞外液钾离子对心肌和骨骼肌的毒性作用，而表现出一系列的症状。

①心血管系统：高钾血症会导致心肌细胞去极化，早期可表现为心电图异常，如高尖 T 波，PR 间期延长，QRS 波群增宽，ST 段压低，最后发展为心室纤颤和心搏骤停。高钾血症时，心电图有时会出现典型的心肌缺血表现，但是没有心肌酶的升高，血钾正常后心电图恢复正常。心电图改变和血钾的上升速度有关，急性高血钾时，血钾 6~7mmol/L 心电图即出现变化；慢性高血钾时，血钾 8~9mmol/L 时才出现心电图的改变。高血钾使心肌受抑制、心肌张力降低，故易发生心律失常，临床表现为心音减弱、心率减慢、心慌、胸闷等。②神经肌肉系统：早期常有四肢及口周感觉麻木、疲乏、肌肉酸痛、肢体苍白湿冷；血钾达 7mmol/L 时，肌肉麻木、软瘫，先为躯干后为四肢，最后影响到呼吸肌而发生窒息，中枢神经系统可表现为烦躁不安或神志不清。③其他：由于高钾血症引起乙酰胆碱释放增加，故可引起恶心呕吐和腹痛，由于高血钾对肌肉的毒性作用可引起四肢瘫痪和呼吸停止，所有高钾血症均有不同程度的氮质血症和代谢性酸中毒，后者可加重高钾血症。

高钾血症的临床表现不能作为早期诊断的指标，有些患者出现心搏骤停，但临床上仍无肌肉和神经系统的症状，因此要注意避免影响钾代谢的因素，定期检查血钾。

四、镁

镁是人体重要的必需元素，人体细胞内 Mg^{2+} 含量仅次于 K^+。Mg^{2+} 参与众多生理功能：①镁是体内多种酶的激活剂，对细胞内 DNA 和 RNA 的稳定有重要作用。②镁对心肌代谢有重要作用，能维持心肌结构，维持肌原纤维收缩，维持心肌电生理活动。③镁能降低神经肌肉兴奋性，降低胃肠道平滑肌兴奋性，可使奥狄括约肌舒张，促进胆汁排出。成年人大约需要镁 3.6mg/（kg·d），饮食中的镁主要来源于谷类、绿色蔬菜、坚果、海产品、水果、肉类等。食物中的镁 30%～50% 由肠道（主要是小肠）吸收，血镁的 70%～80% 由肾小球滤过，其中 60%～70% 在髓袢重吸收，5%～10% 在近端小管重吸收，10%～15% 在远端肾小管重吸收，约 3%（约 100mg）从尿排出。CRF 时，肾脏代谢障碍，从而出现低镁血症和高镁血症。

（一）低镁血症

1. 病因与病机

①摄入不足：CRF 患者长期限制饮食，或因消化道症状而长期处于厌食状态，引起蛋白质营养不良，进而导致镁摄入不足。②胃肠吸收障碍：CRF 患者长期恶心呕吐或因服用泻药导致腹泻增多等，使胃肠吸收镁下降，大量的镁从胃肠道丢失，导致低镁血症。③肾脏丢失增加：CRF 早期尿量增多，或因长期服用利尿剂或原发病为糖尿病肾病引起渗透性利尿，导致肾脏排镁增多；小管间质病变等引起肾小管重吸收功能减退，或因袢利尿剂和噻嗪类利尿剂的应用抑制 NaCl、KCl 的重吸收，进而导致镁的重吸收受抑制。④其他：因透析导致镁丢失；甲状旁腺切除后由于镁迅速在骨中沉积，也可导致低镁血症。

2. 临床表现

①神经肌肉系统：低镁血症患者可出现精神神经系统的异常，如眼球震颤、共济失调、抑郁、惊厥、行动迟缓、昏迷、谵妄、幻觉等；也可出现肌肉方面的症状，如腱反射亢进、肌肉震颤、肌肉痉挛、肌无力等，可有 Chvostek 征阳性和 Trousseau 征阳性。②骨和钙代谢异常：严重的低血镁可显著改变钙的代谢过程，低镁血症经常合并低血钙。血镁低于 0.5mmol/L（1.2mg/dL）通常伴随有症状的低血钙，即使轻度低血镁（< 1.1～1.3mEq/L）也可轻度降低血钙（降低 0.2mg/dL 或 0.05mmol/L）。有研究显示，低血镁通过影响甲状旁腺素改变了钙在体内的代谢，它们之间存在十分复杂的关系。低血镁可减少 PTH 释放，降低骨组织对 iPTH 的反应。长期低血镁可引起骨质疏

松和骨软化。③心血管系统：镁缺乏可引起心电图变化。中度缺镁时可见 ORS 波增宽，T 波高尖；严重缺镁可致 PR 间期延长，ORS 波进一步增宽，T 波变平。一些临床观察提示，急性缺血性心脏病、充血性心衰、尖端扭转室速、重症监护室的急症患者中轻度低血镁和室性心律失常有关，具体机制尚不十分清楚。④低血钾：40%~60% 的低镁血症合并低血钾。部分导致低镁血症的疾病同时导致低钾血症，特别是使用利尿剂和腹泻导致的低血镁同时导致低血钾。另有研究显示，镁缺失、低血钾及细胞内的钾丢失存在复杂的关系。患者出现顽固性的低血钾，应注意检查是否存在镁缺失，针对这些患者，需要同时补充钾和镁。

（二）高镁血症

1.病因与病机

镁的代谢主要靠肾脏，因此 CRF 是高镁血症最常见的病因，尤其在患者尿少而又接受含镁药物治疗时。肾小球滤过率小于 20mL/（min·1.73m^2）时，肾排出镁的能力明显下降，血镁升高。此外，用含镁的肠道缓泻剂的患者，由于高渗液体进入肠腔，使肾脏血流量减少，肾脏对镁的重吸收明显增加，而出现高镁血症。

2.临床表现

轻度的高血镁临床症状和体征均不明显。当存在高血镁引起的症状和体征时，血镁的浓度通常都超过 2mmol/L（4.9mg/dL），主要表现为神经肌肉系统和心血管系统的症状和体征。

①神经肌肉系统：随着血镁的升高，中枢和外周神经系统会受到抑制，当血镁大于 2mmol/L（4.9mg/dL）时，膝反射减弱或消失；当血镁大于 4.8mmol/L（11.7mg/dL）时，发生肌肉无力，腱反射迟钝或消失，呼吸衰竭；当血镁大于 6mmol/L（14.6mg/dL）时，发生中枢神经系统抑制，出现麻醉状态，木僵，昏迷。②心血管系统：随着血镁的升高，平滑肌收缩被抑制，血管扩张。血镁大于 2mmol/L（4.9mg/dL）时，出现低血压，心跳缓慢，皮肤血管扩张，皮肤发红；当血镁大于 3.2mmol/L（7.8mg/dL）时，心电图可表现出 PR 间期延长，室内传导阻滞，QRS 增宽，QT 间期延长；血镁大于 7.2mmol/L（17.5mg/dL）时，发生完全传导阻滞，心搏骤停。

高镁血症在临床通常无明显症状，很多是因为常规检查发现的，肾脏是镁代谢的主要器官，目前已知的可调节镁的激素很少，因此高镁血症绝大部分是伴有 CRF 的，因此在临床上也提醒我们，如果发现高镁血症，要注意检查肾功能。

五、钙

成人体内的钙约 99% 位于骨骼、牙齿，约 1% 位于软组织，约 0.1% 位于细胞外液。正常血浆总钙为 2.2~2.55mmol/L（8.8~10.2mg/dL），其中血浆游离钙离子浓度约占血浆总钙的 50%。钙在小肠吸收，吸收率受活性维生素 D、机体需要等因素调节，小肠还可分泌少量内源性钙。肾小球滤过的钙 99% 被肾小管重吸收，其中约 70% 在近端小管重吸收，20% 在髓袢厚段升支重吸收，5%~10% 在远端肾小管重吸收，每天有 150~200mg 钙从尿排出。钙受 3 种激素调节，具体如下。①甲状旁腺素（parathyroid hormone，PTH）：PTH 通过激活腺苷酸环化酶等降低肾小球滤过及增加肾小管钙吸收，从而导致尿钙排泄减少。PTH 水平升高时，破骨细胞占优势致骨吸收，可促进肾将 25（OH）D 转换为 1,25（OH）$_2$D，从而增加肠道钙吸收。② 1,25（OH）$_2$D$_3$：可促进小肠钙结合蛋白的合成，使肠道的钙吸收增加，还可增加肾小管对钙的重吸收，并可在 PTH 协同作用下影响骨质吸收。③甲状旁腺素相关蛋白：能促进骨质吸收，增加肾对钙的重吸收。

影响肾脏钙排泄的因素主要有以下两点。①肾小管重吸收钙减少，尿钙排泄增多：见于细胞外液容量增加、酸血症、低磷血症、高镁血症，以及使用渗透性利尿剂、袢利尿剂。②肾小管重吸收钙增多，尿钙排泄减少：见于细胞外液容量减少、碱血症、高磷血症，以及使用噻嗪类利尿剂。

（一）低钙血症

1. 病因与病机

血钙浓度 < 2.2mmol/L 为低钙血症，CRF 患者 GFR 下降，磷的滤过减少，血磷升高，为维持钙磷乘积的稳定，血钙下降。CRF 患者长期的营养不良，导致蛋白质代谢障碍，血浆蛋白降低，蛋白结合钙明显减少。人血清白蛋白含量也影响血钙的测定，人血清白蛋白下降 1g/dL，测得的血钙下降 0.2mmol/L。活性维生素 D 的缺乏或抵抗、甲状旁腺素缺乏或抵抗等，会发生持续的低钙血症。高磷血症也可抑制活性维生素 D 的生成，使小肠对钙的吸收减少。血 pH 升高会促进钙与蛋白质结合，所以 CRF 患者酸中毒补碱治疗后，离子钙下降，可发生抽搐，血 pH 升高 0.1，离子钙下降 0.1mmol/L。另外一些药物比如西那卡塞、降钙素等也能造成低钙血症。

2. 临床表现

低钙血症临床症状的轻重取决于低血钙的持续时间，更取决于血钙下降的速度。

血钙快速下降，即使血钙水平在 2mmol/L，也会引起临床症状。低钙血症的临床表现主要和神经肌肉的兴奋性增高有关。

①神经系统：首先表现为感觉异常和抽搐，口唇、手指尖或足部有麻木感、蚁行感及肌痛。四肢及面部出现肌肉痉挛，典型的表现为手足搐搦，手指肌肉呈强直收缩，呈助产士手或呈鹰爪状。严重者自下而上发展，肘关节屈曲，上臂内收，靠近胸壁，两下肢及髋膝关节伸直，足跟上提，足内翻，足趾向足掌屈曲，足背呈拱形，甚至发生全身骨骼肌收缩，以及出现惊厥发作。自主神经功能障碍可发生平滑肌痉挛，喉头及支气管平滑肌痉挛表现为喘息；肠道平滑肌痉挛表现为腹痛、腹泻；胆道平滑肌痉挛表现为胆绞痛；膀胱平滑肌痉挛可出现尿意；动脉平滑肌痉挛出现头痛、雷诺现象。同时伴有神经精神症状，可表现为无力、焦虑、抑郁、躁动、失眠、记忆力减退等，也可发生锥体外系症状如帕金森病、亨廷顿病等。②骨骼改变：婴幼儿骨骼呈佝偻病样改变。假性甲状旁腺功能减退可发生软骨病、纤维性骨炎、纤维囊性骨炎。③消化系统：胃酸减少，消化不良，可有恶心、呕吐、腹泻、便秘、吞咽困难。④心血管系统：心率增快或心律不齐，心电图可有 QT 间期延长，ST 段延长、平坦，T 波低平、倒置。低血钙引起迷走神经张力增加可导致心脏骤停。⑤转移性钙化：可有基底节钙化，发生震颤麻痹；小脑钙化发生小脑共济失调；肌腱、关节软组织钙化，出现关节痛、僵直。⑥低血钙危象：当血钙低于 0.88mmol/L（3.5mg/dL）时，可发生严重的骨骼肌及平滑肌痉挛，导致惊厥、癫痫发作、严重哮喘，症状严重时可引起心功能不全、心搏骤停。

（二）高钙血症

1. 病因与病机

成年人血清总钙大于 2.75mmol/L（11mg/dL）为高钙血症，高钙血症的主要原因是钙从骨转移到细胞外液，此外肠道对钙吸收增加及尿液钙排出增加也与高钙血症有关。继发性甲状旁腺功能亢进导致的高钙血症在"慢性肾脏病矿物质与骨异常"中已做详细介绍，这里做简单说明。大约 90% 的 CRF 患者有继发性甲状旁腺功能亢进，多表现为低钙高磷。当甲状旁腺被过度激活，自主分泌 PTH，不再受负反馈的控制，则称为三发性甲状旁腺功能亢进症，三发性甲状旁腺功能亢进症患者易合并高血钙、高血磷和发生转移性钙化，药物治疗无效，需要手术治疗。另外，过多地摄入活性维生素 D 制剂，可促进肠道和肾小管对钙的重吸收，也是引起高钙血症和转移性钙化的重要原因。

2. 临床表现

高钙血症的临床表现复杂多样，表现为多系统的损害，症状的严重程度和血钙的水平及上升速度有关。

①神经肌肉系统：发生的原因与高血钙降低神经肌肉的兴奋性有关，可表现为情绪抑郁，反应迟钝，头晕，嗜睡，定向力障碍，近端肢体肌肉无力，下肢为重，甚至行走困难，腱反射减弱；记忆力、计算力下降，昏睡，严重时可出现昏迷。②消化系统：高血钙使胃肠道平滑肌蠕动减慢，可出现腹胀，便秘，恶心呕吐。高血钙可刺激胃窦 G 细胞分泌胃泌素，使胃酸分泌增加，引起消化性溃疡；高血钙也刺激胰腺分泌胰酶，同时高血钙可激活胰蛋白酶原，诱发胰腺炎。③心血管系统：高血钙可直接作用于血管平滑肌，引起血管收缩，特别是肾动脉的收缩，从而导致高血压，这种高血压与血钙的水平相关，严重的高血钙引起的高血压单纯用降压药难以控制。心电图表现为 QT 间期缩短，甚至 T 波增宽，患者多有心律不齐、心力衰竭甚至心脏骤停等。④泌尿系统：主要表现为多尿，甚至出现尿崩症，即使机体处于脱水状态，尿量仍不会减少，进一步加重肾脏缺血，造成急性肾功能不全；钙在肾小管内形成结晶，造成肾小管内梗阻。⑤转移性钙化：眼角膜病、肾钙沉积、软骨钙化、皮肤钙化、血管钙化等。

机体钙能维持和调整神经肌肉的兴奋性，对心肌电生理稳定有重要意义，并且能激活多种消化酶，具有参与补体的激活、参与凝血等重要作用，同时钙对骨骼的稳定也十分重要，因此无论是发生高钙血症还是低钙血症，都要及时查明原因，对因治疗。

六、磷

磷与钙是骨骼中含量最多的成分，磷还是软组织和各种细胞结构不可缺少的主要成分之一，直接或间接参与体内绝大部分代谢过程。成年人正常的血磷为 2.5~4.5mg/dL（0.8~1.44mmol/L），每日血磷可波动 0.6~1mg/dL，每天上午 8 点到 11 点人体血磷的浓度最低。血磷还可随季节变化而波动，夏季血磷的浓度最高，冬季最低。儿童和青少年的血磷浓度明显高于成年人。磷广泛分布在体内，以无机磷酸盐或有机磷酸盐（磷脂）的形式存在，骨骼中占 80%~85%，软组织中占 15%，细胞外液中的磷仅占 1%。成人每天需摄入 800~1200mg 的磷酸盐，这些磷酸盐大部分是从肉类、谷物和牛奶制品中摄取的。肾脏主要负责调节血磷的水平，从肾小球滤过的磷 80%~97% 被肾小管重吸收，最终 3%~20% 的滤过磷通过尿液排泄，肾功能的损害是磷酸盐潴留最常见的原因。

（一）高磷血症

成人的血磷高于 1.46mmol/L（4.5mg/dL）可诊断为高磷血症。

1. 病因与病机

总体来讲，引起高磷血症的原因为磷摄入过多及排出减少。肾功能正常时，单纯的磷摄入过多，很少引起高磷血症。由于摄入过多导致的高磷血症通常合并肾功能的损伤，当 GFR 降低至 20~30mL/（min·1.73m^2）时，尿中排磷会明显降低，血中 PTH 继发性分泌增多，使骨质破坏，钙磷释放到血液中，引起血磷进一步升高。另外过高的 PTH 需要服用大剂量活性维生素 D，不仅增加肠道的磷吸收，同时也增加肾小管对磷的重吸收。近年来，FGF23 被证实具有更强的调节磷代谢作用，一方面它能促进磷在肾脏的排泄，另一方面它还能减少 1,25（OH）$_2$D 的合成，进而抑制肠道磷的吸收，间接影响磷代谢。当 FGF23 及相关调节基因发生突变，使 FGF23 的作用减弱，磷排出减少，则造成高磷血症。

2. 临床表现

高磷血症本身无明显症状，可伴发低血钙，血 1,25（OH）$_2$D$_3$ 下降及继发性甲状旁腺功能亢进症。钙磷浓度（mg/dL）乘积 > 70 时易发生软组织钙化，因钙磷盐在关节韧带、皮下、血管、角膜、结膜等处异位沉积，常出现关节酸痛、皮肤瘙痒、结膜炎、血管钙化、内脏钙化等表现，严重时会出现皮肤缺血性坏死。高磷血症会加重继发性甲状旁腺功能亢进，导致慢性肾脏病矿物质与骨代谢异常，具体表现在本章"慢性肾脏病矿物质与骨异常"中有详细介绍。

（二）低磷血症

成人血磷低于 0.81mmol/L（2.5mg/dL）可诊断为低磷血症，以往对于 CRF 患者，临床医生大多关注高磷血症。随着研究的深入，发现有部分 CRF 患者会出现低磷血症，除少数患者因先天性基因异常导致低磷血症外，其他大多数患者的低磷血症与 CRF 限磷饮食并且长期大量口服磷结合剂有关；还有一些肾小管间质疾病引发的 CRF 早期，肾小管的重吸收磷功能下降，导致低磷血症；另外甲状旁腺功能亢进和活性维生素 D 缺乏也会引起低磷血症。有部分 CRF 患者肾移植后出现低磷血症，可能的原因是，移植前的高 PTH 和高 FGF23 血症在移植后作用于正常的肾脏，导致磷大量排出。由于磷参与能量代谢过程，当出现严重的低磷血症时，所有的器官系统都会受影响，会出现多系统受累表现，具体包括：①骨骼系统表现为破骨细胞活动加强，骨吸收增加，可导致佝偻病、软骨病及骨折。②血液系统表现为溶血、白细胞功能障碍、血小板功能障碍。③神经肌肉系统表现为肌肉痛，可进展至麻痹性肌无力、横纹肌溶解、代谢性脑病等。④心血管系统表现为心肌收缩力降低，心搏出量减少，严重者会引起心衰。⑤消化系统表现为恶心、呕吐，甚至肠麻痹等。

磷代谢异常通常无特异性的临床表现，诊断主要依靠血磷的检测，当发现血磷指标异常时，要进行一系列的生化检测及影像学检测，协助查找病因，如肾功能、血钙、血镁、iPTH、25（OH）D、尿磷测定等，也要进行相关的 X 线检查骨骼情况。

【参考文献】

［1］王海燕，赵明辉．肾脏病学［M］．4 版．北京：人民卫生出版社，2020.

［2］赵明辉．肾脏病临床概览［M］．2 版．北京：北京大学医学出版社，2021.

［3］叶任高，李幼基，刘冠贤．临床肾脏病学［M］．2 版．北京：人民卫生出版社，2007.

［4］崔丽燕．高钠血症患者血钠与肾损伤、病死率及血肌酐相关性的探讨［D］．广州：暨南大学，2016：3.

［5］Kovesdy CP，Matsushita K，Sang Y，et al.CKD Prognosis Consortium.Serum potassium and adverse outcomes across the range of kidney function：a CKD Prognosis Consortium meta-analysis［J］.Eur Heart J，2018 May 1，39（17）：1535-1542.

［6］Collins AJ，Pitt B，Reaven N，et al.Association of Serum Potassium with All-Cause Mortality in Patients with and without Heart Failure，Chronic Kidney Disease，and/or Diabetes［J］.Am J Nephrol，2017，46（3）：213-221.

［7］张文武．急诊内科学［M］．4 版．北京：人民卫生出版社，2017.

［8］梅长林，余学清．内科学：肾脏内科分册［M］．8 版．北京：人民卫生出版社，2015.

（孟凡辰）

第六节　消化系统并发症

消化道症状是 CRF 患者早期出现的临床表现，如食欲缺乏、厌食、恶心、呕吐、胃胀、口苦、口臭等，并且随着病情的进展而日益突出。有报道显示，约 80% 的维持性透析尿毒症患者会出现胃肠道症状。现对其发病机制及临床表现概述如下。

一、发病机制

1. 饮食

CRF 患者为预防高钾血症，一般限制高钾食物摄入，造成饮食中膳食纤维减少，导致肠道中分解膳食纤维的菌群减少，肠道菌群失调后影响肠道消化吸收、分泌及免疫功能；饮食限制也导致维生素及微量元素（如铁）摄入不足，营养元素的缺乏导致营养不良及贫血，故肠道处于缺血状态，进而影响肠道的正常功能。为减少毒素产生，保护残余肾功能，通常要求 CRF 患者低蛋白饮食，由于摄入热量不足，影响正常机体器官的功能，日久患者营养不良、贫血，出现多种并发症如酸中毒、炎症等。

2. 药物

CRF 患者口服药物较多且长期服药，直接或间接影响肠道功能。CRF 患者磷排泄减少，易发生高磷血症，故日常限制含磷食物的摄取，必要时增加磷结合剂，低磷饮食及磷结合剂皆影响肠道菌群。食物中铁摄入不足及肠道吸收铁能力下降，影响血液的生成，机体逐渐贫血，间接造成肠道菌群失调，影响免疫功能，故必要时需口服铁剂。铁剂的种类不同，也会引起胃肠道反应如恶心、呕吐、腹泻等。糖皮质激素及非甾体类药物损伤胃肠黏膜，基于病情，一些患者会长期口服这类药物，使胃酸和胃蛋白酶相应增多，破坏了胃肠黏膜屏障。

3. 肾脏功能

慢性肾脏病逐渐进展，患者肾小球滤过功能下降，机体内尿素等多种毒素逐渐蓄积，造成消化系统并发症，主要表现为以下几种病症：①尿毒症毒素、电解质紊乱和代谢性酸中毒：慢性肾功能衰竭时体内毒素的蓄积（尤其是中分子物质的积聚）可引起食欲缺乏。高瘦素水平、高胰岛素血症，也影响食欲。尿毒症时代谢性酸中毒也可引起恶心、呕吐、食欲下降。②尿毒症毒素导致胃黏膜损伤：尿素氮升高，促进质子反流弥散，引起胰腺分泌，胃蛋白酶原释放，胃黏膜抵抗力降低，胃黏膜损伤；低钙血症可使胃泌素分泌增加，导致胃酸升高，促进消化性溃疡的发生；高水平的胃泌素可致胆汁反流、损伤胃和十二指肠黏膜，严重时可出现消化道出血。③尿素进入肠道：肠道内产尿素酶将尿素分解为氨，改变肠道 pH，同时肠道上皮细胞结构和功能也被破坏，损伤肠道黏膜。④尿毒症性凝血功能障碍：在浅表性胃黏膜病变、消化性溃疡、胃和十二指肠血管畸形或发育不良、血管钙化致血管狭窄等病变的基础上，患者出现凝血功能障碍，可致消化道出血。

4. 其他因素

CRF 患者肠道内毒素不断累积及水液代谢异常，或者并发心力衰竭、肝硬化等疾病，导致机体容量负荷增加，可发生肠壁水肿，肠壁水肿可加重肠道缺血、缺氧状态，影响肠道屏障的完整性，肠道运动也会减弱。CRF 患者因饮食限制，会发生营养不良、贫血，或者肾脏透析患者过度超滤，机体处于低血压状态，可发生肠壁缺血。

近年来的研究显示，CRF 时除肌酐、尿素氮等小分子毒素在肠道内蓄积外，患者还存在肠道菌群失调，主要表现为益生菌种类及数量显著减少（如双歧杆菌、嗜乳酸杆菌等），而机会致病菌（如肠杆菌、假单胞菌等）明显增多。肠道菌群失调可能通过改变肠道屏障，导致内毒素和尿毒症毒素增加，黏膜屏障完整性严重下降和免疫耐受破坏，进而导致炎症和氧化应激。

二、临床表现

1. 口腔食管病变

CRF 患者常有不同程度的口腔损害。据国外报道，14 名 CRF 患者中 13 名患者（93%）有口腔黏膜变化，11 名患者（79%）有牙龈炎，12 名患者（86%）是念珠菌携带者，3 名患者（21%）有口腔念珠菌病。CRF 患者的口腔损害早期仅表现为口中有异味感（一种特殊的金属味或者苦味），呼吸有氨味。几乎全部 CRF 患者有反复发生的口腔炎症，严重影响进食，口腔炎症分为非溃疡性口腔炎和溃疡性口腔炎。CRF 患者食管的各段均可发生黏膜损害，主要表现为弥漫性渗出或者黏膜糜烂、出血，部分患者可以出现吞咽困难、胸骨后疼痛。CRF 患者也常发生逆行性腮腺炎。

2. 胃和十二指肠病变

CRF 患者的胃部症状通常较突出，也是最早出现的症状之一，轻症有恶心、呕吐、食欲下降等。有研究表明，CRF 患者胃肠动力学变化表现为胃电过速、快速节律紊乱和胃电过缓。MAKO-TO 等研究发现，CRF 患者胃功能下降，胃排空延迟，胃肌电受损，严重表现有胃炎和十二指肠炎、多发性溃疡。Nafiye 等发现，有 73.6% 的 CRF 患者消化道镜检有异常，其中，出血性胃炎占 31.5%，出血性十二指肠炎占 26.3%，萎缩性胃炎占 10.5%，息肉占 10.5%。还有一项研究发现，透析患者的胃黏膜有不同程度的病理改变，包括胃黏膜浅灰色或淡粉红色样变、鹅卵石样改变，以及存在肥厚的褶皱甚至糜烂。

3. 肠道病变

CRF 患者肠道病变表现为肠壁水肿、缺血、出血等，会出现厌食、恶心、呕吐、腹泻、便秘等一系列症状或代谢紊乱。慢性肾脏病可损伤肠道黏膜屏障的完整性，导致肠道局部或整体炎症，同时也会使肠道交感神经紊乱。

CRF患者常发生缺血性结肠炎，且多为老年透析患者。此病临床常表现为腹痛（多为突发性绞痛，进食后加重），排便异常（多为鲜红色或暗红色血便），可伴有厌食、低热等症状；腹部CT表现为肠壁增厚、肠腔扩张、肠系膜水肿、血管淤血等；肠镜下表现为肠黏膜充血、水肿，黏膜呈暗红色，可有部分黏膜坏死。

此外，便秘也是长期透析患者最常见的并发症。患者一般会感到排便费力、困难，长时间便秘可出现下腹部膨胀感、腹痛、恶心、食欲缺乏、营养吸收不良、全身无力等症状。

【参考文献】

［1］邱瑛，余少斌.维持性透析老年尿毒症患者胃肠道症状现状及其对生活质量的影响［J］.老年医学与保健，2022，28（1）：187-190.

［2］王亿豪，郁胜强.慢性肾脏病与肠道微生态的相互影响［J］.临床肾脏病杂志，2019，19（9）：700-705.

［3］李丽.慢性肾脏病患者临床营养评估及膳食结构特点分析［D］.重庆：第三军医大学，2015.

［4］张容君，林茜.低蛋白饮食与慢性肾脏病的研究进展［J］.实用预防医学，2020，27（3）：383-385.

［5］管玲娟，曹丛丛，屠飘涵，等.缺铁对肠道免疫功能的影响及新型补铁剂的研究进展［J］.食品与发酵工业，2020，46（19）：264-270.

［6］刘昕彤.基于"肠肾轴"理论对慢性肾脏病并发肠功能障碍的危险因素及中医证型分布规律的研究［D］.天津：天津中医药大学，2021.

［7］郭弋凡，赵文景，王梦迪，等.慢性肾衰竭胃肠道功能紊乱的发病机制及中医药治疗进展［J］.中国中西医结合肾病杂志，2020，21（11）：1025-1028.

［8］刁宗礼，刘文虎，阴赪宏.肠道菌群与慢性肾脏病的相关性［J］.中国医刊，2019，54（6）：595-597.

［9］赵娜，陈杰.慢性肾脏疾病患者并发肠道菌群失调的研究现状［J］.青岛医药卫生，2021，53（4）：301-303.

［10］Vaziri ND，Wong J，Pahl M，et al.Chronic kidney disease alters intestinal microbial flora［J］.Kidney International，2012，83（2）：308-315+328.

［11］Carrera-Jiménez D，Paola MA，Ximena AC，et al.Relationship between nutritional status and gastrointestinal symptoms in geriatric patients with endstage renal disease on dialysis [J]. Nutrients, 2018, 10 (4): 425-443.

[12] Zlem K, Juhl F M, Inge E, et al.Oral symptoms and pathologies in Danish patients with chronic kidney diseasea pilot study [J]. APMIS: acta pathologica, microbiologica, et immunologica Scandinavica, 2020, 128 (5): 401-405.

[13] Akar H, Akar GC, Carrero JJ, et al.Systemic consequences of poor oral health in chronic kidney disease patients [J]. Clin J Am Soc Nephrol, 2011, 6 (1): 218-226.

[14] 陈玉宏.慢性肾衰竭病人的口腔护理 [J].全科护理, 2009, 7 (36): 3354.

[15] 金鑫鑫, 袁柏思, 魏娟, 等.慢性肾功能不全合并胃食管反流病患者血清尿素氮、血肌酐及食管 24hpH 值 DeMeester 评分与胃泌素的相关性 [J].胃肠病学和肝病学杂志, 2014, 23 (3): 296-298.

[16] 刘宁, 黄雯.尿毒症胃肠动力和胃肠激素水平变化 [J].医学综述, 2007, 13 (11): 853-855.

[17] Hirako M, Kamiya T, Misu N, et al.Impaired gastric motility and its relationship to gastrointestinal symptoms in patients with chronic renal failure [J]. Journal of Gastroenterology, 2005, 40 (12): 1116-1122.

[18] Urganci N, Ozcelik G, Kalyoncu D, et al.Serum gastrin levels and gastroduodenal lesions in children with chronic renal failure on continuous ambulatory peritoneal dialysis: asinglecenter experience [J]. Eur J Gastroenterol Hepatol, 2012, 24 (8): 924-928.

[19] 张磊, 王立媛, 章雪莲, 等.清肾颗粒对慢性肾衰竭湿热证患者消化系统症状的改善及胃泌素水平的调节 [J].中医药临床杂志, 2020, 32 (12): 2339-2343.

[20] Zhang X, Bansal N, Go AS, et al.Gastrointestinal symptoms, inflammation and hypoalbuminemia in chronic kidney disease patients: a crosssectional study [J]. BMC Nephrology, 2015, 16 (1): 211.

[21] Santos PR, Monteiro DLS, De Paula PHA, et al.Volaemic status and dyspepsia in end -stage renal disease patients [J]. Nephrology, 2015, 20 (8): 519-522.

（贾佑铎）

第七节　心血管系统并发症

CKD 可以导致心血管结构与功能的紊乱，是心血管疾病（cardiovascular disease，CVD）的重要危险因素。在同一 CKD 患者中可出现多种类型的心血管疾患，包括动脉粥样硬化、动脉硬化、心肌病相关的心脏结构紊乱和功能障碍、心律失常、心脏瓣膜病等。中国慢性肾脏病队列研究发现，近 10% 的 CKD 患者出现 CVD，远高于正常人群的 CVD 发生率（1.4%）。随着 CKD 的进展，心肌梗死、慢性心力衰竭、脑血管事件和周围血管疾病的患病率均持续增加，严重影响患者预后（图 2-7）。

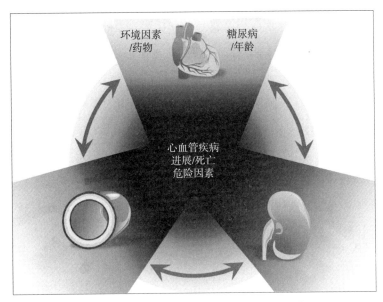

图 2-7　CVD 与 CKD 的相互作用

一、危险因素

1. 高血压

高血压与 CKD 是密切相关的病理生理状态，持续的高血压可导致肾功能恶化，肾功能的进行性下降可反过来导致血压控制恶化。CKD 中高血压的病理生理是复杂的，是多种因素导致的后遗症，如肾单位体积减小、钠潴留增加、细胞外容量增加、交感神经系统过度活跃，包括肾素 – 血管紧张素 – 醛固酮系统在内的激素的激活及内皮功能障碍。不受控制的高血压是 CVD 发病和死亡的危险因素之一。CKD 患者存在 CVD 风险升高。SPRINT 试验显示，被分配到较低血压治疗目标的患者发生心血管事件（心肌梗死、其他急性冠脉综合征、中风、心力衰竭或因心血管原因死亡）和全因死亡率的风险较低，尽管 CKD 进展没有差异。

2. 糖尿病

糖尿病和 CKD 的患病率与两者的相关性呈上升趋势。中国成年人群血糖状况和 CKD 调查结果显示，高血糖是中国成年人 CKD 的主要危险因素之一，糖尿病患者 CKD 发生概率较糖代谢正常者显著增加（2.05 倍）。值得注意的是，CKD 患者也有很大比例合并糖尿病。中国 CKD 患者的多中心前瞻性队列研究提示，18.1% 的 CKD 患者合并糖尿病。因此，糖尿病和 CKD 的并存已成为我国糖尿病研究和治疗领域面临的重大问题。高血糖和 CKD 与 CVD 的发展密切相关。ADVANCE 研究提供了可信证据，证明常规降压和强化降糖联合治疗可以减轻糖尿病相关的并发症，降低糖尿病患者的死亡率，这可能与其改善了 CKD 相关，目前研究发现，很多新型降糖药具有不依赖通过降低血糖来降低心血管事件的作用，即降糖之外的心血管获益。

3. 血脂异常

CKD 有很大的概率发展为冠状动脉疾病。传统的 CVD 危险因素如高血压、高脂血症等，都不能充分解释 CKD 中 CVD 的高发。CVD 和 CKD 都是炎症状态，炎症会对脂质平衡产生不利影响。CKD 的血脂异常表现为甘油三酯水平升高，高密度脂蛋白水平降低和功能障碍。这种功能失调的高密度脂蛋白会促进炎症发展，并失去其促进胆固醇从细胞（包括动脉壁中脂质超载的巨噬细胞）流出的动脉粥样硬化保护能力。甘油三酯水平升高的主要原因是清除缺陷。

4. 蛋白尿

蛋白尿是高血压、糖尿病和血脂异常的一个常见症状，它是识别肾脏疾病进展的一个重要预测因子。CKD 患者随着蛋白尿的出现，死亡率显著增加。很多研究将蛋白尿作为心血管疾病死亡率的预测因素。微量白蛋白尿通常是糖尿病肾病的早期症状，在横断分析中与 CVD 密切相关。与无微量白蛋白尿的受试者相比，有微量白蛋白尿的受试者，无论是否有糖尿病，其 CVD 患病率都更高。有研究发现，肥胖、高血压、糖尿病和高 TG 血症等心血管疾病危险因素是蛋白尿发生的危险因素。

5. 炎症

CKD 患者普遍存在微炎症状态。微炎症状态是因体内单核 – 巨噬细胞系统被持续激活并分泌炎症因子所产生的一种免疫性炎症状态，这种炎症状态可通过刺激内皮细胞产生大量 ROS 改变内皮细胞的结构和功能，促使动脉粥样硬化斑块形成及降低患者免疫功能等，诱发并加重肾脏疾病，甚至引发全身慢性炎症损伤，导致纤维化产生。

二、CKD 的心血管并发症

1. 冠脉疾病

心肌缺血常由于一支或多支冠脉关键支狭窄或动脉粥样硬化损伤导致心肌灌注不足。但是透析患者心肌缺血的发病机制却不仅限于此，其危险因素包括传统的致动脉粥样硬化危险因素、与 CKD 相关的危险因素，以及冠脉微血管的易损因素。随着肾功能恶化，CKD 患者尿毒症毒素和炎症因子清除减少，晚期氧化蛋白产物（advanced oxidation protein product，AOPP）、晚期糖基化终产物（advanced glycation end products，AGEs）、非对称性二甲基精氨酸（asymmetric dimethylarginine，ADMA）和同型半胱氨酸（homocysteine，Hcy）等氧化应激标志物蓄积。严重 CKD 时，机体处于过度氧化和慢性炎症状态，这两者均会导致内皮功能紊乱。尿毒症毒素通过影响内皮细胞功能、血管平滑肌细胞形态，促使巨噬细胞招募和转化为动脉粥样硬化斑块中的泡沫细胞，从而产生血管毒性。内皮功能障碍和炎症，血管钙化和僵硬，巨噬细胞和内皮细胞之间的相互作用，以及泡沫细胞的形成，是各种尿毒症毒素导致血管毒性的关键因素。

2. 左心室肥厚

CKD 患者有特征性的心肌改变，并伴有病理性心肌纤维化，毛细血管和心肌细胞之间有胶原沉积。左心室肥厚（left ventricular hypertrophy，LVH）是尿毒症心肌病的标志，大约三分之一的 CKD 患者存在 LVH，在终末期肾脏病患者中这一比例高达 70%~80%。LVH 是 CKD 患者生存率的独立预测因子，早期 CKD 患者也是如此。在 CKD 中，LVH 主要有 3 个机制：①后负荷相关因素，包括异常动脉僵硬度、全身动脉阻力增加和收缩期高血压，导致初始左心室肥厚，持续的左心室超负荷导致心肌细胞死亡，进而导致离心性肥大和随后的左心室扩张、收缩功能障碍和射血分数（EF）降低。②前负荷相关因素，包括 CKD 中血管内容量的扩大导致容量超负荷、心肌细胞长度延长及不对称的左心室重塑。③非后负荷、非前负荷相关因素，包括导致进行性 LVH 的细胞内介质和通路。基本机制是激活过氧化物酶体增殖物激活受体，刺激小 G 蛋白或雷帕霉素途径，以及发生代谢变化（如脂肪酸氧化减少）。除 LVH 外，尿毒症性心肌病的第二个标志是独立于 LVH 本身的心肌纤维化的发展。CKD 患者的心脏纤维化的特征是毛细血管和心肌细胞之间的弥漫性胶原沉积进入不适应的心室，导致心室肥厚，随后心脏扩张。

3. 充血性心力衰竭

充血性心力衰竭的发生源于收缩或舒张功能障碍，后者的发生可能与离心或向心性肥大有关。心脏功能和肾脏功能紧密相连，当其中一个器官受损时，就可形成一个恶性循环影响另一个器官，其机制包括神经激素、血流动力学和炎症反应的激活，这些会导致心、肾器官功能的恶化。事实上，几乎所有的心衰治疗都对肾脏功能有直接或间接的影响，CKD是心力衰竭患者最普遍的合并症之一，一些研究已经清楚地证明，心衰患者伴肾功能不全与不良预后有强烈关系，心肾综合征（cardiorenal syndrome，CRS）定义了心脏与肾脏之间紧密的联系。

4. 心律失常

CKD患者易患心律失常。LVH、左心室舒张功能不全、左心房内径和容积增大可导致左心房血流动力学和形态改变，导致心房内电传导的不稳定性和异质性，影响心脏自主神经功能，改变心肌细胞的自律性并导致QT间期延长，从而导致心律失常发生。CKD易伴发电解质紊乱，导致心脏传导功能异常，诱发或促进心律失常。

5. 血管钙化

血管钙化是CKD患者的另一大表现，与普通冠心病患者的纤维性斑块不同，CKD患者常表现为钙化斑块，具体到组织层面，CKD患者主要表现为中膜厚度明显增加而内膜变化不明显。血管钙化主要由矿物质代谢紊乱使血管平滑肌细胞构型改变与损伤所致。CKD患者常常处在继发性甲状旁腺功能亢进和高磷血症的状态。继发性甲状旁腺功能亢进已被证实与血管钙化密切相关。高磷血症可直接诱导全身血管钙化、心脏瓣膜钙化、内皮细胞功能障碍和凋亡。血管钙化的关键后果是动脉血管僵硬度增加，特别是主动脉张力下降，这会引起脉压和脉搏波传导速度显著升高。动脉血管僵硬度增加还会给心脏和血管床带来剧烈的压力变化，从而加重微血管损伤。高脉压也会导致收缩期左心室后负荷的增加和舒张期冠状动脉灌注的减少，所有这些都与CKD已知的心血管并发症有关，如心力衰竭、心肌缺血和心律失常。

6. 瓣膜病

CKD与主动脉瓣和二尖瓣疾病的患病率和发病率存在流行病学共线性。瓣膜病对CKD患者的预后有很强的影响。早期CKD（1~3期）与瓣膜和冠状动脉钙化增强有关。CKD患者的瓣膜病会因为糖尿病、动脉高血压、高脂血症、贫血、持续的瓣膜感染、营养不良、高钙血症、高磷血症和甲状旁腺功能亢进等合并症加速。

心脏和肾脏都是人体循环与代谢途径中的重要器官，共同调节及维持血压、血管张力、细胞外液容积、外周组织灌注及氧合平衡。在病理生理状态下，心脏和肾脏又是两个最易相互影响的器官。CKD可以增加心肌病及血管疾病的发病风险，可以增加心力衰竭、动脉粥样硬化、瓣膜疾病及心源性猝死的发生频率。总的来说，CKD与CVD之间的病理生理机制和危险因素仍然有大量研究工作需要开展。

【参考文献】

[1] Jankowski J，Floege J，Fliser D，et al. Cardiovascular Disease in Chronic Kidney Disease：Pathophysiological Insights and Therapeutic Options [J]. Circulation，2021，143（11）：1157-1172.

[2] Ku E，Lee BJ，Wei J，et al. Hypertension in CKD：Core Curriculum 2019 [J]. Am J Kidney Dis，2019，74（1）：120-131.

[3] Roehm B，Weiner DE. Blood pressure targets and kidney and cardiovascular disease：same data but discordant guidelines [J]. Curr Opin Nephrol Hypertens，2019，28（3）：245-250.

[4] Lin L，Lu J，Chen L，et al. Glycemic status and chronic kidney disease in Chinese adults：Findings from the REACTION study [J]. J Diabetes，2017，9（9）：837-845.

[5] Zhang JJ，Yang L，Huang JW，et al.Characteristics and comparison between diabetes mellitus and non-diabetes mellitus among chronic kidney disease patients：A cross-sectional study of the Chinese Cohort Study of Chronic Kidney Disease（C-STRIDE）[J]. Oncotarget，2017，8（63）：106324-106332.

[6] Hamet P.What matters in ADVANCE and ADVANCE-ON [J]. Diabetes Obes Metab，2012，14（1）：20-29.

[7] Reiss AB，Voloshyna I，De Leon J，et al.Cholesterol Metabolism in CKD [J]. Am J Kidney Dis，2015，66（6）：1071-1082.

[8] Levey AS，Eckardt KU，Tsukamoto Y，et al.Definition and classification of chronic kidney disease：a position statement from Kidney Disease：Improving Global Outcomes（KDIGO）[J]. Kidney Int，2005，67（6）：2089-2100.

[9] 徐建伟，马吉祥，陈晓荣，等.普通人群微量白蛋白尿与心血管疾病危险因素的关系 [J]. 中华肾脏病杂志，2019，35（1）：30-35.

[10] Amdur RL，Feldman HI，Gupta J，et al.Inflammation and Progression of CKD：The CRIC Study [J]. Clin J Am Soc Nephrol，2016，11（9）：1546-1556.

[11] Lim YJ，Sidor NA，Tonial NC，et al.Uremic Toxins in the Progression of Chronic Kidney Disease and Cardiovascular Disease：Mechanisms and Therapeutic Targets [J]. Toxins（Basel），2021，13（2）：142.

[12] Alhaj E，Alhaj N，Rahman I，et al.Uremic cardiomyopathy：an underdiagnosed disease [J]. Congest Heart Fail，2013，19（4）：E40-E45.

［13］饶甲环，马煜盛，龙洁旎，等．肾功能不全致心血管疾病机制的研究进展［J］．广东医学，2018，39（15）：2388-2390.

［14］de Albuquerque Suassuna PG，Sanders-Pinheiro H，de Paula RB.Uremic Cardiomyopathy：A New Piece in the Chronic Kidney Disease-Mineral and Bone Disorder Puzzle［J］.Front Med（Lausanne），2018，5：206.

［15］Schlieper G，Hess K，Floege J，et al. The vulnerable patient with chronic kidney disease［J］. Nephrol Dial Transplant，2016，31（3）：382-390.

［16］Fujii H，Joki N.Mineral metabolism and cardiovascular disease in CKD［J］. Clin Exp Nephrol，2017，21（1）：53-63.

［17］Ureña-Torres P，D'Marco L，Raggi P，et al.Valvular heart disease and calcification in CKD：more common than appreciated［J］. Nephrol Dial Transplant，2020，35（12）：2046-2053.

（孙丽娜）

第八节　呼吸系统并发症

肺脏是尿毒症常受累的脏器之一，尿毒症患者肺功能的损害是多方面的。尿毒症可影响胸腔各个脏器的功能，导致多种并发症，如尿毒症性肺炎、尿毒症胸膜炎、转移性肺钙化、肺动脉高压、肺部各种致病菌所致的感染、尿毒症心包炎、肾性骨营养不良等；此外，尿毒症状态下还会出现水钠潴留、电解质及酸碱平衡紊乱、尿毒症毒素蓄积、炎症、贫血和营养不良等并发症。上述并发症可直接或间接导致肺功能损害。

一、尿毒症性肺炎

尿毒症性肺炎是终末期肾脏病因代谢产物和液体潴留引起的继发性、非感染性的肺部损害，也叫尿毒症肺水肿、尿毒肺。早在 20 世纪初，人们就观察到尿毒症患者的肺部有特殊表现，它的影像学表现在 1940～1960 年被大量文献报道，肺部 X 线表现包括对称的双侧肺密度增加，主要局限于肺门区，有清晰的基底区和周围区。这种影像学表现有各种描述术语，如"蝴蝶阴影""蝙蝠摇摆阴影""天使之翼""太阳黑影"等。有时使用暗示发病机制的术语，如"肺氮中毒""肺充血伴酸中毒""尿毒症水肿""尿毒症性肺炎""液体肺"等，这些术语试图解释影像背后的发病机制。

1. 症状

尿毒症性肺炎的典型症状为咳嗽、咳痰、痰中带血、呼吸困难，夜间尚能平卧，活动后气促。早期尿毒症性肺炎患者症状不明显，具有尿毒症引起的全身症状。某些患者症状不典型，肺水肿已非常明显，但呼吸困难及咳嗽、咳痰的症状却很轻，所以易被忽略。如发展为肺间质纤维化，可有明显的呼吸困难，约半数患者可并发胸腔积液，积液多为纤维素性渗出液，少数为血性。

2. 体征

早期尿毒症性肺炎患者可无明显体征，晚期可出现典型体征，呼吸急促、口唇发绀、双肺可闻及湿啰音，少数患者可闻及干啰音。

3. 疾病病因

肺脏在机体中处于相当重要的地位，它直接与外部环境相通，与外界环境相联系，所以肺脏既受外界致病因素的侵袭，又受内部环境变化的影响，全身各系统疾病，均可导致呼吸系统的改变。慢性肾功能衰竭时，许多感染、免疫等因素均可对肺脏产生不良影响。这些因素包括细菌、真菌、病毒等对肺部的直接作用，即感染，也可能对肺脏产生间接作用，如水钠潴留所致的肺水肿，即尿毒症肺炎。慢性肾功能衰竭时因水钠潴留引起的肺水肿，能直接造成肺功能损害，此外，慢性肾功能衰竭时体内各种毒素可直接造成肺损伤。损害肾脏的病症同样可引起肺脏的改变，如硬皮病、韦格内肉芽肿、结节病和肺－肾综合征等。据国外学者报道，引起尿毒症的常见病因依次为糖尿病肾病、高血压肾病、肾小球肾炎、多囊肾等，而患有糖尿病肾病及高血压肾病的大多数患者为老年人，这些患者多合并有冠心病，故更易发生尿毒症性肺炎。多囊肾患者一般在 60 岁左右才出现临床症状，故此类患者也多为老年人。

4. 病理生理

尿毒症性肺炎的病理表现为弥漫性的橡胶样改变，或称为硬性水肿，同时伴有肺重量的增加，镜下改变为典型的肺水肿，肺泡毛细血管扩张、破裂，肺泡膜增厚，肺泡间隔水肿，肺泡内有纤维样渗出液，含丰富蛋白，呈胶冻样，易凝固。严重时有出血性和纤维素性肺水肿，肺泡壁细胞脱落，可见巨噬细胞及单核细胞浸润，有时可出现透明膜。反复发生的尿毒症性肺炎造成肺间质纤维化和肺泡内含铁血黄素沉着。约20% 的患者伴有纤维蛋白性胸膜炎。尿毒症性肺炎造成的肺水肿不同于其他的肺水肿，一般认为其发生与血尿素氮及血肌酐的水平升高呈相关关系。尿毒症患者的血液中存在着尿毒症毒素，尿毒症毒素为一种小分子胍类物质，这种物质可导致肺泡毛细血管通透性增加，导致含蛋白的液体外溢至肺泡和肺间质，发生肺水肿。水钠潴留是引起尿毒症性肺炎的另外一个原因。此外，老年尿毒症患者多伴有左心衰竭，左心衰竭在尿毒症性肺炎的发生、发展过程中也起着重要的作用。尿毒症伴左心衰竭时，患者多营养不良、贫血、有蛋白尿，血浆胶体渗透压降低，导致液体渗出到间质，引起肺间质水肿。体内自由基增多，而患者全身抗氧化能力下降，不能迅速有效地消除这些超氧阴离子，导致在清除异物的同时，组织损伤加剧。

二、尿毒症胸膜炎

尿毒症胸膜炎发生率达 15% ~20%，病理特点为纤维素性或出血性渗出，可出现胸腔积液。

1. 症状

临床表现上有一半的患者会出现发热、呼吸困难、胸痛等表现，严重的胸膜纤维化会导致肺功能障碍，有行胸膜剥除术的指征。胸部 X 线及胸部超声检查诊断胸腔积液不难，超声检查为更有效敏感的检查方法。有文献显示，报道严重的尿毒症胸膜炎的文献均出现在 1990 年以前，透析技术开展以后，上述报道几乎消失。

2. 疾病病因

尿毒症胸膜炎胸腔积液的发生为多因素所致，除尿毒症毒素导致的胸膜毛细血管通透性增加外，可能的原因还包括体内容量负荷过多、充血性心力衰竭、肺部感染、低蛋白血症、胸腔内出血等。

3. 病理生理

尿毒症胸膜炎的积液性质多为渗出液，有时为血性积液，多发生在单侧。对尿毒症胸膜炎的研究发现，对抽取的胸腔积液中的细胞进行分类，结果显示，细胞以淋巴细胞为主，多核细胞占少数，偶可见到嗜酸性粒细胞增多。随着维持性透析的进行，胸腔积液可逐渐消失，或进展为胸膜纤维化。

三、转移性肺钙化

转移性肺钙化是一种代谢性肺部疾病，其特征是钙沉积在肺实质。

1. 病因

转移性肺钙化最常发生在直接或间接因素导致高钙血症的情况下。转移性肺钙化通常是终末期肾脏疾病中磷钙失调的结果。多见于继发性甲状旁腺功能亢进症，或过多摄入维生素 D、骨肿瘤造成骨组织严重破坏时，大量骨钙入血，致血钙增高，钙盐可沉积在全身许多未受损伤的组织中。

2. 症状

转移性肺钙化的临床表现通常很轻微，但偶尔会引起呼吸困难和慢性非炎症性咳嗽。由于转移性钙化是良性的临床过程，很少被诊断。尽管转移性肺钙化通常进展缓慢且无症状，但也有一些报道显示，转移性肺钙化可出现急性呼吸功能不全伴快速进展的胸部阴影（类似肺炎或肺水肿）。临床上，转移性肺钙化呼吸窘迫的程度往往与肉眼可见的钙化程度无关。广泛钙化的患者可能无症状，而轻度钙化或胸部 X 线正常的患者可能有严重的呼吸损害。

3. 病理生理

转移性肺钙化的发病机制通常与高钙血症和（或）高磷血症导致的钙－磷酸盐产物（计算法为钙磷乘积）增加有关。该产物在正常受试者中约为 $40mg^2/dL^2$，当其超过 $70mg^2/dL^2$ 时，最有可能发生转移性肺钙化。有几个因素易使透析患者的脏器中沉积钙盐。其一，透析时的酸中毒会影响钙离子与蛋白质结合，同时抑制肾脏对钙的再吸收，导致尿液钙排泄增多。为了维持酸碱平衡，酸中毒会刺激副甲状腺激素分泌，促进骨骼钙释放，提高血钙浓度，导致钙在透析后碱中毒期间沉积在软组织中。间歇性碱中毒也增加碱性磷酸酶的活性，它可以催化磷酸盐的释放。其二，有研究表明，甲状旁腺功能亢进在尿毒症存在或不存在的情况下都会导致转移性肺钙化。其三，尿毒症本身可能会改变组织蛋白质的结构，使它们更容易钙化。其四，肾小球滤过率降低导致高磷血症，进而升高钙－磷酸盐产物，有利于结晶。补充维生素 D 可能有助于钙化，因为维生素 D 过多与转移性血管钙化有关。此外，透析患者维生素 D 的使用可能与转移性钙化相关。

影响尿毒症患者肺功能的因素是多方面的，如水钠潴留、电解质、酸碱平衡紊乱、尿毒症毒素、炎症和营养不良等，其发病机制复杂，需要进一步区分，针对性治疗。

【参考文献】

［1］Turcios，N L.Pulmonary complications of renal disorders［J］. Paediatr Respir Rev，2012，13（1）：44-49.

［2］Rackow EC，Fein IA，Sprung C，et al.Uremic pulmonary edema［J］. Am J Med，1978，64（6）：1084-1088.

［3］Hopps HC，Wissler RW.Uremic pneumonitis［J］. Am J Pathol，1955，31（2）：261-273.

［4］Bakirci T，Sasak G，Ozturk S，et al.Pleural Effusion in Long-Term Hemodialysis Patients［J］. Transplantation Proceedings，2007，39（4）：889-891.

［5］Chan E D，Morales D V，Welsh C H，et al.Calcium deposition with or without bone formation in the lung［J］. American Journal of Respiratory & Critical Care Medicine，2002，165（12）：1654-1669.

［6］张永祥，付伟.股骨头缺血性坏死 150 例 CT 和 X 线诊断效果对比研讨［J］.双足与保健，2019，28（22）：88-89.

［7］Bendayan D，Barziv Y，Kramer MR.Pulmonary calcifications：a review［J］. Respiratory Medicine，2000，94（3）：190-193.

［8］Neff M，Yalcin S，Gupta S，et al.Extensive metastatic calcification of the lung in an azotemic patient［J］. American Journal of Medicine，1974，56（1）：103-109.

［9］Brodeur FJ，Kazerooni EA.Metastatic pulmonary calcification mimicking air-space disease Technetium-99m-MDP SPECT imaging［J］. Chest，1994，106（2）：620-622.

［10］Kuzela DC，Huffer WE，Conger JD，et al.Soft tissue calcification in chronic dialysis patients［J］. American Journal of Pathology，1977，86（2）：403-424.

［11］Davies MR，Hruska KA.Pathophysiological mechanisms of vascular calcification in end-stage renal disease［J］. Kidney International：Official Journal of the International Society of Nephrology，2001，60（2）：472-479.

［12］Uchida M，Sakemi T，Iked Y，et al.Acute Progressive and Extensive Metastatic Calcifications in a Nephrotic Patient following Chronic Hemodialysis［J］. American Journal of Nephrology，1995，15（5）：427-430.

（孙丽娜）

第九节　神经肌肉系统并发症

神经系统并发症是 CKD 的常见并发症，包括中枢及外周神经系统病变。然而，CKD 的神经系统并发症常被误诊和漏诊，并且带来的影响未得到足够的重视。CKD 常见的神经系统并发症包括认知功能障碍、尿毒症脑病、脑卒中和神经肌肉病变。

一、认知功能障碍

认知障碍是慢性致残的主要原因，与一般人群相比，认知障碍在 CKD 和肾功能下降患者中更常见。CKD 患者患痴呆及轻度认知障碍（mild cognitive impairment，MCI）的风险较高，其特点是执行能力、记忆力和注意力下降。CKD 患者的脑部成像显示，前额叶皮层白质受损，动物模型中皮层下单胺能和胆碱能系统也受到损害，并伴有广泛的血管损伤。

大量 CKD 患者患有 MCI，且 CKD 是 MCI 和痴呆的最强危险因素。在 CKD 的早期阶段，MCI 的发病率就明显上升。在血液透析（hematodialysis，HD）的终末期肾脏疾病的患者中，MCI 的风险仍然明显高于一般人群，而腹膜透析（peritoneal dialysis，PD）则在某种程度上降低了这种风险。轻度 CKD 患者肾脏移植（transplantation，TS）后 MCI 风险曲线的斜率恢复为一般人群的斜率，但移植前 MCI 发病率已经上升。因此，CKD 肾移植患者的平均认知表现仍低于非 CKD 人群。

MCI 可能是痴呆的前驱症状，从 MCI 到痴呆的年进展率为 1.9%。尽管 MCI 本质上是不稳定的（也就是说，患者可能会恶化，也可能恢复正常认知），但一些研究者认为它是一个独特的临床实体。"认知衰退"是一个总称，涵盖了各种形式的痴呆（如阿尔茨海默病）、谵妄或迷糊状态，以及轻度认知放缓。值得注意的是，"认知障碍"和"痴呆"这两个术语通常被认为是同义词，前者作为对后者的非污名化称呼而被引入。目前，MCI 和痴呆的患病率、发病率都在增加，但仍然缺乏改善疾病的药物，也缺乏对 MCI 和从 MCI 向痴呆转变的机制的全面生物学理解。

CKD 患者的认知功能障碍是非线性、多方面的。CKD 患者认知功能障碍的病理生理机制包括血管内皮功能受损、炎症反应引起的脑神经损伤、脑结构与功能改变、脑血流动力学失衡、脑代谢紊乱等。导致 CKD 认知障碍的非遗传因素可大致分为 4 类，包括①传统的心血管疾病危险因素，如高龄、高血压、糖尿病、高脂血症等；②非传统肾脏相关因素，如尿毒症毒素、贫血和铝中毒；③透析相关因素，如低血压、脑血流灌注减少、肝素诱导；④其他因素，如抑郁、多药治疗、睡眠异常等。在慢性肾脏疾病中，潜在尿毒症毒素（如神经肽 Y、甲状旁腺激素和成纤维细胞生长因子 23）的清除率降低，会对多种类型的细胞和大脑区域产生影响，并影响认知功能。CKD 中的神经肽 Y 水平很高，导致脑毛细血管内皮功能障碍和血脑屏障改变，这可能导致脑功能障碍和睡眠障碍；CKD 患者的 PTH 水平较高，这会导致大脑中的碱性磷酸盐水平上升，碱性磷酸酶使 tau 磷酸化，导致 tau 与海马神经元的毒蕈碱受体结合，大量钙流入细胞，钙超载引起细胞凋亡；CKD 中高水平的 FGF23 导致低水平的 α-Klotho 和骨化三醇，从而影响血清素能神经元的功能，从而导致抑郁。此外，导致脑血流自动调节受损的遗传因素也会加剧脑血管功能障碍，从而导致 CKD 诱发的认知功能障碍（图 2-8）。

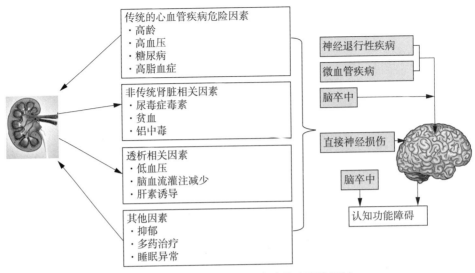

图 2-8　CKD 患者发生认知功能障碍的机制

二、尿毒症脑病

尿毒症脑病属于代谢性脑病范畴，主要表现为急性或亚急性可逆性神经、精神症状，可能由尿毒症毒素蓄积、营养缺失、代谢紊乱、透析高血压、失衡综合征、移植排斥、药物（抗生素及抗癫痫药物）不良反应引起，还可能由一些应激状态引起，如创伤、感染等。尿毒症脑病的典型特征是感觉发生变化，包括记忆力减退、注意力不集中、抑郁、妄想、嗜睡、易怒、疲劳、失眠、精神错乱、昏迷、紧张、癫痫发作。病史和体格检查可能显示患者认知能力受损，并且存在肌阵挛性痉挛、失神、构音障碍、眼球震颤、躁动、手足抽搐、癫痫发作（典型的是强直 - 阵挛性发作）和昏迷等症状。患者还可能出现言语不清、瘙痒或不宁腿，并伴有胃肠道症状，如恶心和呕吐，其他表明 GFR 严重下降的症状（如液体潴留）也可能出现。尿毒症脑病导致的神经精神症状常常是可逆的，但这一发现也出现在任何原因引起的代谢性酸中毒和透析失衡综合征患者中，因此，尿毒症脑病导致的神经精神症状的临床表现及影像学特征无特异性。尿毒症脑病的病理生理是多因素的，主要由细胞毒性损伤和神经递质传递障碍引起。目前认为，代谢毒物及药物的积累，营养物质及能量代谢异常，脑组织的氧化应激损伤，血脑屏障的改变，缺血性脑微血管改变，兴奋性和抑制性神经递质的失衡是尿毒症脑病的主要致病因素。

尿毒症脑病的病理生理目前仍不甚明了，其根本原因是肾脏功能受损，导致代谢物滞留，激素代谢改变，电解质和酸碱平衡变化，以及脑微血管、血脑屏障的变化和炎症。这些不同的因素相互作用，影响中枢神经系统的功能。

尿毒症潴留溶质或尿毒症毒素与神经毒性有关。肌苷和胍类化合物（如胍基琥珀酸、甲基胍等）与神经兴奋和认知受损有关，可导致患者探索性社会行为障碍。晚期糖基化终末产物通过多种机制对神经细胞产生毒性，导致认知功能下降。硫酸吲哚酚具有促炎、促血栓形成和促纤维化的作用。然而，有研究表明其具有神经毒性，腹腔内给小鼠注射硫酸吲哚酚导致了小鼠情绪障碍，提示神经退行性变。这些都与神经细胞和神经炎症的功能变化有关。同型半胱氨酸一再被认为与神经病理学有关。同型半胱氨酸对培养的皮质神经元和星形胶质细胞具有神经毒性，且这种作用由自由基介导，加入喹啉酸时会发生协同恶化。传统认为，β_2-MG 是尿毒症小肽（也称为中间分子）滞留的标志。然而，在一项评估小鼠衰老过程中神经功能变化的里程碑式研究中，β_2-MG 被确定为一种促衰老因子，以一种年龄依赖性的方式损害海马体的认知和修复功能。甲状旁腺素也具有一定的神经毒性。尿毒症脑病是一种复杂的综合征，见于肾功能严重减退的患者。识别可能导致患者精神状态改变和需要特殊治疗的情况是至关重要的。

三、脑卒中

CKD 是导致心脑血管疾病的危险因素，可导致加速性血管硬化和血管钙化的发生。目前，心脑血管并发症已成为终末期肾脏病患者死亡的主要原因。

脑卒中是由多种原因导致脑血管受损，产生局灶性或整体脑组织损害的疾病。根据血管病变发生的部位，脑卒中发生的机制包括颅内血管系统的微血管病（小动脉疾病）和大血管病（颅内动脉粥样硬化性卒中）。有研究表明，肾功能丧失与患者颅内微血管病变和大血管病变的进展独立相关，而肾功能丧失本身是内皮功能障碍的决定因素之一，后者与患者发生血管病变关系密切。目前认为肾脏和大脑微血管床具有相似的特征，即都是低阻力动脉床，可通过一个精微的肌源性调节系统维持相对恒定的血流，从而保护大脑和肾脏免受动脉血压波动的影响，这就是存在于肾脏和脑血管中的自身调节。慢性肾功能衰竭所致的肾小球硬化和大脑的腔隙性梗死、白质病变一样，其病理特征都表现为内皮功能障碍、缺血性动脉硬化、低灌注、小血管渗漏。因此，微血管功能障碍导致的肌源性自身调节损害，可能是肾功能障碍与脑卒中共病的关键环节。

CKD 与脑血管意外的发生密切相关，是中风的常见危险因素。此外，这些患者特有的因素，如矿物质和骨骼代谢紊乱、贫血及其治疗，以及透析过程本身，也都被假定为进一步增加中风风险的因素。有研究表明，不吸烟、有效的体重管理、定期体育锻炼与降低 CKD 进展风险和降低血管性事件风险有关。CRIC 队列研究认为，蛋白尿是脑血管风险的生物标志物。以治疗蛋白尿／白蛋白尿为目的的治疗方法是否可以预防中风发生，值得进一步研究。

四、周围神经和肌肉疾病

很多 CKD 患者表现出一些神经系统症状，CKD 的神经并发症可分为周围神经系统病变（神经病变、肌肉病变）和中枢神经系统（CNS）病变。中枢神经系统病变可进一步分为皮层（或主要皮层）和皮层下疾病。CKD 的周围神经症状是由躯体、颅周围神经病变，以及肌肉病变引起的。CKD 的中枢神经症状主要是由皮层或皮层下病变引起的。认知能力下降、脑病、皮质肌阵挛、星形错位和癫痫发作是 CKD 皮质障碍的显著特征。缺血缺氧引起的弥漫性白质病变可能是皮层下脑病的重要原因。CKD 中由脑水肿引起的一种特殊且较为良性的皮层下疾病被称为后侧可逆性脑病。皮质下病变，特别是基底神经节病变，可引起一系列运动障碍，包括帕金森病、亨廷顿病和肌张力障碍。对刺激敏感的反射性肌阵挛被认为起源于髓质结构。睡眠障碍和不宁腿综合征在 CKD 中很常见。

1. 周围神经病变

CKD 患者的体感诱发电位在无神经病变或轻微神经病变的情况下常表现为明显的感觉传导异常。CKD 诱发的神经病变是进行性的，涉及运动轴突和感觉轴突，腿部有时会有不适感甚至疼痛感，影响患者的日常活动和睡眠；在更严重的情况下，会出现腿部无力和平衡能力下降，严重影响患者的生活质量。CKD 诱导的周围神经病变有多种机制。CKD 中继发于高钾血症的细胞内钙积累和 K^+/Ca^{2+} 泵的逆转会导致轴突损伤，目前已经证实，在神经病变早期的 CKD 中存在明显的轴突去极化（可能是由高钾血症引起的）。CKD 诱发的神经病变的其他相关因素，包括 CKD 患者体液中积聚的小分子（如肌醇和甲基胍）的神经毒性作用、甲状旁腺激素水平升高和维生素 B_1 缺乏。此外，许多用于治疗 CKD 的药物都可能引起周围神经病变。

2. 尿毒症肌肉疾病

尿毒症患者可发生以近端肌肉无力、肌肉萎缩为特征的典型肌病，其真实流行率尚不清楚。尿毒症肌病在肾小球滤过率高于 $25mL/(min \cdot 1.73m^2)$ 的患者中不常见，在 60 岁以上的女性中发病率较高。目前已经提出了几种机制来解释尿毒症肌病的发展：①肌细胞胞质钙增加。如继发性甲状旁腺功能亢进和维生素 D 代谢受损。②胍类化合物和瓦巴因等中间分子量尿毒症毒素的积累。通过改变 Na^+–K^+–ATP 酶活性增加钙的流入。③其他假定的因素。如线粒体功能障碍，表现为在少量运动后，骨骼肌线粒体消耗引起血清乳酸迅速异常上升。④ CKD 诱导的胰岛素抵抗。其限制了葡萄糖的传递。⑤ CKD 相关的贫血。通过限制氧气的传递导致晚期 CKD 患者的骨骼肌萎缩和运动能力受损。

　　CKD 患者合并神经系统病变十分普遍，其中常见的神经系统并发症为认知功能障碍、脑卒中和外周神经病变，尽管肾功能下降程度与认知功能障碍程度有较强的梯度相关性，但 CKD 患者的认知功能障碍常被漏诊。每年和透析前进行认知功能评估能够有效避免认知功能障碍导致的不良后果，如药物治疗依从性差、无法做出开始透析的决策等。早期诊断能够减轻患者和照顾者的焦虑情绪，避免危机驱动的急性或长期护理，医生应建议患者在认知功能障碍进展前与家庭成员共同计划日后的护理安排和财政支出安排。脑血管疾病、尿毒症脑病、神经退行性疾病、炎症状态可导致 CKD 患者血管性认知功能障碍的发生发展。进展期 CKD 患者合并神经肌肉病变（如尿毒症周围神经病变、尿毒症肌病、瘙痒等）可显著降低生活质量，其诊断和治疗具有挑战性，但同时这也是 CKD 患者综合管理的重要组成部分。

【参考文献】

［1］Viggiano D，Wagner CA，Martino G，et al.Mechanisms of cognitive dysfunction in CKD［J］.Nat Rev Nephrol，2020，16（8）：452–46.

［2］Marcos G，Santabárbara J，Lopez–Anton R，et al.Conversion to dementia in mild cognitive impairment diagnosed with DSM–5 criteria and with Petersen's criteria［J］. Acta Psychiatr Scand，2016，133（5）：378–385.

［3］Viggiano D，Wagner CA，Blankestijn PJ，et al.Mild cognitive impairment and kidney disease：clinical aspects［J］.Nephrol Dial Transplant，2020，35（1）：10–17.

［4］王晓燕，袁勇贵.慢性肾脏病患者认知障碍发生机制的研究进展［J］.中华神经医学杂志，2021，20（4）：417–421.

［5］钱玉珺，郑可，李雪梅.慢性肾脏病患者认知功能研究现状及进展［J］.中国血液净化，2019，18（7）：495–498.

［6］Rosner MH，Husain–Syed F，Reis T，et al.Uremic encephalopathy［J］.Kidney Int，2022，101（2）：227–241.

［7］Sun CY，Li JR，Wang YY，et al.Indoxyl sulfate caused behavioral abnormality and neurodegeneration in mice with unilateral nephrectomy［J］.Aging（Albany NY），

2021, 13: 6681–6701.

［8］Pierozan P, Biasibetti-Brendler H, Schmitz F, et al.Synergistic toxicity of the neurometabolites quinolinic acid and homocysteine in cortical neurons and astrocytes: implications in Alzheimer's disease［J］. Neurotox Res, 2018, 34: 147–163.

［9］Smith LK, He Y, Park JS, et al.b2-Microglobulin is a systemic pro-aging factor that impairs cognitive function and neurogenesis［J］. Nat Med, 2015, 21: 932–937.

［10］Guisado R, Arieff AI, Massry SG, et al.Changes in the electroencephalogram in acute uremia: effects of parathyroid hormone and brain electrolytes［J］. J Clin Invest, 1975, 55: 738–745.

［11］Bang OY, Chung JW, Ryoo S, et al.Brain microangiopathy and macroangiopathy share common risk factors and biomarkers［J］. Atherosclerosis, 2016, 246: 71–77.

［12］Sandsmark DK, Messé SR, Zhang X, et al.Proteinuria, but Not eGFR, Predicts Stroke Risk in Chronic Kidney Disease: Chronic Renal Insufficiency Cohort Study［J］. Stroke, 2015, 46（8）: 2075–2080.

［13］Baumgaertel MW, Kraemer M, Berlit P.Neurologic complications of acute and chronic renal disease［J］. Handb Clin Neurol, 2014, 119: 383–393.

［14］Dang DH, Carter AL, Olin JL, et al.Baclofen-induced encephalopathy in an older patient with stage 2 chronic kidney disease［J］. J Am Pharm Assoc（2003）, 2015, 55（2）: 117–118.

［15］Campistol JM.Uremic myopathy［J］. Kidney Int, 2002, 62（5）: 1901–1913.

［16］Yazdi PG, Moradi H, Yang JY, et al.Skeletal muscle mitochondrial depletion and dysfunction in chronic kidney disease［J］. Int J Clin Exp Med, 2013, 6（7）: 532–539.

（孙丽娜）

第十节　CKD 相关性瘙痒

皮肤瘙痒是一种令人痛苦的病症，常见于终末期肾脏病、CKD 和透析患者，并对这些患者的生活质量产生不利影响。慢性皮肤瘙痒是晚期 CKD 患者常见的潜在致残症状，特别是在终末期肾脏病患者中。40%～84% 的晚期 CKD 和 ESRD 患者存在皮肤瘙痒，其分布和严重程度各不相同。与 CKD 相关的皮肤瘙痒被称为"尿毒症瘙痒"。然而，由于皮肤瘙痒与尿毒症之间没有直接关系，因此首选术语为 CKD 相关性瘙痒（CKD-associated pruritus，CKD-aP）。CKD-aP 又称尿毒症性瘙痒（uremic pruritus，UP），主要累及面部、胸部和四肢。CKD-aP 可独立于其他皮肤疾病，但在 50%~80% 的患者中与皮肤干燥同时存在，或与表皮脱落的并发症（如脓疱疮、线状结痂、丘疹、溃疡和结节性痒疹等）相互叠加。CKD-aP 的发生机制尚未明确，但有许多理论被提出来解释其机制，也有许多危险因素被发现与 CKD-aP 相关。CKD 患者的皮肤瘙痒表现出多种临床特征，没有固定的诊断特征。

一、流行病学

CKD-aP 的患病率在不同的研究中有很大的差异。据报道，其患病率在不同国家有显著差异，甚至在一个国家内的不同的地区差异也很大。DOPPS 研究第 5 期（2012—2015 年）显示，中度皮肤瘙痒的患者比例从德国的 26% 到英国的 48% 不等，13% 的德国患者和 26% 的英国患者对此感到非常困扰。

皮肤瘙痒的流行程度还取决于透析方式，即血液透析（HD）或腹膜透析（PD）。在美国一项大型 CKD 研究中，CKD-aP 的患病率为 60%。在一项针对中国 382 例 CKD 患者的研究中显示，51.7% 的患者患有 CKD-aP，使用 HD 的 CKD 患者的发病率比使用 PD 的 CKD 患者要高。在包括了 42 项 CKD 研究的横断面研究的荟萃分析中显示，CKD-aP 的患病率为 18%~97.8%，而 CKD-aP 的总体患病率为 55%，男性和女性的合并患病率相似（均约 55%）。韩国的一项横断面研究显示，使用 PD 的 CKD 患者轻度瘙痒的患病率（62.5%）高于使用 HD 的 CKD 患者（48.3%）；使用 PD 的 CKD 患者的 VAS 评分明显高于使用 HD 的 CKD 患者。223 名使用 PD 的 CKD 患者和 425 名使用 HD 的 CKD 患者参与了这项研究。然而，另一项研究中显示，HD 组瘙痒发生率和 VAS 评分（38.2%）高于 PD 组（28.6%）。使用 PD 的 CKD 患者的瘙痒强度明显较低，这归因于其比使用 HD 的 CKD 患者肾功能保存更好，炎症更少。因此，对于哪种透析方法能够更好地预防 CKD-aP，目前尚无共识。

二、发病机制

CKD-aP 的发病机制尚未明确。阿片类药物、组胺、尿毒症毒素或甲状旁腺功能亢进等引起的免疫系统功能障碍和促炎因子增加是导致 CKD-aP 的重要因素（图 2-9）。磷酸钙沉积和营养不良也与 CKD-aP 的发生有关。

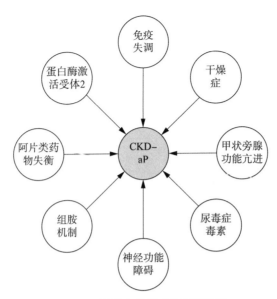

图 2-9　尿毒症瘙痒症的病因因素

1. 免疫调节失调

很多因素表明 CKD-aP 是一种全身性炎症性疾病。免疫系统的失调和促炎介质的增加可能导致 CKD-aP。某些免疫疗法（如紫外线 B 照射，使用免疫调节剂他克莫司、沙利度胺等）在 CKD-aP 中的有益作用支持了这一假设。Th1 细胞、C- 反应蛋白（CRP）、IL-6 和 IL-2 水平在这些患者中显著升高，进一步说明了炎症在 CKD-aP 发病中的重要性。在 DOPPS 研究中，许多介导免疫功能或炎症的因素被发现与中重度瘙痒相关，如白细胞计数 > 6700WBS/mL，以及丙型肝炎或腹水。最近有研究强调了 IL-31 在 CKD-aP 发展中的作用。

2. 干燥症

干燥症表现为皮肤干燥和糠状脱屑。据报道，这是 CKD-aP 患者的主要特征。皮脂腺和顶泌汗腺功能障碍是导致干燥的主要因素。皮肤 pH 的升高可能导致角质层脱屑及相关蛋白酶的激活受到干扰。甲状腺功能减退和肥大细胞介导的慢性炎症也可能导致皮肤干燥。这种干燥的皮肤会导致皮肤屏障功能的缺陷及皮肤中代谢产物的积累，再加上汗液中尿素的分泌增加，导致 CKD-aP。甘油和石蜡等润肤剂治疗 CKD-aP，可以减少糠状脱屑的密度，同时显著改善患者的瘙痒评分和生活质量。

3. 甲状旁腺功能亢进

CKD-aP 患者血磷、钙磷产物和甲状旁腺激素水平升高。据报道，全甲状旁腺切除术可缓解继发性甲状旁腺功能亢进症患者的瘙痒症状。然而，并非所有的 CKD-aP 患者都存在甲状旁腺功能亢进。在一些甲状旁腺激素水平高的患者中，甲状旁腺切除术并不能改善瘙痒。此外，注射甲状旁腺激素不会引起瘙痒，这表明它在激活瘙痒方面没有主要作用。因此，甲状旁腺切除术仅对甲状旁腺功能亢进属于 CKD-aP 的主要因素的患者有效。

4. 尿毒症毒素

血液透析不同于人体的肾脏代谢，肾脏能 24 小时不间断地帮助人体排毒，血液透析一般仅能清除尿毒症患者体内的部分毒素（一般尿毒症患者血肌酐水平 > 707μmol/L），因此，尿毒症患者体内会存在毒素积蓄的情况。此外，受限于透析膜，体内的一些大、中分子毒素不能排出体外，这些毒素的蓄积，也会引起瘙痒。另外，肾功能衰竭后，毒素不能通过肾脏清除，人体的其他器官（如肠道和皮肤）排毒能力会相应增加。我们经常能闻到尿毒症患者身上特有的气味，这也是皮肤排毒的原因。许多代谢废物会附着在患者的皮肤表皮，若清除不彻底会导致皮肤瘙痒。因此，一般加强透析（增加次数，或者延长每次透析的时间），或者有规律地加做血液灌流，可缓解瘙痒。

5. 神经功能障碍

神经功能障碍也被认为是 CKD-aP 的可能机制。一般来说，瘙痒可能是某些中枢作用介质引起的，这些介质不损害中枢神经系统，但会触发瘙痒通路。该机制可能存在于外周感觉通路，皮质超敏反应、皮质抑制机制降低或骨髓抑制缺陷可能导致该机制。在血液透析患者中，脑利尿钠肽（BNP）的血清水平经常升高，这是一种在小鼠瘙痒神经元中发现的瘙痒选择性神经肽。在 Shimizu 等人的一项横断面研究中，作者得出结论，较高水平的 BNP 将导致 CKD-aP 增加，增加时间主要在日间。Momoseet 等人研究了皮肤中存在的离子通道的表达，比较了有无 CKD-aP 的 CKD 患者周围神经末梢中存在的离子通道，发现 CKD 患者中离子通道表达的变化与瘙痒相关。

6. 组胺机制

CKD-aP 患者的真皮中发现肥大细胞水平升高。组胺是肥大细胞的介质，也是一种强烈的瘙痒诱发剂。肥大细胞的另一种介质是类胰蛋白酶，也可以调节瘙痒。有研究表明，CKD-aP 患者类胰蛋白酶、组胺和嗜酸性粒细胞水平升高。然而，抗组胺药在 CKD-aP 治疗中相对无效。

7. 阿片类药物失衡

CKD-aP 的一个重要机制涉及内源性阿片肽及阿片系统。已发现瘙痒是由 μ- 阿片系统的刺激引起的，这是 μ- 阿片类激动剂触发瘙痒导致的。另外，刺激 κ- 阿片系统可以减少瘙痒。由此得出，P 物质（广泛分布于细神经纤维内的一种神经肽）可通过刺激 κ- 阿片受体和拮抗 μ- 阿片受体抑制瘙痒。有研究表明，与没有瘙痒的对照组相比，κ- 阿片受体表达在 CKD-aP 患者的皮肤中显著降低，瘙痒的强度和 κ- 阿片受体表达之间呈显著的负相关关系。

8. 其他

蛋白酶激活受体（PAR）是由某些蛋白酶激活的 G 蛋白偶联受体。PAR-2 是一种不依赖组胺的瘙痒介质，与健康对照组相比，ESRD 患者的表皮 PAR-2 表达（尤其是在上表皮中的表达）明显更高。PAR-2 的激活使神经传入下游的瞬时受体电位香草素 1（TRPV1）离子通道（辣椒素的靶标）敏感，从而导致瘙痒信号传递到背根神经节和脊髓背角。环境二氧化氮（NO_2）和一氧化碳（CO）水平是导致 CKD-aP 的重要因素，强调了要注意透析患者的生活环境。

三、临床特点

CKD-aP 患者的瘙痒表现出不同的临床特征。瘙痒通常是持续性和复发性的，双侧对称，主要出现在躯干和四肢，背部更常见。炎热和干燥似乎会加重瘙痒。一般无与瘙痒相关的原发皮损，但可见因抓挠引起的继发皮损，如咬痕、线状硬痂、溃疡、脓疱、丘疹等。在美国的 103 名使用 HD 的 CKD 患者中，84% 的患者每天或几乎每天都有瘙痒。瘙痒出现在一个广泛的区域，不连续，但双侧对称，并可随着时间的推移迁移。瘙痒持续，夜间比白天更严重，洗澡、透析、高温、压力、寒冷和体育活动会加重瘙痒。在 DOPPS 研究中，观察到近 50% 的 CKD 患者全天都有瘙痒，没有特定的时间，三分之一的患者在晚上最严重。瘙痒的存在与透析的时间无关，据报道，15% 的患者在透析期间瘙痒加重，9% 的患者在透析后不久瘙痒加重，14% 的患者在非透析日瘙痒加重。在 Tinghai Hu 等人的一项研究中，发现在大多数患者中，瘙痒是对称的。大多数患者每天都有瘙痒，部分患者在一周或一个月内偶尔有瘙痒，无典型皮肤病变，但干燥症是普遍存在的，热和干燥会加重瘙痒。Ozenet 等人报道，在 249 名使用 HD 的 CKD 患者中，35.3% 的患者出现全身瘙痒，50.4% 的患者出现中度瘙痒，39.1% 的患者透析当天出现严重瘙痒。如果患者皮肤干燥，患者瘙痒的可能性要高 0.194 倍。在伊朗 167 名使用 HD 的 CKD 患者的横断面研究中，70% 的患者出现全身瘙痒。瘙痒局限于躯干、四肢（14.3%），以及头颈部（1.4%）。在 CKD-aP 患者中，63.8% 的患者神经病变显著。Minato 等人研究了 46 例使用 PD 的 CKD 患者，发现瘙痒几乎影响到身体的所有部位，背部是最常见的部位（70%），其他受累部位为下肢（67%）、胸腹（59%）、上肢（28%）和头颈部（22%）。VAS 评分显示，CKD-aP 患者的瘙痒夜间强度较高。土耳其一项针对 181 名使用 HD 的 CKD 患者的研究报告称，86.7% 的患者在血液透析前出现瘙痒，72.9% 的患者在血液透析期间出现瘙痒，49.7% 的患者在血液透析后出现瘙痒。大多数患者瘙痒持续 6~12 小时，只有 1.1% 的患者全天瘙痒。在这些患者中，40.3% 为中度瘙痒，30.4% 为轻度瘙痒，28.2% 为严重瘙痒，2% 为无法忍受的瘙痒。38.7% 的患者在瘙痒后期的感受是"瘙痒稍微好了一点，但仍然存在"，而 5% 的患者瘙痒过程"越来越严重"。65.2% 的患者瘙痒受累 6~10 个解剖区域，最常见的是背部，其次是上臂、胸部和腹部，手掌、脚底和脸部 / 头部的影响非常小。

CKD-aP 是 ESKD 患者中常见且令人不安的病症，与生活质量下降、睡眠障碍和预后不良有关，其确切的发病机制尚不清楚。为了降低 CKD-aP 的发病率，提高患者的生活质量，临床医生需要及早识别 CKD 患者的皮肤损害，并实施预防策略，改善患者的预后。

【参考文献】

［1］Patel TS，Freedman BI，Yosipovitch G.An update on pruritus associated with CKD［J］.Am J Kidney Dis，2007，50（1）：11-20.

［2］Agarwal P，Garg V，Karagaiah P，et al.Chronic Kidney Disease-Associated Pruritus［J］.Toxins（Basel），2021，13（8）：527.

［3］Rayner HC，Larkina M，Wang M，et al.International comparisons of prevalence，awareness，and treatment of pruritus in people on hemodialysis［J］.Clin J Am Soc Nephrol，2017，12（12）：2000-2007.

［4］Ramakrishnan K，Bond TC，Claxton A，et al.Clinical characteristics and outcomes of end-stage renal disease patients with self-reported pruritus symptoms［J］.Int J Nephrol Renovasc Dis，2013，7：1-12.

［5］Hu TH，Wang B，Liao XH，et al.Clinical features and risk factors of pruritus in patients with chronic renal failure［J］.Exp Ther Med，2019，18（2）：964-971.

［6］Ji WM，Su HK，Young OK，et al.Comparison of uremic pruritus between patients undergoing hemodialysis and peritoneal dialysis［J］.Kidney Res Clin Pract，2016，35（2）：107-130.

［7］Rayner HC，Larkina M，Wang M，et al.International Comparisons of Prevalence，Awareness，and Treatment of Pruritus in People on Hemodialysis［J］.Clin J Am Soc Nephrol，2017，12（12）：2000-2007.

［8］Dunst R，Stulten C，Kiefer T，et al.The role of micro-inflammation in the pathogenesis of uraemic pruritus in haemodialysis patients［J］.Nephrol Dial Transplant，2006，21（3）：749-755.

［9］Pisoni RL，Wikstrom B，Elder SJ，et al.Pruritus in haemodialysis patients：International results from the Dialysis Outcomes and Practice Patterns Study（DOPPS）［J］. Nephrol Dial Transplant，2006，21（12）：3495-3505.

［10］Oweis AO，Firas ALQ，Bodoor K，et al.Elevated interleukin 31 serum levels in hemodialysis patients are associated with uremic pruritus［J］. Cytokine，2021.138：p.155369.

［11］Hu T，Wang B，Liao X，et al.Clinical features and risk factors of pruritus in patients with chronic renal failure［J］. Exp Ther Med，2019，18（2）：964-971.

［12］Balaskas E，Szepietowski JC，Bessis D，et al.Randomized，double-blind study with glycerol and paraffin in uremic xerosis［J］. Clin J Am Soc Nephrol，2011，6（4）：748-752.

［13］Kimata N，Fuller DS，Saito A，et al.Pruritus in hemodialysis patients：Results from the Japanese Dialysis Outcomes and Practice Patterns Study（JDOPPS）［J］. Hemodial Int，2014，18（3）：657-667.

［14］Chen ZJ，Cao G，Tang WX，et al.A randomized controlled trial of high-permeability haemodialysis against conventional haemodialysis in the treatment of uraemic pruritus［J］. Clin Exp Dermatol，2009，34（6）：679-683.

［15］Shimizu Y，Sonoda A，Nogi C，et al.B-type（brain）natriuretic peptide and pruritus in hemodialysis patients［J］. Int J Nephrol Renovasc Dis，2014，7：329-335.

［16］Momose A，Yabe M，Chiba S，et al.Role of Dysregulated Ion Channels in Sensory Neurons in Chronic Kidney Disease-Associated Pruritus［J］. Medicines（Basel），2019，6（4）：110.

［17］Matsumoto M，Ichimaru K，Horie A.Pruritus and mast cell proliferation of the skin in end stage renal failure［J］. Clin Nephrol，1985，23（6）：285-288.

［18］Dugas-Breit S，Schöpf P，Dugas M，et al.Baseline serum levels of mast cell tryptase are raised in hemodialysis patients and associated with severity of pruritus［J］. J Dtsch Dermatol Ges，2005，3（5）：343-347.

［19］Shirazian S，Aina O，Park Y，et al.Chronic kidney disease-associated pruritus：impact on quality of life and current management challenges［J］. Int J Nephrol Renovasc Dis，2017，10：11-26.

［20］Jaiswal D，Uzans D，Hayden J，et al.Targeting the Opioid Pathway for Uremic Pruritus：A Systematic Review and Meta-analysis［J］. Can J Kidney Health Dis，2016，

13（3）：2054358116675345.

［21］Wieczorek A，Krajewski P，Kozioł-Gałczyńska M，et al.Opioid receptors expression in the skin of haemodialysis patients suffering from uraemic pruritus［J］.J Eur Acad Dermatol Venereol，2020，34（10）：2368-2372.

［22］Moon SJ，Kim HJ，Cho SB，et al.Epidermal Proteinase-Activated Receptor-2 Expression is Increased in End-Stage Renal Disease Patients with Pruritus：A Pilot Study ［J］.Electrolyte Blood Press，2014，12（2）：74-79.

［23］Huang WH，Lin JH，Weng CH，et al.Environmental NO_2 and CO Exposure：Ignored Factors Associated with Uremic Pruritus in Patients Undergoing Hemodialysis［J］.Sci Rep，2016，10（6）：31168.

［24］Ramakrishnan K，Bond TC，Claxton A，et al.Clinical characteristics and outcomes of end-stage renal disease patients with self-reported pruritus symptoms［J］.Int J Nephrol Renovasc Dis，2013，19（7）：1-12.

［25］Hu T，Wang B，Liao X，et al.Clinical features and risk factors of pruritus in patients with chronic renal failure［J］.Exp Ther Med，2019，18（2）：964-971.

［26］Minato S，Hirai K，Morino J，et al.Factors Associated with Uremic Pruritus in Patients Undergoing Peritoneal Dialysis［J］.Int J Nephrol Renovasc Dis，2020，14（13）：1-9.

［27］Altınok Ersoy N，Akyar İ.Multidimensional pruritus assessment in hemodialysis patients［J］.BMC Nephrol，2019，20（1）：42.

（孙丽娜）

第三章 / 理化检查

CRF 早期并无明显的临床症状，被称为"沉默的杀手"，所以早期的检查对 CRF 的诊断至关重要。对于那些"无症状患者"，合理的检查，不仅能发现其早期受损的肾功能，甚至能找到 CRF 的病因。合理的检查是准确判断肾功能的前提，同时也是制定治疗计划和判断预后的基础。

第一节 尿液检查

尿液由血液经滤过、重吸收等过程产生，能够反映肾脏局部与内环境的变化。尿液检查简单易行，价格低廉，是临床最常用的检查，其对于诊断疾病、观察病情变化、监测药物（或毒物）浓度、判断预后有重要意义。

一、尿液的留取与检查

（一）尿常规

尿常规是早期发现肾脏病的重要定性检查。

方法：留尿时应留取中段尿 10mL 于清洁的广口容器中，储存于有盖容器中，在 30 分钟内送检。

注意：①避免放置时间过长；②避免被血液、白带、精液、粪便及异物等污染；③若无晨尿，任意时间的尿也可用于检测；④女性不应于月经前后 5 日内留取标本，以免尿液中出现与月经有关的少量红细胞，影响判断。

（二）24 小时尿

用于测定 24 小时尿蛋白、尿肌酐、电解质及尿量等。

方法：①清晨排空膀胱（此次尿液丢弃不保留），并开始计时，此后每次排空膀胱留取的尿液均留于同一个清洁容器中，直至次日同一时间（此次的尿液要留取并且混入已留取的全部尿液中）；②将全部尿液在同一容器中混匀，准确收集并测量全部尿液的总容量，混匀后取大约 10mL 送检。

注意：①收集尿液的容器需清洁，不可残留洗涤剂；②留取尿液的容器需放置在阴凉处，可适当添加防腐剂；③留尿期间要求患者正常饮食饮水，勿暴饮暴食，以免影响 24 小时尿的总量。

（三）尿液试纸

尿液试纸简单、快捷，但性质不稳定，若其试剂长时间暴露在空气中，细菌、氧气氧化等会影响最终的尿液测试结果。

方法：①将尿液试纸浸入充分搅拌的新鲜尿中，并及时取出；②将尿液试纸靠在容器边缘滴出多余尿液，或者放在纸巾上吸走多余液体，减少干扰；③在色标规定的时间内与标准色标进行比色，判断并读取结果。

注意：①目测时，反应结果在 60 秒内判读有效，超过 60 秒则判读无效；②尿液试纸开封前后都应避光、防潮，储存于温度为 2~30℃的环境中，远离各种化学试剂；③标准的尿液试纸不够敏感，无法检测出微量白蛋白；④尿液试纸对非白蛋白不敏感，若其检测结果与 24 小时尿蛋白定量结果不相符，则需鉴别尿蛋白成分。

（四）尿红细胞位相

留取新鲜尿液 10mL，离心沉淀后在相差显微镜下观察，若红细胞大小不一、形态各异，如呈棘状、芽孢状、花环状等，即为异常红细胞。其中棘状红细胞对肾小球性血尿特异性最高。

二、尿蛋白

正常情况下，血液中大分子蛋白被肾小球毛细血管壁的电荷屏障和孔径屏障阻挡，而大部分小分子蛋白可通过肾小球毛细血管襻在近端小管上皮细胞被重吸收。正常人尿中的蛋白来自血浆（如微球蛋白、载脂蛋白、酶类和肽类激素等）及肾小管（如Tamm-Horsfall 蛋白、IgA 和尿激酶等），正常 24 小时尿蛋白总量为 30~130mg/d（毫克每天），不超过 150~200mg/d。

蛋白尿的形成主要由以下 3 点引起：①肾小球滤过屏障被破坏，基膜孔径增大，或毛细血管网的各层（特别是足细胞层的唾液酸蛋白减少，静电屏障作用减弱）通透性增加；②肾小管上皮损伤（特别是抗生素或重金属损伤）导致蛋白不能被重吸收而进入尿液；③相对分子质量较小的异常血浆蛋白成分（如免疫球蛋白轻链、肌红蛋白、游离血红蛋白、溶菌酶、淀粉酶等）产生过多，滤过增加，超过肾小管重吸收能力。

尿蛋白的类型包括肾小球性蛋白尿、肾小管性蛋白尿、溢出性蛋白尿、组织性蛋白尿，以及白蛋白尿与微量白蛋白尿。

（一）肾小球性蛋白尿

肾小球性蛋白尿以白蛋白尿为主，尿中可含有少量球蛋白。肾小球性蛋白尿可见于各种原发性或继发性肾小球病变。

（二）肾小管性蛋白尿

肾小管性蛋白尿中以溶菌酶、β_2-MG 等小分子蛋白为主。肾小管性蛋白尿多见于肾小管间质肾病、肾小管上皮肿胀（常由金属、药物、有机溶剂等导致）、退行性变和坏死等。

1. β_2-MG

β_2-MG 是机体所有细胞（除成熟红细胞和胎盘滋养层细胞外）上的组织相容性抗原的轻链蛋白成分，正常情况下由肾小球滤过，在近端小管被重吸收，尿液中含量少，在酸性环境中易分解。尿 β_2-MG 需与血 β_2-MG 同时进行检测。若出现血 β_2-MG、尿 β_2-MG 同时增多，则提示尿 β_2-MG 的升高是由于 β_2-MG 在血中浓度超过肾小管重吸收阈值导致的，见于多种实体肿瘤和血液系统肿瘤（如淋巴瘤）等；若尿 β_2-MG 增高而血 β_2-MG 正常，则说明肾小管的重吸收功能受损。

2. α_1-MG

α_1-MG 由肝细胞与淋巴细胞产生，可由肾小球滤过，被近端小管重吸收，尿中含量低。与 β_2-MG 相比，α_1-MG 不受肿瘤的影响，其在酸性尿环境中更稳定，是反映近端小管损伤的敏感指标。

（三）溢出性蛋白尿

1. 本周蛋白

本周蛋白又称为凝溶蛋白，由异常增生的浆细胞分泌，是免疫球蛋白的轻链单体或二聚体，临床见于肾淀粉样变性、多发性骨髓瘤、华氏巨球蛋白血症等。

2. 血红蛋白与肌红蛋白

血红蛋白尿与肌红蛋白尿的尿色呈鲜红色或暗红色，严重者呈浓茶色或酱油色，离心后颜色不变，尿常规中尿隐血试验阳性，但尿沉渣中无红细胞。血红蛋白尿见于血型不合的输血、阵发性睡眠性血红蛋白尿、寒冷性血红蛋白尿、急性溶血（药物或毒物导致）、红细胞破坏（重症感染、烧伤等导致）。肌红蛋白尿常见于磷酸化酶缺乏等导致的遗传性肌红蛋白尿，或由于各种病因引起大量肌红蛋白自受损的肌肉组织中释放所导致，如创伤、地震等灾害后的挤压综合征，剧烈运动，肌炎，癫痫。肌红蛋白尿与血红蛋白尿的鉴别：肌红蛋白可溶于 80% 饱和度的硫酸铵溶液，而血红蛋白不能。

注：一般情况下尿常规尿蛋白（+）或尿蛋白（-~+）时尿蛋白定量 0.2~1g/d；尿蛋白（+~++）时尿蛋白定量 1~2g/d；尿蛋白（+++~++++）时尿蛋白定量 > 3g/d。若尿蛋白定量与定性明显不一致，多由尿中非白蛋白（如免疫球蛋白轻链等）异常增多引起，要警惕浆细胞病、单克隆免疫球蛋白血症造成肾损害的可能。

（四）组织性蛋白尿

组织性蛋白尿的排出量一般 < 500mg/d，主要由相对分子质量较大的蛋白，如远端肾小管分泌的 Tamm–Horsfall 蛋白、尿路上皮分泌的 IgA、血液与分泌物中的黏蛋白、感染产生的脓液、精液及前列腺液，混入尿液中产生。

（五）白蛋白尿与微量白蛋白尿

1. 24 小时尿蛋白定量与 ACR

24 小时尿蛋白定量是检测尿蛋白的金标准。但留取 24 小时尿的过程复杂，难以确保标本收集的准确性。ACR 是临床上一种理想的定性、定量诊断蛋白尿和随访的指标，可校正因脱水等引起的尿液浓度的变化。ACR 测定与 24 小时尿蛋白定量相比，更简便快速，随机 ACR 可以精确评估尿蛋白和尿白蛋白排泄率，且不受水化的影响。

2. 白蛋白尿

无论性别，任意点尿标本的白蛋白与肌酐的比值 > 300mg/g，则为白蛋白尿。白蛋白尿是肾小球受损的指标。成人尿白蛋白排泄率的正常均值大约是 10mg/d，但一些生理因素（如直立位、运动怀孕及发热等）会影响尿白蛋白排泄率。

3. 微量白蛋白尿

当尿蛋白排泄率在 30~300mg/d 或 ACR 在 30~300mg/g 时表现出微量白蛋白尿，多见于糖尿病肾病早期、高血压或肾小球轻微病变。

三、尿红细胞

正常人尿液中无或偶见红细胞，尿液中红细胞数量增多时，称为血尿，血尿分为镜下血尿和肉眼血尿。镜下血尿外观并无血色，镜检红细胞数目不少于 3 个 /HPF。若镜检红细胞数目 1~2 个 /HPF，也要密切观察。当尿液中红细胞形态、大小正常时，称为非肾小球性血尿（多见于泌尿外科疾病）。当尿液中形态异常的红细胞超过 80% 或棘状红细胞超过 5% 时，称为肾小球性血尿，可见于各类肾小球疾病。显微镜下异常红细胞与正常红细胞俱存时称为混合性血尿，随病程进展，血尿减轻，但异常红细胞百分比增加。若有明显蛋白尿和（或）红细胞管型，则有助于确定肾小球性血尿（图 3-1、图 3-2）。

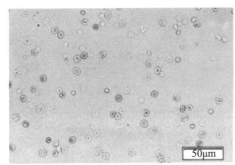

图 3-1　大小不等的红细胞　　　　图 3-2　棘形红细胞

四、尿有核细胞

正常中段尿有核细胞数目可达 2×10^3 个 /mL，主要有白细胞、上皮细胞和肿瘤细胞，其来自血液、肾单位、尿路脱落的上皮细胞。

（一）白细胞

尿白细胞中常见的是中性粒细胞和淋巴细胞，而嗜酸性粒细胞与单核细胞较少见。尿沉淀白细胞数多于 5 个 /HPF 时称为白细胞尿。白细胞管型提示肾脏有中性粒细胞渗出和间质性炎症，可见于急性肾小球肾炎、肾病综合征及间质性肾炎。

1. 白细胞尿的主要成分

白细胞尿的主要成分包括中性粒细胞、嗜酸性粒细胞、淋巴细胞、巨噬细胞（图 3-3）。

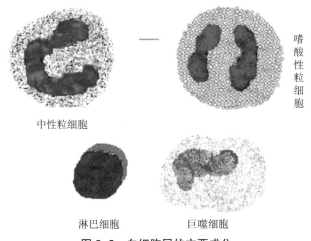

图 3-3　白细胞尿的主要成分

（1）中性粒细胞：在显微镜下呈圆形，具有 2~3 个分叶核。尿中中性粒细胞增加，常见于尿路感染、急性间质性肾炎、急性肾小球肾炎、急进性肾炎早期与狼疮性肾炎等。

（2）嗜酸性粒细胞：在显微镜下呈圆形，有一个或两个核形似"墨镜"，胞质可见嗜酸性颗粒。尿嗜酸性粒细胞超过 5% 即有临床意义，常见于过敏性间质性肾炎。

（3）淋巴细胞：在显微镜下呈圆形，有一个位于细胞中心或偏位的圆形细胞核。常见于肾移植排斥反应、淋巴细胞白血病、局灶节段肾小球硬化，狼疮性肾炎等。

（4）巨噬细胞：在显微镜下呈圆形、卵圆形或不规则形，核大而明显，偏于细胞一侧，胞质中常有空泡、较多颗粒与吞噬物，见于进展性肾疾病、急性膀胱炎、肾盂肾炎、尿道炎等。

2.影响尿白细胞的因素与尿亚硝酸盐判读

酵母菌滴虫与结晶小圆上皮细胞等会导致尿白细胞升高，从而造成假阳性；而黄疸尿与尿放置时间过长等因素会导致尿白细胞降低，从而造成假阴性。因此判断尿路感染时需结合尿亚硝酸盐结果。正常情况下尿亚硝酸盐为阴性，肾盂肾炎（约 67% 由大肠埃希菌引起）、膀胱炎及菌尿症等尿亚硝酸盐常显示阳性。尿亚硝酸盐特异性可达 80%，尿亚硝酸盐为阳性基本可以判断为尿路感染。尿路感染细菌（如革兰阳性菌）不能使硝酸盐还原为亚硝酸盐，因此尿在膀胱中存留较短，或尿中缺乏硝酸盐，也会产生阴性结果。

（二）上皮细胞

尿的上皮细胞来自肾小囊、肾小管、肾盂、输尿管、膀胱、阴道、尿道及尿道外口等处。

1. 足细胞

在光镜下足细胞不易辨认，需对其特异性标记蛋白（如 podocalyxin、WT1、synaptopodin 和 podocin 等）染色。足细胞镜下观察呈圆形，体积比白细胞大，有一个圆形单核或双核位于细胞中央或偏一侧。足细胞损伤是许多肾小球疾病的标志，如微小变异性疾病、局灶节段性肾小球硬化、膜性肾小球病、糖尿病肾病、Fabry 病和狼疮肾炎等。一部分尿足细胞可进行培养，并在体外合成特异性标记蛋白，足细胞在肾小球疾病中的中心作用使其成为一个潜在的、非侵入性的诊断工具。尿中 podocalyxin 阳性的肾小球上皮细胞的排泄与 FSGS 的疾病活性及患者预后相关。尿足细胞还可以作为肾病综合征的病因鉴别指标，评估糖尿病肾病的进展程度等。许多治疗原发性肾小球疾病的药物也以足细胞及其肌动蛋白细胞骨架为靶点。将培养的足细胞与活动期肾小球疾病患者的血清孵育，可用于识别对足细胞有病理、生理影响的循环因子。这不仅可以提高我们对肾小球疾病过程的认识，还可以检测出对血浆置换治疗有反应的患者。总之，尽管足细胞尿不具有特异性，但它可以检测出早期足细胞损伤，并且足细胞可能成为 FSGS 等疾病的预后工具。

2. 肾小管上皮细胞

肾小管上皮细胞有圆形、柱状或不规则形等，其形状取决于脱落时肾小管所处的状态。肾小管上皮细胞核大而圆，核膜厚，胞质内常含颗粒。正常尿中很少见到肾小管上皮细胞，大量肾小管上皮细胞见于急性肾小管坏死和小管间质炎，或见于肾病综合征、大量蛋白尿、肾移植一周内及移植肾排异。此外，尿液中肾小管上皮细胞水平的增加对上尿路感染的诊断有价值（图 3-4）。

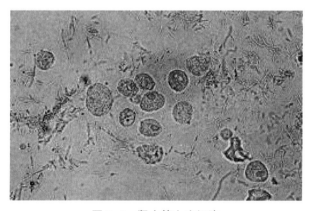

图 3-4　肾小管上皮细胞

3. 移行上皮细胞

移行上皮细胞主要来自肾盂、输尿管、膀胱与后尿道。其从表层、中层至底层，细胞由大变小，而核由小变大。器官处于充盈状态时脱落的上皮细胞体积大，收缩状态时体积小。尿沉渣中移行上皮细胞增多见于泌尿系炎症，其中尾状上皮细胞见于肾盂肾炎，大圆形上皮细胞见于膀胱炎。

4.扁平上皮细胞

扁平上皮细胞主要来自尿道或阴道表层上皮，胞质呈多角形，核小而圆或椭圆。正常尿液中可含少量扁平上皮细胞，炎症或炎症恢复期增多。若女性患者尿液中扁平上皮细胞大量增多并伴有成堆中性粒细胞，则考虑白带污染。

（三）肿瘤细胞

恶性肿瘤细胞体积大，呈多形性，细胞核大，直径可超过细胞直径的50%，核质比增加，核染色质颗粒粗糙，核仁增大、增多，易出现多核现象。腺癌细胞的核仁增大较明显，核膜清楚。

五、管型

1.透明-细颗粒管型

透明-细颗粒管型偶见于正常尿液，在发热、剧烈运动后可一过性增加。透明-细颗粒管型在肾病综合征中也多见。

2.细胞管型

（1）红细胞管型：主要见于急性增殖性肾小球炎症，小管间质病也可见红细胞管型。

（2）白细胞管型：主要见于肾盂肾炎、间质性肾炎及急性肾小球肾炎。

（3）肾小管上皮细胞管型：可见于急性肾小管损伤或坏死。

（4）混合细胞管型：可见于小管间质炎症。

3.颗粒管型

颗粒管型可见于各类急、慢性肾脏疾病。

4.脂肪管型

脂肪管型可见于肾病综合征。

5.蜡样管型

蜡样管型可见于肾衰竭。

6.宽大管型

宽大管型可见于肾小管坏死和肾衰竭。

六、尿结晶

尿结晶分为生理性结晶与病理性结晶，其分类见表 3-1。

表 3-1　尿结晶分类

结晶类别	名称	来源	尿 pH
生理性结晶	草酸钙结晶	食用植物	碱性
	磷酸盐结晶	食物和机体代谢组织分解、细菌	碱性
	尿酸结晶	核蛋白中嘌呤代谢产物	酸性
病理性结晶	胱氨酸结晶	蛋白质分解产物	—
	酪氨酸结晶	蛋白质分解产物	酸性
	放射造影剂结晶	各种造影检查	比重高
	磺胺甲恶唑结晶	磺胺噻唑乙酰化	偏酸性
	阿昔洛韦	抗病毒药物	中性或弱碱性

七、细菌、真菌、脂肪滴

尿液中的细菌与真菌常见于尿液被污染，尤其是标本留取不当、器皿不清洁或标本留置时间过长。肾炎患者经长期大剂量糖皮质激素治疗或大剂量广谱抗生素应用后易出现真菌感染。女性患者尿滴虫见于尿道炎和阴道炎。脂肪滴见于肾病综合征患者，也见于 Fabry 病。

八、肾脏病的尿液特异性标志物

1. N- 乙酰 -β-D- 葡萄糖苷酶（N-acetyl-beta-d-glucosaminidase，NAG）

NAG 是一种主要位于肾近端小管的溶酶体水解酶，存在于各组织细胞中，在近端小管上皮细胞内含量丰富。正常情况下尿 NAG 不能通过肾小球滤过，近端小管因急性炎症损伤后，NAG 释放到小管腔内，尿中 NAG 含量明显升高。尿 NAG 是反映早期近端小管损伤的敏感指标，它是肾小管间质病变的一个灵敏且特异性较强的指标。

尿 NAG 可以监测药物的肾毒性，如氨基糖苷类抗生素及某些抗肿瘤药物导致肾损害时，尿 NAG 增高。尿 NAG 有助于尿路感染的定位诊断，如急性肾盂肾炎或慢性肾盂肾炎的活动期尿 NAG 增高，而下尿路感染时尿 NAG 正常。尿 NAG 可以监测肾移植的排斥反应，如急性排斥反应时尿 NAG 常明显增高。急性肾小管坏死、肾小球肾炎、梗阻性肾病时尿 NAG 也升高。

2. 中性粒细胞明胶酶相关脂质运载蛋白（neutrophil gelatinase-associated lipocalin，NGAL）

NGAL 是一种与人类中性粒细胞明胶酶相联结的蛋白，参与亲水性物质通过细胞膜的运输过程，以维持细胞稳态。NGAL 在机体的各种组织（如肺脏、胃肠道、肝脏和肾脏）中都有表达，并在损伤的上皮细胞中被显著诱导。NGAL 是肾小管损伤早期上调最多的基因之一，在 CKD 中，人类尿 NGAL 水平与估算的肾小球滤过率呈负相关，与间质纤维化和肾小管萎缩密切相关，可能是已知的最早的肾损伤标志物。

3. 肾脏损伤分子 -1（KIM-1）

KIM-1 是一种跨膜蛋白，缺血或毒性损伤可诱导 KIM-1 在近端小管上皮细胞中高水平表达，是高度敏感和特异性的肾脏损伤标志物。动物实验证实，KIM-1 在发生 AKI 的 12 小时内的尿液中可被检测，早于尿中管型的出现，并持续到上皮细胞修复为止。KIM-1 已经成为近端小管损伤的标志。此外，有研究表明，KIM-1 在 AKI 晚期上调，并在肾脏修复中发挥重要作用。

4. 胱抑素 C

胱抑素 C 是一种低分子量蛋白，由所有有核细胞以恒定速率产生，而仅由肾小球滤过消除。胱抑素 C 虽然不被肾小管分泌也不被重吸收，但可被近端小管细胞分解代谢，因此在正常情况下胱抑素 C 很少出现在尿液中。近端小管再吸收障碍可导致动物和人类尿中胱抑素 C 水平显著升高。因此，胱抑素 C 可作为评价近端小管细胞功能的标志物。

5. α_1-MG

α_1-MG 是一种低分子量糖蛋白，主要由肝脏合成，以游离形式和 IgA 复合物的形式存在。α_1-MG 在肾小球被自由过滤，并被近端小管分解代谢，是典型的近端小管功能标志。尿 α_1-MG 浓度的增加表明近端小管损伤或功能障碍。与 β_2-MG 和视黄醇结合蛋白相比，α_1-MG 在尿 pH 范围内更稳定，这使 α_1-MG 成为肾小管功能障碍的优越尿液生物标志物。此外，α_1-MG 还有助于评估肾移植受肾者的预后。

6. 尿调素

尿调素是生理性尿液中最丰富的蛋白质，含有大量的半胱氨酸残基，具有聚集的倾向，是透明型尿样的主要成分。尿调素参与调节盐稳态和提供免疫肾保护，包括预防感染和抑制肾结石。尿调素已被证明与许多肾脏疾病状态呈负相关，可以作为测定肾小管体积和功能的生物标志物。

7. Ⅲ型前胶原 n 端前肽（P Ⅲ NP）

在生理条件下，肾脏的间质中存在少量的胶原蛋白，当肾脏经历损伤时，其间质中的胶原蛋白增加。P Ⅲ NP 是Ⅲ型前胶原的 42-kDa 氨基酸端肽，在Ⅲ型胶原的合成和沉积过程中释放。因此，尿 P Ⅲ NP 水平被认为是肾纤维化早期阶段的生物标志物。

8. 表皮生长因子（EGF）

EGF 参与调节肾小管对损伤的反应，对肾脏具有高度特异性。尿 EGF 与活检时 GFR 及其纵向变化密切相关。尿 EGF 已被证明与间质纤维化、糖尿病肾病、IgA 肾病、成人多囊肾和儿童 CKD 负相关。

9. IL-19

IL-19 的释放由肾毒性药物高度诱导，有研究发现，CKD 患者尿液中 IL-19 水平大幅增加，且与 GFR 水平高度相关。

10. 视黄醇结合蛋白 -4（Retinol-Binding Protein-4，RBP-4）

RBP-4 在肾小球滤过后几乎完全被近端小管细胞再吸收。尿 RBP-4 已成为近端小管细胞功能障碍的一个非常敏感的生物标志物。有研究表明，尿中 RBP-4 水平在糖尿病、CKD 等的进展之间存在决定性的关系。

【参考文献】

［1］Trimarchi H，Canzonieri R，Schiel A，et al.Podocyturia is significantly elevated in untreated vs treated Fabry adult patients［J］. Journal of Nephrology，2016，29（3）：459-460.

［2］Müller-Deile J，Schiffer M.Podocytes from the diagnostic and therapeutic point of view［J］. Pflugers Arch，2017，469（7-8）：1007-1015.

［3］Oyaert M，Speeckaert M，Boelens J，et al.Renal tubular epithelial cells add value in the diagnosis of upper urinary tract pathology［J］. Clin Chem Lab Med，2020，58（4）：597-604.

［4］Siddiqui K，Al-Malki B，George TP，et al.Urinary N-acetyl-beta-d-glucosaminidase（NAG）with neutrophil gelatinase-associated lipocalin（NGAL）improves the diagnostic value for proximal tubule damage in diabetic kidney disease［J］. 3 Biotech，2019，9（3）：66.

［5］Buonafine M，Martinez-Martinez E，Jaisser F.More than a simple biomarker: the role of NGAL in cardiovascular and renal diseases［J］. Clin Sci（Lond），2018，132（9）：909-923.

［6］Wallbach M，Tampe B，Dihazi H，et al.Akute Nierenschädigung：von Kreatinin zu KIM1 Acute kidney injury：from creatinine to KIM1［J］.Internist（Berl），2019，60（6）：578–586.

［7］Yang L，Brooks CR，Xiao S，et al.KIM–1–mediated phagocytosis reduces acute injury to the kidney［J］.J Clin Invest，2015，125（4）：1620–1636.

［8］Togashi Y，Sakaguchi Y，Miyamoto M，et al.Urinary cystatin C as a biomarker for acute kidney injury and its immunohistochemical localization in kidney in the CDDP-treated rats［J］.Exp Toxicol Pathol，2012，64（7–8）：797–805.

［9］Robles NR，Lopez Gomez J，Garcia Pino G，et al.Alpha–1–microglobulin：Prognostic value in chronic kidney disease［J］.Med Clin（Barc），2021，157（8）：368–370.

［10］Devuyst O，Olinger E，Rampoldi L.Uromodulin：from physiology to rare and complex kidney disorders［J］.Nat Rev Nephrol，2017，13（9）：525–544.

［11］Jotwani V，Katz R，Ix JH，et al.Urinary Biomarkers of Kidney Tubular Damage and Risk of Cardiovascular Disease and Mortality in Elders［J］.Am J Kidney Dis，2018，72（2）：205–213.

［12］Tang J，Liu N Zhuang S.Role of epidermal growth factor receptor in acute and chronic kidney injury［J］.Kidney Int，2013，83：804–810.

［13］Jennings P，Crean D，Aschauer L，et al.Interleukin–19 as a translational indicator of renal injury［J］.Arch Toxicol，2015，89（1）：101–106.

［14］Li A，Yi B，Liu Y，et al.Urinary NGAL and RBP Are Biomarkers of Normoalbuminuric Renal Insufficiency in Type 2 Diabetes Mellitus［J］.J Immunol Res，2019，15：5063089.

（于光辉）

第二节 血液相关指标检查

血液检查在慢性肾功能衰竭诊断与鉴别诊断、临床治疗方案的制定、治疗效果的监测等方面占据重要地位，此外，血液检查还具备一定的预警价值。各项血液指标联合检测可提高慢性肾功能衰竭患者诊断的敏感度，降低其他因素的干扰，从而有效地干预并延缓疾病进展。

一、肾功能检查

临床上，准确评估肾小球滤过率（GFR）在正确评价慢性肾功能衰竭进展速度、治疗效果，以及调整药物剂量及判断肾脏替代治疗时机等方面具有重要意义。GFR 是指单位时间内经肾小球滤出的血浆液体量，不可直接测定，只能用某种标志物的肾脏清除率或血浆清除率来推测。

1. 血清尿素

尿素是人体蛋白质代谢的终产物，主要在肝脏生成，受很多肾外因素的影响，比如高蛋白饮食、消化道出血、感染、有效血容量降低及充血性心力衰竭等可升高血中尿素浓度；而低蛋白饮食、多饮水（大量排尿）、酒精中毒及慢性肝病可降低血中尿素浓度。当肾小球滤过功能下降到正常的 1/2 以上时，血中尿素浓度才会升高。因此血清尿素评价 GFR 时，准确性与敏感性欠佳，血清尿素与血肌酐同时测定更有意义，肾功能正常时，尿素氮（mg/dL）与血肌酐（mg/dL）比值应为（10~15）∶1，比值升高多为肾前性因素，比值降低多为肾性病变。

2. 血肌酐

肌酐是生物体肌肉组织中肌酸的代谢终产物，可自由通过肾小球，由肾小管排泌。血肌酐受 GFR 水平及其他独立于 GFR 以外的因素影响，如年龄、性别、种族（尤其是体格差异）、饮食、某些药物、实验室检测方法等因素，但目前血肌酐仍然是反映 GFR 水平的常用指标。

肾小管对肌酐的排泌在同一个体不同时间段及不同个体间均存在差异，且随着肾功能的进行性下降，由肾小管排泌的肌酐占肾脏清除肌酐总量的比例增加，而肾脏排出肌酐的总量则下降。此外，肌酐亦可通过胃肠道细菌被分解为二氧化碳和甲胺再经胃肠道排泄，肾功能下降时，经胃肠道排出的肌酐量增加。

血肌酐包括内源性肌酐及外源性肌酐。内源性肌酐由肌酸代谢产生，与肌肉容积及肌肉活动情况相关，一般机体每 20g 肌肉每日代谢产生 1mg 肌酐，所以男性肌酐的产生量多于女性，青年多于老年，黑人多于白人。外源性肌酐来自动物的骨骼肌，与饮食关系密切，食物中摄入的肌酐可达肌酐排泄总量的 30%。饮食摄入的肌酸可转变为肌酐（特别是加热后的动物肌肉），肌酸转变为肌酐后在胃肠道中被迅速吸收，会导致血肌酐水平迅速增高。在肌肉容积及活动相对稳定，肾小管对肌酐的排泌及肌酐的肾外排泄相对恒定并严格控制饮食的情况下，血肌酐水平取决于肾小球滤过功能。

目前，已总结出许多 GFR 经验公式，其中 Cockcroft-Gault 公式在我国应用较多

（见公式1）。Cockcroft-Gault 公式用肌酐清除率（Ccr）来代表肾小球的滤过作用，其考虑到年龄和性别对结果的影响，降低了不同性别、不同年龄人群使用 Scr 评价 GFR 的变异性，但未考虑到相同年龄及相同性别个体间的差异、同一个体在不同时间内的肌酐水平的差异、肾小管的排泌、肌酐的肾外清除及肌酐测量误差等的影响。2000 年 Andrew S Levey 等学者提出了一个简化的 MDRD 方程，仅包含血肌酐、年龄、性别和种族，在 GFR < 90mL/（min·1.73m²）的 CKD 患者中可以较为精准地估测 GFR（见公式2）。2006 年，我国 GFR 协作组发表了适合我国人群的 GFR 估计公式（见公式3）。

公式1：

$$Ccr（mL/min）=[（140-年龄）×体重/（72×Scr）]×（0.85 女性）$$

注：体重单位为 kg。

公式2：

$$GFR[mL/（min·1.73m²）]=186×Scr^{-1.154}×年龄^{-0.203}×（0.742 女性）×（1.210 黑人）$$

公式3：

$$GFR[mL/（min·1.73m²）]=175×Scr^{-1.234}×年龄^{-0.179}×（0.79 女性）$$

3. 血清胱抑素 C

胱抑素 C 是一种碱性分泌蛋白，可产生于机体所有有核细胞，产生速率恒定，不受炎症、肿瘤、肌肉容积、性别的影响。胱抑素 C 大量分泌到尿液、血液、精液、唾液和脑脊液等各种生物体液中，经肾小球滤过后被清除，由近曲小管重吸收并分解。肾脏是清除循环中胱抑素 C 的唯一脏器，所以其浓度主要由 GFR 决定。有研究显示，胱抑素 C 影响炎症及其诱导的免疫应答，并影响多种免疫细胞（如单核-巨噬细胞、T 细胞等）参与免疫调节。在轻度肾功能不全患者中，使用胱抑素 C 评价 GFR，敏感性及特异性分别为 94% 和 95%；使用血肌酐评价 GFR，敏感性及特异性分别为 94% 和 80%，提示在评价轻度肾功能不全患者的 GFR 时，胱抑素 C 可能具有更多的临床意义。

4. β_2-MG

β_2-MG 起源于人体间质，上皮细胞和造血系统的正常细胞均能合成 β_2-MG。由于分子量小，β_2-MG 可从肾小球自由滤过，其中 99.9% 由近端小管细胞摄取，转运到溶酶体降解。β_2-MG 的产生速度和肾小球排泄速度决定其水平，但其并不能反映肾小管功能。β_2-MG 的正常值为（1 ± 4.6）μg/mL，其浓度升高反映合成增加或肾小球滤过减少，临床可见于慢性肾功能不全、慢性淋巴细胞性白血病、淋巴瘤、多发性骨髓瘤、肝炎、肝硬化和某些风湿性疾病（如干燥综合征）等。

5. α_1-MG

α_1-MG 主要由肝细胞产生，广泛存在于体液中。α_1-MG 比 β_2-MG 稳定，血

α_1-MG 含量与肌酐和尿素呈正相关，是评价 GFR 的指标之一。血 α_1-MG 升高说明 GFR 及肾血流量降低，或其在体内合成增加。慢性肾功能衰竭患者血 α_1-MG 值显著升高，其增高幅度与肾功能受损程度相关。

6. 尿酸

尿酸是嘌呤的代谢产物，人体生成并排泄的尿酸为 600~700mg/d，其中 1/3 的尿酸通过肠道排泄，另外 2/3 通过肾脏排泄，尿酸经肾小球滤过，近端小管重吸收、分泌、分泌后重吸收四个阶段后，由尿液排出体外。在正常嘌呤饮食状态下，非同日两次测空腹血尿酸水平，男性及绝经后女性 > 420μmol/L，非绝经期女性 > 360μmol/L，即诊断为高尿酸血症。造成高尿酸血症的原因主要为尿酸产生过多（嘌呤摄入过多、内源性嘌呤产生过多、嘌呤代谢增加）及肾脏清除尿酸减少（GFR 减少与肾小管重吸收增多），或者两种因素同时存在。高尿酸血症可引起尿酸性肾病、肾结石和痛风性肾病等肾脏病变。此外，对淀粉样变患者来说，血尿酸水平越高，预后越差，这主要和尿酸参与血管内皮细胞损伤有关，病程越长的患者血管内皮损伤越重，尿酸水平越高，肾功能下降越明显，预后越差。

7. 视黄醇结合蛋白（RBP）

RBP 是参与葡萄糖代谢的肝脏源性蛋白，代谢复杂，大部分在近曲小管吸收并分解，慢性肾功能衰竭时肾小球滤过 RBP 减少，血 RBP 相应增高。胰岛素抵抗患者 RBP 升高，2 型糖尿病患者出现轻度肾功能不全时 RBP 进一步升高，其 RBP 在 CKD1~5 期进行性升高。此外，血 RBP4 水平升高后，慢性肾功能衰竭患者发生心血管并发症的风险增加。RBP4 还参与免疫反应及氧化应激，导致许多器官或组织的炎症活化。

二、肾脏病病因的特异标志物

1. 抗 GBM 抗体

引起抗 GBM 病的靶抗原存在于 GBM、肺、晶状体、耳蜗、脑和睾丸等部位。抗 CBM 抗体的敏感性和特异性可达 98%~99%。是诊断急进性肾小球肾炎 I 型和肺出血 - 肾炎综合征的重要手段。

2. 白细胞介素

白细胞介素在传递信息，激活与调节免疫细胞，介导 T、B 细胞活化，以及炎症反应中起重要作用。在损伤早期，IL-18 在肾小管细胞和巨噬细胞内被切割并释放到肾小管腔和体循环中，从而介导炎症反应。IL-6 由系膜细胞合成并充当自分泌生长因子，其已被证明是肾脏患者的优越标志物，并成为各种自身免疫疾病临床干预的主要目标。IL-36α 在远曲小管中被诱导并且与每个肾单位的磷酸盐排泄相关，可作为反映每个肾单位排泄的磷酸盐负荷程度和相关肾损伤程度的标志物。此外，IL-2 受体还可预测 IgA 肾病的预后，IL-2 表达水平与肾移植排斥事件之间可能存在关系。

3. 肿瘤坏死因子（TNF）受体

TNF 受体（TNFR1 和 TNFR2）是低级别炎症的循环标志物，也被证明是肾脏疾病的生物标志物。可溶性蛋白是膜结合受体的循环形式，是 TNF 信号通路的重要组成部分，并在动脉粥样硬化和肾脏疾病的进展中发挥重要作用。抑制 TNF 信号可降低膜性肾病的肾免疫细胞浸润。有研究表明，循环 TNFRs 水平的增加与糖尿病肾病发展到 CKD3 期和终末期肾脏病密切相关，并与全因死亡率相关。

三、钙磷代谢紊乱

在慢性肾功能衰竭患者中，可以检测到 PTH 升高、血磷升高、血钙下降和尿磷排泄减少。异常钙磷代谢和甲状旁腺功能亢进可以导致血管钙化和潜在的心血管事件危险性增加。因此慢性肾功能衰竭患者应当定期测定血钙、血磷、PTH 浓度，并监测血管及软组织钙化的情况。

1. 钙

肾脏对钙的排泄调节是机体维持细胞外液钙平衡最重要的部分。正常人体内的钙主要经饮食摄入，摄入钙的 1/5 由肠道（主要是近端小肠）吸收，4/5 由肠道排出，1/5 经肾脏排出。低钙血症指血钙 < 2.15mmol/L，主要由甲状旁腺素分泌减少或缺乏、维生素 D 缺乏、高磷血症、肾小管酸中毒、肾上腺皮质激素过多及使用某些药物导致。当血钙 > 2.75mmo/L 时可诊断为高钙血症，主要由维生素 D 中毒、原发性甲状旁腺功能亢进与恶性肿瘤等导致。在慢性肾功能衰竭患者中，低钙血症十分常见，与含钙食物摄入少，钙剂、维生素 D 剂量不足致肠道及肾脏钙吸收减少有关。

2. 磷

磷主要以无机盐形式存在于体内（主要存在于骨骼和牙齿中）。血磷 < 1mmol/L 时为低磷血症，主要由磷从血浆转移到骨骼和细胞内（代谢性酸中毒）、肠道吸收磷减少或丢失增加（低磷饮食、应用磷结合剂）及肾小管重吸收磷减少等导致。血磷 > 1.6mmol/L 为高磷血症。肾衰竭时，尿磷排泄减少、磷摄入过高、骨吸收亢进及细胞损伤后磷转移入血均可发生高磷血症。人体内的磷从肾小球滤过，当 GFR 下降 30% 时，磷潴留体内，若 GFR 继续降低，磷继续下降，就会形成高磷低钙。

3. PTH

PTH 由甲状旁腺主细胞分泌，主要作用于肾脏、骨骼和小肠。正常人血浆 PTH 浓度为 10~50ng/L，在原发或继发性甲状旁腺功能亢进症、家族性或假性甲状旁腺功能亢进症及一些内分泌疾病中 PTH 可增高。

四、电解质异常

1. 钾

钾是细胞内的主要阳离子，大约 98% 的钾位于细胞内。钾的吸收和排泄主要由胃肠道和肾脏调节，摄入钾的 90% 由肾脏排泄，于近端小管及髓袢处重吸收，每日排出的钾由远端小管分泌。正常血钾浓度为 3.5~5.5mmol/L。

低钾血症是指血钾 ≤ 3.5mmol/L，常见原因包括①胃肠道失钾：长期大量呕吐、腹泻，持续胃肠引流等；②肾脏失钾：急性肾衰竭多尿期、肾小管酸中毒、失钾性肾病、原发性醛固酮增多症及排钾利尿剂的使用等。

高钾血症是指血钾 ≥ 5.5mmol/L，常见原因见表 3-2。

表 3-2　导致高钾血症的原因

导致高钾血症的原因
过多的钾摄入
细胞损伤、横纹肌溶解、溶血等
酸中毒
肾功能不全
原发性盐皮质激素减少，如艾迪生病
低肾素低醛固酮血症，如糖尿病、血管间质疾病等
假性低醛固酮血症
肾小管间质疾病
药物因素，如地高辛、阿米洛利、甲氧苄啶、肝素等

2. 钠

钠是细胞外液的主要阳离子，钠平衡的调节与钠摄入量、非肾性丢失和肾排泄有关。血钠 < 135mmol/L 称为低钠血症，与水分摄入过多、内生水蓄积和肾外失钠有关，如呕吐、腹泻、引流、渗液、大汗及应用利尿剂等。急性低钠血症有恶心、厌食、呕吐、无力、头痛、注意力不集中等症状，严重时会出现脑水肿，表现为神志模糊、迟钝、呼吸困难，甚至抽搐、呼吸骤停。慢性低钠血症的临床表现不特异，可有疲乏、呃逆、肌肉痛性痉挛等。血钠 > 145mmol/L 称为高钠血症。高钠血症必伴有血浆渗透压升高，血浆渗透压升高促使细胞内的水分向细胞外转移，从而平衡细胞内外的渗透压。因此，高钠血症会产生细胞内脱水。高钠血症的危险因素有住院患者输入高张液体、应用渗透性利尿剂、未控制的糖尿病及多尿性疾病等。不宜过快地纠正高钠血症，否则有可能发生危险。

3. 碳酸氢根

标准血浆 HCO_3^- 浓度是指全血在标准条件下（即血红蛋白的氧饱和度为 100%，温度为 37℃，PCO_2 为 40mmHg）测得的血浆中 HCO_3^- 的含量，正常均值为 24mmol/L，范围是 22~27mmol/L。当 GFR 降至 60mL/（min·1.73m²）时，血清 HCO_3^- 下降标志着酸中毒的发生，慢性肾病和透析患者普遍存在酸中毒，表现为血碳酸氢盐和（或）pH 下降。代谢性酸中毒包括正常阴离子间隙的高氯血症性代谢性酸中毒（如肾小管酸中毒）；单纯阴离子间隙增高的代谢性酸中毒（如尿毒症性酸中毒、乳酸性酸中毒及酮症酸中毒等）；混合性酸中毒，即以上两种情况混合存在。引起阴离子间隙变化的各种因素见表 3-3。

表 3-3 引起阴离子间隙变化的各种因素

导致阴离子间隙增高的因素	导致阴离子间隙降低的因素
Cl^- 和 HCO_3^- 以外的阴离子增多	Cl^- 和 HCO_3^- 以外的阴离子减少
白蛋白浓度升高	白蛋白浓度降低
无机阴离子增多（磷酸盐、硫酸盐）	水潴留、卤化物（溴、碘）
有机阴离子增多（乳酸盐、酮体）	人为因素
毒素增多，如甲醇、乙醇、水杨酸等	
钠、钾以外的阳离子减少	
钙离子、镁离子降低	
钠、钾以外阳离子增多	
钙离子、镁离子增高	
异种蛋白增高，如 IgG、轻链等	
严重高脂血症	

五、血液系统异常

1. 血红蛋白测定及血细胞比容（Hct）

血红蛋白测定及 Hct 是评估贫血的首选方法，Hct 受血浆内水容积变化的影响大，而血红蛋白受血浆内水容积变化的影响小。血红蛋白水平直接受肾脏促红细胞生成素合成障碍的影响，因此是一个反映红细胞生成更为精确的指标。临床上合并贫血的肾脏病主要有肾衰竭、SLE、多发性骨髓瘤、单克隆免疫球蛋白肾损害及其他血液系统疾病累及肾脏等。

2. 网织红细胞计数与血小板计数

网织红细胞计数与血小板计数是反映骨髓造血的重要指标。若网织红细胞计数升高或血小板计数减少，血涂片碎裂细胞 > 2%，则提示有血管内溶血。对血栓性微血管病（如血栓性血小板减少性紫癜和溶血尿毒综合征等）及其他肾小球疾病（如抗磷脂抗体综合征、血管炎、硬皮病、恶性高血压和冷沉球蛋白血症等）有重要的意义。

3. 红细胞沉降率（血沉）

影响血沉的理化因素较为复杂，与红细胞的数量、厚度、直径和血红蛋白含量有关。各种炎症、组织损伤及坏死、恶性肿瘤，以及各种原因引起的高球蛋白血症都可引起血沉增快。

4. 铁相关检查

（1）血清铁及总铁结合力：铁被吸收后进入血液，与血浆中的转铁蛋白结合后被储存并利用。血清铁水平代表铁进入和离开循环之间的平衡。总铁结合力反映血清中运铁蛋白的含量，其受铁的吸收、贮存及利用因素的影响，于铁贮存减少时开始增高。血清铁增高的原因有利用障碍（铁粒幼细胞性贫血、再生障碍性贫血和铅中毒等）、释放增多（溶血性贫血、急性肝炎和慢性活动性肝炎等）、铁蛋白增多（白血病、含铁血黄素沉着症和反复输血等）及铁摄入过多（铁剂治疗过量）。血清铁水平降低常由铁缺乏、慢性失血等导致。铁缺乏在慢性肾功能衰竭患者中较为常见。

（2）转铁蛋白饱和度：是血清铁与转铁蛋白结合能力的比值，其水平降低见于缺铁性贫血（转铁蛋白饱和度小于15%）、炎症等；增高见于铁利用障碍，如铁粒幼细胞性贫血、再生障碍性贫血。血色病早期，贮存铁增加不显著，但血清铁已增加，转铁蛋白饱和度 > 70%，是诊断的可靠指标。

（3）铁蛋白：是反映铁储备情况的指标，可判断铁缺乏或铁负荷。此外，血清铁蛋白还可反映急性或慢性感染。

5. 白蛋白

白蛋白是人体内最重要的结合和转运蛋白，占血浆蛋白的40%~60%。具有维持血浆胶体渗透压的作用，还可作为代谢产物、金属离子、胆红素、激素和药物的载体，以及外周组织蛋白质合成的氨基酸库，是血浆中的主要抗氧化剂，可用于评估肾小球滤过屏障破坏的严重程度。白蛋白降低主要因素有白蛋白合成减少（肝硬化与营养不良等）、白蛋白丢失过多（肾病综合征、急性大失血和严重烧伤等），以及白蛋白消耗过多（炎症、慢性病、遗传病等）。

六、血脂异常

肾病综合征、CKD、终末期肾脏病、透析与肾移植后等肾脏疾病常伴随脂质代谢紊乱。现确定的脂蛋白有 6 种，分别是乳糜微粒（CM）、极低密度脂蛋白（VLDL）、中间密度脂蛋白（IDL）、低密度脂蛋白（LDL）、脂蛋白（a）[Lp（a）]、高密度脂蛋白（HDL），其密度与来源见表 3–4。

表 3–4　六种主要的脂蛋白的密度与来源

脂蛋白	密度	来源
CM	< 0.95	小肠
VLDL	< 1.006	肝脏
IDL	1.006~1.019	VLDL
LDL	1.019~1.063	乳糜微粒
Lp（a）	1.063~1.107	VLDL
HDL	1.107~1.21	乳糜微粒、VLDL、肝脏、小肠

CM 介导的途径属于外源性脂蛋白代谢过程。CM 富含甘油三酯，主要来源为食物，在小肠合成，然后分泌进入淋巴管后进入血循环。CM 中 80% 的甘油三酯通过脂蛋白脂酶（LPL）被清除。

VLDL 也由肝脏合成，富含甘油三酯。VLDL 的去脂化过程与 CM 类似，在血管内皮表面 LPL 使其转化为 IDL。大约 50% 的 IDL 被肝脏直接清除，其余部分被肝脏脂肪酶进一步去脂化，转化为 LDL。

LDL 是空腹时血浆中脂蛋白的主要成分，它大约携带血浆中 3/4 的总胆固醇。在正常情况下，几乎所有的 LDL 都是 VLDL 代谢的产物。

HDL 由肝脏及小肠合成和分泌，是调节 CM、VLDL、IDL 脱脂环节中的关键因素，也在胆固醇逆转运中起重要作用。在卵磷脂胆固醇酰基转移酶的作用下，HDL 将由肝外组织及其他的脂蛋白获得的游离胆固醇转化为胆固醇酯，变成球形微粒，并将外周组织的胆固醇运输至肝脏代谢。HDL 脂蛋白颗粒中的蛋白质部分称为载脂蛋白，主要有 5 类，分别为 ApoA、ApoB、ApoC、ApoD、ApoE。载脂蛋白可结合脂类，并稳定脂蛋白结构，从而完成其结合和转运脂类的功用。血浆脂蛋白代谢紊乱可以造成高脂蛋白血症，即高脂血症。

胆固醇主要用于合成细胞质膜、类固醇激素和胆汁酸。血清胆固醇水平受年龄、家族、民族、性别、遗传、饮食、工作性质、劳动方式、饮酒、吸烟及精神因素影响。

七、原发病相关的血液检查

1. 抗核抗体（ANA）

ANA 是一组对细胞核或细胞质内核酸和核蛋白产生的自身抗体。80%~95% 的系统性红斑狼疮（SLE）患者 ANA 呈阳性，血清 ANA 效价 ≥ 1 ：80 时有意义，但 ANA 的效价与疾病的活动性并非完全成正比。

（1）抗脱氧核糖核酸（DNA）抗体：分为抗双链 DNA 和抗单链 DNA 抗体，其中抗双链 DNA 抗体为 SLE 血清学标志物，SLE 患者易发生肾损害。放射免疫法检测抗 DNA 抗体敏感性较高，在 SLE 中阳性率 > 60%，活动期患者可达 95%；间接免疫荧光法特异性也较高，在 SLE 中阳性率 > 45%，活动期患者可达 93%。

（2）抗脱氧核糖核酸核蛋白（DNP）及组蛋白抗体：前者在 SLE 中阳性率约 70%；后者在 SLE 中阳性率为 30%~50%，在药物性狼疮中阳性率 > 90%。

（3）抗核小体抗体（AnuA）：近年来发现 AnuA 在 SLE 中的敏感性达 69.9%~71%，特异性达 97.3%~99%，尤其在抗双链 DNA 抗体阴性时具有重要意义。

2. 盐水可提取性核抗原（ENA）抗体

ENA 又称可溶性核抗原，指细胞核在盐水中可以溶解的一部分抗原成分。抗 ENA 抗体，属于抗非组蛋白抗体，主要包括抗 Sm 抗体、抗 U1snRNP 抗体、抗 Ro/SSA 和 La/SSB 抗体、抗核糖体 RNP 抗体。

（1）抗 Sm 抗体：是 SLE 的标记性抗体，在 SLE 中阳性率为 21%~30%，尚未发现抗 Sm 抗体与病情活动有明确的关系。

（2）抗 U1snRNP 抗体：可在多种免疫性疾病中出现，在 SLE 中阳性率约为 40%，高效价的 U1snRNP 可诊断混合性结缔组织病。

（3）抗 Ro/SSA 和 La/SSB 抗体：抗 Ro/SSA 抗体在 SIE 中阳性率为 30%~40%；抗 La/SSB 抗体在 SLE 中阳性率为 10%~20%。抗 Ro/SSA 和 La/SSB 抗体阳性的患者多伴有光过敏、血管炎、紫癜、淋巴结肿大、白细胞减少和类风湿因子阳性并且合并干燥综合征。

（4）抗核糖体 RNP 抗体：在 SLE 中阳性率约为 24%，是 SLE 的标记性抗体。

3. 抗磷脂抗体

抗磷脂抗体包括抗心磷脂抗体、抗磷脂酰丝氨酸抗体、抗磷脂酰肌醇抗体、抗磷脂酰抗体和抗磷脂酰甘油抗体 5 种，其中抗心磷脂抗体较常检测。在 SLE 中抗心磷脂抗体阳性率为 30%~40%，该抗体阳性的 SLE 患者常有不典型狼疮，ANA 常阴性，多有栓塞、肺动脉高压、血小板减少，以及自发性流产、胎儿宫内窘迫或死胎等病症。

4. 抗中性粒细胞胞质抗体（ANCA）

ANCA 是一种以中性粒细胞和单核细胞胞质成分为靶抗原的自身抗体，常用间接免疫荧光法检测，根据乙醇固定的中性粒细胞基质片，可以分为胞质型（c-ANCA）与核周型（p-ANCA）。ANCA 有助于诊断血管炎，c-ANCA 在 Wegener 肉芽肿中有很高的敏感性，且抗体水平与疾病活动性相关。p-ANCA 也可见于其他类型血管炎、炎症性肠病等。

5. 血清补体

补体异常包括原发性和获得性两类，临床上常见的是获得性补体异常，血清病、自身免疫病、传染或炎症疾病均可造成补体异常。在肾小球肾炎中，血清补体 C_3 浓度降低表明循环免疫复合物沉积。C_3 浓度降低常见于急性感染后肾小球肾炎、特发性膜增生性肾炎和狼疮性肾炎等。

6. 免疫球蛋白

免疫球蛋白有 5 类，分别为 IgG、IgA、IgM、IgD、IgE，可见于感染性心内膜炎肾损害、冷球蛋白肾损害、狼疮性肾炎等。某一种免疫球蛋增高而其他的免疫球蛋不增高或反而降低，见于浆细胞病肾损害，如多发性骨髓瘤、华氏巨球蛋白血症等。

7. 冷球蛋白

冷球蛋白的血清浓度参考值为 < 8000μg/L，其阳性可诊断为冷球蛋白血症。

八、其他血液检查异常

1. 乳酸脱氢酶（LDH）

LDH 存在于机体所有组织细胞的胞质内，在肾脏中含量较高。因其在人体组织中的活性普遍很高，所以血清中 LDH 的增高是非特异性的。当溶血或肌肉、内脏受损，存在肌肉损伤或内脏器官坏死时，高 LDH 是溶血的证据（如血栓性微血管病）。LDH 增高还可见于急性肝炎、阻塞性黄疸、心肌炎、恶性肿瘤、肝硬化、运动肌肉营养不良、急性白血病及恶性贫血等。

2. 乙肝表面抗原（HBsAg）

HBsAg 是乙肝的外壳蛋白，是已感染乙型病毒性肝炎的标志。HBsAg 阳性时应进一步做乙肝五项指标和乙肝病毒脱氧核糖核酸（HBV-DNA）检查。乙肝病毒抗原是继发性肾小球疾病的常见原因，其表面抗原或抗原抗体复合物沉积于肾小球可引起乙型肝炎病毒相关性肾炎。即使患者本身并非传染源，患者的肾小球疾病也非感染乙型肝炎病毒所致，也要明确患者是否为乙型肝炎病毒携带者，这对制定治疗方案具有重要的意义。

3. 血培养

血培养可筛查血液感染，特别是细菌、真菌或病毒造成的感染。通常感染相关性肾炎，伴有发热和白细胞增多。大多数感染相关性肾炎是由于细菌感染造成的，然而巨细胞病毒、EB 病毒和细小病毒也可导致肾小球肾炎。

4. 抗链球菌溶血素"O"（ASO）试验

ASO 试验是 A 族溶血性链球菌感染性疾病的辅助诊断方法之一，通过测定血清中的 ASO 抗体效价，判断患者有无 A 族溶血性链球菌感染，多用于筛查近期的 A 族链球菌感染。急性链球菌感染后的肾小球肾炎患者，可以检查 ASO、C_3 和 C_4 等。

5. D- 二聚体

D- 二聚体主要用于检测纤维蛋白溶解功能，可以用于筛查高凝状态，是临床上重要的凝血事件发生的证据。D- 二聚体 > 2ng/mL 时凝血或血栓的风险增加。

6. 血清拉曼光谱

拉曼光谱是一种非弹性散射的光谱，血清拉曼光谱常用于生物分子检测，已广泛应用于宫颈癌、阿尔茨海默病、甲状腺功能障碍等的早期筛查。由于代谢异常（肾清除率降低等因素），血清中蛋白质、脂质等生物分子的含量发生变化，可能导致慢性肾功能衰竭患者血清拉曼光谱的峰强度和光谱形状发生变化。这些光谱变化可能表明肾脏排泄减少和血清成分变化。拉曼光谱结合模式算法的准确率达 89.7%，接近 90%，基本达到了快速筛选的标准。血清拉曼光谱可以前瞻性地扩展到肾脏疾病不同阶段的研究和慢性肾功能衰竭高危人群的筛查。与 GFR 方法相比，拉曼光谱的方法大大提高了检测效率和准确率。随着拉曼光谱的发展，便携式拉曼光谱仪将逐渐取代传统的大型测量仪器。使用血清拉曼光谱初步筛查慢性肾功能衰竭是一种廉价、快速且对患者友好的方法。

【参考文献】

［1］Zi M，Xu Y.Involvement of cystatin C in immunity and apoptosis［J］. Immunol Lett，2018，19（6）：80-90.

［2］Xu Y，Ding Y，Li X，et al.Cystatin C is a disease-associated protein subject to multiple regulation［J］.Immunol Cell Biol，2015，93（5）：442-451.

［3］Su Y，Huang Y，Jiang Y，et al.The Association between Serum Retinol-Binding Protein 4 Levels and Cardiovascular Events in Patients with Chronic Kidney Disease［J］.

Lab Med，2020，51（5）：491-497.

［4］Hirano Y，Kurosu H，Shiizaki K，et al.Interleukin-36α as a potential biomarker for renal tubular damage induced by dietary phosphate load［J］. FEBS Open Bio，2020，10（5）：894-903.

［5］Karahan HI，Soyöz M，Pehlivan M，et al.Assessment of Interleukin 2 Cytokine Expression Levels After Renal Transplantation［J］. Transplant Proc，2019，51（4）：1074-1077.

［6］Wang S，Li Y，Fan J，et al.Interleukin-22 ameliorated renal injury and fibrosis in diabetic nephropathy through inhibition of NLRP3 inflammasome activation［J］. Cell Death Dis，2017，8（7）：e2937.

［7］Lundberg S，Lundahl J，Gunnarsson I，et al.Soluble interleukin-2 receptor alfa predicts renal outcome in IgA nephropathy［J］. Nephrol Dial Transplant，2012，27（5）：1916-1923.

［8］Bae E，Cha RH，Kim YC，et al.Circulating TNF receptors predict cardiovascular disease in patients with chronic kidney disease［J］. Medicine（Baltimore），2017，96（19）：e6666.

［9］Huang YS，Fu SH，Lu KC，et al.Inhibition of tumor necrosis factor signaling attenuates renal immune cell infiltration in experimental membranous nephropathy［J］. Oncotarget，2017，8（67）：111631-111641.

［10］Fernández-Juárez G，Villacorta Perez J，Luño Fernández JL，et al.High levels of circulating TNFR1 increase the risk of all-cause mortality and progression of renal disease in type 2 diabetic nephropathy［J］. Nephrology（Carlton），2017，22（5）：354-360.

［11］熊声贺，樊斌，胡文雨，等.高龄慢性肾脏病人群血清拉曼光谱评价体系建立［J］.国际检验医学杂志，2018，39（14）：1744-1748.

（于光辉）

第三节　影像学检查

影像学检查对慢性肾功能衰竭的诊断有一定价值，影像学的主要作用是检测肾功能衰竭的可能原因（如输尿管梗阻或肾血管疾病），并评估肾脏的大小和形态。以下就临床常用的 X 线检查、CT、放射性核素与核磁共振做一简述。

一、X 线检查

（一）腹部平片

腹部平片简单易行，检查区域包括上腹部两侧肾区、中下腹部、盆腔，以及这些部位的骨骼及软组织。为了使腹部清洁，X 线检查前一日，患者需服缓泻剂，排出肠内粪便及气体。腹部平片检查前应详细询问患者 3~4 日前是否做过钡餐胃肠造影或钡剂灌肠（若做过相关检查，应先行洗肠或择日拍片）。正常腹部平片上，两侧肾脏轮廓清楚，腰肌阴影对称，骨骼清晰可见，小肠内一般见不到积气现象，整个泌尿系统内无致密阴影，见不到软组织肿块阴影。侧位腹平片可作为诊断血管钙化的有效手段，立位腹部平片是腹膜透析置管术后的常规检查。

（二）泌尿系统 X 线影像的阅片注意事项

读泌尿系统 X 线影像时，首先应观察双肾区域，其次观察输尿管下行通路至膀胱区。不仅要观察尿路本身，还要注意其周围组织，如腰大肌、肋骨、脊柱、骨盆骨骼等情况，观察有无异常的钙化或软组织肿块阴影。除注意形态学变化外，还要注意有无功能方面的异常。

1. 肾影

正常肾脏位于腹膜后、脊柱两旁。其长轴自上内向下外倾斜，长 12~13cm，宽 5~6cm，厚约 4cm，相当于 3 个脊柱椎体范围。上缘在第十二胸椎体的上缘水平，下缘在第二腰椎体下缘水平。肝脏稍向下推移右肾，故右肾影比左肾影低 2cm。仰卧位改为直立位时，肾影可下降 1~3cm。正常肾脏呈豆形，边缘光滑，其周围有一层含脂肪的结缔组织，密度较低，将肾外形衬托出来。注意肾区有无致密阴影（如含钙的阳性结石、结核或肿瘤的钙化等造成的阴影）；同时注意肾脏大小、形状和位置的异常。慢性肾功能衰竭患者肾萎缩时肾脏变小；而肾盂积水或肾实质肿瘤时肾脏可增大并变形。肾脏位置过高、过低、移位等，都可能是病理现象。有时一侧或双侧肾影看不到，如非技术原因所致，可能是一侧或双侧无肾，或为异位肾、游走肾，或肾脏已被切除，需要进一步检查，明确原因。

2. 肾盂、肾盏

右侧肾盂的位置相当于第二腰椎横突水平，左侧约高 2cm。如果肾盂低于第三腰椎下缘，或其内缘距腰椎侧缘超过 2cm 以上，都属正常。肾小盏形如喇叭，呈杯口状凹陷，6~8 个小盏汇合成 2~4 个肾大盏，大盏汇合形成肾盂。观察肾盂及肾盏时，要注意其中有无充盈缺损（肿瘤、血块或结石等表现为缺损改变）；还应注意观察有无压迫、移位、拉长、变形等改变，肾或肾周围的肿瘤、囊肿均可引起此类变化。肾盂、肾盏可由于侵蚀破坏导致边缘不整，或形成空洞、窦道等病变，常见于结核、肿瘤等疾患。若静脉尿路造影时肾盂、肾盏显影不佳或不显影，说明肾功能受损。若小盏顶端杯口变平或呈杵状，说明肾盂、肾盏扩张，此为尿路阻塞肾盂积水的表现，此时显影延迟。

3. 输尿管

输尿管长 25~29cm，宽约 3mm，有 3 个生理狭窄区：①肾盂输尿管连接处；②骨盆边缘处；③输尿管进入膀胱处。勿将正常输尿管的蠕动误认为狭窄，注意有无移位、压迫、充盈缺损或致密阴影，这些变化可由外部肿块、内部肿瘤、结石等引起。

4. 其他改变

除观察尿路部分外，还应观察双侧腰大肌影是否对称，脊椎椎体有无病变，骨盆骨质有无破坏。以上改变有助于判断肾结核、肾肿瘤等。

（三）肾盂造影

肾盂造影包括静脉肾盂造影和逆行肾盂造影。

1. 静脉肾盂造影

静脉肾盂造影也称排泄性尿路造影，检查过程中需要在外周静脉内注入碘造影剂，造影剂注入后进入血液循环，并最终流经肾脏，经滤过后随尿液排出。由于膀胱、肾脏、输尿管含有高密度碘对比剂，在采用 X 线照射时，就会发生显影反应，影像医师可以通过观察造影剂在泌尿系统的分布特点，对泌尿系统解剖结构正常与否加以评估，静脉肾盂造影在诊断泌尿系统结石、先天畸形、炎症、肾功能改变、肿瘤等方面，均具有较高的临床价值。此项检查既可以了解双肾功能情况，又可观察尿路的形态和通畅情况。临床上，凡疑有肾输尿管、膀胱病变时，或有不能解释的泌尿系统症状，均可做静脉肾盂造影，以便发现或除外泌尿系统疾病。优维显、碘海醇（低渗造影剂）和碘克沙醇（等渗造影剂）由于相关不良反应发生概率较低，目前在临床上常用。但是传统的静脉肾盂造影仅能提供平面影像，且成像质量往往不满意，长时间检查可能导致部分老年患者难以忍受。此外，成像质量不佳可能会导致小肿瘤、结石等病变与周围器官影像重叠，导致漏诊情况。

2. 逆行肾盂造影

逆行肾盂造影是将有机碘化物的水溶液（含碘造影剂）从尿道注入，造影剂依赖注射压力逆行经过膀胱、输尿管、肾盂及肾盏。逆行肾盂造影清晰，且不受肾功能限制，但需尿路通畅。由于逆行肾盂造影并发感染和医源性损伤的概率高，常用于静脉肾盂造影不能充分评估肾脏集合系统时，或用于输尿管、膀胱和尿道超声，甚至 CT 不能诊断的病例。

（四）肾动脉造影

用放射性方法观察肾动脉情况是诊断某些肾脏病的重要检查方法之一，见图 3-5。

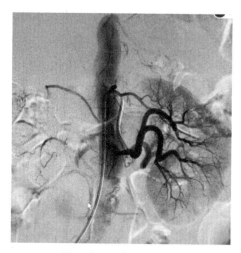

图 3-5　左肾动脉造影

1. 肾动脉造影适应证

①肾血管性高血压。②肾血管性病变，肾动脉造影是诊断各种原因导致的肾动脉狭窄的金标准。③肾脏占位病变。④肾创伤，其他检查方法未能发现病变，而肾动脉损伤症状明显时（如肾活检后并发症）。⑤肾移植前后，了解肾动脉情况。⑥当其他检查方法不能明确血尿原因时。

2. 肾动脉造影的并发症

肾动脉造影主要的并发症是造影剂变态反应及造影剂肾病。肾动脉造影时，导管留置于肾动脉或其分支，可能引起血栓。动脉穿刺可引起血管损伤出血、动静脉瘘及血栓形成等。

3. 术前及术后注意事项

术前结合患者当日的心电图、胸部 X 线片、心脏彩超及抽血化验的结果对患者情况进行综合评估。对穿刺部位的皮肤进行检查，查看是否有破损或感染现象，询问患者是否有碘过敏史，对术前进行一系列准备的必要性进行充分解释，并嘱咐患者应在术前摘除戒指或手镯等饰品。对患者进行碘过敏的皮试，并在术前 30 分钟肌肉注射地西泮 10mg 和盐酸异丙嗪 25mg，如果患者注射药物后由于某种原因无法进行造影术，再次进行造影术前不可再肌肉注射镇静剂。术前嘱咐患者食用简单易消化的食物，不可过饱，避免术中出现恶心等症状。肾动脉血管造影患者术前应将膀胱排空，如有便意应尽快排便，必要时可采用留置导尿进行治疗。对于穿刺的部位，应当用沙袋进行压迫止血，时间为 4~6 小时，避免患者剧烈活动而引发穿刺部位的出血。术后 24 小时保持绝对卧床，每隔 5~10 分钟观察沙袋的位置，注意有无出血情况，必要的情况下可以手扶沙袋。

注意：正常肾动脉一般可见前后两大分支，前支较后支大，两支各分成节段支供给肾锥体部血流，之后形成弓形动脉，进入肾皮质部。主肾动脉在第一腰椎平面起自腹主动脉，右肾动脉的走向稍向尾端及外侧，而左肾动脉则直向外侧。要注意这些血管有无畸形、狭窄、阻塞、缺如、侧支循环分布异常等。肾静脉造影时，可见肾静脉分成肾内部分与肾外部分。右肾静脉较短，与下腔静脉呈锐角汇合，左肾静脉较长，跨过主动脉前方，走行于腹主动脉和肠系膜上动脉之间，与下腔静脉呈直角汇合。要注意观察肾静脉有无栓塞、狭窄、压迫、移位等异常表现，尤其左肾静脉，当腹主动脉或肠系膜上动脉异常压迫左肾静脉时，可出现"胡桃夹"现象。

（五）骨质疏松的 X 线表现

骨质疏松主要表现为骨质密度降低、骨质软化、骨质硬化、继发性甲状旁腺功能亢进性骨质改变及转移性钙化。

（1）骨质密度降低：表现为广泛或局限性骨质密度降低，骨皮质变薄与骨小梁稀疏。

（2）骨质软化：成人可表现为骨质密度降低、骨小梁模糊及骨骼变形，脊柱侧弯或后突畸形，椎体呈鱼椎样改变；骨盆可呈三角形。位于股骨颈及耻骨支的假骨折线是诊断骨质软化的重要征象，见图 3-6。

（3）骨质硬化：多见于病程较长的患者，表现为骨小梁增粗密集、骨密度增高，皮髓质分界不清，骨结构消失，可发生于全身骨骼，以脊椎和颅底为主。椎体表现为上下缘硬化明显、密度增高，而中央密度降低，呈夹心饼干样改变，多见于腰椎，也可以表现为皮质、轮廓模糊，呈磨玻璃样改变，见图 3-7。

（4）继发性甲状旁腺功能亢进性骨质改变：骨膜下骨吸收是继发性甲状旁腺功能亢进引起骨质改变最常见的早期表现，常见部位包括中位指骨桡侧缘及指骨末端甲粗隆、锁骨外侧、胫骨上 1/3 内侧、下颌骨磨牙区等。若骨吸收发生于颅骨，则表现为板障增厚、密度降低，内外板分界不清，散在颗粒样低密度缺损，呈磨玻璃样或镶嵌样

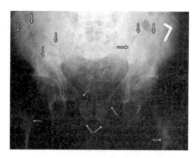
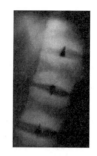

图 3-6　骨质软化　　　　图 3-7　骨质硬化

改变。纤维囊性骨炎，也称"棕色瘤"，表现为大小不等的囊状透光区，周围可见硬化边，使骨干呈偏心性、膨胀性改变，见图 3-8。

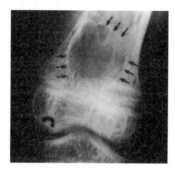

图 3-8　棕色瘤伴软骨下骨吸收

（5）转移性钙化：继发性甲状旁腺功能亢进引起血浆内磷酸盐增高超过一定限度时，就会引起软组织（常发生在髋关节周围，后期可跨越关节）和血管内的异位沉积（可位于颈部小血管及腹主动脉），见图 3-9。

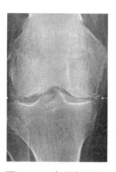

图 3-9　半月板钙化

注意：①本病应与佝偻病、原发性甲状旁腺功能亢进症等鉴别。肾性骨病 X 线以长骨干骺端毛刷样扩大改变为主，一般无凹陷。佝偻病可见杯口样凹陷。肾性骨病 X 线可见假骨折线，长骨干骺端骨膜下骨吸收，单房性骨囊状透光区等。在原发性甲状旁腺功能亢进症的骨骼系统病变中，假骨折线少见，以指骨骨膜下骨吸收为主，呈毛刺状或花纹状，见多房性骨囊状透光区。另外，肾性骨病多见于佝偻病、骨软化症、骨硬化等病症，而原发性甲状旁腺功能亢进症少见此类病症。②普通 X 线诊断敏感性差，发现骨质疏松时至少已出现骨丢失 30% 以上，双能量 X 射线吸收测定术（DEXA）可以消除软组织对测量值的影响，具有精确度高、射线剂量低和图像清晰等优点，可准确定位，测量范围广，可作全身或任意兴趣部位测量，可采用任意扫描角度进行形态学和骨矿含量的结合诊断，免去变换患者体位的麻烦。DEXA 在测量股骨颈、大粗隆，以及全髋骨密度时均有诊断意义，仅测量腰椎骨密度时容易造成假阴性，因此加入两侧髋关节可提高其准确性。前臂桡骨远端 1/3 点的测定以反映皮质骨状况为主（占95%），也有文献称，前臂在肾性骨病中的诊断是敏感性最高的，股骨颈次之，腰椎在肾性骨病骨密度测量中敏感性最低。

（六）血管钙化的 X 线表现

血管钙化在透析或非透析的慢性肾功能衰竭患者中普遍存在。血管钙化是磷酸钙盐沉积在心血管系统软组织的异位钙化表现，绝大多数钙化以羟基磷灰石的形式存在，包括血管钙化和主动脉瓣膜钙化。血管钙化可以分为内膜钙化和中膜钙化。内膜钙化仅局限于斑块，病变与炎性反应、脂质沉积有关，可致管壁变硬、管腔狭窄，最终阻塞血管，造成缺血性坏死。中膜钙化受累整条动脉，病变主要在内弹力层，表现为动脉中膜的内弹力层出现线性沉积的羟基磷灰石晶体钙，相比内膜钙化，中膜钙化无炎性反应和脂质的沉积。中膜钙化可致血管僵硬，顺应性降低。内膜钙化和中膜钙化在CKD 患者中可独立出现，但在慢性肾功能衰竭患者中两种钙化同时存在，且均与终末期死亡率的升高关系密切。长期维持性血液透析患者心脏瓣膜钙化发生率明显高于正常人群，且心脏瓣膜钙化与患者预后相关。心瓣膜钙化主要表现为：主动脉瓣受累多于二尖瓣，瓣环多于瓣叶。

常用 X 线平片诊断血管钙化的方法有侧位腹部平片、髋关节正位片及双手正位片，其中，同一程度的血管钙化，侧位腹部平片的诊断敏感性高于髋关节正位片。

1.心血管钙化评估方法

（1）主动脉弓钙化：通过胸部正位 X 线片可将主动脉弓钙化分为 4 个等级，0 级无可见钙化；1 级可见小斑点状钙化或一小块薄的钙化区域；2 级可见 1 个及 1 个以上有厚度的钙化区域；3 级可见环形钙化。

（2）简易血管钙化评分：患者行骨盆平片与双手正位 X 线片检查，将骨盆平片（水平线位于股骨头切面，垂直线位于脊柱位置）、双手正位 X 线片各分为 4 部分（先以各双手作为一部分，再以掌骨上方做水平线进行分隔），每个部位有 / 无血管线性钙化为 1 分或 0 分，钙化总积分为 0~8 分，上述评分分别由两位有经验的放射科医师进行双盲法阅片和评分。

2. X 线平片诊断优缺点

X 线检查费用低廉，对不透光异物存留等疾病有很好的诊断价值。对中、重度动脉钙化敏感性高，而轻度钙化易漏诊，诊断腹主动脉钙化的敏感度高于髂、股动脉。X 线检查可以对血管钙化进行半定量评价。X 线检查结果可提供钙化发生部位的信息，有助于判断是内膜的斑片样钙化还是动脉中层的线样钙化。

（七）X 线的其他应用

胸部 X 线检查可测量心胸比，协助评价患者容量负荷情况、评估干体重，还可以显示患者肺部感染、肺水肿、胸腔积液等情况。临床中，胸部 X 线平片还常用于协助判断各类导管（包括中心静脉导管、腹膜透析管等）的位置、走行情况，以及协助诊断和评估相关并发症。

中心静脉置管术后应常规行 X 线平片检查（颈内静脉置管术后行胸部正位片，股静脉置管术后行立位骨盆片），确定导管置入位置。通常情况下，颈内静脉导管置入应使导管末端位于上腔静脉开口处或右心房上 1/3 处（即第七～第九后肋水平），而股静脉导管置入应使导管末端位于髂总静脉或下腔静脉处（即第一～第二腰椎水平）。同时，X 线检查可发现导管打折、走行角度过小等情况，从而协助判断导管功能不良的原因并指导相应治疗措施。中心静脉置管术后行 X 线平片检查可以协助发现置管相关的气胸、血气胸等并发症的情况。

腹膜透析置管术后也应常规行立位腹平片检查，以了解导管放置位置是否合适，有无导管走行异常。此时，腹平片应包括整个真骨盆。平片中腹膜透析管的末端应位于真骨盆的最低处。在了解导管位置的同时，腹平片还可显示患者有无明显肠管扩张、积气、积粪甚至肠梗阻表现。当腹膜透析患者出现腹透液引流不畅时，通过立位腹平片可以协助判断是否存在导管移位（腹透管漂管）、导管打折等并发症。

二、CT 检查

CT 对某些肾脏病变尤其是肿瘤的定位和定性诊断有重要价值，易于发现泌尿系统结石（尤其是肾内小结石），有助于进一步评估超声检测到的肾盂积水，确定梗阻的水平和原因，易于显示肿瘤内的钙化脂肪组织等，并依据肿瘤的强化特点，对部分肿瘤做出定性诊断。CT 血管成像可立体地显示肾动脉，用于诊断肾血管性病变（如肾动脉狭窄等），但对肾内小分子显示不佳。CT 血管成像用于肾创伤的诊断，可判断肾损伤的程度，碘造影剂可用于透析后无肾功能残留的患者。慢性肾功能衰竭患者肾脏血流灌注明显不足，皮质血流量明显下降，血流量（BF）及肾脏皮质的血容量（BV）都较普通人群灌注参数低，但是平均通过时间的延长可以使肾脏血流维持一个相对正常的平均通过时间，维持肾脏代谢的相对稳定。肾脏皮髓质期图像见图 3-10。

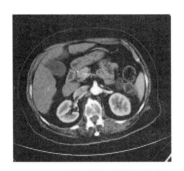

图 3-10 肾脏皮髓质期图像

（一）血管钙化的诊断和分级

慢性肾功能衰竭存在显著高磷血症需要大剂量磷结合剂治疗的患者、等待肾移植的 CKD5 期患者及医生评估后认为需要检测的患者应进行每 6~12 个月一次的血管钙化检测。常用血管钙化检测方法中，CT（包括 EBCT 和 MSCT）被认为是血管钙化诊断的"金标准"，但设备昂贵和检测费用高限制了其临床应用，使其难以作为常规筛查手段，冠脉血管钙化见图 3-11，腹部主动脉钙化见图 3-12。

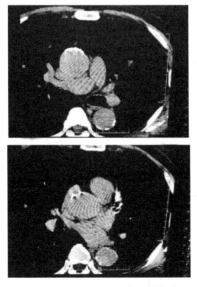

图 3-11 CT 显示冠脉血管钙化

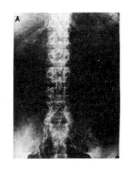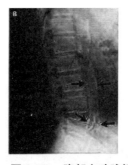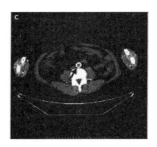

图 3-12　腹部主动脉钙化

注：左、中为 X 线片，右为 CT。

通过 CT 检查可以发现自体动静脉血管内瘘和人造血管内瘘的明显钙化、狭窄，临床表现为透析时血流量不足，时有抽吸，管路动静脉压绝对值升高（见图 3-13）。

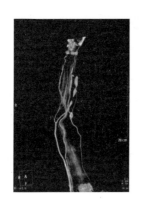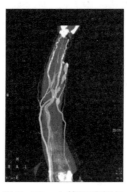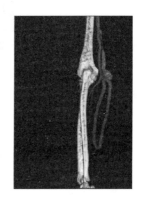

图 3-13　血管通路钙化

注：左、中为自体动静脉血管内瘘，右为人造血管内瘘。

目前 CT 血管钙化的评价采用 Agatston 法，具体方法如下。扫描前设定 CT 值的阈值。扫描时 CT 值高于阈值的所有区域均会显示，同时标记冠状动脉内的兴趣区，并记录钙化斑块的面积及最大 CT 值。钙化斑块评分基于最大 CT 值确定：133~199 记 1 分；200~299 记 2 分；300~399 记 3 分；≥400 记 4 分。兴趣区评分为密度评分与面积乘积，总钙化评分为扫描各层钙化评分的综合。钙化总评分与对应钙化程度如下：0 分提示无钙化；1~10 分提示极少钙化；11~100 分提示至少轻度钙化；101~400 分提示至少中度钙化；>400 分提示重度钙化。

CT 的优点：CT 检查在显示横断面方面明显优于 X 线片，能清晰地显示血管走向及血管病变，可以作为血管钙化检测的金标准，可以对血管钙化的密度和体积进行测量和定量分析，评定钙化积分，用于血管钙化诊断和治疗后的评估。多排螺旋 CT 能进行三维成像，有助于立体显示组织和器官病变。在 CKD 患者中，尤其是那些既往没有心脏病的患者，冠状动脉钙化情况可预测心血管疾病的风险。

（二）输尿管结石的诊断

以往多采用静脉尿路造影、腹部平片、CT 平扫、逆行造影和超声等综合检查来明确输尿管结石的诊断，但肾功能衰竭患者进行静脉尿路造影等注射对比剂的尿路造影检查存在发生对比剂不良反应的风险；腹部平片可以显示结石，但阳性率较低，尿酸结石等阴性结石不显影导致无法确诊；逆行造影检查创伤大、痛苦大、存在一定失败率，慢性肾功能衰竭患者多不愿意接受，因此其不能作为常规检查；超声检查因存在受腹腔气体干扰等因素，很多输尿管结石无法确知；核磁共振水成像虽能确切了解梗阻尿路的解剖学形态，但是对结石的确诊需要结合其他检查，且价格昂贵，不能作为常规检查。CT 对结石的检出率高，所有结石包括尿酸成分的结石都可以显示，CT 值一般在 300~400Hu，同时可见伴有梗阻的继发征象。但传统的 CT 是常规横断面扫描，在鉴别诊断中尚有不足和受限之处，如对结石部位和梗阻以上扩张尿路的形态、走行等没有一个立体的直观的图像供临床参考。螺旋 CT 平扫输尿管重建技术为容积扫描，速度快，结石检出率高于常规 CT，可以有效、正确地发现输尿管结石，并清楚显示结石位置、大小及其以上扩张尿路的形态，为临床选择合适的治疗方案提供确切的依据。

输尿管结石在螺旋 CT 上的直接征象为输尿管腔内高密度影，伴或不伴有输尿管扩张。高密度影周围出现软组织边缘征，表示输尿管壁水肿，为输尿管结石的特异表现，出现率为 77%。输尿管结石需要与输尿管行程附近的动脉钙化和静脉石相鉴别，可通过输尿管成像显示输尿管全程及其与周围组织的关系，确定高密度影是否位于输尿管内，予以鉴别。另外，静脉石可显示"假尾征"，即静脉石周有条索状静脉丛，借此可与结石相区别。螺旋 CT 平扫输尿管重建技术能展示输尿管全程，显示结石部位、大小、数量和肾盂输尿管梗阻程度，有利于预后判断和治疗方法的选择，在慢性肾功能衰竭患者中使用螺旋 CT 没有发生不良反应的风险。

三、放射性核素肾动态显像

放射性核素肾动态显像是静脉注射经肾小球滤过或肾小管分泌且不被肾小管重吸收的显像剂后，用单光子发射计算机体层摄影连续动态采集信息，获得反映血流灌注和显像剂排泄的全过程图像，为临床提供分肾血供、肾实质功能、上尿路引流等方面的信息，在上尿路梗阻的诊断与鉴别诊断、定量分肾功能、评估活体肾移植供体肾功能、随访移植肾功能、诊断及筛选肾血管性高血压等方面具有重要的临床应用价值。尤其是在单侧或双侧肾动脉狭窄患者中，定量分肾功能在早期评估与后期随访中表现出显著优势。

（一）常见肾动态异常表现

①肾血流灌注影像不显影：常见于不同原因所致的该侧肾动脉主干血流阻断、严重肾萎缩、肾缺如和移植肾超急性排异。②显影延迟、肾影淡而小：见于该侧肾动脉主干狭窄、肾萎缩等。③肾实质影像显影延迟、影淡和消退缓慢：表明肾功能降低和（或）肾血流灌注明显减少。④肾影持续不退，肾盏、肾盂同时无放射性逐渐增高之势：表面显像剂滞留于该肾实质内，可能与原尿生成明显减少、弥漫性肾小管管腔内淤塞或压力明显升高相关。⑤出现瘢痕征：表现为肾实质影像内单个或多个放射性减低灶，或边缘呈凹陷状，常伴肾影小而淡。⑥排出影像时，肾盏、肾盂或输尿管显影明显扩大：提示该侧尿路梗阻并积水。⑦浅淡的肾实质影像围绕巨大空白区，数小时后延迟影像依旧或原空白区略有放射性填充：提示巨大肾积水，且肾实质功能很差。⑧泌尿系统之外出现放射性影像：提示有尿漏存在。

（二）肾脏占位性病变

肾脏占位性病变大多伴有肾脏结构和功能异常。虽然肾动态显像在肾肿块病变的定性诊断价值上不如超声、CT尿路造影，但其可以准确判断单侧肾切除术前后肾癌患者的留存肾功能，有助于评估疾病的预后。在实性肾内占位性病变中，通过肾动态血流灌注后功能显像，可了解占位部位的血流分布和功能状况，以此来进行良恶性病变的鉴别诊断。

（三）肾移植

肾移植是终末期肾脏病的最终治疗方法，移植成功可显著提高患者生存率。术前为供肾者进行肾动态显像评估的临床意义有：①术前判断供肾者肾功能状况，如果发现肾脏的血液灌注和实质功能下降，则不应该手术；②术后评估余肾功能，即供肾者捐献一侧肾脏后，剩余肾是否能够维持机体代谢需要；③指导手术方案的制定，当肾功能差异较大时，选择供肾，再以肾脏的血管结构作为标准，保留功能较好的肾脏以满足供肾的需要。

四、核磁共振检查（MR）

MR的成像原理，是人体内氢原子核在强大的外磁场作用下能够吸收射频脉冲信号，产生共振现象而形成影像。它展现出人体组织的 T_1 值、T_2 值、氢质子密度及流动效应等组织学特征。MR与其他影像学相比，具有较高的软组织分辨率，可多平面成像，新序列多，能在分子代谢水平揭示病变的一些特性，因而在临床应用中越来越受人们的重视。

应用于肾脏检查的 MRI 基础序列是自旋回波（spin echo，SE）和梯度回波（gradient echo，GE）序列。由于两者成像技术的差异，所形成的图像也有所不同，SE 序列可产生 T_1 加权（T_1 weighted-imaging，T_1WI）、T_2 加权（T_2 weighted-imaging，T_2WI）和质子密度（proton density，PD）图像来反映组织的 T_1、T_2 和质子密度特性；而血流不产生信号，为流空效应，这也是 SE 序列的特性之一，不用对比剂即可鉴别血管和周围软组织。常规 SE 序列成像时间长，需要 3 分钟以上，不利于腹部的检查，目前腹部所用的 SE 序列都采用快速 SE 序列（fast SE，FSE）。梯度回波图像特点：①反映组织的 T_2 特性，对磁敏感；②脂肪组织信号较 SE 序列低；③血管呈高信号。梯度回波依据残余横向磁化量的处理方法不同，有许多成像方法，腹部常用的有同相位和反相位序列。此序列对检查含脂肪性病变具有重要价值。目前 MRI 广泛应用于腹部检查，并且能与 CT 一样，静脉注射对比剂后动态扫描观察病变的性质。

（一）正常肾脏的 MR 表现

正常肾脏的肾周筋膜在 MR 图像上表现为一层菲薄的低信号阴影，肾包膜不显示，肾周围、肾旁及肾窦内的脂肪产生强 MR 信号（呈白色），穿过肾门的肾血管可清晰显示。正常肾脏髓质的 T_1 弛豫时间和 T_2 弛豫时间均高于肾皮质，其数值随各组织的含水量而改变，如肾皮质血浆容量增加可使皮质的 T_2 延长，髓质内集合管的尿量增加可使 T_1 时间不延长。正常肾脏的皮质与髓质分界清晰。当肾脏发生弥漫性病变时，皮质-髓质分界现象消失；肾结石、肾内钙化、肾肿瘤内的钙化均不能显示；肾周间隙和肾门在 MR 图像上易显示，如肾周积液，可区分血液和尿液。

（二）肾脏病变的 MR 表现

1. 肿块

（1）囊性肿块：单纯性肾囊肿常见，位于皮质，边缘光滑锐利，常向皮质外隆起。T_1 加权像上呈低信号，T_2 加权像上呈明显高信号，增强时囊壁不强化。当其合并出血、感染则称复杂囊肿。感染时，囊壁不规则增厚，增强后强化，不易与肿瘤鉴别；出血则依据血的代谢产物成分不一，信号表现不同。其他囊性病变包括多囊肾、多囊性发育不良、髓质海绵肾、肾盂旁囊肿、分隔性囊肿及肾获得性囊肿（如并发于透析、结节性硬化和 Von Hippel-Lindau 病的囊肿等），信号特征与单纯性肾囊肿类似，但其数目、位置及临床病史不同。

（2）血管平滑肌脂肪瘤：由血管、平滑肌和脂肪组织构成。三者比例不同，MR 表现不一。脂肪组织的识别通常是最重要的，脂肪组织在 T_1、T_2 加权像上均呈高信号，压脂 T_1 加权像上表现为低信号。

（3）腺瘤：表现为 < 4cm 的圆形肿块，T_1 加权像信号稍低，T_2 加权像信号稍高。随访其是否生长有助于诊断。分别于发现后的 3 个月、6 个月、1 年进行影像检查，此后每年 1 次，密切观察其生长。

（4）肾细胞癌：表现为边缘不清的不规则形肿块，可有出血、钙化。T_1 加权像上信号稍低，T_2 加权像上信号稍高，增强扫描，大多数在皮质期明显不均质强化（富血供），20% 为乏血供，皮质期强化不明显，实质期则呈低信号。应注意观察肾静脉内是否有瘤栓及周围是否有淋巴结转移。

（5）移行细胞癌：占尿路上皮恶性肿瘤的 90%，见于膀胱、输尿管和肾盂，泌尿集合系统 MR 成像术常呈偏心性充盈缺损，表浅蔓延，具有侵及肾实质倾向，多为乏血供肿瘤。30%～50% 呈多灶性，15%～25% 呈双侧发生，可累及肾静脉等。

（6）鳞状细胞癌：50%～60% 患者合并结石，此外，慢性感染、白斑及长期药物应用也与此病有关。影像学上鳞状细胞癌不能与移行细胞癌鉴别，其早期表浅播散，随着肿块增大边缘不规则。

（7）转移瘤：输尿管转移瘤罕见，常见原发肿瘤是乳癌、胃肠道肿瘤、前列腺癌、宫颈癌和肾癌。压脂增强 T_1 加权像表现为小结节强化。

2. 肾实质弥漫性病变

MR 诊断肾实质弥漫性病变的价值不大，常见双侧肾脏体积正常或稍小，大多数患者主要表现为皮髓质界限消失。

3. 集合系统扩张

集合系统扩张常见原因是梗阻，泌尿集合系统 MR 成像术可以为继发于梗阻的肾功能衰竭患者提供更多的信息。静脉内注入高渗性造影剂 Gd–DTPA（不存在肾毒性，在慢性肾功能衰竭患者中具有良好的耐受性）后动态增强扫描可揭示梗阻引起的肾功能状态。肾小盏憩室延迟增强扫描，可见其与集合系统相通。

（三）MR 在肾移植中的应用

①肾功能正常：T_1 加权像上皮髓质界限清晰，注射 Gd–DTPA 后立即强化。②存在排斥反应：急性排异时，肾脏增大，增厚。T_1WI 成像显示皮髓质界限消失，动态增强程度与排斥反应严重度有关，长期严重排斥反应可引起肾脏形态缩小等改变。MR 动态增强扫描时，肾脏皮髓质灌注量明显降低。

肾移植的排斥反应在 MR 上的表现是多种多样的，其 MR 表现（包括动态增强扫描）并不能鉴别急性排斥反应与其他内科并发症（如急性肾小管坏死、环孢素引起的肾毒性反应等）。因此，当形态学特征不足以做出诊断时，应依靠活检来诊断。

此外，MR 还用于肾移植术后的评价，便于发现并发症（如尿外渗、肾动脉血栓）。①肾血管通畅性，常用于增强 3DMRA。②肾代谢功能，31P 波谱图像可能对移植肾无功能时的肾代谢评价有一定的意义。

（四）应用 MRI 进行肾功能测定

目前多种功能 MR 新技术逐渐应用于慢性肾功能衰竭患者肾功能损害的评估，如血氧水平依赖磁共振成像、磁共振扩散加权成像、灌注成像、弥散张量成像等，对肾损害的氧合状态、微循环变化、微观结构变化等有了更深入的理解。

1. 磁共振对比剂 Gd-DTPA

磁共振对比剂 Gd-DTPA 可作为测定 GFR 的标记物。同时 MR 具有较高的时间及空间分辨率，可观察到对比剂在肾皮质、髓质和集合系统内的聚集过程，即"MR 肾图"。利用时间密度曲线表示 Gd-DTPA 的浓度变化可反映 GFR 的情况。理论上，如果能确定肾内不同部位中 MRI 信号强度与 Gd-DTPA 浓度的关系，就可以通过公式计算出 GFR，且其敏感性应高于 SCr。

2. MR 灌注成像技术

MR 灌注成像技术方法较多，有 Gd-DTPA 的首次通过法，血管内对比剂法，血氧水平依赖法等。它们可以无创地测量出肾组织的血流量和氧合水平。在肾血管狭窄、肾移植术后及急性肾小管坏死方面有一定的应用价值。

3. MR 扩散加权成像（diffusion-weightedimaging，DWI）

DWI 是目前唯一能够检测活体组织内水分子扩散运动的无创性方法，其物理基础是分子的扩散运动，可以反映细胞结构特点。在鉴别肾脏肿瘤的良、恶性，以及区分恶性肿瘤的病理亚型，评估肿瘤化疗术后疗效方面有一定的应用价值。肾脏实质中水的转运对肾功能有重要的影响，DWI 可以获得肾脏组织内水分子扩散及灌注的综合信息，对纤维化的存在非常敏感，可以早期发现肾脏缺血缺氧性损伤。肾皮质和髓质的表观扩散系数在 CRF 中降低，皮质值与肌酐水平相关，并且随着年龄的增长，肾脏的表观扩散系数可能会下降。

4. MR 血氧水平依赖（blood oxygenation level dependent，BOLD）成像

BOLD 成像能检测脱氧血红蛋白及氧和血红蛋白比例，反映氧代谢的特性。其优势是能够在不可逆损伤发生之前检测到氧代谢的异常，目前 BOLD 成像已经被应用于

许多肾脏疾病，如肾动脉狭窄、肾性高血压、糖尿病肾病、单侧尿路梗阻、移植肾排斥反应等。应用 BOLD 成像可无创评价肾脏的氧合状态，其对肾皮质氧合状态的小幅度变化显示欠佳，对肾髓质氧合状态的变化敏感。

MR 作为一种既可以显示肾脏形态学改变，又可以反映肾脏功能变化的新技术，具有分辨率高、无创无辐射、可重复性强等优点，目前对肾脏功能 MR 的研究应用已经越来越多样及深入，MR 将有可能成为一种有效、无创评价肾小球、肾小管和集合管功能的影像学方法。

【参考文献】

［1］杨桂林，罗仕珍，梁敏群．改良静脉肾盂造影在泌尿系疾病诊断过程中的应用价值［J］．黑龙江医药，2021，34（6）：1414-1416.

［2］杨硕，郑穗生，姚文君，等．慢性肾功能衰竭继发肾性骨病的影像学诊断［J］．安徽医学，2017，38（6）：780-782.

［3］郑立存，史耀勋．肾性骨病患者的 X 线诊断分析［J］．中国药物经济学，2014，9（12）：162-163.

［4］成蕊．双能 X 线骨密度仪对慢性肾衰竭患者骨密度评价［J］．中国现代医生，2011，49（21）：25-26.

［5］吴雪平，刘成，陈卫东．维持性血液透析患者血管钙化情况横断面调查及其危险因素分析［J］．齐齐哈尔医学院学报，2020，41（7）：806-811.

［6］胡日红，陆美华，陈洪宇．血液透析动脉中层钙化的临床表现和诊断方法［J］．中国血液净化，2018，17（7）：433-437.

［7］黄政，罗磊，刘畅，等．慢性肾衰患者多层螺旋 CT 肾脏灌注成像之研究［J］．影像研究与医学应用，2019，3（8）：54-55.

［8］刘贤奎，孔垂泽．螺旋 CT 平扫重建诊断输尿管结石合并肾功能衰竭的应用价值［J］．中国现代医学杂志，2006（24）：3812-3813+3823.

［9］吴昊，段东．SPECT 肾动态显像在泌尿外科疾病评价中的临床应用［J］．影像研究与医学应用，2021，5（20）：1-3.

［10］方向．核磁共振多 b 值 DWI 成像在慢性肾病患者中的初步应用研究［D］．苏州：苏州大学，2016.

［11］傅威．核磁共振 BOLD 成像及 DWI 在慢性肾脏病中的应用研究［D］．苏州：苏州大学，2014.

［12］Prasad PV，Thacker J，Li LP，et al.Multi-Parametric Evaluation of Chronic

Kidney Disease by MRI：A Preliminary Cross-Sectional Study［J］. PLoS One，2015，10（10）：e0139661.

（于光辉）

第四节 超声检查

超声检查能够方便而快捷地鉴别内科或外科肾脏疾患，肾脏多普勒技术测量的肾内动脉水平阻力指数可以提供有关微血管和实质水平损伤的信息。虽然肾功能衰竭的诊断必须依据病史和实验室检查结果，超声只能提供肾脏形态学资料，但有关肾实质的数量、质量及外周阻力的信息对于肾功能衰竭的研究具有重要的价值，这些信息可以帮助医生及时规划最佳的肾脏替代治疗方案。

超声下肾脏大小及皮质厚度是鉴别急、慢性肾损伤的重要指标之一。通常来讲，超声显示肾脏体积增大、皮质厚度增加者，提示急性肾损害可能性大；反之，则提示可能有不同程度的肾小球硬化、肾小管萎缩、间质纤维化，慢性肾功能衰竭患者的肾脏缩小随着病情加重而恶化，最终发展成固缩肾。

一、正常肾脏大小和实质厚度与慢性肾功能衰竭超声图像改变

正常成人的肾脏大小与其体表面积有关。肾脏长径 10~12cm，宽径 5~6cm，厚径 3~4cm。左肾略大于右肾，男性略大于女性。肾脏大小可能受多种因素影响，包括性别、年龄、体型等。正常肾实质厚度 1.5~2.5cm，老年人肾实质厚度较薄。肾实质厚度随着内生肌酐清除率的降低而变薄，即内生肌酐清除率越低，肾实质厚度越薄。

正常肾实质显示为包绕肾窦的弱回声带。正常皮质回声均匀，回声水平等于或略低于肝脏或脾脏回声；肾髓质（肾锥体）呈顶端指向肾窦的圆钝三角形低回声，被皮质分隔。

肾窦包括肾盂、肾盏，以及肾门内血管、脂肪等组织，为被实质包绕的强回声，边界清楚，由肾门向外延伸。

新生儿、幼儿与成人相比肾脏皮质和髓质差异明显，髓质锥体大而回声低，肾窦回声不如成人显著。胎儿肾组织内层的肾实质包绕集合系统，肾叶融合不完全，呈痕迹回声，肾表面可呈分叶状。这些征象可随年龄增长而逐渐消失，2岁后接近成人。

肾脏表面有3层组织包绕，内层为纤维膜，呈紧贴肾皮质的强回声线，纤细而平

滑；脂肪囊为纤维膜外包绕肾脏的回声带，与肾窦回声相延续，其宽窄和回声水平因人而异；肾筋膜为位于脂肪囊外面的强回声线。

慢性肾功能衰竭的声像图与原发疾病有关，如双侧肾结核、多囊肾及双侧尿路梗阻等征象。弥漫性肾病在肾功能代偿期，声像图可无明显异常或仅表现为肾实质回声轻度增强。在氮质血症期之后，肾体积通常缩小、轮廓不清，包膜不光滑，集合系统光点增宽；肾实质回声明显增强，高于正常肝脏和脾脏实质回声。严重者肾实质与肾窦分界不清，肾内结构紊乱。肾功能衰竭的严重程度和声像图异常程度存在一定相关性，但不一定平行。

特殊蛋白沉积导致的肾损害（如淀粉样变等）及糖尿病肾病患者，肾脏体积可能无明显萎缩，见图3-14。此外，随着肾功能损害逐渐加重，舒张期血流速度降低逐渐明显，RI值升高逐渐明显，慢性肾功能衰时，由于肾内各级动脉受累，血流呈低速高阻状态，导致肾血流灌注明显不足。

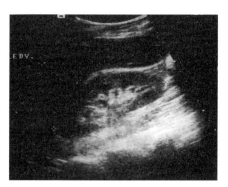

图3-14 糖尿病肾病患者肾脏

二、肾脏疾病的超声检查

1. 尿酸性肾病

在尿酸性肾病中，肾脏缩小，肾实质回声变薄，增强且伴有肾结石，这是因为尿酸结晶沉积于肾内引起了肾结石，肾间质纤维化使肾脏萎缩，纤维组织压迫血管引起肾脏缺血，肾小球硬化、纤维化而致肾脏缩小，肾实质回声增强。

2. 肾脏血管疾病

（1）高血压肾病：在与慢性肾功能衰竭相同的水平下，皮质萎缩在高血压肾硬化中比在肾小球疾病中更明显。在原发性高血压中，肾脏缩小，肾实质变薄，回声明显增强，因为肾内动脉管壁硬化，管腔闭塞，进而引起肾小球缺血，加速了肾小球玻璃样变性及萎缩；阻力指数增加与肾体积减小和微量白蛋白尿相关，阻力指数可以作为判断肾内动脉粥样硬化的指标。

（2）缺血性肾病：肾脏大小的不对称可能提示缺血性肾病，其特征是狭窄侧的肾脏大小和皮质厚度减少，通常因对侧肥大而加重，见图3-15。

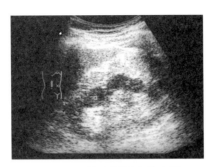

图 3-15　缺血性肾病的右肾

3. 肾小球性肾病

肾小球性肾病超声显示肾脏缩小，实质变薄，回声明显增强，这是因为肾小球毛细血管受损，系膜基质和纤维组织增生，导致整个肾小球纤维化玻璃样变，肾小球血流受阻，相应发生肾小管萎缩，纤维组织增生。

4. 糖尿病肾病

肾肿大是糖尿病肾病早期的特征，通常很难仅根据肾脏长度或实质厚度评价肾功能衰竭的程度。即使在终末期肾脏病阶段，肾脏体积也可能无明显变化或略缩小，肾实质厚度未见明显变薄，这与糖尿病的病理有关（糖尿病肾病的主要病理改变为肾小球毛细血管基膜增厚和系膜区内基膜物沉积）。此外，与其他原因引起的慢性肾功能衰竭相比，在糖尿病肾病慢性肾功能衰竭阶段可观察到阻力指数增加，可能出现乳头状坏死，糖尿病患者肾动脉狭窄的发生率是非糖尿病患者的 3 倍。

5. 梗阻性肾病

超声是诊断梗阻性肾病最常用的检查手段，可以对尿路梗阻的病因、程度和是否为双侧性等做出较准确的诊断。尿路梗阻的声像图特征是肾窦分离扩张，出现无回声区。扩张程度与梗阻程度及梗阻发生的时间长短有关。轻度积水无回声区仅局限在肾盂或肾盏内，随着梗阻事件的延长和尿潴留量的增加，肾盂内无回声区进一步扩展到肾大盏乃至肾小盏，声像图形为"烟斗状""手套状"或"调色碟状"。

超声检查在尿路梗阻时还可用于：①动态监测肾盂积水的消长情况，以判断积水是否为梗阻性；②评估尿路梗阻的治疗效果，了解梗阻对肾实质的损害程度；③超声引导下进行肾盂穿刺尿液检查和尿路造影；④超声引导下进行置管引流；⑤对双侧尿路完全梗阻患者施行肾造口术，以解除患者尿毒症症状，争取进一步治疗。

6. 肾脏占位性病变

肾脏占位性病变常见的有肾癌、血管平滑肌脂肪瘤、肾盂癌。

（1）肾癌：是肾恶性肿瘤最多见的类型。其声像图表现为肾内实质性回声团块，呈类圆形，边界较清楚。小肾癌多呈较高回声，中等大小肾癌呈低回声，大肾癌内，由于出血、坏死、囊变、钙化，呈混合性回声或液性暗区。肾表面隆起，肿块边缘不光整。

（2）血管平滑肌脂肪瘤（错构瘤）：常位于髓质或皮质，瘤体多数较小，其声像图表现为肾实质内高回声肿块，回声不均，边界清晰。彩色多普勒血流成像在肿块周边或内部可见短线状动脉血流。

（3）肾盂癌：声像图表现为肾窦强回声区内边缘不规则的低回声团块。肿瘤较大时肾外形饱满，合并肾积水时，可见围绕实性肿块排列的扩张肾盏。输尿管受累梗阻者，可见重度肾积水表现。

7. 肾脏囊肿性疾病

肾脏囊肿性疾病较常见的情况为单纯性肾囊肿和多囊肾。

（1）单纯性肾囊肿：典型声像图表现为圆形或椭圆形无回声区，囊壁菲薄、光滑，其后方回声增强。囊肿在肾内常造成肾皮质和肾窦弧形压迹，也可向外隆起使肾局部肿大畸形。

（2）多囊肾：成人常见多囊肾为常染色体显性遗传性多囊肾。50% 的多囊肾患者 60 岁之后在双肾中形成充满液体的囊肿及间质纤维化，导致慢性肾功能衰竭。其声像图特点为肾内充满大小悬殊的囊状无回声区，难以计数的囊状互相挤压、重叠，甚至失去囊状光整的轮廓，仅表现为不规则的无回声区，难以显示正常的肾实质回声，肾窦变形，见图 3-16；还可以发现肾结石或肾积水，后者有时难以在众多囊肿中识别，必须仔细检查肾盂。当出现肾脏区域疼痛或血尿等临床症状时，囊肿内可有实性、高回声形成。此外，伴有肾功能衰竭的常染色体隐性多囊肾与肝纤维化有关，在多囊肾的隐性形式中极为罕见，特点是囊肿更小，见图 3-17。

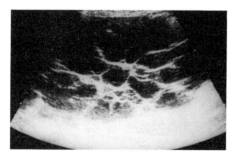

图 3-16　晚期常染色体显性多囊肾

注：肾脏增大，有许多大小不一的囊肿，无肾实质。

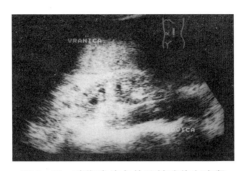

图 3-17 晚期常染色体隐性遗传多囊肾

注：小肾有几个非常小的囊肿。

8. 肾结石

肾结石的典型声像图表现为肾内斑点状或团状强回声，伴有声影。回声强度与结石成分和结石前面介质的性质相关。较小的肾结石多积聚于肾下盏的后部。结石嵌入肾盏内或肾盏颈部造成梗阻时可引起肾盏扩张。结石位于肾盂输尿管连接部并造成梗阻时，表现为肾窦扩张积水。

9. 弥漫性肾实质性疾病

弥漫性肾实质性疾病的超声表现主要为肾内呈弥漫性改变。但超声对这种弥漫性病变的诊断敏感性较低。

10. 淀粉样变性

淀粉样变性的主要特征是皮质回声增强，髓质锥体可能非常突出。

11. 人类免疫缺陷（human immunodeficiency virus，HIV）肾病

与 HIV 感染相关的 HIV 肾病，最常见的表现为局灶节段性肾小球硬化，与肾脏增大有关，具有高回声。

三、超声引导的血管通路介入治疗

①超声引导的中心静脉置管：中心静脉置管应在超声引导下进行，以提高穿刺的成功率，减少并发症的发生。②超声引导的动静脉内瘘修复治疗：动静脉内瘘常见并发症，如内瘘血栓形成或内瘘狭窄，常用 X 线引导的介入治疗方法，包括导管取栓及球囊扩张等方法。但这些介入治疗方法也可在有经验的超声引导下进行，可以减少 X 线的暴露。

四、超声检查在肾内科的其他应用

1. 测量骨密度

骨密度定量超声可以利用骨质对超声衰减度和声速的变化进行无创、无损、无辐射的人体骨密度、骨强度等生理性参数的检测，对于骨折风险的预防具有一定参考价值和指导价值，是骨质疏松的诊断手段之一。

2. 筛查甲状旁腺

继发性甲状旁腺功能亢进症患者可以通过超声进行甲状旁腺的筛查，检查有无甲状旁腺增生或结节形成。超声引导下的皮射频消融可明显改善继发性甲状旁腺功能亢进症患者的肾性骨病症状，提高其生活质量。

增生甲状旁腺的声像图表现为：①腺体增大，边界清晰，形态多呈圆形及梭形，以圆形居多；②所有腺体的内部回声均呈低回声，未见明显钙化、液化及出血表现；③腺体内部可见少量血流信号，以腺体周围环绕血流信号为主。

3. 检测 CKD 患者心脏结构及功能情况

超声心动图及二维与三维斑点追踪技术等可检测 CKD 患者心脏结构及功能情况，协助诊断 CKD 患者的心血管疾病。血管超声可以评价患者动脉粥样硬化及内中膜增厚情况，协助诊断 CKD 其他系统合并症。

4. 为液体输注提供指导

在肾移植手术中，为确保能够充分灌注移植肾，早期促进肾脏功能恢复，术中会进行快速大量输液操作，这些操作可能会引起肺水肿、急性心衰等症状。可以利用经食管超声技术监测患者左室射血分数等指标，进而为液体输注提供指导，确保肾移植手术中容量治疗的合理性与科学性。

5. 检测透析过程

彩色多普勒超声检查是血液透析患者治疗过程中的一个有效监测手段，具有操作简便、检查结果可靠性高及无创等优点，能够减小上肢血管内径的检查结果与血管造影结果之间存在的偏差，提高造瘘的成功率。此外，超声还可提供血流动力学资料，对造瘘后灌注不足具有重要意义。超声还可以评估腹膜透析特定的并发症，揭示感染引起的积液或腹膜增厚的发展，使临床医生能够较容易地观察导管周围炎症或隧道积液。

【参考文献】

［1］程艳，孙长丽，樊一筠，等.超声引导下经皮射频消融治疗慢性肾衰继发性甲状旁腺功能亢进疗效分析［J］.中华全科医学，2018，16（8）：1300-1302.

［2］蒋丽娜，张莉，武丽菲.彩色多普勒超声应用于96例慢性肾功能衰竭患者颈动脉内、中膜增厚评估中的价值分析［J］.影像研究与医学应用，2019，3（20）：181-182.

［3］段文姣，刘蓉.超声评价慢性肾衰竭心脏功能的研究进展［J］.华西医学，2017，32（12）：1955-1958.

［4］王露，肖春华，李鸿，等.医学超声影像学技术在肾移植围术期的应用进展［J］.影像研究与医学应用，2018，2（15）：6-7.

［5］周文辉.彩色多普勒超声检查肾衰患者人工动静脉内瘘的临床应用价值［J］.中国医疗器械信息，2017，23（3）：47-49.

［6］周晓东，吴明双，潘辑，等.肾功能衰竭患者造瘘术后血液透析灌注不足的超声图像分析［J］.江苏医药，2015，41（4）：413-415.

［7］Carmichael J，Easty M.Imaging chronic renal disease and renal transplant in children［J］.Pediatr Radiol，2010，40（6）：963-974.

（于光辉）

第四章

病因诊断与病情评估

CRF一旦确立，需要进一步寻找CRF的病因，只有明确病因并对原发病进行治疗，才能从根本上治疗CRF。在临床工作中，肾脏病应尽可能地做出病因诊断、病理诊断、功能诊断和并发症诊断，以确切反映疾病的性质和程度，为选择治疗方案和判定预后提供依据。所以明确病因，并对病情做出准确评估十分重要，有利于CRF的干预及防治。下面对CRF的病因诊断及病情评估予以论述。

第一节　病因诊断要点

CRF的病因十分复杂，包括糖尿病肾病、高血压肾小动脉硬化、原发性与继发性肾小球肾炎、肾小管间质疾病（如慢性间质性肾炎、慢性肾盂肾炎、尿酸性肾病、梗阻性肾病）、肾血管疾病、遗传性肾病（如多囊肾、遗传性肾炎）等。按照原发性和继发性肾脏疾病区分，原发性肾脏疾病包括免疫反应介导的肾炎、泌尿系统感染性疾病、肾血管疾病、肾结石、肾肿瘤及先天性肾病；继发性肾脏病可继发于肿瘤、代谢系统疾病、自身免疫性疾病，也可因各种药物、毒物损害肾脏导致。正确诊断和有效治疗慢性肾脏病的原发疾病，对延缓肾功能衰竭进展、保护肾脏残存功能具有重要意义。

一个典型的CRF患者，既往有慢性肾脏病病史，出现肾功能减退的临床症状，诊断起来并不困难。有的患者可能长期没有症状，只是偶然发现蛋白尿、高血压或贫血而来就诊。患者也可能有多尿、夜尿等多种慢性肾功能衰竭的共同症状，但这些症状可能长期存在，没有引起足够的重视。更严重的患者可能主诉恶心、呕吐、厌食，或全身皮肤瘙痒、鼻衄、腹泻等，也可能出现周围神经病变或心血管病变等并发症。以上这些均造成CRF诊断困难。但是，通过详细询问病史、体格检查和实验室检查，仍能对CRF及其病因做出诊断。

一、询问病史

仔细询问病史对于慢性肾功能衰竭的病因诊断十分重要。患者既往有高血压、糖尿病、系统性红斑狼疮病史，有助于高血压性肾损害、糖尿病肾病及狼疮性肾炎的诊断；乙肝患者或者有乙肝感染史患者（例如抗 HBc 抗体阳性者），合并蛋白尿或肾病综合征，需要考虑乙型肝炎病毒相关性肾炎（HBV–GN）的可能性；复发性肉眼血尿，尤其是与上呼吸道感染有关的血尿可能是 IgA 肾病；既往有急性肾盂肾炎病史，后出现低热、间歇性尿频、排尿不适、腰部酸痛，需要考虑慢性肾盂肾炎的可能；中老年患者出现肾功能下降，伴有发热、疲乏、关节肌肉疼痛、镜下血尿等，需要考虑抗中性粒细胞胞浆抗体（ANCA）相关性小血管炎的可能；有反复发作的肾结石、前列腺增生等梗阻性肾病，或者有大量使用镇痛剂及含有马兜铃酸的中药的用药史等，需要考虑肾小管 – 间质性疾病；既往有明确的肿瘤病史，如肺癌、胃癌、乳腺癌、结肠癌等，出现肾功能损伤，需要考虑实体肿瘤肾损害的可能。

遗传性肾脏疾病往往能从患者家族史中获得线索。如以血尿为主的 Alport 综合征、薄基底膜肾病，以蛋白尿为主者的多种遗传性肾病综合征；以肾小管、间质疾病为主的 Bartter 综合征、Dent 病、Liddle 综合征、Fanconi 综合征、肾性尿崩症、肾小管酸中毒、肾单位肾痨–髓质囊性病等；遗传性肾结构病变，包括肾囊性病变，如多囊肾（包括常染色体显性遗传性多囊肾和常染色体隐性遗传性多囊肾）、膀胱输尿管反流等；遗传代谢病肾脏受累者，如 Fabry 病、糖原累积病等。

中毒性肾病与职业和环境具有密切关系。具有肾毒性的生产性化学物质有数百种，有的具有直接肾毒性，有的则通过引发溶血、横纹肌溶解、诱导免疫反应、在肾小管腔内形成结晶等间接途径，造成肾脏损伤。如在职业活动中长期接触重金属（如铅、镉、汞、铬、铋、镍、砷等）、酚类、醇类、醚类、酮类、醛类、有机酸类、硫醇类、酰胺、腈化物、氮杂环、生物性毒素等物质，出现肾功能受损，需要考虑中毒性肾病。

近年来，药物导致的慢性间质性肾炎（drug associated CTIN，DCTIN）发病率逐年升高。DCTIN 常见的致病药物是解热镇痛药（包括 NSAID）、含马兜铃酸类中药、环孢素 A 或他克莫司等免疫抑制剂及锂制剂。凡临床诊断为慢性间质性肾炎，具有长期滥用或间断反复使用解热镇痛药的患者，均应考虑镇痛剂肾病的可能性。伴有突发血尿、肾绞痛或尿中发现脱落的坏死组织，提示肾乳头坏死，有助于镇痛剂肾病的临床诊断。

二、体格检查

体格检查对于 CRF 病因的诊断具有重要意义。腹部触诊时可触及肿块（增大的肾脏），质地硬，表面呈结节状，随呼吸移动，应考虑多囊肾。腹部肿物伴有肾功能不全，甚至无尿，需要考虑梗阻性肾病导致的肾积水。患者膀胱膨胀，耻骨上出现球形肿物，多表明下尿路梗阻。呈进行性加重且经抗生素治疗无效的慢性膀胱刺激征，伴男性附睾、精囊或前列腺硬结，应怀疑存在肾结核。痛风结节可支持痛风性肾病诊断。肝脾肿大和巨舌患者应考虑肾脏淀粉样变性。在腹部听诊时，腹部或脐周血管出现杂音，需要考虑缺血性肾脏病（ischemic renal disease，IRD）的可能。患者颧部有呈蝶形分布的红斑、盘状红斑，指掌部有甲周红斑、指端缺血，面部及躯干有皮疹，需要考虑系统性红斑狼疮肾损害。眼底检查显示高血压视网膜病变，有助于良性高血压肾硬化症的诊断。眼底糖尿病视网膜病变，有助于糖尿病肾病的诊断。眼部病变表现为前圆锥形晶状体、黄斑周围点状和斑点状，视网膜赤道部视网膜病变，伴有感音神经性聋，需要考虑 Alport 综合征的可能。舌面干、裂、潮红，舌乳头萎缩，呈"镜面舌"样改变，伴有腮腺肿痛、猖獗性龋齿，应考虑干燥综合征肾损害的可能。

体格检查还有助于评估 CRF 病情程度和并发症。当 CRF 患者体液过多会出现颈静脉明显充盈、怒张或搏动，代谢性酸中毒时可出现气短、气促，严重酸中毒时可出现呼吸深长（Kussmaul 呼吸）。尿毒症严重时患者常有反应淡漠、谵妄、惊厥、幻觉、昏迷等精神异常表现，即"尿毒症脑病"；周围神经病变以感觉神经障碍为主，表现为肢端袜套样分布的感觉丧失，肢体麻木，有烧灼感或疼痛感，深反射迟钝或消失，并有神经肌肉兴奋性增加（肌肉震颤、痉挛、不宁腿综合征），以及肌肉萎缩、肌无力等。

三、理化检查

理化检查对于 CRF 的病因诊断和病情评估具有重要意义。临床工作中，尿常规操作简单，可以为 CRF 的诊断提供大量线索。由于蛋白尿是肾脏病的重要特征和临床表现，因此，尿蛋白的检测对肾脏病明确诊断、判断预后具有重要意义。血清学中自身抗体的检验有助于诊断系统性疾病导致的肾损害。快速发展的临床放射学，越来越多地改进了原有的检查方法，为临床诊断提供有益信息。

肾功能下降时，尿液成分会发生改变，所以尿液分析在诊断肾脏疾病方面是最常用的、不可替代的首选项目。24 小时尿蛋白定量大于 3g，多提示肾小球受损。根据蛋白尿中是否存在大量大分子蛋白将蛋白尿分为选择性蛋白尿和非选择性蛋白尿。选择性蛋白尿中以白蛋白为主，可有少量低分子量蛋白，主要见于糖尿病肾病和微小病变肾病；非选择性蛋白尿指尿中除了有白蛋白外，还出现较多大分子蛋白，见于其他肾小球疾病。尿常规中尿蛋白定性试验时提示蛋白量不多，但 24 小时尿蛋白定量出现大量蛋白尿，需要考虑单克隆免疫球蛋白增多症。间歇出现白细胞尿（离心后尿沉渣高倍视野镜检发现白细胞 > 5 个可诊断），偶尔出现白细胞管型，提示可能是慢性肾盂肾炎。尿液的 pH 对于诊断也有很大价值，当患者在严重酸中毒时，尿 pH > 5.5，需要怀疑肾小管酸中毒；出现低比重尿，尿比重低于 1.015，尿蛋白定量 ≤ 1.5g/d，需要考虑肾间质病变。

某些特殊尿蛋白的检测有助于 CRF 病因诊断。尿本周蛋白由异常增生的浆细胞分泌，属于溢出性蛋白尿，见于多发性骨髓瘤、华氏巨球蛋白血症、肾淀粉样变性等。尿 β_2-MG 升高，而血 β_2-MG 正常，说明肾小管重吸收功能受损；尿 α_1-MG 升高，反映近端小管损伤；尿中 N- 乙酰 -β-D 氨基葡萄糖苷酶（NAG）增加，见于重金属、氨基糖苷类药物，以及造影剂等对肾脏的损伤，或大量蛋白尿导致的肾小管损伤。

体液免疫检查显示血清 IgG_4 水平或 IgG 水平升高，出现 γ- 球蛋白偏高，需要考虑 IgG_4 相关肾病（IgG_4-related kidney disease，IgG_4-RKD）；血清蛋白电泳出现 M 蛋白，即在 α_2~γ 区形成基底较窄、高而尖锐的蛋白峰（在 γ 区，蛋白峰的高与宽之比 > 2 ：1；在 α_2 区和 β 区 > 1 ：1），提示多发性骨髓瘤（multiple myeloma，MM）引发肾损害的可能；补体 C_3 的降低多见于大多数肾小球肾炎（如链球菌感染后肾小球肾炎、狼疮性肾炎、基底膜增殖性肾小球肾炎）。

血清学中多种自身抗体检测有助于系统性疾病导致的肾脏损伤的诊断。抗双链 DNA 抗体（ds-DNA）、抗核抗体（ANA）阳性有助于系统性红斑狼疮导致肾损害的诊断。抗中性粒细胞胞浆抗体环核型（perinuclear ANCA，pANCA），其主要靶抗原是髓过氧化物酶（myeloperoxidase，MPO）；抗中性粒细胞胞浆抗体胞浆型（cytoplasmic ANCA，cANCA），其主要靶抗原蛋白酶 3（proteinase3，PR3），有助于 ANCA 相关性肾炎的诊断。血清抗 SS-A（Ro）和（或）抗 SS-B（La）抗体阳性，有助于干燥综合征肾损害的诊断。

超声检查具有无放射性、无创伤、经济、简便等特点，在肾脏病诊断方面具有重要作用。肾脏超声显示肾脏体积明显增大，肾内多个大小不等的囊肿，肾实质回声增强，提示常染色体显性遗传性多囊肾（autosomal dominant polycystic kidney，ADPKD）。B 超可以发现肾积水、肿瘤、结石等，有助于梗阻性肾病的诊断。B 超检查显示双肾大小不等及瘢痕形成，提示慢性肾盂肾炎。心脏超声显示左心室肥厚，并伴有高血压性眼底病变，提示高血压性肾损害。超声心动图检测是否存在心脏瓣膜钙化，对于评估CRF 患者血管钙化情况十分重要。

X 线检查对慢性肾功能衰竭的病因诊断及病情评估十分重要。颅骨、肋骨、锁骨、骨盆及长骨近端 X 线平片表现为单个或多个圆形或椭圆形穿凿样透亮缺损，或"虫咬"状改变，表明出现了溶骨性损害，需要考虑多发性骨髓瘤（MM）引发肾损害的可能。尿毒症毒素诱发的肺泡毛细血管渗透性增加、肺充血，可引起尿毒症肺水肿，此时肺部 X 线检查出现"蝴蝶翼"征。侧位腹部 X 线片检查腹主动脉，是评估血管钙化的有效手段。

计算机断层扫描（computed tomography，CT）对肾及肾区肿块的定位定性有较高的价值。如肾的囊肿疾患、各种肾脏原发性肿瘤及转移性肿瘤、肾脏炎性包块等。特别是在囊肿出血或感染时，CT 可以提供有价值的信息。

肾动脉造影是诊断肾动脉狭窄的"金指标"，能准确显示肾动脉狭窄部位、范围、程度及侧支循环形成情况，当肾动脉造影显示肾动脉狭窄时，要考虑缺血性肾病、肾血管性高血压的可能。需要注意的是，肾功能减退患者造影时必须慎重，必须做此检查时，应于检查前后充分水化，或选择新型（对肾脏损害小的）对比剂，如非离子型碘对比剂等。另外，排尿期膀胱尿路造影有助于反流性肾病的诊断。

【参考文献】

［1］孙雪峰. 慢性肾功能不全的临床诊治思路［J］. 中国实用内科杂志，2007，27（16）：1328-1330.

［2］王海燕，赵明辉. 肾脏病学［M］. 4 版. 北京：人民卫生出版社，2020.

（孙春晓）

第二节　肾功能分期

2002 年美国肾脏病基金会（NKF）正式提出慢性肾脏病定义及分期标准，发布了KDOQI 指南；全球肾脏病改善预后组织（KDIGO）对其定义及分期标准先后进行了4 次调整，发布了 KDIGO 指南，具体见表 4-1。目前主要以肾小球滤过率（GFR）和尿白蛋白 / 肌酐（ACR）作为慢性肾脏病分期标准。

表 4-1 慢性肾脏病（CKD）指南演变要点

年份	来源	定义演变	分期标准演变	指南要点补充
2002 年	KDOQI 指南	①肾脏损伤 ≥ 3 个月，有或无 GFR 异常；② GFR < 60mL/（min·1.73m²），时间 ≥ 3 个月，有或无肾脏损伤证据。满足其中之一即可诊断 CKD	—	—
2004 年	KDIGO 指南	同上	—	可结合其他肾损伤标志物（尿白蛋白、肌酐）判断肾脏损伤程度
2006 年	KDIGO 指南	同上	—	研究评价现有 GFR 公式的适用范围，提出研究新的肾损伤标志物，提出确诊 CKD 时要解尿蛋白、血肌酐及 GFR 水平
2009 年	KDIGO 指南	同上	将尿白蛋白水平纳入 CKD 分期诊断标准	探讨 GFR、蛋白尿及预后的关系，认为 CKD 分期严重者预后差
2012 年	KDIGO 指南	肾脏结构或功能异常持续时间 > 3 个月，且这种结构或功能的异常对健康有影响	将 G3 期分为 G3a 和 G3b 期	判断 CKD 患者预后情况时还要考虑病因、尿白蛋白、有无其他相关危险因素

一、肾功能分期

CRF 是慢性肾脏病引起的 GFR 下降及与此相关的代谢紊乱和临床症状组成的综合征。CKD 的整个过程，即 CKD1 期至 CKD5 期，部分 CKD 在疾病进展过程中 GFR 可逐渐下降，进展至 CRF。CRF 属于 CKD 中 GFR 下降至失代偿期的那部分，主要为 CKD4~5 期。

目前国际公认的慢性肾脏病分期，依据肾脏病预后质量倡议（K/DOQI）制定的指南分为 5 期，见表 4-2。2013 年，改善全球肾脏病预后组织建议将 CKD3 期进一步分为 G3a 和 G3b 期。

表 4-2 K/DOQI 对慢性肾脏病的分期及建议

分期	特征	GFR［mL/（min·1.73m²）］	防治目标、措施
1	GFR 正常或升高	≥ 90	CKD 病因诊治，缓解症状；保护肾功能，延缓 CKD 进展
2	GFR 轻度降低	60~89	评估、延缓 CKD 进展；降低 CVD（心血管病）风险

分期	特征	GFR [mL/ (min · 1.73m²)]	防治目标、措施
3a	GFR 轻到中度降低	45~59	延缓 CKD 进展
3b	GFR 中到重度降低	30~44	评估、治疗并发症
4	GFR 重度降低	15~29	综合治疗；准备肾脏替代治疗
5	ESRD	<15 或透析	适时行肾脏替代治疗

二、GFR 的计算公式及准确性评价

（一）GFR 的计算公式

准确评估肾功能对 CKD 患者的诊断、分期及预后评估具有重要作用。GFR 是评价肾功能的敏感指标，也是 CKD 早期诊断、分期、治疗监测的一个重要依据。

由于 GFR 难以直接检测，目前临床上常选用基于 Cr 的 GFR 公式进行估算。目前，已有多种公式被用于计算 GFR，不同的公式适用于不同的人群，近年来也有较多研究对不同公式在不同疾病中的应用情况进行了比较。适用中国人群的公式主要有 $MDRD_{CN}$，基于 CysC 的 $CKD-EPI_{CysC}$，基于 Scr 的 $CKD-EPI_{2009Scr}$，以及基于 Scr 和 CysC 的 $CKD-EPI_{2012Scr-CysC}$。以下为各种公式的计算方法：

$MDRD_{CN}$：

$$GFR_{MDRD}=175 \times [Scr（umol/L）\times 0.011]^{-1.154} \times 年龄^{-0.203}（女性 \times 0.742）$$

$CKD-EPI_{CysC}$：

$$GFR_{CysC}=133 \times \min（sCysC/0.8，1）^{-0.499} \times \max（sCysC/0.8，1）^{-1.328} \times 0.996^{年龄}$$
$$（女性 \times 0.932）$$

$CKD-EPI_{2009Scr}$：

$$GFR_{EPI}=141 \times \min（Scr/\kappa，1）^{\alpha} \times \max（Scr/\kappa，1）^{-1.209} \times 0.993^{年龄}（女性 \times 1.018）$$

女性：$\kappa=0.7$，$\alpha=-0.248$。男性：$\kappa=0.9$，$\alpha=-0.411$。

$CKD-EPI_{2012Scr-CysC}$：

$$GFR_{Cr-CysC}=135 \times \min（Scr/\kappa，1）^{-\alpha} \times \max（Scr/\kappa，1）^{-0.601} \times \min（sCysC/0.8，1）^{-0.375}$$
$$\times \max（sCysC/0.8，1）^{-0.711} \times 0.993^{年龄}（女性 \times 0.969）$$

女性：$\kappa=0.7$，$\alpha=-0.248$。男性：$\kappa=0.9$，$\alpha=-0.207$。

注：GFR 单位均为 mL/ （min · 1.73m²）。

（二）各种估测公式的准确性评价

2012年，基于CysC公式的发表，国内外均有研究发现在CKD患者的GFR评估中，根据血清Cr公式计算的GFR值更准确，尤其是对GFR45~60mL/（min·1.73m²）的估算更准确。2012年KDIGO指南认为2009年慢性肾脏病流行病学协作组（CKD-EPI）肌酐公式较肾脏疾病膳食改良（MDRD）公式估计GFR准确，前者尤其适用于GFR > 60mL/（min·1.73m²）的患者。日本学者评价26329例志愿者肾功能后，认为在肾功能正常或轻度降低的老年人中，MDRD公式更易导致GFR高估。也有一些学者持不同态度，以2956例75岁以上急性冠脉综合征（ACS）老年患者为研究样本的研究显示，CKD-EPI公式与MDRD公式相比，计算的CKD患病率增高了1%，与MDRD、CKD-EPI公式相比，CG公式更适合ACS患者分级。有研究对1296名18~65岁中国受试者分别以3种CKD-EPI和3种MDRD公式计算GFR，通过⁹⁹ᵐTc-DTPA肾动态成像方法测量GFR，结果认为CKE-EPI公式更适合中国人。因此，不同GFR估算公式的适用人群有待进一步明确。

【参考文献】

[1] 贾珂珂，杨硕，乔蕊，等.4种估算肾小球滤过率公式在体检人群中的应用评价[J].临床检验杂志，2016，34（1）：9-13.

[2] MATSUSHITA K，MAHMOODI B K，WOODWARD M，et al.Comparison of risk prediction using the CKD-EPI equation of and the MDRD study equation for estimated glomerular filtration rate[J].JAMA，2012，307（18）：1941-1951.

[3] Levey AS，Coresh J，Greene T，et al.Expressing the modification of diet in renal disease study equation for estimating glomerular filtration rate with standardized serum creatinine values[J].Clin Chem，2007，53（4）：766-772.

[4] Levey AS，Stevens LA，Schmid CH，et al.A new equation to estimate glomerular filtration rate[J].Ann Inter Med，2009，150（9）：604-612.

[5] Inker LA，Schmid CH，Tighiouart H，et al.Estimating glomerular filtration rate from serum creatinine and cystatin C[J].N Engl J Med，2012，367（1）：20-29.

[6] Inker LA，Astor BC，Fox CH.KDOQI US commentary on the 2012 KDIGO clinical practice guideline for the evaluation and management of CKD[J].Am J Kidney Dis，2014，63（5）：713-735.

[7] Ohsawa M，Tanno K，Itai K，et al.Concordance of CKD stages in estimation

by the CKD-EPI equation and estimation by the MDRD equation in the Japanese general population: the 1wate KENCO Study [J]. Im J Cardiol, 2013, 165 (2): 377-379.

[8] Abu-Assi E, Lear P, Cabanas-Grandio P, et al.A comparison of the CKD-EPI, MDRD-4, and Cockcroft-Gault equations to assess renal function in predicting all-cause mortality in acute coronary syndrome patients [J]. Int J Cardiol, 2013, 167 (5): 2325-2326.

[9] Chi X, Li G, Wang Q, et al.CKD-EPI creatinine-cystatin C glomerular filtration rate estimation equation seems more suitable for Chinese patients with chronic kidney disease than other equations [J]. BMC Nephrol, 2017, 18 (1): 226.

（孙春晓）

第三节　肾功能损害程度与预后估计

在我国，CKD 患者人数众多，CKD 已成为我国一个重要的公共卫生问题。对 CKD 患者的肾功能损害程度与预后进行准确、有效评估，可以更早发现、预防和治疗肾脏病，从而延缓肾脏病的进展，降低 ESRD 的发生率，提高 ESRD 患者的生存质量。

一、肾功能损害程度的评估

由于 GFR 与风险度不呈线性相关，而尿白蛋白却与不良预后存在密切关系。所以将 GFR 和尿白蛋白与尿肌酐比值（rate of urine albumin to creatinine，ACR）同时用作 CKD 分期的指标，可以显著提高风险预测力。KDIGO 指南建议，联合 GFR 和 ACR 分期对 CKD 预后进行分期，可分为低危、中危、高危和极高危 4 期（表 4-3）。

表 4-3　应用 GFR 及 ACR 进行的 CKD 相对风险分级

				白蛋白尿分级（mg/g）				
				A1		A2	A3	
				正常或升高		高	非常高和肾病范畴	
				< 10	10~29	30~299	300~1999	≥ 2000
GFR 分期	G1	正常或升高	> 105					
			90~104					

续表

			白蛋白尿分级（mg/g）				
			A1		A2	A3	
			正常或升高		高	非常高和肾病范畴	
			<10	10~29	30~299	300~1999	≥2000
GFR 分期	G2	轻	75~89				
			60~74				
	G3a	轻~中	45~59				
	G3b	中~重	30~44				
	G4	重	15~29				
	G5	肾衰竭	<15				

注：颜色由浅到重，代表风险从小到大。

近年来，对于肾脏功能储备的评估越来越受到重视，肾脏功能储备成为评估肾脏功能的重要方法。

（一）肾脏功能储备的概念及意义

肾脏功能储备（renal functional reserve，RFR）是通过某些刺激因素使肾小球的滤过率增加，最大限度发挥其滤过功能，为蛋白负荷后肾小球滤过峰值与肾小球滤过率基线的差值。GFR 是目前临床最广泛使用的肾功能评估指标，GFR 正常值通常是对无应激状态下的健康受试者群体 GFR（基线 GFR）的平均值进行统计确定的。有研究发现，GFR 可随各种生理和病理性应激反应的增大而增大，在最大应激状态下的 GFR 和基线 GFR 之间的差异值被称为肾功能储备。

临床研究表明，即使高达 50% 的功能性肾单位受损，通过机体残余肾单位的高滤过状态也可以基本弥补肾功能的损伤。只有当残余肾单位不能再补偿功能丧失时，才会发生基线 GFR 的降低和血肌酐水平的增高，如在双肾单位完整的情况下，GFR 的峰值可达 180mL/（min·1.73m²），而在孤立肾时，GFR 的峰值也可达 120mL/（min·1.73m²），这两种情况的基线 GFR 均为正常，但前者的 RFR 是完整的，后者的 RFR 几乎为零。由此可见，临床上若仅以 GFR 评估肾功能，可能出现 RFR 缺失患者的肾功能完全"正常"的假象，给临床诊治工作和患者预后的判断带来不小的干扰。

（二）RFR 的评估方法

目前，多项研究探索了肾脏负荷试验（RST）定量计算 RFR 的方法。有研究探讨口服 1g/kg 与 2g/kg 蛋白质是否具有不同的 RFR 激发效果，结果显示二者无明显差异。这说明口服 1g/kg 蛋白质即可激发 RFR。多项研究通过 Ccr 法测定 GFR 来计算 RFR，入选个体在 RST 前空腹 8 小时，并于 RST 开始前 10~15 分钟口服 10mL/kg 水达到初始水化状态。有研究通过多普勒超声测定肾动脉或肾内动脉阻力指数和搏动指数来估计肾脏 RFR，结果显示，肾动脉阻力指数和搏动指数下降范围即为 RFR。

（三）RFR 在 CKD 进展的预测和预后的判断中的作用

目前，多数数据研究表明 CKD 患者的 RFR 普遍降低，但变异性较大，随着 CKD 分期的加重，RFR 明显减少，定期进行 RFR 的评估便于早期发现 CKD 患者潜在的肾损伤。

目前肾功能评估的常用指标——基线 GFR 并不能完整描述肾脏的整个功能和动态变化，临床上需要量化肾脏的功能储备状况。RFR 作为肾脏功能储备的生物标志物，可能是评估肾功能损伤早期的方法，具有广阔的应用前景，如评估和预测高危人群（如高血压、糖尿病、多囊肾、孤立肾和 CKD 患者）可能存在的亚临床肾损伤，预测各种手术或干预措施对患者肾功能损伤的风险，评估 AKI 后的肾功能恢复和预后等。

二、慢性肾脏病的预后

随着社会老龄化进程的加快，CKD 的发病率也逐渐升高，而 CKD 的预后终点事件包括：急性肾损伤（AKI）、心血管事件（CVD）、快速肾功能下降（RKFD）、ESRD、全因死亡。KDIGO 指南指出，CKD 可能进展成为不同的结局，其中多个因素都会影响 CKD 进展的速度，包括 CKD 的病因、GFR、白蛋白尿的分级及程度、年龄、高血压、肥胖、肾毒性药物暴露及实验室指标（如血红蛋白、血清蛋白、钙、磷及碳酸氢根水平等）异常。

（一）AKI

AKI 的定义为需要透析治疗的急性肾衰竭，或是 48 小时内血肌酐上升 ≥ 0.3mg/dL 或较基线水平增高 50%，和（或）尿量 < 0.5mL/（kg·h）的时间 > 6 小时。CKD 是发生院内 AKI 的主要危险因素，其院内死亡率接近 25%。同时，CKD 会诱发 AKI 的发生，AKI 也会加重 CKD 的进展。慢性肾脏病基础上的急性肾损伤（acute kidney injury on chronic kidney disease，ACKI）与单纯性 AKI 相比，ACKI 患者病情更加错综复杂，合并症及并发症更多，若治疗不当或不及时往往会造成不可逆的肾功能损害。有研究表明，AKI 会使 CKD 患者的病情加速进展至终末期肾脏病，也会使长期死亡风险显著增加。王琴等研究发现，住院患者 ACKI 病死率达 11.59%，74.88% 的患者在经历 ACKI 后肾功能不能恢复至原来的水平，其中超过 35.48% 的患者只能接受永久的肾脏替代治疗。沈婕等研究显示，CKD 患者发生 ACKI 的常见因素为感染（30.9%）、原发病加重（29.1%）及使用可能致肾脏损伤的药物（12.7%）。其中肺部感染是发生 ACKI 最常见的因素，其次为胃肠道感染及泌尿生殖道感染。

（二）CVD

有研究显示，CVD 是 CKD 的主要死亡原因，在 ESRD 中占 50%，其死亡率是普通人群的 10～20 倍。KDIGO 指南指出，当 GFR < 60mL/（min·1.73m^2）时，死亡风险增加，心血管事件死亡率升高。GFR < 45mL/（min·1.73m^2）是心血管死亡及全因死亡的独立预测因子。在 CKD 患者中，发生 CVD 的风险大于进展至 ESRD 的风险。其中，左心室肥厚（LVH）是公认的可以反映靶器官损伤的指标，同时与 CKD 患者心血管死亡率相关。LVH 也是透析患者死亡的危险因素，是 CVD 发生的强有力的预测因子。

随着肾功能的恶化，CKD 患者可能会出现 LVH、心力衰竭、心包病变等，我们应监测 CVD 的预测因子如 GFR、胱抑素 C、ACR 等指标，同时需要关注蛋白尿、高血压、高血糖等危险因素。

（三）RKFD

RKFD 即 CKD 快速进展，定义为每年 GFR 下降 ≥ 5mL/（min·1.73m^2）。有研究显示，在早期 CKD 患者中，高磷酸盐负荷会导致肾损伤，并且肾小管损伤会引发 RKFD。一项随访 3 年的研究将研究对象分为 RKFD 组与无 RKFD 组，研究发现，两组中，年龄、收缩压、Glu、HbA1c、TG、HDL-C，以及冠心病、脑血管病患病率差异有统计学意义，其中年龄、收缩压及 HDL-C 是 CKD 患者发生 RKFD 的独立危险因素，且 HDL-C 与 RKFD 呈负相关，即 HDL-C 水平越高，发生 RKFD 的风险越低。在我国的一项 5 年的回顾性研究中发现，身体质量指数（BMI）可以预测肾功能，BMI 增加可能与肾功能下降有关，并且与 RKFD 独立相关，是其独立危险因素。还有一项多民族研究显示，肾小球高滤过，即 GFR ≥ 120mL/（min·1.73m^2），是 RKFD 的独立危险因素，通常发生在糖尿病肾病的早期，并且介导着 HbA1c 和快速肾衰退之间的关联。

因此，高磷酸盐负荷、高龄、收缩压升高、HDL-C 降低、BMI 增加、肾小球高滤过均是 RKFD 的重要危险因素，应对存在这些高危因素的人群进行筛查和监测，以便减少 CKD 患者 RKFD 的发生、发展。

（四）ESRD

KDIGO 指南定义 ESRD 为需要肾脏替代治疗的肾病阶段。GFR 每下降 1mL/ 年，ESRD 风险将增加 2 倍。有研究发现，左心室质量指数（LV-MI）、蛋白尿、血红蛋白水平均与 CKD 患者的透析进展独立相关。同时，AKI 会增加 ESRD 发生的风险。在一项对 AKI 患者随访 35 个月的研究中显示，与非 AKI 患者相比，血肌酐恢复至基线 25% 的 AKI 患者进展成为 ESRD 的风险增加 40%，而未恢复至基线 25% 的 AKI 患者进展成为 ESRD 的风险是恢复者的 4 倍。还有研究显示，CKD 患者发生 AKI 后（与未发生 AKI 相比）进展至 ESRD 的风险增加了 41 倍，非 CKD 患者发生 AKI 后进展至 ESRD 的风险仅增加了 13 倍。

（五）全因死亡

一项 Meta 分析显示，在 CKD 患者中，伴高血压的患者的全因死亡率是无高血压的患者的 1.1 倍至 1.2 倍。Shardlow 等的研究显示，高龄、男性、基线 GFR、ACR、血红蛋白、血清白蛋白、碳酸氢盐、糖尿病均为全因死亡的独立预测因子，其中糖尿病预测效果最为显著，基线 GFR 是全因死亡的重要危险因素。在 Misra 等的研究中也发现，糖尿病、蛋白尿及颈动脉疾病与全因死亡独立相关。

总之，对于 CKD 患者应该做到早期识别，避免漏诊；合理评估，避免过度诊治；控制危险因素改善预后，积极干预，以达到延缓 CKD 的进展、降低 CKD 的病死率及不良结果的目的。

【参考文献】

［1］谌贻璞.慢性肾脏病的定义与分期——从 KDOQI 到 KDIGO：贡献与问题［J］.临床肾脏病杂志，2011，11（1）：4-6.

［2］Kidney Disease：Improving Global Outcomes（KDIGO）CKD Work Group. KDIGO 2012 clinical practice guideline for the evaluation and management of chronic kidney disease［J］. Kidney Int Suppl，2013，3：1-150.

［3］尚振华，颜灏，贾春松，等.肾脏功能储备研究进展［J］.山东医药，2018，58（5）：103-105.

［4］Sharma A，Mucino MJ，Ronco C.Renal functional reserve and renal recovery after acute kidney injury［J］. Nephron Clin Pract，2014，127（1-4）：94-100.

［5］程庆砾. 重视肾功能储备的临床评估［J］. 中华保健医学杂志，2018，20（6）：451-453.

［6］Koyner JL，Chawla LS.Use of stress tests in evaluating kidney disease［J］. Curr Opin Nephrol Hypertens，2017，26（1）：31-35.

［7］Sharma A，Zaragoza JJ，Vilia G，et al.Optimizing a kidney stress test to evaluate renal functional reserve［J］. Clin Nephrol，2016，86（7）：18-26.

［8］Spinelli A，Sharma A，Villla G，et al.Rationale for the evaluation of renal functional reserve in living kidney donors and recipients：a pilot study［J］. Nephron，2017，135（4）：268-276.

［9］Pekkafali MZ，Kara K.Doppler ultrasound measurements of renal functional reserve in healthy subjects［J］. Med Ultrason，2015，17（4）：464-468.

［10］王旭，马清. 老年慢性肾脏病患者不同预后的危险因素分析及相关性研究［J］.临床肾脏病杂志，2019，19（1）：72-76.

［11］Susantitaphong P，Cruz DN，Cerda J，et a1.World incidence of AKI：A meta-analysis［J］. Clin J Am Soc Nephrol，2013，8（9）：1482-1493.

［12］Belayev LY，Palevsky PM.The link between acute kidney injury and chronic kidney disease［J］. Current Opinion in Nephrology & Hypertension，2014，23：149-154.

［13］王琴，牟姗，严玉澄，等. 院内慢性肾脏病基础上急性肾损伤207例临床调查［J］. 中国实用内科杂志，2012，32（11）：874-877.

［14］沈婕，陈雪萍，马丽，等. 慢性肾脏病基础上的急性肾损伤患者的临床分析［J］.中国血液净化，2015，14（6）：348-352.

［15］王金泉. 合理降压——减少慢性肾脏病高血压患者心血管并发症［J］. 肾脏病与透析肾移植杂志，2012，21（2）：151-152.

（孙春晓）

第四节　可能的误诊

CRF 是由不同原发疾病引起的肾功能进行性损害，是肾功能不能维持自身代谢的临床综合征。CRF 早期表现具有隐匿性、多样性，晚期虽常有全身多系统功能受损表现，但部分患者以某一系统症状为主症就诊时，易造成误诊。

有统计显示，CRF 最常见的前 3 位误诊系统疾病为消化、循环、血液系统疾病。误诊疾病前 5 位是慢性胃炎、贫血、高血压、消化道出血、胃十二指肠溃疡，其他被误诊疾病为心血管疾病、脑血管疾病、皮肤疾病等，部分患者可多次误诊。范富文等对 808 例 CRF 误诊病例进行分析，发现 CRF 患者误诊的疾病涉及多个临床科室，被误诊疾病达 43 种，前 5 位依次是：胃炎 187 例（23.14%）、贫血 123 例（15.22%）、原发性高血压 97 例（12%）、肺部感染 66 例（8.17%）、心力衰竭 61 例（7.55%）。另外，少见误诊疾病为抑郁症、癔症、痛风、格林 - 巴利综合征、肝炎、梅尼埃病、脑炎、高脂血症、多发性周围神经病、肺气肿、风湿热、肩关节周围炎、肠梗阻、视神经炎、腰椎骨质增生。以下为 CRF 常见误诊疾病（表 4-4）。

表 4-4　CRF 可能的误诊

临床表现	可能的误诊
消化系统	
恶心呕吐	肝炎
呃逆	痢疾
吐血或便血	胃炎
厌食	消化性溃疡或出血
腹泻	胃肠炎
神经肌肉系统	
嗜睡、昏睡、昏迷	肝昏迷
感觉异常	末梢神经炎
失眠、忧郁、注意力不集中	神经官能症
幻觉、精神病	精神病
癫痫发作	原发性癫痫
心血管呼吸系统	
高血压	原发性高血压
左心衰竭	冠心病、高血压性心脏病
呼吸困难	肺心病
酸中毒性呼吸	慢性支气管炎合并感染急性发作
尿毒症肺	支气管扩张、支气管哮喘
血液系统	
贫血	缺铁性贫血、再生障碍性贫血，
鼻衄	流行性出血热
皮肤紫癜	血小板减少性紫癜、过敏性紫癜

续表

临床表现	可能的误诊
骨骼系统	
骨软化、骨硬化	关节炎
纤维性骨炎	关节炎
肾性佝偻病	营养不良性佝偻病
皮肤	
瘙痒	神经性瘙痒
泌尿系统	
多尿	糖尿病
夜尿多	神经性多尿
合并感染	
细菌性感染、霉菌性感染	一般细菌性感染

有学者总结了常见的 CRF 误诊原因，有以下几点：①CRF 起病隐匿，早期表现无特异性；②非专科医生对 CRF 临床特点认识不足；③诊断思维片面，未进一步分析病因；④过分重视某一医技检查结果，对水肿及尿量异常重视不足；⑤未及时行特异性检查项目，未能全面分析病情。

所以针对以上原因，加强对本病的认识，仔细查体及问诊，开阔诊断思维，全面分析病情，及时行尿常规、肾功能、肾脏超声检查，有助于明确诊断，避免误诊。

【参考文献】

［1］王应莉，周巧，刘自强，等. 慢性肾功能不全临床误诊原因分析［J］. 临床误诊误治，2022，35（4）：4.

［2］范富文，龙桂泉. 慢性肾功能衰竭 808 例误诊分析［J］. 中国医药，2008，3（6）：344-346.

（孙春晓）

第五章

内科治疗

CRF 的病程非常漫长，早期与中晚期的临床表现，以及治疗目的和方法差异巨大。在早期，虽然肾功能受损，但由于肾脏的代偿功能，反映肾功能的常规理化指标尚在正常范围之内，也不表现出临床症状，往往被患者及非肾病科的医生忽视，患者通常是在治疗原发病或健康查体的时候发现肾功能受损。而 CRF 早期诊断、早期治疗要比中晚期的治疗有意义。因此，临床医生和患者要重视肾功能的筛查，特别是糖尿病、高血压等在非肾病科诊治的患者，争取早发现、早诊断、早治疗。在治疗上，除积极治疗原发病之外，还要努力寻找导致肾功能恶化的可逆因素，并加以纠正，力图阻止原发病的进展，改善肾功能，防止肾功能恶化，推迟 CRF 的到来。随着肾实质病变的进展，肾功能进一步下降，肾脏不能维持机体内环境的稳定，出现一系列的症状、体征和并发症，此时的治疗与早期的治疗有所不同，纠正导致肾功能恶化的因素和因肾功能下降出现的各种并发症是这一阶段的治疗重点，旨在尽量延缓 CRF 进展。无论治疗效果如何，患者最终会发展到终末期，该阶段的治疗，一是要及时进入肾脏替代治疗（renal replacement therapy，RRT）——透析和（或）肾脏移植，以防患者出现危及生命的严重并发症；二是要纠正肾性贫血、CKD-MBD、高血压等，尽量提高患者的生命质量，延长生存期。

因此，CRF 的治疗大体分 3 个阶段：①原发病的防治；②内科治疗；③最后的肾脏替代治疗（RRT）。第一阶段的治疗要尽量维护肾功能和健康，这一阶段的治疗，即使不能把原发病治愈，只要患者不发展到肾功能衰竭，就是好的结果。第二阶段的治疗要尽可能保护残余肾功能，延缓病程的进展。临床实践证明，如果这一阶段治疗恰当，可以把 CRF 病程延缓多年。不论最后的结果如何（可能将来仍然要做 RRT），前两阶段的治疗也是不容忽视的。事实上，前两阶段的恰当处理，对第三阶段的治疗影响甚大。后两阶段的治疗，如果配合得当，可使患者获得"第二次生命"，过正常人或接近正常人的生活，全部或部分恢复工作能力。

内科治疗，即以药物治疗为主，不采用透析或肾移植办法的治疗，虽然有时也叫作"保守治疗"，但实际上具有十分重要的意义。正确的内科治疗，可以大大延缓病程的进展，提高患者的生活质量，并为下一步的治疗做充分准备。正确的内科治疗，需要明确以下 3 点。①明确 CRF 的病因，即原发病。②明确患者目前的肾功能状态，需要对患者进行全面仔细的检查。③了解患者目前是否存在加重肾功能恶化的可逆性因素。在上述情况明确的前提下，根据目前的情况，对病情及预后有一个大致的判断，并拟定治疗方案，包括近期和远期的治疗计划，即内科治疗和 RRT。不能只寄希望于病情好转而不做充分的准备，更不能等到病情已经十分恶化时，才想到 RRT，以至于失去治疗机会。

由于 CRF 病因、发病机理、临床表现及治疗的复杂性，导致治疗 CRF 的任何一种简单治疗方法或治疗措施，都不能解决 CRF 的所有问题，也就是说，CRF 必须一体化治疗。CRF 的一体化治疗包括以下 5 个部分。①干预 CRF 进展，控制血压和蛋白尿。②预防尿毒症并发症，纠正营养不良与贫血，控制 CKD-MBD 和代谢性酸中毒。③减少 CRF 合并症，要重视对心脑血管病变、神经系统病变及视网膜病变的防治；④针对未来的 RRT，要做好对病患的教育，为将来的恰当替代治疗方案的选择做好准备，并且注意及时透析。⑤中医药具有全面干预肾小球硬化、肾间质纤维化及肾血管病变的作用。

（郭兆安）

第一节　营养治疗

19 世纪 30 年代，分子生物学家埃布赖特提出，低蛋白饮食对延缓肾功能恶化有益。2002 年，美国国家肾脏基金会（National Kidney Foundation，NKF）制定了肾脏病预后质量倡议（Kidney Disease Outcomes Quality Initiative，KDOQI），自此，CKD 的治疗方式发生了巨大的变化，关于肾脏疾病的营养管理积累了大量的新证据，由以往强调改善尿毒症症状，演变为强调保护靶器官和改善营养状况。同时营养不良是 CRF 的常见合并症，也是影响患者的生活质量、并发症发生率和长期存活率的重要因素之一。有研究显示，GFR < 35mL/min 的 CKD 患者中，有 45% ~64% 发生营养不良；ESRD 患者中有 9.6% 死于严重营养不良。所以医生对 CKD 患者的营养状况监测评估和营养治疗应予以足够重视。

一、营养状况的监测与评估

营养不良在 CKD 患者中十分常见，尤其在透析患者中普遍存在，其中部分患者蛋白质与能量的消耗、缺乏特别突出，称为蛋白质 – 能量消耗（protein-energy wasting, PEW），指 CKD 患者在 3 个月内体质量下降 5% 或 6 个月内下降 10%。CKD3~5 期或肾移植后的成人患者，应至少每半年进行一次常规营养状况评估，以识别存在 PEW 风险的患者。评估内容包括食欲、膳食调查、人体测量、生化指标和与营养相关的体检结果等（图 5-1）。

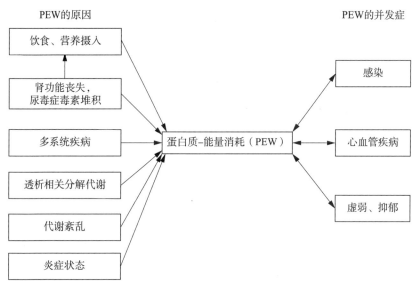

图 5-1　PEW 的原因及并发症

1. 膳食调查

通过膳食调查对患者能量和蛋白质的摄入情况进行评估，是营养评估中最重要、最基础的部分。《KDOQI 慢性肾脏病营养临床实践指南 2020 更新版》建议，对 CKD3~5 期或肾移植后的成年患者，应评估饮食摄入量之外的因素，例如，药物使用、知识、信念、态度、行为、获取食物途径、抑郁、认知功能等，以便有效地计划营养干预策略。常用的膳食调查方法有食物记录法、膳食回顾法、膳食史法和食物频率问卷法等，建议对 CKD3~5 期或肾移植后的成年患者在透析和非透析期间使用 3d 食物记录（记录近 3 天内饮食情况）作为评估膳食摄入量的首选方法。

2. 人体测量

人体测量的内容包括身高、BMI、人体成分、肱三头肌皮褶厚度、上臂肌围和握力等。建议 CKD1~5 期或肾移植后临床稳定的患者定期测量 BMI，并根据需要监测 BMI 和人体成分的变化，具体监测频率推荐见表 5-1。

表 5-1 KDOQI 体质量监测频率推荐

疾病状态	监测频率
MHD	至少每月 1 次
PD	至少每月 1 次
CKD4~5 期或肾移植后	至少每 3 个月 1 次
CKD1~3 期	至少每 6 个月 1 次

注：MHD 为维持性血液透析。

3. 生化指标

生化指标中的白蛋白、前白蛋白、转铁蛋白、血清胆固醇和标准化蛋白分解率（normalized protein catabolic rate，nPCR）等能够帮助评估患者的营养状况。但是，由于这些指标易受非营养因素的影响，所以不单独作为评估营养状况的指标，可作为补充工具。

二、营养治疗方案

1. 蛋白质

蛋白质进入人体后，会被分解成为氨基酸，一部分供人体生长发育需要，另一部分代谢为尿素和其他化合物，经肾脏排出。当肾功能受损时，这些代谢废物不能及时清除，在血液中蓄积，发生氮质血症，引起各种并发症。因此，在肾单位减少的情况下，减少蛋白摄入量，一方面可减轻代谢废物的蓄积，另一方面，还能改善肾脏的局部血流，抑制 RAS 活性，降低肾小球内压，从而延缓 CKD 的进展。此外，摄入的蛋白质氨基酸与人体的氨基酸模式越接近，就越容易被人体利用，营养价值也就越高，称为优质蛋白。一直以来，在 CKD 患者营养治疗中，低蛋白饮食（LPD）占据核心地位，但蛋白质的摄入量并不是越低越好，对于代谢稳定的 CKD3~5 期患者，推荐采用低蛋白饮食 0.55~0.6g/（kg·d），或极低蛋白饮食 0.28~0.43g/（kg·d）联合酮酸/氨基酸类似物；对于合并糖尿病的 CKD3~5 期患者来说，蛋白摄入量应放宽至 0.6~0.8g/（kg·d），以维持血糖控制；在透析（包括 MHD 和 PD）患者中，不论是否合并糖尿病，都应予以充足的蛋白摄入量 1~1.2g/（kg·d），并且其中至少 50% 来自优质蛋白（包括肉、蛋、奶及大豆类食物）。以下列举常见食物的蛋白质含量，详见表 5-2。

表 5-2　常见食物的蛋白质含量简表

食物	蛋白质含量（g/100g）
小麦粉	11.9
稻米	7.7
玉米（鲜）	4
荞麦	9.3
马铃薯	2
藕粉	0.2
猪肉（瘦）	20.3
鸡蛋	13.3
牛乳	3
黄豆	35
豆腐	8.1
油菜	1.8
苹果	0.2

注：食物为可食用部分。

2. 能量

要保证充足的热量摄入及合理的热量来源。在我国慢性肾脏病患者膳食指导中，关于能量摄入标准的建议是：对于 CKD1~3 期患者，能量摄入以达到和维持目标体质量为准；CKD4~5 期患者，能量摄入需维持在 35kcal/（kg·d）（年龄 ≤ 60 岁）或 30kcal~35kcal/（kg·d）（年龄 > 60 岁）。同时，能量摄入还要根据患者的体质量、性别、年龄、活动量、合并疾病及应激状况等情况进行调整。关于目标体质量的计算方法见表 5-3。人体所需能量主要来源于碳水化合物、脂肪及蛋白质。对于 LPD 的 CRF 患者来说，碳水化合物和脂肪摄入量的占比可以相应增加，以多不饱和脂肪和单不饱和脂肪代替饱和脂肪，合并糖尿病的患者应尽量选择血糖指数较低的食物。

表 5-3　目标体质量计算公式

性别	目标体质量（kg）
男性	（身高 -100）× 0.9
女性	（身高 -100）× 0.9-2.5

3. 电解质

普通人群建议钙摄入量为 1000~1300mg/d，CRF 患者因存在钙代谢紊乱，建议钙摄入量为 800~1000mg/d，来源包括食物中的钙、钙补充剂、含钙磷结合剂，必要时使用维生素 D 类似物和拟钙剂，以避免钙超载。因磷存在于大多数食物中，而磷酸盐的排泄依赖肾脏，所以 CRF 患者应通过控制食物中磷的摄入量来保持血磷水平的稳定，同时应注意磷来源（动物、植物、添加剂）的生物利用度。建议 CRF 患者膳食磷摄入量低于 800mg/d（26mmol/d），可选择蛋清、麦淀粉等含磷/蛋白质比例较低的食物。而对于透析或具有 PEW 高风险的患者，为了避免过度限制蛋白质摄入而出现营养不良，建议使用含钙磷结合剂的个体化饮食方法。控制饮食中的钠，能降低 CRF 患者水钠潴留及心血管事件的风险。我国行业标准建议 CRF 患者钠摄入量应低于 2000mg/d（相当于氯化钠 5g），低于普通人群的推荐量（6g/d）。高钾血症作为 CRF 的常见并发症之一，威胁着患者的生命安全，膳食钾对于维持血钾稳定有重要意义，其摄入量应根据患者的临床情况进行个性化调整，但不应限制新鲜蔬果的均衡摄入。

4.膳食纤维

膳食纤维来源于植物，由非淀粉多糖和其他植物成分组成，不能被消化酶完全分解，包括可溶性纤维和不可溶性纤维。对于 CRF 患者来说，膳食纤维一方面可减少氨基酸在肠道内分解的代谢毒素，另一方面可以调节肠道菌群微生物的组成和代谢，维持胃肠道的正常功能。根据每日摄入能量，我国行业标准推荐膳食纤维摄入量为 14g/1000kcal。

营养治疗在 CRF 一体化治疗中是最基础的，也是相对经济的一部分，但极易被忽视。它不仅在改善患者生存质量、延缓病情方面有重要作用，还能为国家节省大量医疗资源。因此，在工作中要建立完善的营养管理体系，肾内科医师应与营养师共同努力，加强患者的营养指导，因人制宜，使营养治疗发挥更好的作用。

【参考文献】

［1］KOPPLE J D.National kidney foundation K/DOQI clinical practice guidelines for nutrition in chronic renal failure［J］.Am J Kidney Dis，2001，37（1 Suppl 2）：66-70.

［2］Ikizler TA，Cano NJ，Franch H，et al.Prevention and treatment of protein energy wasting in chronic kidney disease patients：a consensus statement by the International Society of Renal Nutrition and Metabolism［J］.Kidney Int，2013，84（6）：1096-1107.

［3］林善锬，谌贻璞，钱家麒，等.慢性肾脏病蛋白营养治疗共识［J］.实用糖尿病杂志，2005，1（5）：3-6.

（梁 焜）

第二节 肾性贫血的治疗

KDIGO 指南提示，对于无贫血的 CKD 患者，存在以下情况时需监测血红蛋白（Hb）浓度：① CKD1~2 期患者有临床症状时；② CKD3 期患者，每年至少需要监测 1 次；③ CKD4~5 期未透析患者，监测频率需提高至每年 2 次；④ CKD5 期透析（包括 HD 和 PD）患者，至少每 3 个月监测 1 次。当患者出现贫血，存在以下情况时需监测 Hb 浓度：① CKD1~2 期患者有临床症状时；② CKD3~5 期未透析和 CKD5 期 PD 患者至少每 3 个月监测 1 次；③ CKD5 期 HD 患者至少每月监测 1 次。

K/DOQI 指南推荐对血红蛋白的靶目标应定为 110~120g/L，上限不超过 130g/L。KDIGO 指南不建议将血红蛋白升高至大于 130g/L。依据患者年龄、透析方式及透析时间长短、红细胞生成刺激剂（erythropoiesis-stimulating agents，ESAs）治疗时间长短，以及是否并发其他疾病等情况，靶目标值可适当进行个体化调整。

一、ESAs

促红细胞生成素（erythropoietin，EPO）是一种由 166 个氨基酸残基组成的糖蛋白，属于 I 型细胞因子超家族，相对分子质量约 34kD，为强效的造血生成因子，通过与促红细胞生成素特异性受体（EPOR）结合而发挥促红细胞生成作用。20 世纪 80 年代，有学者成功分离并克隆人类 EPO 基因，从而可以产生足量的重组人 EPO（recombinant human EPO，rHuEPO）应用于临床。研究者对 rHuEPO 进行了一系列生物技术改进，延长其作用时间，生产出新一代促红细胞生成素——ESAs。近 10 年来，多种 ESAs 获批上市，主要包括短效 ESAs 如 α 促红素（epoetin alfa）、β 促红素（epoetin beta），长效 ESAs 如达依泊汀 α（darbepoetin alfa）、聚乙二醇倍他依泊汀（methoxy polyethylene glycol-epoetin beta）等。

1. 用法

应用治疗的 ESAs 种类和剂量要根据 CKD 患者 Hb 水平和临床情况决定。短效 ESAs 半衰期较短，给药频率通常为 1~3 次 / 周。而长效 ESAs 具有更长的半衰期和更高的生物学活性，可以在临床上降低给药频率，有研究显示，长效 ESAs 静脉注射和皮下给药的剂量基本相同。在 2021 年《中国肾性贫血诊治临床实践指南》中，建议非透析 CKD 和 PD 患者选择 ESAs 皮下注射给药，因其药代动力学更优，给药时，应尽量避免静脉穿刺，保护血管，为将来血液透析血管通路做准备；MHD 患者可选择 ESAs 静脉或皮下注射给药，该部分患者均建立了静脉通路，故通常更愿意接受透析时静脉给药。

ESAs 常用剂量如下。① rHuEPO：每周 50~150U/kg，分 1~3 次给药。②达依泊汀 α：0.45μg/kg，每 1~2 周给药 1 次。③聚乙二醇倍他依泊汀：0.6μg/kg，每 2~4 周给药 1 次。治疗时 Hb 增长速度应控制在每月 10~20g/L；若每月 Hb 增长速度 > 20g/L，应减少 ESAs 剂量的 25%~50%。若每月 Hb 增长速度 < 10g/L，应将剂量每次增加 20U/kg，每周 3 次。ESAs 治疗期间，Hb 达到 115g/L 时，应减量 25%；Hb 升高且接近 130g/L 时，应暂停 ESA 治疗，并监测 Hb 变化，Hb 开始下降时将 ESA 剂量降低约 25% 后重新给药；Hb 达到目标值时，推荐减少 ESAs 剂量而不是停用，除非出现严重不良反应，因为停用会导致迟发的 Hb 水平下降，甚至低于目标值。

2. 潜在风险

（1）心血管事件：已有多项研究表明，Hb 靶目标更高，以及为达到这一靶目标而使 ESA 剂量增加与心血管不良事件增加有关。因此，FDA 及世界各地的药品监管机构发出了针对所有 ESAs 的警告，提示临床医生应使用能达到血红蛋白靶目标的最低药物剂量，并积极采取措施来维持 ESAs 的反应性。KDOQI 指南也将接受 ESAs 治疗的 CKD 患者的 Hb 低限调整为 115g/L，且建议不应有计划地将 Hb 提升到超过 130g/L。对于合并心力衰竭的 CKD 患者，2021 年《中国肾性贫血诊治临床实践指南》提出，Hb ≥ 90g/L 时不建议使用 ESAs 治疗。

（2）高血压：发生率为 20%~30%，是使用 ESAs 最常见的不良反应。体外实验证明 EPO 增加了人内皮细胞和血液透析患者单核细胞的瞬时受体电位 5（TRPC5）通道的表达和功能。上调的 TRPC5 可能与 CKD 患者 EPO 相关性高血压的发病机制有关。KDOQI 建议 CKD 患者在开始 ESAs 治疗后常规检测血压。出现相关高血压后，应根据是否存在容量超负荷决定是否需要加强超滤，并在此基础上调整降压药的使用。

（3）肿瘤：有不少研究表明，ESAs 可促进肿瘤生长。一方面因为许多肿瘤细胞有 ESAs 受体，两者直接相互作用可介导肿瘤细胞的生长、存活或凋亡；另一方面 ESAs 能够促进血管生长，提高肿瘤的血液供应，从而促进肿瘤生长。因此，美国肿瘤学会、美国血液学会、美国国立综合癌症网络提出，ESAs 仍可用于肿瘤患者，但使用前应告知患者其潜在风险。2021 年《中国肾性贫血诊治临床实践指南》建议，既往存在恶性肿瘤病史或有活动性肿瘤的 CKD 患者，Hb 靶目标 < 100g/L。

（4）纯红细胞再生障碍性贫血（pure red cell aplasia，PRCA）：是发病率极低但严重的药物不良反应。发病的主要原因是自身抗体介导的免疫反应，目前认为相关危险因素包括①注射途径为皮下注射。②处方成分。自 1998 年起，大部分 epoetin-α 以聚山梨醇酯 80 取代了白蛋白。③注射器未包被的橡皮塞。其中②③项危险因素在

2001~2003 年被取代，所以到 2004 年，EPO 引起的 PRCA 发病率显著降低。关于诊断，2012 年 KDIGO 指南建议，对于 EPO 使用 8 周以上发生下列情况者可进行 EPO 抗体检测。①Hb 突然每周下降 > 5~10g/L 或每周需输血 1~2U。②血小板和白细胞计数正常。③网织红细胞计数 < 1000/UL，骨髓穿刺有核红细胞几乎消失（< 5%）。对于明确诊断 PRCA 的患者，应停用 ESAs 治疗，根据需要进行输血，同时免疫抑制治疗（如泼尼松联合 CTX、环孢素 A 等）被证明是有效的。用药期间需每 1~2 周监测网织红细胞计数和 EPO 抗体，以评价药物反应性。当患者 EPO 抗体降至正常后，可以考虑重新使用 ESAs 治疗，但应静脉给药，并密切监测相关指标变化。

3. ESAs 治疗低反应

ESAs 治疗低反应的临床表现为使用高剂量 ESAs 也无法纠正贫血，或需要越来越高的 ESAs 剂量来维持 Hb 的靶目标值。2021 年的《中国肾性贫血诊治临床实践指南》，将基于体重计算的合适剂量 ESAs 治疗 1 个月后，Hb 较基线值未增加定义为 ESAs 初始治疗低反应；为维持 Hb 稳定需要二次增加 ESAs 剂量且增加的剂量超过稳定剂量的 50%，定义为获得性 ESA 低反应。目前认为其原因主要为炎症状态、铁储备绝对或相对缺乏，另外与继发性甲状旁腺功能亢进、维生素 D 缺乏、抗 rHuEPO 抗体的产生、营养不良、铝中毒、透析不充分、维生素 B_{12} 或叶酸缺乏等有关。因此，出现治疗低反应时，应再次评估是否存在上述加重贫血的危险因素，以及是否合并其他导致贫血的疾病，并给予相应治疗。

二、铁剂

在 CKD 患者中，铁缺乏不仅可导致红细胞生成障碍，也是 ESAs 治疗低反应的原因之一。多项国内外指南建议 CKD 贫血患者应定期评估铁代谢状态。2012 年，KDIGO 指南对于未使用铁剂或 ESAs 治疗，需要提高 Hb 水平或期望减少 ESAs 用量，且转铁蛋白饱和度（TSAT）≤ 30%，铁蛋白 ≤ 500ng/mL 的成年 CKD 贫血患者，建议使用静脉铁剂治疗，非透析患者予 1~3 个月口服铁剂治疗；需要补铁治疗的 CKD 非透析患者，应根据患者缺铁的严重程度、静脉通路情况、先前对口服铁剂治疗的反应、口服或静脉补铁的不良反应、主诉和费用选择铁剂的给药方式。后续铁剂的治疗应根据患者近期铁剂治疗后 Hb 的反应、体内铁状态（TSAT 和铁蛋白）、Hb 浓度、ESAs 治疗的反应和剂量、各参数的变化趋势及其临床情况来决定。

1. 体内铁状态的评估

ESAs 治疗时，应至少每 3 个月评估铁状态（TSAT 和铁蛋白）1 次，包括已接受铁剂治疗的患者，以决定是否继续使用铁剂治疗。

初始治疗增加 ESAs 剂量时，以及血液丢失、静脉铁剂治疗后监测疗效和其他体内铁剂减少的情况发生时，需要更频繁地监测铁状态（TSAT 和铁蛋白）。

2. 铁剂种类和用法

铁剂包括口服铁剂和静脉铁剂。口服铁剂的优势在于使用方便，但生物利用度低，受胃肠道吸收影响大，主要不良反应为胃肠道不良反应。静脉铁剂广泛应用于透析患者，目前应用最广泛的是蔗糖铁。无论使用何种静脉铁剂，都可能出现危及生命的超敏反应，所以在首次静脉铁剂治疗时，输注的前 60 分钟应对患者进行生命体征监护，同时配备必要的急救药品。存在全身活动性感染的 CKD 贫血患者，应避免静脉铁剂治疗。国际上对于使用铁剂的最佳剂量并没有达成共识。常规剂量为口服铁剂 200mg/d，静脉铁剂初始疗程约 1g。

3. 铁过载

高剂量铁剂可纠正贫血，减少高剂量 ESAs 带来的不良反应，但铁过载会加重 CKD 相关的氧化应激、炎症反应，对心血管、内分泌、认知及神经系统、骨密度均会造成不良影响。因此，2021 年的《中国肾性贫血诊治临床实践指南》建议，铁剂治疗后无 Hb 进一步升高或减少 ESAs 剂量的需求，且排除活动性感染及肿瘤等因素影响，满足以下任何一项铁超载标准应停止铁剂治疗：SF > 800μg/L 和 TSAT > 50%；低色素红细胞百分比（HRC%）< 10% 和（或）CHr > 33pg/ 红细胞或 sTfR < 1000μg/L。

三、低氧诱导因子 - 脯氨酸羟化酶抑制剂（HIF-PHI）

HIFs 是由 α 亚基和 β 亚基组成的具有转录活性的异源二聚体。在常氧下，HIFα 被脯氨酰羟化酶（prolyl hydroxylase，HD）羟基化而降解；而缺氧状态下，PHD 被抑制，HIFα 免于被降解，转移入核与 β 亚基结合成二聚体，该二聚体结合在靶基因启动子区域的缺氧反应元件上，其下游靶基因参与缺氧应答的多个方面，如糖酵解、血管生成、红细胞生成等。此外，HIF 系统的激活还能提高机体对铁的吸收及代谢。HIF-PHI 可抑制 PHD 的活性进而稳定 HIF，促进 EPO 的生成和增加铁的利用，从而纠正肾性贫血。

罗沙司他（FG-4592）是一种口服 HIF-PHI，可在常氧条件下抑制 PHD，稳定 HIF-α 水平，让 EPO 呈现出在缺氧环境中发生的反应。中国Ⅲ期临床研究发现，CKD 透析（HD 或 PD）全分析集人群中，FG-4592 与阿法依泊汀相比，达到非劣效标准，而在符合方案集人群中，FG-4592 治疗组血红蛋白平均增加 0.75g/dL，高于 EPO 组的

0.46g/dL，达到优效标准；在 CKD 非透析人群中，FG-4592 可明显改善患者贫血状态，治疗 8 周后患者血红蛋白水平较基线增加 1.9g/dL，显著高于安慰剂组（较基线降低 0.4g/dL）（P＜0.001）。目前 FG-4592 常用剂量为：起始剂量在非透析患者中 70mg（体重＜60kg）或 100mg（体重≥60kg），在透析患者中 100mg（体重＜60kg）或 120mg（体重≥60kg），口服给药，每周 3 次，根据患者血红蛋白水平每 4 周调整一次剂量。

总之，肾性贫血作为 CRF 的常见并发症，是影响患者病程及生活质量的重要因素，因此贫血治疗在 CRF 一体化治疗中有着举足轻重的地位。我国人口基数大，肾性贫血的发生率高，提高患者的知晓率和依从性，增强对贫血的规范化管理尤为重要。随着研究进展，肾性贫血治疗药物不断优化，这有利于临床医师根据患者病情制定个性化的治疗方案。

【参考文献】

［1］Hung SC，Lin YP，Tarng DC.Erythropoiesis-stimulating agents in chronic kidney disease：what have we learned in 25 years［J］. J Formos Med Assoc，2014，113（1）：3-10.

［2］Kalantar-Zadeh K.History of Erythropoiesis-Stimulating Agents，the Development of Biosimilars，and the Future of Anemia Treatment in Nephrology［J］. Am J Nephrol，2017，45（3）：235-247.

［3］Egrie JC，Dwyer E，Browne JK，et al.Darbepoetin alfa has a longer circulating half-life and greater in vivo potency than recombinant human erythropoietin［J］. Exper Hematol，2003，31（4）：290-299.

［4］Besarab A，Bolton WK，Browne JK，et al.The effects of normal as compared with low hematocrit values in patients with cardiac disease who are receiving hemodialysis and epoetin［J］. N Engl J Med，1998，339：584-590.

［5］Singh AK，Szczech L，Tang KL，et al.Correction of anemia with epoetin alfa in chronic kidney disease［J］. N Engl J Med，2006，355：2085-2098.

［6］Drueke TB，Locatelli F，Clyne N，et al.Normalization of hemoglobin level in patients with chronic kidney disease and anemia［J］. N Engl J Med，2006，355：2071-2084.

［7］KDOQI.Clinical Practice Guideline and Clinical Practice Recommendations for anemia in chronic kidney disease：2007 update of hemoglobin target［J］. Am J Kidney Dis，2007，50（3）：471-530.

［8］Liu Y，Xu Y，Thilo F，et al.Erythropoietin increases expression and function of transient receptor potential canonical 5 channels［J］.Hypertension，2011（58）：317-324.

［9］Jelkmann W，Bohlius J，Hallek M，et al.The erythropoietin receptor in normal and cancer tissues［J］.Crit Rev Oncol Hematol，2008，67（1）：39-61.

［10］Debeljak N，Solár P，Sytkowski AJ.Erythropoietin and cancer：the unintended consequences of anemia correction［J］.Front Immunol，2014：563.

［11］Verhelst D，Rossert J，Casadevall N，et al.Treatment of erythropoietin- induced pure red cell aplasia：A retrospective study［J］.Lancet，2004，363：1768-1771.

［12］Lee KH，Ho Y，Tarng DC.Iron Therapy in Chronic Kidney Disease：Days of Future Past［J］.Int J Mol Sci，2021，22（3）：1008.

［13］Kaluz S，Kaluzova M，Stanbridge EJ.Regulation of gene expression by hypoxia：integration of the HIF-transduced hypoxic signal at the hypoxia-responsive element［J］. Clinica chimica acta；international journal of clinical chemistry，2008，95（1-2）：6-13.

（梁焜）

第三节　肾性高血压的治疗

CRF 患者高血压的发生率高达 80%，进入 ESRD 阶段后超过 95% 的患者伴有高血压，其原因和水钠潴留、肾素－血管紧张素－醛固酮系统（RAAS）的激活、交感兴奋、血管内皮功能异常等因素相关。高血压一方面会加重左心室负担，超声心动图证实 85% 以上的 CRF 患者出现心脏结构的改变；另一方面，高血压可致肾血管阻力增加，使肾血流量减少，引起肾缺血。肾局部 RAAS 过度激活，不仅会升高血压，还会选择性收缩肾小球出球小动脉，致肾小球毛细血管跨膜压升高，终至肾小球硬化和肾间质纤维化，加快肾功能减退的进程，形成恶性循环。

因此，及时有效地控制血压是延缓肾脏损害的极其重要的环节。2016 年，《中国肾性高血压管理指南（2016）》明确指出，CKD 高血压患者降压药物治疗的目的首先是通过药物降低血压，延缓肾功能减退和终末期肾脏病的发生，预防或延缓心脑血管疾病（如脑卒中、心肌梗死、心力衰竭等）及心血管死亡。说明 CKD 高血压患者的治疗应注重降压和保护肾脏功能。很多大型临床研究如 Lewis、APRI、AASK、REIN、MARVAL、RENAAL、PRIME 等均证实用血管紧张素转换酶抑制剂（angiotensin converting enzyme inhibitors，ACEI）及血管紧张素 II 受体拮抗剂（angiotensin II receptor blockers，ARB）干预 RAAS 对糖尿病肾病和非糖尿病肾病均有有益作用。这类药物不但降压平稳，而且有超越降压的重要作用（如减少尿蛋白排泄量）。尿蛋白下降的百分率与 GFR 下降程度呈负相关，提示尿蛋白是 CKD 进展的重要因素。因此 ACEI 及 ARB 类药物使用越早，其延缓 GFR 下降和终末期肾衰竭进展及保护 CVD 的作用就越强。对 ACEI 不能耐受者可给予 ARB（如氯沙坦、缬沙坦等）治疗。在 INSIGHT 研究的两项亚组分析显示，拜新同（CCBs 类降压药）在延缓内膜中恶性肿瘤进展及冠脉钙化方面具有有益作用。以上研究提示，CCBs 在具有良好的降压作用的同时具有血管保护及潜在延缓疾病进展的作用。我国的控制血压靶目标值为 < 120/80mmHg，若尿蛋白 > 1/d 为 < 125/75mmHg。对早期 CKD 患者多主张选用 ACEI 或 ARB，对中、重度高血压患者宜联合用药以增加降压效果，减少药物毒副作用。但对伴有肾动脉狭窄的患者一般不用 ACEI 或 ARB 类降压药物。良好的血压控制不仅可以延缓肾衰竭的进展，还可以减少心脑血管合并症的发生，降低患者死亡率。降压治疗是慢性肾功能衰竭一体化治疗的重要组成部分。

一、降压目标

国际卫生组织（WHO）和国际高血压学会（ISH）联合推荐的高血压患者血压控制目标为：尿蛋白 > 1g/d 者，血压 < 125/75mmHg；尿蛋白 < 1g/d 者，血压 < 130/80mmHg。《中国肾性高血压管理指南（2016）》建议的特殊人群血压控制目标见表 5-4。

表 5-4　特殊人群血压控制目标

人群类别	血压控制目标	补充	注意
糖尿病患者	< 140/90mmHg	如耐受可降低为 < 130/80mmHg	—
老年患者	< 150/90mmHg	如耐受可降低为 < 140/90mmHg	80 岁以上避免血压 < 130/80mmHg
儿童患者	无其他疾病控制在同性别、身高、年龄儿童血压的第 95 百分位数（P95）	有高危因素时控制在 < P90	CKD 蛋白尿控制在 < P50
血液透析患者	透析前血压 < 160mmHg（含药物治疗状态下）	—	45 岁以上严格控制血压（透析前 < 140/90mmHg，透析后 < 130/80mmHg）会增加死亡风险

续表

人群类别	血压控制目标	补充	注意
腹膜透析患者	< 140/90mmHg	年龄 > 60 岁的患者血压目标可放宽至 150/90mmHg	—
肾移植患者	≤ 130/80mmHg	—	—

二、治疗

（一）生活方式改善

肾性高血压患者的生活方式改善包括低盐饮食、控制体重、适当运动、多样饮食、戒烟禁酒、调整心理状态。建议非透析患者钠盐摄入量为 5~6g/d，透析患者应 < 5g/d。BMI 尽量控制在 20~24kg/㎡。建议非透析的 CKD 患者在身体允许的情况下，每周运动 5 次，每次不少于 30 分钟，透析（包括 HD 和 PD）患者在透析间期可根据身体耐受情况进行适当运动。

（二）药物治疗

1. ACEI 和 ARB

ACEI 和 ARB 的作用主要包括①减少血管紧张素 II 的合成或抑制其生物学效应；②降低交感神经的兴奋性及去甲肾上腺素的释放；③抑制激肽酶对缓激肽的降解，增加前列腺素的合成，从而达到良好的降压疗效。ACEI 和 ARB 具有良好的肾脏保护作用，具体体现为以下几点：①改善肾血流动力学，降低肾小球内压，减少蛋白尿；②抑制系膜细胞增殖，减少细胞外基质沉积，延缓肾小球硬化；③维持肾脏调节水钠平衡的功能；④增加胰岛素敏感性，改善慢性肾功能衰竭患者的胰岛素抵抗现象和糖代谢异常；⑤改善脂代谢。此外，ACEI 和 ARB 还可改善心肌组织重塑，减少心血管事件的发生。

常用的 ACEI 类药物：贝那普利（benazepril）10~20mg/d，1 次口服。依那普利（enala-pril）5~20mg/d，1 次口服。雷米普利（ramipril）1.25~5mg/d，1 次口服。福辛普利（fusinopril）5~20mg/d，1 次口服。ACEI 的主要不良反应有咳嗽、皮疹、味觉异常及中性粒细胞减少，在严重肾衰竭时可引起高钾血症并加重贫血，在低容量血症、肾动脉狭窄时会导致急性肾衰竭。

常用的 ARB 类药物：氯沙坦（losartan）25~100mg/d，1 次口服。缬沙坦（valsartan）80~160mg/d，1 次口服。厄贝沙坦片（Irbesartan）150~300mg/d，1 次口

服。ARB 不良反应与 ACEI 相似，但无咳嗽。

初期应用 ACEI 和 ARB 类药物应严密监测肾功能变化。用药后 2 个月内血肌酐上升和（或）内生肌酐清除率下降小于 30%，是药物的药理作用，可在严密监测下继续应用；但如果血肌酐上升和（或）内生肌酐清除率下降大于 50%，应立即停药。严重肾衰竭患者应慎用，双侧肾动脉狭窄患者慎用。

2. 血管紧张素受体脑啡肽酶抑制剂（Angiotensin receptor enkephalinase inhibitors，ARNI）

ARNI 的首个批准药物为沙库巴曲缬沙坦，是一种结合了脑啡肽酶抑制剂沙库巴曲和血管紧张素受体拮抗剂缬沙坦的创新药物。通过 LBQ657（前药沙库巴曲的活性代谢产物）抑制脑啡肽酶（中性肽链内切酶，NEP），同时通过缬沙坦阻断血管紧张素 II 的 1 型受体（AT1）。通过 LBQ657 增加脑啡肽酶所降解的肽类水平（例如利钠肽），同时通过缬沙坦抑制血管紧张素 II 的作用，发挥利尿、利钠、扩血管、改善肾小球滤过、延缓肾功能恶化等作用。临床研究证实，ARNI 相比 ACEI 和 ARB，可以更好地延缓肾功能下降，且对于血糖血脂有额外获益，同时可以延缓 CKD 心血管并发症的发生，适合 CKD 高血压治疗，可以替代传统的 ACEI、ARB 单药治疗，也可以联合 CCBs 使用。ARNI 谷峰比值高，夜间血压控制比较好，常用剂量 200mg，每日一次，必要时可加至 400mg，用药时应注意患者肾功能血钾变化。

3. CCBs

CCBs 通过抑制细胞膜钙通道而抑制血管平滑肌收缩，减少外周血管阻力，降低血压；对盐敏感型及低血浆肾素活性型高血压也有良好效果，不影响重要脏器的供血，不影响糖、脂质及尿酸的代谢，并可改善心肌组织重塑，延迟动脉粥样硬化形成。在肾保护方面的作用如下：①增加肾脏血流量，但不明显增加肾小球的高滤过与毛细血管内压；②抑制系膜细胞增殖，减少细胞外基质产生；③调整系膜的大分子物质转运；④减少自由基的产生；⑤改善入球小动脉的血管重塑；⑥减少组织钙化。

近年来的研究结果显示，非二氢吡啶类的钙通道阻滞剂（地尔硫䓬、维拉帕米）可改善肾小球内毛细血管内压，也具有降低尿蛋白作用。

常用的 CCBs 药物：长效硝苯地平（nifedipine）30~60mg/d，1 次口服。氨氯地平（amlodipine）2.5~10mg/d，1 次口服。非洛地平（felodipine）2.5~5mg/d，1 次口服。拉西地平（lacidipine）2.5~5mg/d，分 1~2 次口服。贝尼地平（Benidipine）通过"膜途径"的方式起作用，具有起效平缓，持续时间长的特点。由于该药很快从血中消失，较少在血中与其他药物相互作用，安全性高，同时，该药对 L 型、T 型、N 型 3 个钙通道均有作用，因此，贝尼地平是具有肾脏、心脏保护作用的药物，用量每次

2mg~4mg，每日一次。CCBs 的主要不良反应为头痛、面色潮红及心悸，少数患者可出现血管神经性水肿。

贝尼地平的作用机制见图 5-2。

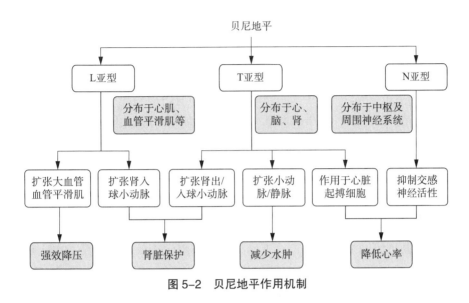

图 5-2　贝尼地平作用机制

4.β 受体阻滞剂

β 受体阻滞剂通过拮抗交感神经系统的过度激活而发挥降压作用，主要的降压机制涉及降低心排血量、改善压力感受器的血压调整节功能，以及抑制肾素 - 血管紧张素 - 醛固酮系统，β 受体阻滞剂还通过降低交感神经张力而预防儿茶酚胺的心脏毒性作用。

（1）阿替洛尔：是一种心脏选择性的 β 受体阻滞剂，无内源性抑制交感神经活性，半衰期 6~9 小时，50~100mg，每天 2 次。

（2）美托洛尔：是一种选择性 β 受体阻滞剂，其治疗高血压，口服常释剂型常用量为 100mg，4 周总有效率达 82.4%，治疗 2 周后血压逐渐下降，而心率并不随之下降，可明显改善高血压患者的头昏、心悸、眩晕、胸闷等症状，适用于轻中度高血压患者。缓释剂型常用量为 47.5~90mg，作用更为平稳。其不良反应有心率减慢、乏力、口干、胸闷等，多数能在治疗一段时间后减轻或消失，但合并支气管哮喘或心动过缓者禁用。

（3）卡维地洛：是一种肾上腺素 α、β 受体阻滞药，其 β 受体阻断作用较强，为拉贝洛尔的 33 倍，为普萘洛尔的 3 倍。卡维地洛通过阻断突触后膜 α 受体，扩张血管，降低外周血管阻力，同时阻滞 β 受体，抑制肾素分泌，阻断肾素 - 血管紧张素 - 醛固酮系统，产生降压作用。无内在拟交感活性，具有膜稳定性。开始服药 12.5mg/ 次，

1 次 / 日，2 天后可加至 25mg/ 次，1 次 / 日；必要时可在 2 周后加至最大量 50mg/ 日，分 1~2 次服用。β 受体阻滞剂相对禁忌证包括哮喘、伴有支气管痉挛的 COPD、肝肾功能异常、Ⅱ ~ Ⅲ度房室传导阻滞、心率小于 50 次 / 分、病态窦房结综合症等。卡维地洛一般需长期应用，治疗不能骤停，需逐渐减量。

5. 联合药物治疗

慢性肾功能衰竭时常常需要 2 种以上降压药物联合应用才能达到降压目标。ACEI 或 ARB 与 CCBs 联合应用是临床上的常用方案，具有增强药物疗效，减少不良反应的效果；如仍未达到降压目标，可在此基础上加用利尿剂与 α、β 受体阻滞剂。但利尿剂与 β 受体阻滞剂影响糖、脂质代谢，并发糖尿病的患者应慎用；而肾小球滤过率低于 25mL/（min·1.73m^2）时，噻嗪类利尿剂无效，应禁用。

6. 肾脏替代治疗

对于透析患者来说，容量负荷过重是高血压的主要原因，因此容量控制是治疗的基础，包括控制透析间期体重增长、准确设定干体重。需要注意的是，由于血压达标晚于干体重达标的"延迟效应"，故清除水钠潴留以达到干体重应循序渐进，一般来说，这个过程年轻患者需 3~6 周，老年患者需 12~14 周。改变透析液的处方也可帮助控制血压，如调低钠浓度、调整机温、设置钠曲线及超滤曲线等。另外，适当提高血液透析的时间及频率，选择不易被透析器清除的降压药物等，也有助于透析患者控制血压。

综上，CRF 患者肾性高血压的发病率高，病因复杂，影响因素较多，临床上需对患者进行综合评估，根据患者特征选择不同的治疗方案。而高血压本身既可能是病因，也可能是后果，因此，控制血压与 CRF 病程的任一阶段都息息相关，且在一体化治疗中占据非常重要的地位。

【参考文献】

［1］RN Foley, PS Parfrey, MJ Sarnak.Clinical epidemiology of cardiovascular disease in chronic renal disease［J］. Am J Kidney Dis, 1998, 32（Supplement3）：112-119.

［2］Sarnak MJ, Uhlig K, Levey A.Traditional cardiac risk factors in individuals with chronic kidney disease［J］. Seminars in dialysis, 2003, 16（2）：118-127.

［3］Georgianos PI, Agarwal R.Epidemiology, diagnosis and management of hypertension among patients on chronic dialysis［J］. Nat Rev Nephrol, 2016, 12（10）：636-647.

［4］Weiner DE，Brunelli SM，Hunt A，et al.Improving clinical outcomes among hemodialysis patients：a proposal for a "volume first" approach from chief medical officers of US dialysis providers［J］.Am J Kidney Dis，2014，64（5）：685-695.

［5］Ampuero M J，Vega A，Abad S，et al.Influence of calcium conce ntration in haemodialysis fluid on blood pressure control［J］.Nefro logia，2019，39（1）：44-49.

（梁焜、周乐）

第四节　纠正骨矿物质代谢紊乱

2019 年，肾脏病临床医学研究中心发布我国首部《中国慢性肾脏病矿物质和骨异常诊治指南》（以下简称《指南》），《指南》推荐成人 CKD 患者从 CKD3a 期开始监测血钙、血磷、全段 PTH（iPTH）及碱性磷酸酶（ALP）水平，并建议检测血清 25（OH）D 水平。对于 CKD3~5 期患者，可根据血钙、血磷、ALP、iPTH 和 25（OH）D 水平是否异常及其严重程度，以及 CKD 进展速度来决定监测频率，并基于对血钙、血磷及 iPTH 的综合评估进行相应的干预治疗。

一、控制高血磷

根据《指南》推荐，CKD3a~5 期，应尽可能将升高的血磷降至接近正常范围。在血磷超过目标值，或在血磷进行性、持续性升高时，开始降磷治疗。建议限制饮食磷摄入，或联合其他降磷治疗措施。

1. 限制磷的摄入

据研究，CRF 时控制血磷在 1.5~1.9mmol/L，对于升高血清 1,25（OH）$_2$D$_3$，降低 PTH，预防 SHPT 的发生及软组织钙化是有效的。虽然血液透析和腹膜透析能从血液中清除大量的磷，但 90% 终末期肾功能衰竭的患者仍需控制饮食磷摄入。食物中的蛋白（以肉和乳制品为主）为磷的主要来源，40g 蛋白含磷 0.6~0.9g。当 GER 低于正常的 25% 时，成人的磷摄入量当控制在 800~1000mg/d，建议限制摄入蛋白质的总量，选择磷/蛋白比值低、磷吸收率低的食物，限制摄入含有大量磷酸盐添加剂的食物。同时，限制磷过严，特别是同时进行血液透析的患者，有导致"磷耗竭"的危险，可出现造血干细胞功能减退与溶血性贫血，以及骨病加重与低磷性软骨病，故治疗期间必须定期复查血磷。

2. 应用磷结合剂

使用磷结合剂，可以适当放宽磷的入量。目前高磷血症的主要治疗手段为用药物抑制肠道吸收磷，常见的磷结合剂包括非铝非钙磷结合剂及传统磷结合剂两大类。传统磷结合剂又包括铝磷结合剂与钙磷结合剂，其中铝磷结合剂（氢氧化铝）易引起铝离子在体内蓄积，可导致铝中毒而出现神经、骨骼等中毒性损伤，目前在临床上较少应用；使用钙磷结合剂的患者比使用非钙磷结合剂的患者高钙血症发病率高，死亡率高达 22%，同时使用钙磷结合剂的患者更易发生心脏动脉钙化，血液透析和腹膜透析患者发生血管钙化的概率超过 80%，故 CKD3a~5 期患者，应限制钙磷结合剂的使用。非铝、非钙磷结合剂主要有镁磷结合剂、铁磷结合剂、司维拉姆、镧制剂、烟酸 / 烟酰胺、PA21、Bixalomer 及考未替兰，镁磷结合剂与铁磷结合剂作用较弱，且镁磷结合剂易出现腹泻等不良反应，故临床较少应用。司维拉姆与镧制剂是目前临床应用较广泛的新型磷结合剂。2018 年一项研究表明，碳酸司维拉姆片应用于慢性肾功能不全合并高磷血症，可以明显降低患者血磷水平，改善患者炎性反应程度，且并不会对患者血钙、全段甲状旁腺素水平造成影响，这对于预防高磷血症患者血管钙化意义重大。同时在药物降磷的过程中应强调磷结合剂使用的个体化，使患者的血磷水平维持在一个稳定且安全的状态。

3. 透析

CKD5 期血液透析患者，应充分透析，并考虑延长透析时间或增加透析频率，以便更有效地清除血磷。《指南》指出，CKD5 期患者建议采用专业化的强化教育，改善血磷控制。

二、纠正低血钙

维持体内钙平衡有利于骨的矿化，并且可以抑制甲状旁腺功能亢进，故建议 CKD3a~5 期成年患者应尽可能避免高钙血症。对于高钙、高磷和高 PTH 的患者，可应用西那卡塞类药物提高位于甲状旁腺主细胞的钙敏感受体对细胞外钙的敏感性，降低 PTH 水平，从而使血浆钙浓度降低。虽然饮食中通常有足够的钙摄入（每日 1~1.5g），但由于患者长时间低蛋白饮食与时常的食欲缺乏，亦可能出现低钙血症，需补充药物钙剂，如碳酸钙（含钙 40%）、乳酸钙（13%）、葡萄糖酸钙（9%）。一般要求每日给钙 1~2g，已有骨病的患者每日 2~4g 或更多（如碳酸钙可达 20~30g/d）。Eastwood 的研究认为，单纯钙剂只发生类骨质的广泛斑点状钙盐沉着，未能出现正常的钙化前区（calcification front），故合用维生素 D 较有效。但同时大剂量应用钙剂，必须警惕发生高钙血症与软组织钙化的危险，特别是 CRF 晚期患者常存在高血磷，轻度高钙就会发生严重后果，故必须经常测定血钙、血磷水平。对于 CKD5 期透析患者，建议透析液钙离子浓度为 1.25~1.5mmol/L（血液透析）或 1.25mmol/L（腹膜透析），以防出现高钙血症。

三、补充维生素 D 及其衍生物、受体激动剂

维生素 D 具有促进肠钙吸收、升高血钙、抑制甲状旁腺功能、促进骨的矿化的作用。其中，活性维生素 D_3 通过抑制甲状旁腺细胞的增殖，抑制 PTH-mRNA 的转录，从而减少 PTH 的分泌。维生素 D 的活性衍生物 1α（OH）D_3、25（OH）D_3、1,25（OH）$_2D_3$、双氢速固醇、22- 氧 - 胆钙化醇，以及大剂量的维生素 D_2、维生素 D_3 等，不仅可纠正维生素 D 缺乏引起的低转运性骨病，而且可以用于有 SHPT 的高转运性骨病或混合性骨病。由于肾性骨病常有抗维生素 D 作用，故维生素 D 开始用量常较大，具体应用详见表 5-5。

表 5-5　维生素 D 治疗 CKD-MBD 的用量

制剂	剂量	主要作用	
		肠	骨
维生素 D_2 或 D_3	0.25~5mg/d	+	+
DHT	0.25~2mg/d	++	++
25（OH）D_3	25~100μg/d	++	++
1,25（OH）$_2D_3$	0.25~1μg/d	++++	++++
1α（OH）D_3	0.5~2μg/d	++++	++++

大量维生素 D 有加重骨钙吸收，促进软组织钙化作用。其中 1,25（OH）$_2D_3$ 自 1972 年用于临床以来，使多数患者临床症状和生化指标好转，儿童生长速度增快，组织学研究纤维性骨炎也有改善，而软骨病用 25（OH）D_3 较好。2017 年 KDIGO 组织制定的 CKD-MBD 指南指出，CKD3~5 期非透析患者，考虑到 iPTH 轻中度升高可能是其机体的适应性反应，对 iPTH 水平轻中度升高者，不常规使用骨化三醇或维生素 D 类似物，而应积极控制可调节因素（如高磷血症、低钙血症、高磷饮食和维生素 D 缺乏等）。但是，CKD4~5 期非透析患者发生严重而进行性 SHPT 时，仍可应用骨化三醇或维生素 D 类似物。对儿童患者，考虑到其骨骼生长和身体发育的需要，可使用活性维生素 D 使血钙水平维持在与年龄相符的正常范围。

治疗期间必须警惕高血钙与软组织钙化，每周应查血钙、血磷与碱性磷酸酶，

X 线骨片应定期复查，如发现骨病已趋恢复，维生素 D 就应停用或减量维持，如出现高血磷亦应认为用量已足，而不要以血钙升高为指标。用维生素 D 治疗 4~8 周未显效，可适当增加用量，但每次增加不要超过 1.25mg，有的患者剂量达 5~10mg 才见效。

活性维生素 D 受体激动剂（VDRAs）是一类治疗 SHPT 和 CKD-MBD 的重要药物，主要分为非选择性 VDRAs（如骨化三醇、α-骨化醇、度骨化醇）及选择性 VDRAs（如帕立骨化醇、马沙骨化醇）两大类。它们在分子结构、作用机制、药效和安全性方面存在着一定的差异。VDRAs 不仅具有调节钙磷甲状旁腺轴的作用，还具有保护肾功能、抗动脉粥样硬化和心肌肥厚、调节免疫等作用。同时，VDRAs 可提高患者的生活质量，常用于高转运性骨病。

四、其他治疗问题

患者出现骨质稀疏的症状时，应分期采用不同的治疗策略。CKD1~2 期患者，如果出现骨质疏松和（或）高骨折风险，可按照普通人群治疗方案使用双膦酸盐；CKD3~4 期患者，如果出现 CKD-MBD 生化指标异常及低 BMD 和（或）脆性骨折，可根据生化指标改变的幅度、可逆性，以及 CKD 进展情况选择是否加用双膦酸盐或其他骨质疏松药物治疗，同时考虑进行骨活检；CKD 进展至 5 期的患者，使用双膦酸盐治疗时需特别注意根据生化指标或骨活检情况排除无动力骨病。无动力性骨病是使用双膦酸盐的禁忌证，因此使用双膦酸盐前应考虑骨活检或临床及生化检查指标，排除无动力性骨病。此外，双膦酸盐主要经肾脏排泄，故 CKD1~3 期患者无需调整剂量，但 GFR < 35mL/（min·1.73m^2）时不推荐使用唑来膦酸钠；GFR < 30mL/（min·1.73m^2）时需适当调整剂量并短期使用；GFR < 15mL/（min·1.73m^2）时，可口服双膦酸盐，优先选择利噻膦酸钠 35mg，隔周 1 次，使用不超过 3 年。如患者不能耐受口服双膦酸盐，可考虑使用静脉制剂，但需要注意水化。对于其他药物治疗无效的骨质疏松症患者，如高转化骨质疏松、老年骨质疏松、皮质激素治疗引起的骨质疏松，为防止骨量进行性丢失，可根据个体需要适量补充钙和维生素 D。对于骨折风险高的女性绝经后骨质疏松症、男性原发性或性功能减退性骨质疏松症及糖皮质激素诱导性骨质疏松症患者，尤其是抗骨吸收药物治疗无效的患者，重组 PTH 能够增加 BMD，改善骨重构，可使用重组 PTH 进行治疗。

非透析 CKD3a~5 期患者最佳 iPTH 水平目前尚不清楚。iPTH 水平进行性升高或持续高于正常上限的患者，《指南》建议评估是否存在以下可干预因素：高磷血症、低钙血症、高磷摄入、维生素 D 缺乏。CKD5 期患者的 iPTH 水平应维持在正常值上限的

2~9 倍。

甲状旁腺切除术（PTX）手术的方式主要有三种，分别是甲状旁腺全切除（tPTX）联合自体移植术（AT）、甲状旁腺次全切除术（sPTX）和甲状旁腺全切除术（tPTX）。当出现下列情况，建议行 PTX。① iPTH 持续 > 800pg/mL；②药物治疗无效的持续性高血钙和（或）高磷血症；③具备至少一枚甲状旁腺增大的影像学证据，如高频彩色超声显示甲状旁腺增大，直径 > 1cm 并且有丰富的血流；④既往对活性维生素 D 及其类似物药物治疗抵抗。

K/DOQI 指南推荐的高转运性骨病矿物质代谢治疗的目标值为：血钙 8.4~9.5mg/dL（2.10~2.37mmol/L），血磷 3.5~5.5mg/dL（1.13~1.78mmol/L），钙磷乘积 < 55mg^2/dL^2（< 4.44mmol^2/L^2），终末期肾脏病患者血钙应控制在 150~300pg/mL。低转运性骨病应注意避免使用含钙的磷结合剂，可使用不含钙的磷结合剂，定期监测血磷、血钙及 PTH 水平，避免过度抑制甲状旁腺，PTH 水平应控制在正常水平的 2~4 倍，适当提高 PTH 水平可在一定程度上避免低转运性骨病的发生。

维生素 A 直接或间接刺激甲状旁素的分泌而加重骨病，故不应给药，饮食中亦应注意限制维生素 A 的摄入。尽量不使用巴比妥、苯妥英钠、苯哌啶酮等药物，因其均可干扰 1,25（OH）$_2$D$_3$ 的生成。积极防治高镁血症（常由于服用镁盐泻剂或抗酸剂导致），对防止软组织转移性钙化有重要意义。酸中毒时应注意及时纠正。

对于尚未发生明显骨病者，及时进行透析，结合维生素 D 治疗，或许可推迟或避免骨病的发生。但对晚期或已有骨病者多无效，常随患者生命延长而更多地出现骨病或骨病加重，因透析治疗既不能逆转肾损害、增加 1,25（OH）$_2$D$_3$ 合成，也不能完全代替肾的排泄功能，清除所有影响骨代谢的因素。相反，不恰当的透析往往还可产生透析性骨病。络合剂 DFo 加入透析液中可促进骨铝的清除。DFo 可与铝结合，动员骨铝进入血液，可经血液透析或腹膜透析清除。

肾移植使体内维生素代谢恢复正常，骨病亦可逐渐恢复。但在移植后半年内可由于 SHPT 未纠正而出现高钙血症（多可自行缓解）。如长期不愈，应考虑继发性甲状旁腺功能亢进，行 sPTX。

【参考文献】

［1］王莉，李贵森，刘志红. 中华医学会肾脏病学分会《慢性肾脏病矿物质和骨异常诊治指导》[J]. 肾脏病与透析肾移植杂志，2013，22（6）：554-559.

［2］刘志红，李贵森. 中国慢性肾脏病矿物质和骨异常诊治指南[M]. 北京：人民卫生出版社，2018.

［3］ADAMASCO C，CLAUDIA D A.The impact of known and unknown dietary components to phosphorus intake［J］. Giornale italiano di nefrologia：organo ufficiale della Societa italiana di nefrologia，2011，28（3）：278-288.

［4］A J S，BEN V，PAOLO R，et al.Effect of calcium-based versus non-calcium-based phosphate binders on mortality in patients with chronic kidney disease：an updated systematic review and meta-analysis［J］. Lancet（London，England），2013，382（9900）：1268-1277.

［5］TAKEHIRO N，R D M，NAVNEET N，et al.Coronary Artery Calcification：From Mechanism to Molecular Imaging［J］. JACC Cardiovascular imaging，2017，10（5）：582.

［6］KEIICHI T，HIROTOSHI K，YUICHI T，et al.Pharmacological and clinical profile of bixalomer（Kiklin capsules）：a new therapeutic agent for hyperphosphatemia［J］. Nihon yakurigaku zasshi Folia pharmacologica Japonica，2013，141（6）：333-337.

［7］苏华燕，曾蕾，王莉莉.碳酸司维拉姆应用于慢性肾功能不全合并高磷血症对患者血磷、血钙及炎症反应的影响［J］.中国医学创新，2018，15（29）：38-41.

［8］MICHAEL W，J M B，SCOTT K，et al.The effects of nocturnal compared with conventional hemodialysis on mineral metabolism：A randomized-controlled trial［J］. Hemodialysis International，2010，14（2）：174-181.

［9］J F，Y K，A F，et al.The effect of cinacalcet on calcific uremic arteriolopathy events in patients receiving hemodialysis：the EVOLVE trial［J］. Clin J Am Soc Nephrol，2015，10（5）：800-807.

［10］刁宗礼，刘莎，郭王，等.慢性肾脏病继发性甲状旁腺功能亢进的发病机制研究进展［J］.现代生物医学进展，2015，15（31）：6186-6189.

（高　莹）

第五节　纠正代谢性酸中毒

代谢性酸中毒（metabolic acidosis）是慢性肾功能衰竭的常见并发症，主要由于肾小球滤过率下降，机体代谢产生的酸性物质如 HPO_4^{2-}、SO_4^{2-} 等不能充分由尿排出，血液中固定酸含量增加和（或）肾小管上皮细胞分泌氢离子和 NH_4^+ 能力减退导致。若酸中毒未及时纠正，可增加蛋白质的降解，引起或加重肾性骨病，加速慢性肾功能衰竭进程，酸中毒还可致中枢神经代谢紊乱，使患者出现意识障碍、呼吸障碍等危及生命的症状，这些症状也是尿毒症的常见死因，所以重视纠正代谢性酸中毒在延缓慢性肾脏病进程中至关重要。本节主要介绍代谢性酸中毒的治疗，代谢性酸中毒临床表现等内容详见"代谢性酸中毒"。

一、治疗原发病，处理急性并发症

治疗的基本原则和主要措施是去除引起代谢性酸中毒的病因。当出现以下急性并发症时需要紧急处理，如重度呼吸抑制、循环抑制和中枢神经系统抑制，或严重心律失常和高钾血症等。这种危及生命的并发症，首先应进行急救治疗。

二、纠正酸中毒

酸中毒主要是因为 HCO_3^- 丢失增加所致，所以需要通过补碱进行治疗。

1. 由公式简约计算 HCO_3^- 丢失量

HCO_3^- 缺失量（mmol）=（24- 血浆 HCO_3^- 浓度）× 0.6 × 体重（kg）

临床治疗时还应结合 HCO_3^- 的继续丢失量进行补充，一般先补充计算量的 1/3~1/2，然后根据血气分析复查结果决定后续补充量。

2. 药物选择

（1）碱化疗法：一般选择的药物为碳酸氢钠或枸橼酸钠（枸橼酸盐可被快速代谢为碳酸氢盐），剂量通常为 0.5~1mEq/（kg·d）。碳酸氢钠价格低廉，起效快，但可产生过多的二氧化碳，会使有些患者腹胀不适。枸橼酸盐明显增加肠道对铝的吸收，对于使用含铝抗酸剂或含铝碱结合剂的患者，应避免使用。枸橼酸根需要在肝脏代谢产生碳酸氢根，当存在肝功能损害时，使用上述药物可能导致蓄积和相应不良反应，所以肝功能不良的患者应禁用，乳酸酸中毒的患者谨慎应用枸橼酸钠。此外还可以选择使用枸橼酸钙、醋酸钙、碳酸钙等药物，但后者的应用远不及碳酸氢钠、枸橼酸钠广泛。临床治疗过程中应根据患者的病情、经济情况、身体耐受能力、合并症和生化特点制定个体化的治疗方案。

慢性代谢性酸中毒患者 pH > 7.2 时，常用的治疗方法是碳酸氢钠口服，1~3g/d，分 3 次口服。急性代谢性酸中毒或者慢性患者 pH < 7.2 时，首选静脉补碱（5% 碳酸氢钠注射液），边治疗边观察，使患者血浆 HCO_3^- 提高至 16mmol/L 以上。

（2）血液透析：当上述补碱方法不能纠正酸中毒，或者肾功能减退到一定程度无法耐受大量补液时，应及早进行血液透析。对于接受维持性透析的患者，另一种纠正代谢性酸中毒的方法是增加透析液中的碳酸氢盐浓度。可能需要使用碳酸氢盐浓度高达 42mEq/L 的透析液来预防血液透析前酸中毒。如果运用得当，该方案的耐受性通常良好，且不会引起显著的透析后碱中毒。

（3）饮食调整：对于一些酸中毒程度不是很严重的患者，改变饮食习惯是最经济、有效的治疗方法。可以适当增加食用碱性含量高且膳食酸含量低的膳食（即碱性灰分膳食）治疗代谢性酸中毒。一项纳入了血钾正常的 4 期 CKD 患者的小型研究显示，增加膳食中水果和蔬菜的摄入量（增加碱性灰分膳食摄入量）可使血清碳酸氢盐水平升高至基线值以上，但升高程度不如碳酸氢钠补充剂。碱性灰分膳食的钾含量通常较高，可能增加肾功能减退患者出现高钾血症的风险。但此类膳食的特征为碱化作用及肠道转运时间较短，因此其对血钾浓度的影响通常较小。

三、治疗注意事项

1. 纠正代谢性酸中毒要注意原发病因及种类

①对有机酸增多的 AG 增大型代谢性酸中毒，主要是积极治疗引起代谢障碍的原发疾病，仅在 pH 极度降低的情况下予以适当补碱。如乳酸酸中毒治疗的关键是改善组织氧供；饥饿和酒精导致的酮症酸中毒主要的治疗是补充葡萄糖和生理盐水；糖尿病酮症酸中毒主要的治疗是补液和降糖。②对 AG 正常或升高但非有机酸增多引起的代谢性酸中毒，需要积极处理酸中毒，使 pH 尽量恢复到正常水平。

2. 纠正和预防钾代谢紊乱

代谢性酸中毒时，容易出现钾的失衡，钾的失衡主要与原发病和治疗方法有关，严重时可引起呼吸肌麻痹与心律失常，应及时纠正高钾血症与低钾血症。

3. 纠正酸中毒

纠正酸中毒应避免过快，以免引起低钙血症而发生抽搐。

总结，代谢性酸中毒是慢性肾功能衰竭的常见并发症，从慢性肾脏病 3 期就应该开始评估并予以纠正，纠正酸中毒最常用的是碱化疗法，碱化疗法中碳酸氢钠在临床应用最为普遍，对于严重的代谢性酸中毒，可以采用血液透析的方式来纠正酸碱失衡。纠正代谢性酸中毒也要注意纠酸的速率，以免出现其他电解质的紊乱。

【参考文献】

［1］黎磊石，刘志红. 中国肾脏病学［M］. 1 版. 北京：人民军医出版社，2008.

［2］Raphael KL，Isakova T，Ix JH，et al.A Randomized Trial Comparing the Safety，Adherence，and Pharmacodynamics Profiles of Two Doses of Sodium Bicarbonate in CKD：

the BASE Pilot Trial［J］.J Am Soc Nephrol，2020，31：161.

［3］Molitoris BA，Froment DH，Mackenzie TA，et al.Citrate：a major factor in the toxi city of orally administered aluminum compounds［J］.Kidney Int，1989，36：949.

［4］Walker JA，Sherman RA，Cody RP.The effect of oral bases on enteral aluminum a bsorption［J］.Arch Intern Med，1990，150：2037.

［5］Oettinger CW，Oliver JC.Normalization of uremic acidosis in hemodialysis patients with a high bicarbonate dialysate［J］.J Am Soc Nephrol，1993，3：1804.

［6］Goraya N，Simoni J，Jo CH，Wesson DE.A comparison of treating metabolic acidos is in CKD stage 4 hypertensive kidney disease with fruits and vegetables or sodium bicarbonate［J］.Clin J Am Soc Nephrol，2013，8：371.

［7］Yaqoob MM.Treatment of acidosis in CKD［J］.Clin J Am Soc Nephrol，2013，8：342.

［8］Cupisti A，Kovesdy CP，D'Alessandro C，et al.Dietary Approach to Re current or Chronic Hyperkalaemia in Patients with Decreased Kidney Function［J］.Nutrients，2018，10（3）：261.

（胡洪贞）

第六节　纠正水和电解质紊乱

肾功能不全时，由于肾脏代谢功能出现障碍，会出现水和电解质的紊乱，水和电解质的紊乱亦可加重肾脏损害，可出现脱水、水肿、高钾血症、高磷血症等临床表现，严重者可出现心力衰竭、呼吸肌麻痹等临床危候，严重威胁患者生命。重视纠正水和电解质紊乱对延缓肾衰进程、提高患者生活质量具有重要意义，应及时进行相关处理。本节主要介绍水和电解质紊乱的治疗，其临床表现等相关内容详见"水和电解质紊乱"。

一、水代谢紊乱

（一）失水的治疗

1.判断失水的程度

临床上一般按脱水量的多少将脱水分为三度。①轻度脱水：脱水量小于体重的

3%，症状轻微或无症状；②中度脱水：脱水量为体重的 3%~6%，患者出现口渴、皮肤黏膜干燥、乏力等症状；③重度脱水：脱水量超过体重的 6% 以上，患者表现为神经系统及循环衰竭征象。

2. 进行补液治疗

轻度脱水可以通过口服补液纠正，也可以通过补充生理盐水纠正，每日入量可以简单地参考前一日尿量加上 500mL 左右；中度及重度脱水则根据血浆渗透压的水平进行补液。

低渗性脱水应予以高渗盐水，其补钠公式为：

$$缺钠量（mmol/L）=（140-血钠浓度）\times 体重（kg）\times 0.6$$

根据 1L 生理盐水含钠约 154mmol/L，计算出补液量。在补液过程中要注意补液速度，含糖的液体补充过快会引起尿糖增高，导致渗透性利尿，使水、钠丧失。补液过快还容易诱发脑水肿。补液的前 4~8 小时应先补总量的 1/3~1/2，余量而后逐渐补给，同时观察患者血压、脉搏、呼吸、皮肤弹性、尿量及实验室检查变化，并及时调整补液方案。

（二）水过多的治疗

1. 严格记录出入水量，控制水、钠的摄入

水肿患者要低盐饮食，严重水肿患者甚至可以无盐饮食。坚持"量出为入"的原则，记录 24 小时出入水量，控制入水量小于尿量，但同时应注意水肿患者要评估有无血容量的不足，以免因限制入水量，导致有效血容量不足，加重肾缺血，进而影响患者肾功能。

2. 促进水的排出

可以通过口服或静脉注射利尿药，促进水的排出，口服或者静脉注射效果不佳，可以采用利尿剂（如呋塞米或布美他尼）持续静脉泵入，要注意检测患者血电解质、尿酸等指标的变化情况；心力衰竭的患者，可以联合应用重组人脑利钠肽，改善心功能，也可以使用托伐普坦促进水的排出。

3. 肾脏替代治疗

对于全身高度水肿、心力衰竭、少尿甚至无尿的患者，经过上述治疗，仍效果不佳，可以考虑肾脏替代治疗，如连续性肾脏替代治疗（CRRT）或血液透析等，以尽快改善症状，纠正心衰等严重并发症以挽救生命。

二、钠代谢紊乱

（一）低钠血症的治疗

低钠血症是一种水相对于钠过量的状态，慢性肾功能不全时水排泄障碍，可以导致低钠血症的发生。治疗方法取决于低钠血症的持续时间和严重程度。

1. 治疗目标

低钠血症治疗目标：①预防血钠浓度进一步下降；②致命性脑疝是低钠血症最严重的并发症，对有脑疝风险的患者要降低颅内压；③缓解低钠血症的症状；④重度慢性低钠血症是指存在慢性低钠血症且血钠浓度 < 120mmol/L，特别是血钠浓度 < 115mmol/L，过快纠正这种情况可引起严重、有时不可逆的神经系统疾病，称为渗透性脱髓鞘综合征（osmotic demyelination syndrome，ODS），对有 ODS 风险的患者，应避免过度纠正低钠血症。

2. 纠正低钠血症的速度

重度低钠血症患者通常需要在一定程度上纠正低钠血症，但初始治疗的目标是24 小时内血钠浓度增加 4~6mmol/L。对于有症状的急性低钠血症患者，或有重度症状的低钠血症患者，应快速实现该目标（≤ 6 小时）。此后，可在 24 小时剩余的时间内将血钠浓度维持恒定水平，以免过快纠正。

3. 急性低钠血症的治疗

对于血钠浓度 < 130mmol/L 的无症状急性低钠血症患者，可以快速输注 3% 氯化钠溶液 50mL（高张盐水），以防止血钠浓度进一步下降。但如果低钠血症已经因利尿而自动纠正，则不给予高张盐水。

对于血钠浓度 < 130mmol/L 的急性低钠血症患者，若存在任何可能由颅内压增高导致的症状，如癫痫、意识模糊、昏迷、呼吸骤停、头痛、恶心、呕吐等，可快速输注 100mL 的 3% 氯化钠溶液。

对于血钠浓度 130~134mmol/L 的轻度低钠血症患者，应密切监测其血钠浓度有无进一步下降，必要时给予高张盐水。

4. 慢性低钠血症的治疗

轻度低钠血症（血钠浓度 130~134mmol/L），给予一般治疗措施，确定并停用可能引发低钠血症的药物，识别并尽可能逆转低钠血症的病因，以及限制进一步摄入水，如液体限制、停止静脉输注低张液体。

中至重度低钠血症（血钠浓度 < 130mmol/L），并有颅内压增高导致的症状，如

癫痫发作、意识模糊、昏迷和呼吸骤停，可以快速输注 3% 氯化钠溶液 100mL。如果症状持续，可最多追加 2 次 3% 氯化钠溶液 100mL（共计 300mL），每次输注 10 分钟。治疗目标是血钠浓度在数小时内快速升高 4~6mmol/L，这一般能缓解症状和预防脑疝。

低钠血症的患者需要根据血钠情况，调整食盐摄入量，可根据下述公式计算钠缺失量并予以补充。

$$[142- 患者血钠（mmol/L）] \times 体重 \times 0.6= 所缺失的钠量（mmol）$$

注：1g 食盐约含 17mmol 的钠离子和 17mmol 的氯离子。

对严重低钠血症患者（尤其是容量过多、心力衰竭、不能耐受大量液体的患者）及利尿剂无效患者，应立即进行血液透析治疗。

5. 监测

急性低钠血症患者，建议每小时复查 1 次血钠浓度，当血钠浓度已增加 4~6mmol/L 时，可降低监测频率。

对于住院接受慢性低钠血症治疗的患者，应频繁监测血钠浓度（如每 4 小时 1 次），以确保纠正速度得当。此外，还应监测尿量，如果尿量增加，则应检测尿渗透压、尿钠和尿钾。若尿量增加且尿阳离子浓度降低，可能提示纠正速度正在加快。如果过快纠正的风险较低，则可降低监测频率，但至少每 12 小时 1 次，直到血钠浓度 ≥ 130mmol/L。

（二）高钠血症的治疗

纠正高钠血症需要给予稀释性液体，以纠正缺水并补充仍在丢失的水分，此外还需酌情采取干预措施，限制进一步失水。出现高钠血症的患者通常有严重的基础疾病，该病损害患者对口渴的反应能力或者感知口渴的能力，因此通常需要住院治疗来纠正高钠血症。

1. 初始治疗方法

（1）急性高钠血症患者：高钠血症持续不超过 48 小时则为急性高钠血症患者。患者的初始治疗方案如下。①静脉输注 5% 葡萄糖，速度为 3~6mL/（kg·h）。②每 1~3 小时监测 1 次血钠和血糖水平，直至血钠 < 145mmol/L。③血钠浓度降至 145mEq/L 后，输注速度应降为 1mL/（kg·h），并持续至血钠恢复到正常值（140mEq/L）。④该方案的目标是降低血钠 1~2mmol/（L·h），并在 24 小时内恢复至正常值。⑤快速输注 5% 葡萄糖可能引发高血糖，在输注数小时后，可能需要降低输注速度或更换为 2.5% 葡萄糖，以免糖尿引起水丢失增加。⑥急性高钠血症合并少尿型急性肾损伤患者可以用血

液透析或连续性肾脏替代疗法来纠正高钠血症和预防容量超负荷。

（2）慢性高钠血症患者：高钠血症持续存在超过48小时即为慢性高钠血症患者。几乎所有的高钠血症都会发展为慢性，包括出现急性精神状态改变患者中发生的高钠血症。此时初始治疗方案如下。①静脉输注5%葡萄糖，速度约为1.35mL/（kg·h），最大速度为150mL/h，或者体重50kg的患者约70mL/h，体重70kg的患者约100mL/h。低血容量性高钠血症患者需要等渗溶液来扩张细胞外液容量。对于临床状态稳定的患者，也可通过鼻胃管摄入水来纠正慢性高钠血症，若患者意识水平正常且能充分饮水，也可以口服补液。②慢性高钠血症患者的补液目标是在24小时内降低血钠浓度约10mmol/L，但不超过12mmol/L。

2. 重测血钠和调整治疗方案

急性高钠血症治疗方案的目标是在24小时内恢复至正常值（140mmol/L）。在5%葡萄糖或0.45%的盐水快速输注期间，需要每1~3小时复查实验室指标及监测有无高血糖。所有高钠血症患者都应根据血钠检测值，酌情调整补液方案。

慢性高钠血症患者，建议①在初始补液方案开始实施后4~6小时再次测量血钠浓度。②如果重测的血钠数值表明目标纠正速度已经达到，复测频率可每12~24小时1次。但对于高血糖和糖尿或肾性尿崩症等因素造成大量持续失水的患者，应在治疗第1日每4~6小时检测1次血钠，以确保充分补液。③如果纠正速度过快或过慢而未达目标值，则应调整输注速度，并在调整后4~6小时复查血钠。

3. 根据高钠血症的分类来制订相应的治疗策略

此外，我们还可以根据高钠血症的分类来制订相应的治疗策略。①低容性高钠血症：首先用0.9%的生理盐水补充容量，容量补足后用0.45%的盐水或5%葡萄糖溶液补足水分，纠正血浆渗透压。②高容性高钠血症：应使用利尿剂减轻容量负荷，少尿或慢性肾衰患者可进行血液净化治疗。③等容性高钠血症：应首先考虑补充丢失的水分。可通过公式进行估算，补水方式可选择口服或静脉输入5%葡萄糖。

等容性高钠血症已丢失水分计算公式：

已丢失的水分 =（实际钠浓度 / 目标血浆钠离子浓度）× 体重（kg）× 0.6

三、钾代谢紊乱

钾是人体细胞内最主要的阳离子，细胞内液钾离子浓度为140~150mmol/L，占人体总钾量的98%，血钾只占0.3%左右。人体内钾的基本来源为食物摄入，肾脏对钾的排出及钾平衡的调节起主要作用。钾平衡有两层含义，一是指维持细胞外液钾离子的浓度，二是指维持体内总钾的含量。当细胞内外钾的分布发生改变，钾的摄入或排泄出现异常时，钾平衡就会被打破。钾离子在人体中的作用主要是维持渗透压，维持酸碱平衡，同时钾离子参与能量代谢，参与细胞内的多种化学反应，是人体内重要的阳离子，钾离子失衡会引起人体多系统、多功能紊乱。当血钾小于 3.5mmol/L 时，为低钾血症，血钾大于 5mmol/L 时，为高钾血症。

（一）低钾血症的治疗

1. 治疗目标

CKD 患者低钾血症的治疗目标是在不引起高钾血症的情况下预防短期和长期并发症的发生，具体措施包括①减少钾丢失；②补充钾离子；③评估潜在并发症；④确定病因，防止复发。

2. 具体治疗

确定并控制潜在疾病或消除病因是治疗的重点。如停用排钾利尿剂，如必须使用，可以联合使用保钾利尿剂；对于合并高血糖的患者，积极控制血糖；血液透析的患者适当调整透析液的钾离子浓度等。治疗的紧迫性取决于低钾血症的严重程度、血钾相关和（或）共存疾病，以及血钾浓度的下降速度。对于严重低钾血症（血钾＜2.5mmol/L）患者和已经出现严重症状的患者应迅速将血钾提高到较为安全的范围（3mmol/L 左右），然后通过后续治疗纠正患者体内的钾缺乏。低钾血症的纠正需要根据低钾血症的严重程度选择口服补钾或静脉补钾治疗。当血钾为 3~3.5mmol/L，治疗以口服补钾为主。当血钾为 2.5~2.9mmol/L，治疗考虑静脉补钾；当血钾＜2.5mmol/L 时，治疗优先选择静脉补钾，并密切观察患者情况，进行连续 ECG 和血钾监测，避免医源性高钾血症发生。由于 CKD 患者常常需要进行容量控制，静脉补钾时需注意控制总补液量，避免容量超负荷。低钾血症的治疗方法参见表 5-6。

表 5-6　低钾血症的治疗

低钾血症的严重程度	治疗	备注
轻度 （3~3.4mmol/L）	口服补钾每次 10~20mmol，2~4 次 /d（20~80mmol/d）	通常无症状；每天监测血钾水平并相应调整治疗；如果患者不能耐受口服钾，必要时考虑静脉补钾
中度 （2.5~2.9mmol/L）	口服或静脉补钾 80~100mmol/d	无症状或症状轻微；每天监测血钾水平并相应调整治疗；如果患者不能耐受口服钾，应考虑静脉补钾

续表

低钾血症的严重程度	治疗	备注
重度 （< 2.5mmol/L 或有症状）	40mmol/LKCl，加入 1000mL 的 0.9%NaCl 溶液中持续静脉滴注，进行连续 ECG 和血钾监测	标准输注速率为 10mmol/h；最大输注速率为 20mmol/h；检查血镁水平，如果患者有低镁血症，给予 4mL 的 50% MgSO（48mmol）用 10mL 的 0.9% NaCl 稀释，注射时间大于 20 分钟，之后给予 40mmol/LKCl，再补充镁

对血钾等于或略低于正常下限的患者，是否需要补钾仍存在争议，但血钾 < 3mmol/L 的患者，应立即开始补钾。低钾血症引发心律失常的风险在年龄较大患者、器质性心脏病患者，以及使用地高辛或抗心律失常药物的患者中最高。在高危人群（心力衰竭、心肌梗死、缺血性心肌病、心律失常和使用洋地黄类药物等患者）中，即使是无症状的轻度低钾血症，也应开始治疗，并维持血钾 > 4mmol/L 或更高。

3. 钾制剂的给药方式和注意事项

可通过给予氯化钾、磷酸钾、碳酸氢钾或其前体（枸橼酸钾和醋酸钾）或葡萄糖酸钾来补充钾。一般优先选用氯化钾。

口服补钾安全性好，适用于绝大多数低钾患者，应作为治疗首选。对于有重度症状的低钾血症患者，以及严重程度稍低但无法口服药物的低钾血症患者，可以静脉补钾。

静脉补钾安全性差，常有疼痛、静脉硬化等不良反应，仅适用于不能进食和需要紧急进行治疗的严重低钾血症的患者（血钾 < 2.5mmol/L）。静脉补钾应选用不含葡萄糖的溶液进行稀释，浓度一般为 20~40mmol/L，速度 10~20mmol/h，对于老年患者应在心电监护下补钾。无尿状态下不静脉补钾，合并低镁血症时应纠正低镁血症。

饮食调整：摄入更多富含钾的食物，如橘子、香蕉、坚果等，这些食物可以从一定程度上协助改善低钾血症，临床上可以结合患者病情指导饮食。

（二）高钾血症的治疗

慢性肾衰患者急、慢性高钾血症的治疗目标不同。急性高钾血症的治疗目标是迅速将血钾浓度降至安全的水平，避免发生严重并发症；慢性高钾血症的治疗目标是注重长期管理，防止复发。

1. 高钾血症急危重症的管理

CKD 患者如果短期内出现血钾升高 ≥ 6mmol/L 或高钾相关性 ECG 异常表现，则属于高钾血症急危重症，需要紧急处理。此时应立即复查血钾以排除假性高钾血症，并进行生命体征及 ECG 监测。治疗手段主要包括：①稳定心肌，缓解钾离子对心肌的毒性。②促进钾离子进入细胞内，降低血钾水平。③促进钾离子排出体外，降低体内总钾含量。

（1）稳定心肌：对于高钾血症伴或不伴 ECG 改变的患者，立即使用静脉钙剂是一线治疗方案。钙离子可迅速对抗钾离子对心肌动作电位的影响，稳定细胞膜电位，使心肌细胞兴奋性恢复正常。常在心电监护下用 10% 氯化钙或葡萄糖酸钙缓慢静脉推注，1~3 分钟起效，持续 30~60 分钟。如未见效果，可重复注射。在使用洋地黄类制剂的患者中应谨慎使用钙剂，因高钙血症可能加重对心肌的毒性作用。在这种情况下，可将 10% 葡萄糖酸钙 10mL 加入 5% 葡萄糖溶液 100mL 中，静脉滴注 20~30 分钟，使钙离子有充分时间在细胞内外均匀分布，防止高钙血症。

（2）促进钾离子进入细胞内：静脉滴注胰岛素和葡萄糖可以促进钾离子向细胞内转运，降低血钾浓度。建议使用 10% 葡萄糖液 500mL 加 10IU 普通胰岛素静脉滴注，持续 1 小时以上。如遇合并心力衰竭或少尿患者，滴注速度宜慢。如果要限制入水量，可将葡萄糖液浓度调高至 50%，根据血糖水平调整胰岛素用量。一般注射后 10~20 分钟起效，高峰为 30~60 分钟，维持 4~6 小时，可降低血钾 0.6~1mmol/L。在滴注过程中应密切监测患者血钾及血糖变化，避免低血糖发生。如果患者合并代谢性酸中毒，可静脉注射碳酸氢钠，通过 H^+–Na^+ 交换，促进钾离子进入细胞内。5% 碳酸氢钠 150~250mL 静脉滴注，5~10 分钟起效，持续约 2 小时。

（3）促进钾离子排出体外：①利尿剂。对严重的 CKD 患者使用利尿剂作用有限，因患者肾脏排钾功能受损。利尿剂对伴有低肾素低醛固酮血症的患者效果较好。联合使用袢利尿剂和噻嗪类利尿剂效果更好，但对血容量不足的患者使用反而可能降低肾小球滤过率，影响肾功能并加重高钾血症。②阳离子交换树脂：是一种人造有机聚合物，通过促进结肠中钠或钙离子与钾离子的交换，减少钾离子吸收，促进钾离子从粪便中排出。目前临床上常用的阳离子交换树脂有聚苯乙烯磺酸钠（SPS）和聚苯乙烯磺酸钙（CPS）。宜利宝是聚苯乙烯磺酸钙的商品名，是国内外权威指南推荐的不含钠的钾离子结合剂，可用于维持性血液透析患者高钾血症的治疗，有效控制透析前和透析间期的血钾水平，降低高尖 T 波发生率，全程守护透析患者；同时由于其不含钠，引起高血压、心衰、水肿的风险相对较低。③新型钾离子结合剂环硅酸锆钠（SZC）：可以在全肠道内通过置换钠 / 氢离子而高选择性地捕获钾离子，减少肠道内钾离子吸收，从而快速有效地降低血钾浓度。④透析治疗：是处理严重高钾血症，尤其是 ESRD 已有血管通路患者的首选方案。血液透析较腹膜透析降钾效果更佳，在血流动力学不稳定的患者中，连续肾脏替代疗法（CRRT）使用更多。4 小时的血液透析平均可清除

40~120mmol 钾离子。

在治疗过程中，需对患者行持续心电监护和心电图检查。应在开始治疗后 1~2 小时检测患者血钾浓度。此后的检测时间由血钾浓度和患者对治疗的反应来决定。

对于 ESRD 伴有严重高钾血症且有血管通路的患者，建议直接进行紧急透析治疗。

2. 慢性高钾血症的长期管理

CKD 患者是慢性高钾血症的高危人群，由于肾小球滤过率下降和（或）肾小管排钾功能障碍，特别是有诱因存在时（如患者合并糖尿病、心力衰竭、代谢性酸中毒或使用 RAAS 抑制剂治疗等），其高钾血症呈现长期持续状态，容易反复发作，且复发的时间间隔呈逐渐缩短的趋势，而高钾血症的反复发作是导致肾功能受损患者全因死亡的重要危险因素之一。

CKD 患者在急性高钾血症治疗稳定后，应进一步采取措施，预防高钾血症的复发，尤其是中 / 晚期 CKD（包括血液透析）和老年（60 岁及以上）患者。管理手段主要包括：①识别及纠正慢性高钾血症反复发作的诱因。②饮食控制，减少钾离子摄入。③药物干预，促进钾离子从肾脏和肠道排出。此外，对于伴有高危因素的 CKD 患者，尤应注意定期监测血钾变化，避免高钾血症反复发生。有研究显示，CKD 非透析患者的血钾与病死率的关系呈"U"形曲线，血钾控制在 4~4.5mmol/L 时病死率最低，因而建议最好将患者血钾水平控制在此范围内。

（1）识别及纠正诱因：CKD 首次确诊时，应对患者进行全面综合的检查，评估电解质（包括血钾水平）和酸碱平衡，以及是否合并糖尿病、心力衰竭和高血压等疾病，是否使用影响肾脏排钾的药物，并予以纠正。避免使用可能引起高钾血症的药物，如 NSAIDs、某些中药制剂等。使用 RAAS 抑制剂的患者（尤其是 CKD3 期及以上患者）易诱发高钾血症，由于这类药物的心肾保护作用已获得多项指南推荐，为确保患者最大生存获益，建议在积极控制血钾的情况下尽量避免 ACEI/ARB 的停用或减量。

（2）饮食控制，减少钾离子摄入：对于血钾 > 5mmol/L 的患者，应限制高钾食物的摄入，禁用低钠盐和平衡盐等特殊食盐，少用酱油等调味品，含钾高的蔬菜在烹饪前应浸泡或焯水去除钾离子。

（3）药物干预，促进钾离子排出体外：①排钾利尿剂酌情加用或加量，需要严密监测患者体重、血压和血肌酐，以免引起血容量不足，导致肾功能下降。②阳离子交换树脂（SPS、CPS）或新型钾离子结合剂环硅酸锆钠，可优化 CKD 中 RAAS 抑制剂的使用，有效控制高钾血症发生，使患者持续获益，需要注意用药过程中要密切监测患者血钾水平。

ESRD 患者通过透析（血液透析及腹膜透析）清除体内钾离子，透析是维持体内钾平衡的主要方法。但需注意透析前后及透析间期的血钾波动，应提高血钾监测频率，必要时在非透析日使用口服降钾药物使血钾水平长期平稳，以降低心血管相关死亡和全因死亡风险。

3. CKD 患者血钾的监测

合理监测血钾是 CKD 患者长期血钾管理的重要环节。2020 年《中国慢性肾脏病患者血钾管理实践专家共识》对 CKD 患者的血钾管理有以下建议。① CKD 患者应在初诊及之后每次复查时监测血钾。②高危人群在出现首次血钾异常之后，应增加血钾监测频率（至少每月 1 次），直到诱发因素评估明确并已纠正。③ CKD 患者在开始 RAAS 抑制剂给药或增加剂量之前及之后 1~2 周，应复查血钾，预防高钾血症的发生。④血液透析和腹膜透析患者常规每 1~3 个月复查血钾，尤其是开始透析时间不长的患者，如有低钾或高钾风险或已发生过一次低钾血症或高钾血症，建议增加监测频率（至少每月 1 次），直到诱发因素评估明确并已纠正。

四、镁失衡

镁是人体内的重要细胞内离子，参与细胞内大多数的生理活动。人体内大部分的镁储存于骨骼，只有 1% 的镁位于细胞外液。血浆内的镁以三种形式存在，以离子形式存在的镁约占 60%，与白蛋白结合的镁占 30%，其余 10% 和磷酸盐、枸橼酸盐结合，以络合物的形式存在。镁是 ATP 酶的激活剂，在能量代谢中发挥重要作用，同时镁对细胞内 DNA、RNA 的稳定也有重要作用，参与各种离子的转运。肾脏是调节人体镁平衡的重要器官，慢性肾脏病时，肾小球滤过率下降，导致镁的排泄分数迅速增加。

正常血镁离子浓度为 0.75~1.25mmol/L，小于 0.75mmol/L 时为低镁血症，大于 1.25mmol/L 时为高镁血症。

（一）低镁血症的治疗

1. 原发病的治疗

积极治疗原发病，找出引起低镁血症的病因，进行及时纠正。比如肾性镁丢失导致低镁血症的患者可获益于加用保钾利尿剂，如阿米洛利或氨苯蝶啶。动物研究显示，这些药物可有效减少尿镁排泄。

2. 补镁治疗

通常可通过口服镁剂补镁，如服用氧化镁、硫酸镁等，若胃肠道不能耐受的患者，可静脉或肌肉注射补镁。通常 10% 的硫酸镁用于静脉补镁，25%~50% 的硫酸镁

2~4mL 用于肌肉注射，1 日 3 次，连用 3~4 天，症状好转后减量。也可用 25% 硫酸镁 5~10mL，加入 5% 葡萄糖溶液中缓慢静脉滴注。一般最初 24 小时给予总剂量的一半，余下的剂量四天内补完。临床若出现与低血镁有关的抽搐、室性心律失常等严重症状，需要静脉补镁，通常在 8~24 小时静脉缓慢补充 25mmol 镁，维持血镁浓度高于 0.8mmol/L。

在补镁期间应该严格监测患者血浆镁浓度，以免补镁过多引起高镁血症。

（二）高镁血症的治疗

1. 原发病的治疗

积极治疗原发病，找出引起高镁血症的病因，及时纠正。

2. 降镁治疗

应立即停用含镁的药物，静脉缓慢注射 10% 的葡萄糖酸钙或 10% 的氯化钙 10mL，拮抗镁对心脏及神经肌肉的作用。若患者有呼吸抑制可使用呼吸机治疗。如果患者的肾功能良好，可注射呋塞米以促进镁的排泄。严重肾功能不全合并高镁血症者，尤其是有严重的神经系统表现（如瘫痪、嗜睡、昏迷）或心血管表现（如心律失常等）者，应及时进行透析治疗。

五、钙代谢紊乱

一个 70kg 成人体内的总钙量约为 1300g，其中 99% 的钙分布于骨骼和牙齿，其余分布于软组织中的钙约占 0.6%，分布于细胞外液中的钙约占 0.1%。血浆中的钙有三种形式，包括①蛋白结合钙：占血浆钙的 47%；②与阴离子结合的钙：占血浆钙的 10%；③游离钙：占血浆钙的 45%。钙主要经肾脏排泄，成人每天通过排尿可排泄 150~200mg 钙。钙是骨骼的主要成分，并且参与骨骼肌、心肌及平滑肌的收缩耦联，同时钙是影响心肌细胞极化和去极化的重要阳离子。钙离子参与人体多种生理活动，维持钙的稳态十分重要。人体内钙的平衡的调节主要依靠人体钙的摄入量、甲状旁腺激素、活性维生素 D_3 和降钙素等多种因素。

当血钙 > 2.6mmol/L 时为高钙血症，血钙 < 2.2mmol/L 时为低钙血症。

（一）低钙血症的治疗

血清中的钙与蛋白结合，结合的蛋白以白蛋白为主，当血清白蛋白水平偏低或偏高时，血清总钙浓度不能准确反映有生理活性的离子钙（游离钙）浓度。因此，离子钙仍然是评估钙状态的金标准，特别是在低钙血症的诊断因以下原因而存疑时：①低白蛋白血症；②症状不典型／无症状；③血钙浓度降低很少。对于无症状的低血钙患者，一定要复测离子钙或校正白蛋白的血清总钙，确认钙浓度是真正下降的。

低钙血症的临床表现多样，轻度和（或）慢性低钙血症几乎没有症状，但重度和（或）急性低钙血症的症状则很严重，甚至危及生命。因此，低钙血症的治疗取决于症状的严重程度。有症状的急性低钙血症的首选治疗是静脉滴注葡萄糖酸钙，而慢性低钙血症的治疗是口服钙剂和维生素 D 补充剂。

1. 急性或症状严重的低钙血症

急性或症状严重的低钙血症患者可能出现如下情况：①有手足痉挛、手足抽搐等症状；② QT 间期延长；③无症状但校正血钙急性下降至 ≤ 7.5mg/dL（≤ 1.9mmol/L），这类患者如不治疗可能出现严重并发症。如果采用离子钙检测（正常范围为 4.8~5.6mg/dL 或 1.2~1.4mmol/L），则应在血钙急性下降至 ≤ 3mg/dL（≤ 0.8mmol/L）时使用静脉钙剂治疗。急性低钙血症可发生于血钙迅速进行性下降时，例如头颈癌根治性颈淋巴结清扫术后出现的急性甲状旁腺功能减退，此类低钙血症患者应用静脉钙剂治疗，可以用 10% 葡萄糖酸钙 1g 溶入等量生理盐水或葡萄糖溶液中缓慢静脉推注，注意不要过快。患者合并低镁血症时也要注意纠正低镁血症，否则很难纠正血钙。

静脉钙剂不适合用作下列慢性肾脏病患者低钙血症的初始治疗：仅伴有轻微症状（如感觉异常）的慢性稳定性低钙血症者或无症状者。在慢性肾脏病患者中，纠正高磷血症和低循环 1,25- 二羟维生素 D 水平通常是主要目标。

2. 慢性或症状轻微的低钙血症

慢性或症状轻微的低钙血症患者，即校正血钙浓度超过 7.5~8mg/dL（1.9~2mmol/L）或血清离子钙浓度超过 3mg/dL（0.8mmol/L）者，首选口服补钙。这些患者通常无症状或仅有轻微症状。最初可给予碳酸钙或枸橼酸钙，剂量为元素钙 1~2g/d，分次给予。

若这些慢性或症状轻微的低钙血症患者在口服补钙后，症状未改善，则改用静脉补钙。若慢性或症状轻微的低钙血症患者不能服用或吸收口服钙剂（如复杂手术后恢复期长时），也可静脉补钙以防急性低钙血症。

除补钙之外，维生素 D 缺乏或甲状旁腺功能减退症患者还需补充维生素 D，以促进钙的吸收。

（二）高钙血症的治疗

高钙血症是临床较常见的急症，轻者可表现为无症状，仅在检查中发现血钙水平升高，而重者可危及生命。高钙血症最常见的原因为原发性甲状旁腺功能亢进症和恶性肿瘤，占总致病因素的90%以上。按血钙升高水平可将高钙血症分为轻度、中度和重度三类，轻度高钙血症为血总钙值2.75~3mmol/L；中度为3~3.5mmol/L；重度为 > 3.5mmol/L。当血钙水平 > 3.75mmol/L时称为高钙危象，需进行紧急抢救。

高钙血症可能引发一系列临床表现，从没有或仅有极少症状（轻度慢性高钙血症）到意识混沌和昏迷（重度高钙血症），高钙血症的程度及血钙浓度升高的速度通常决定了临床症状和治疗紧迫性。

1. 轻度高钙血症

无症状或有轻微症状的高钙血症患者［根据总白蛋白浓度校正后的血钙 < 12mg/dL（3mmol/L）］不需要立即治疗，但建议患者避免以下可能加重高钙血症的因素：噻嗪类利尿剂、碳酸锂、长期卧床或不活动、高钙饮食（饮食摄入钙 > 1000mg/d）、钙补充剂、维生素D补充剂超过800IU/d、含钙的复合维生素制剂等。同时建议多饮水补液，最大程度地降低患者肾结石风险。其他治疗主要取决于引起高钙血症的原因。

2. 中度高钙血症

无症状或有轻微症状的慢性中度高钙血症［根据总白蛋白浓度校正后的血钙水平为12~14mg/dL（3~3.5mmol/L）］患者可能不需要立即治疗。但患者应遵守与上述轻度高钙血症患者一样的注意事项，避免存在加重高钙血症的因素，并适当多饮水。

需要重点注意的是，血钙急剧升高可能会引起神志明显变化，需要更积极的治疗方案。对于这些患者，可给予等张盐水补液和双膦酸盐类药物。

3. 重度高钙血症

重度高钙血症［总白蛋白浓度校正后血钙水平 > 14mg/dL（3.5mmol/L）］的患者需要更积极的治疗方案。如上所述，对于血钙水平迅速升高至中等水平且有神志改变（如嗜睡、昏睡）的患者，也需要积极的治疗方案。

重度高钙血症的初始治疗包括静脉给予等张盐水、皮下给予降钙素和使用双膦酸盐（通常为静脉给予唑来膦酸）。降钙素联合等张盐水补液可在12~48小时明显降低血钙浓度。双膦酸盐会在用药后第2~4日起效且疗效更持久，因此可以维持对高钙血症的控制。

（1）等张盐水扩容：大多数重度高钙血症患者存在明显的血容量不足。低血容量时肾脏钙清除率降低，从而加重高钙血症，因此补充容量在高钙血症的治疗过程中可以起到一定作用。等张盐水输注过程中要注意考虑到患者高钙血症的严重程度、患者的年龄、是否有共存疾病（特别是心脏或肾脏基础疾病，以防加重原发疾病）。在患者没有水肿的情况下，合理的治疗方案是初始以200~300mL/h的速度输注等张盐水，然后调整输液速度，以维持尿量在100~150mL/h。

如果患者不存在肾衰竭或心力衰竭，不推荐使用袢利尿剂直接增加钙排泄，以免引起水和电解质失衡。

等张盐水治疗很少能使轻度以上高钙血症患者的血钙浓度恢复正常。治疗中度至重度高钙血症通常需同时给予双膦酸盐类药物，加或不加降钙素。

（2）降钙素：药理剂量的降钙素可通过增加肾脏钙排泄、干扰破骨细胞的功能而减少骨质吸收，进而降低血钙浓度。降钙素安全、起效快且相对无毒（除轻度恶心和少见的超敏反应外）。降钙素应通过肌肉或皮下给药，降钙素鼻内给药对高钙血症无效。降钙素初始剂量为 4U/kg，需在 4~6 小时再次测定患者血钙，若发现血钙降低，说明患者对降钙素敏感，可每 12 小时重复给予降钙素，总共持续 24~48 小时。若疗效不理想，剂量可增加至 8U/kg，每 6~12 小时 1 次，总共持续 24~48 小时。降钙素的疗效持续时间有限，因此对于血钙 > 14mg/dL（3.5mmol/L）的有症状患者，降钙素与补液和双膦酸盐类药物联合使用效果最佳，双膦酸盐难治的患者可使用地舒单抗。

（3）双膦酸盐类药物：双膦酸盐类药物是相对无毒的化合物，对于中度或重度高钙血症患者，其比降钙素和等张盐水更强效。因此，对于各种原因的过度骨质吸收导致的高钙血症，包括恶性肿瘤相关的高钙血症，双膦酸盐类已成为治疗的优选药物。双膦酸盐类药物在用药后 2~4 日才达到最大疗效，因此通常与等张盐水和（或）降钙素联用，以更快地降低血钙浓度。

（4）透析：腹膜透析及应用无钙或几乎不含钙的透析液进行血液透析都是高钙血症的有效治疗方法，被视为治疗高钙血症的最后手段。尤其可能适用于存在恶性肿瘤相关重度高钙血症且有肾功能不全或心力衰竭的患者。应用血液透析治疗无肾衰竭的高钙血症患者时，可能需要更改常规透析液的成分，以免加重或引发其他代谢异常（如低磷血症）。

4. 预防复发

对高钙血症患者随访的目的是预防其高钙血症复发。肾功能不全并有高钙血症史的患者，钙摄入量应不超过 1000mg/d，应避免使用过多的维生素 D 补充剂（维生素 D_2 或维生素 D_3）。

六、磷代谢紊乱

（一）低磷血症的治疗

低磷血症的治疗取决于三个因素，分别是病因、严重程度和发生时间。低磷血症很少出现明显症状，除非血磷酸盐浓度＜2mg/dL（0.64mmol/L），因此，大部分低磷血症患者只需接受针对基础病因的治疗，例如，糖尿病酮症酸中毒时发生的低磷血症，可随着正常膳食摄入而自行纠正。胃肠道丢失导致的低磷血症，一旦消除基础病因（如腹泻、长期抗酸治疗或维生素D缺乏），一般会自行纠正。

1. 磷酸盐补充方案

确定磷酸盐补充方案时，需要考虑患者血磷酸盐浓度，有无明显的低磷血症症状，以及患者能否接受口服治疗。条件允许的话，建议首选口服磷酸盐治疗，因为静脉补充磷酸盐可能引起高磷血症，进而造成严重并发症，如低钙血症、急性肾损伤和心律失常。

建议：血磷酸盐浓度＜2mg/dL（0.64mmol/L）的无症状患者，采取口服磷酸盐治疗，因为这些患者很多都有临床上不明显的肌病。有症状患者的治疗因低磷血症的严重程度而异：①如果血磷酸盐浓度为1~1.9mg/dL（0.32~0.63mmol/L），采取口服磷酸盐治疗；②如果血磷酸盐浓度＜1mg/dL（0.32mmol/L），采取静脉磷酸盐治疗，并在血磷酸盐浓度升至1.5mg/dL（0.48mmol/L）以上时改为口服补充。③血磷酸盐浓度≥2mg/dL（0.64mmol/L）时，若无长期治疗指征，如持续性尿磷流失，则停止补充磷酸盐。

口服补充最常采用磷酸钠和磷酸钾的复合制剂；静脉治疗首选磷酸钠。口服磷酸盐治疗的初始剂量为30~80mmol/d，分次给药。脱脂牛奶也能补充磷酸盐，每份480mL的脱脂牛奶约含15mmol磷酸盐。静脉用磷酸盐有可能引发不良反应，它可与钙结合形成磷酸钙并沉积在组织中，从而产生多种不良反应，包括低钙血症、肾衰竭，以及可能致命的心律失常。有症状的严重低磷血症患者或不能接受口服治疗的患者需要静脉治疗时，建议根据患者低磷血症的严重程度和体重来确定剂量，并密切患者监测血磷水平，以便及时改为口服。

2. 针对尿磷流失的治疗

相比其他原因，持续尿磷流失导致的低磷血症更难治疗，因为通过补充磷酸盐来增加血磷酸盐浓度会导致磷酸盐排泄进一步增加，而这会限制血磷酸盐浓度的升高。

双嘧达莫可以治疗尿磷流失。动物和人类研究发现，双嘧达莫急性给药可增加肾脏磷酸盐重吸收，但双嘧达莫对尿磷流失所致低磷血症的作用机制还需开展进一步研究来确定。

（二）高磷血症的治疗

1. 非透析慢性肾脏病患者治疗

对非透析CKD患者，可以通过调整饮食来维持其正常血磷水平［＜4.5mg/dL

（1.45mmol/L）]，一般不使用磷结合剂，除非血磷水平在膳食限磷后仍持续高于 5.5mg/dL。若患者的血磷水平极高（> 6mg/dL），可以同时进行磷结合剂治疗和膳食限磷。

膳食限磷可有效降低血磷水平，膳食磷酸盐摄入水平约为 900mg/d。膳食限磷针对的食物主要为加工食品和碳酸饮料，而不是高生物价值食品（如肉类和蛋类）。食品添加剂和药物是饮食磷酸盐的重要来源，临床医生应对患者进行饮食宣教。

2. 透析患者的治疗

对于大多数透析患者，建议维持血磷水平为 3.5~5.5mg/dL（1.13~1.78mmol/L），但尚无数据表明该做法可改善结局。血磷 > 5.5mg/dL（1.78mmol/L）是透析治疗的指征。

初始治疗包括限制磷摄入（如上所述）及使用磷结合剂。

磷结合剂分为含钙和不含钙两类，该类药物仅随餐服用时有效。含钙类包括碳酸钙和醋酸钙。不含钙类主要包括司维拉姆和碳酸镧。其他药物还包括枸橼酸铁和氢氧化亚铁，它们降低磷酸盐的效果相当。

碳酸钙的常用剂为 1250~3750mg/d，分次随餐服用。醋酸钙的常用剂量为 1334~2001mg，一日 3 次，随餐服用。上述常用剂量的上限代表每日摄入约 1500mg 元素钙。而膳食钙的摄入量通常约为每日 1000mg，因此以常规剂量上限服用含钙结合剂时，每日摄入的元素钙总量可能会超过推荐的 2000mg（K/DOQI 指南建议元素钙的总量不超过 2000mg/d）。由于含钙磷结合剂还会引起高钙血症、动力缺失性骨病和血管钙化，这些病况都会导致并发症发病率升高，因此建议使用不含钙的磷结合剂（低钙血症患者除外）。

碳酸司维拉姆是不可吸收的阳离子多聚体，它通过离子交换与磷酸盐结合。司维拉姆可以有效降低血磷水平。常用剂量为 800~2400mg，一日 3 次，随餐服用。镧是一种稀土元素，可有效降低 CKD 患者的血磷水平。镧片剂（如碳酸镧）需咀嚼服用而不是整片吞服。常用剂量为 500~1000mg，一日 3 次，随餐服用。

其他药物包括氢氧化亚铁、枸橼酸铁、烟酰胺、坦帕诺、氢氧化铝和枸橼酸钙。一般不使用这些药物，部分药物尚未获批或上市。

膳食限磷和磷结合剂治疗偶尔对透析患者的高磷血症无效，并且患者可能不愿意或不能接受频繁或长期的血液透析。

对于此类患者，应回顾高磷血症的治疗。PTH 水平较高及甲状旁腺功能亢进的特定治疗都可能使磷酸盐水平升高。PTH 刺激的骨磷释放可能会引发高磷血症。使用大剂量维生素 D 活性类似物治疗甲状旁腺功能亢进可增加胃肠道对磷酸盐的吸收。

对于此类患者，可使用拟钙剂而非骨化三醇或维生素 D 类似物来降低 PTH（抑制

PTH诱导的骨流出，以及消除维生素D增加胃肠道吸收磷的作用）或进行甲状旁腺切除术（减少骨流出），以降低磷酸盐水平。

【参考文献】

［1］Sterns RH.Treatment of Severe Hyponatremia［J］. Clin J Am Soc Nephrol，2018，13（4）：641-649.

［2］Garrahy A，Dineen R，Hannon AM，et al.Continuous Versus Bolus Infusion of Hypertonic Saline in the Treatment of Symptomatic Hyponatremia Caused by SIAD［J］. J Clin Endocrinol Metab，2019，104（9）：3595-3602.

［3］Sterns RH，Nigwekar SU，Hix JK.The treatment of hyponatremia［J］. Semin Nephrol，2009，29（3）：282-299.

［4］Pazmiño PA，Pazmiño BP.Treatment of acute hypernatremia with hemodialysis［J］. Am J Nephrol，1993，13（4）：260-265.

［5］Huang C，Zhang P，Du R，et al.Treatment of acute hypernatremia in severely burned patients using continuous veno-venous hemofiltration with gradient sodium replacement fluid：a report of nine cases［J］. Intensive Care Med，2013，39（8）：1495-1496.

［6］黎磊石，刘志红.中国肾脏病学［M］.1版.北京：人民军医出版社，2008.

［7］中华医学会肾脏病学分会专家组.中国慢性肾脏病患者血钾管理实践专家共识［J］.中华肾脏病杂志，2020，36（10）：781-792.

［8］Crop MJ，Hoorn EJ，Lindemans J，et al.Hypokalaemia and subsequent hyperkalaemia in hospitalized patients［J］. Nephrol Dial Transplant，2007，22（12）：3471-3477.

［9］Cohn JN，Kowey PR，Whelton PK，et al.New guidelines for potassium replacement in clinical practice：a contemporary review by the National Council on Potassium in Clinical Practice［J］.Arch Intern Med，2000，160（16）：2429-2436.

［10］Elliott MJ，Ronksley PE，Clase CM，et al.Management of patients with acute hyperkalemia［J］.CMAJ，2010，182（15）：1631-1635.

［11］Segura J，Ruilope LM.Hyperkalemia risk and treatment of heart failure［J］. Heart Fail Clin，2008，4（4）：455-464.

［12］Kovesdy CP，Matsushita K，Sang Y，et al.Serum potassium and adverse outcomes across the range of kidney function：a CKD Prognosis Consortium meta-analysis

［J］. Eur Heart J, 2018, 39（17）：1535-1542.

［13］De Nicola L, Di Lullo L, Paoletti E, et al.Chronic hyperkalemia in non-dialysis CKD：controversial issues in nephrology practice［J］. J Nephrol, 2018, 31（5）：653-664.

［14］Devane J, Ryan MP.The effects of amiloride and triamterene on urinary magnesium excretion in conscious saline-loaded rats［J］. Br J Pharmacol, 1981, 72（2）：285-289.

［15］Hosking DJ, Cowley A, Bucknall CA.Rehydration in the treatment of severe hypercalcaemia［J］. Q J Med, 1981, 50（200）：473-481.

［16］LeGrand SB, Leskuski D, Zama I.Narrative review：furosemide for hypercalcemia：an unproven yet common practice［J］. Ann Intern Med, 2008, 149（4）：259-263.

［17］Deftos LJ, First BP.Calcitonin as a drug［J］. Ann Intern Med, 1981, 95（2）：192-197.

［18］Austin LA, Heath H 3rd.Calcitonin：physiology and pathophysiology［J］. N Engl J Med, 1981, 304（5）：269-278.

［19］Dumon JC, Magritte A, Body JJ.Nasal human calcitonin for tumor-induced hypercalcemiaC［J］. alcif Tissue Int, 1992, 51（1）：18-19.

［20］Singer FR, Ritch PS, Lad TE, et al.Treatment of hypercalcemia of malignancy with intravenous etidronate.A controlled, multicenter study.The Hypercalcemia Study Group［J］. Arch Intern Med, 1991, 151（3）：471-476.

［21］Gucalp R, Theriault R, Gill I, et al.Treatment of cancer-associated hypercalcemia.Double-blind comparison of rapid and slow intravenous infusion regimens of pamidronate disodium and saline alone［J］. Arch Intern Med, 1994, 154（17）：1935-1944.

［22］Minisola S, Pepe J, Piemonte S, et al.The diagnosis and management of hypercalcaemia［J］. BMJ, 2015, 350：h2723.

［23］National Kidney Foundation.K/DOQI clinical practice guidelines for bone metabolism and disease in chronic kidney disease［J］. Am J Kidney Dis, 2003, 42（4 Suppl 3）：S1-201.

［24］Sullivan C, Sayre SS, Leon JB, Effect of food additives on hyperphosphatemia among patients with end-stage renal disease：a randomized controlled trial［J］. JAMA,

2009，301（6）：629–635.

［25］Calvo MS，Uribarri J.Contributions to total phosphorus intake：all sources considered［J］.Semin Dial，2013，26（1）：54–61.

［26］Delmez J，Block G，Robertson J，et al.A randomized，double-blind，crossover design study of sevelamer hydrochloride and sevelamer carbonate in patients on hemodialysis［J］.Clin Nephrol，2007，68（6）：386–391.

［27］Streja E，Lau WL，Goldstein L.Hyperphosphatemia is a combined function of high serum PTH and high dietary protein intake in dialysis patients［J］.Kidney Int Suppl，2013，3（5）：462–468.

（胡洪贞）

第七节　纠正消化系统并发症

CRF 患者消化系统的最早症状是食欲减退或消化不良，这些消化系统症状有时可作为慢性肾功能衰竭诊断的线索，病情加重时可出现口苦、口臭，厌食、恶心、呕吐或腹泻。这些症状的发生可能与肠道内细菌的尿素酶将尿素分解为氨，氨刺激胃肠道黏膜引起炎症和多发性表浅性小溃疡等有关。消化道出血也较常见，其发生率较正常人群明显增高，多由于胃黏膜糜烂或消化道溃疡所致。此外，恶心、呕吐也与中枢神经系统的功能障碍有关。CRF 患者消化系统症状可导致脱水、电解质紊乱和酸碱失衡，进一步加重肾功能恶化，形成恶性循环。

一、慢性肾功能衰竭患者的口腔护理

肾功能受损患者口腔内可出现氨臭味，进行口腔护理可以增进食欲、抑制口腔细菌繁殖。一般应嘱患者每日晨起、饭后、睡前 3 次用复方硼酸溶液漱口，以预防口腔炎和呼吸道感染。对于重型口腔溃疡并且生活能自理的患者，嘱其先用盐水清洁口腔，再用赛胃胺胶囊（由石膏、冰片组成）内的粉末撒于炎症表面及溃疡面上，每日 4 次，同时应用碱性药物。口腔黏膜出现真菌感染者，治愈后仍需要使用药物 1 周以上。对于生活不能自理的重症患者，要先用棉球蘸橄榄油轻拭口唇、舌及口腔内黏膜，再用纱布蘸水或过氧化氢擦拭，每天至少进行 3 次口腔护理，以免发生口腔真菌感染。

二、改善消化道症状

减少蛋白发酵毒素的产生可在一定程度上减少血清尿毒症毒素，从而缓解恶心、呕吐、消化不良等症状。具体措施除透析外，主要是饮食控制，限制蛋白质摄入可减少含氮代谢产物，但过度限制可导致 CRF 患者营养不良，因此可以选择益生菌或益生元辅助治疗。益生元是肠道菌群选择性利用的物质，益生菌则是一些菌株，主要是乳酸菌和双歧杆菌，可促进尿素代谢，减少尿毒症毒素的产生，重建肠道黏膜通透性。活性炭是一种吸附剂，可吸收肠道内尿毒症毒素，调节肠道菌群，有助于改善肠道屏障。另外，还可通过调节胃肠道动力，增加尿毒症毒素的排出。

三、保护胃黏膜

保护胃黏膜，预防慢性肾功能衰患者上消化道出血仍是目前面临的一项挑战。质子泵抑制剂（proton pump inhibitor，PPIs）是不良反应小的抑制胃酸分泌药物，也是预防慢性肾功能衰患者上消化道出血的常用药物。一项回顾性研究表明，预防性使用 PPIs 会降低 CRF 患者消化道出血风险。但近年一些研究发现，长期使用 PPIs 会产生多种不良后果，如加速慢性肾脏病进展。一项大数据研究显示，接受 PPIs 治疗的血液透析患者骨折发生率高于未接受 PPIs 治疗的患者，其中髋部是最多见的骨折部位。此外，PPIs 的使用还与 CRF 患者心血管事件的发生风险有关，有研究表明，长期应用 PPIs 的透析患者发生缺血性心脏病、房颤风险较高。因此，我们在选择 PPIs 作为预防性药物时需谨慎，应以患者长期获益为主，不可盲目选择。

四、便秘的综合疗法

便秘除了应用开塞露等对症处理外，还可采用中西医结合的综合治疗方法，包括①耳穴压豆：取王不留子黏在 0.8cm×0.8cm 大小的胶布上，贴于单侧耳穴脾、胃、大肠、直肠下段、三焦、内分泌、便秘点等位置，每天按压 3~4 次，每次按压 3~5 分钟，左右侧替换，治疗 1 周。②运动疗法：可下床活动的患者，鼓励其每日早餐、晚餐后步行 0.5~4 小时，并进行弯腰和下蹲等动作。对于无法下床的患者，则定期帮助其翻身，按摩其腹部，以及帮助其做床上抬臀、提肛等运动，每次 0.5 小时，每日 2 次，治疗 1 周。③心理疗法：对患者不良情绪进行疏导，借助冥想、深呼吸放松等方式缓解其焦虑，使其保持乐观心态。④脐疗：大黄、芒硝、枳实、厚朴各 3 g，将以上药物研末，加生姜适量共捣成膏状，用无菌纱布包裹适量药物敷脐，每次 16 小时，间隔 4 小时进行下一次治疗，治疗 10 次。

五、消化道出血的处理

CRF 患者消化道出血的一部分治疗措施与常规消化道出血治疗措施相似，内镜治疗是必不可少的一个环节。对于正在使用抗血小板药物、抗凝药物的 CRF 合并消化道出血患者，由于其存在血小板功能障碍，不宜输注血小板纠正出血。如 CRF 患者正在服用华法林，建议应用凝血酶原复合物联合维生素 K 或新鲜冷冻血浆对症处理急性消化道出血。在出血得到控制后，再次应用抗栓药物可能会对 CRF 患者有益，在使用过程中，应同时加用 PPIs 抑酸治疗。内镜下难以控制的出血通常采用选择性动脉栓塞，相对于手术治疗来说，动脉栓塞的感染和再出血风险较低，但有人认为两种治疗方案的死亡率并无差别，因此在选择时，应综合考虑。对于有活动性出血的患者，积极的血液透析可清除其尿毒症毒素，与肝素血液透析相比，无肝素透析可避免全身抗凝问题，减少再出血风险。

【参考文献】

［1］李华，杜俊兰.口腔护理临床研究进展［J］.护理研究，2009，23（2）：104-105.

［2］陈子爱，林珠花.赛胃胺治疗 50 例口腔炎病人的疗效观察［J］.护理研究，2002（8）：494.

［3］陈玉宏.慢性肾衰竭病人的口腔护理［J］.全科护理，2009，7（36）：3354.

［4］Plata C，Cruz C，Cervantes LG，et al.The gut microbiota and its relationship with chronic kidney disease［J］.Int Urol Nephrol，2019，51（12）：2209-2226.

［5］YOSHIFUJI，AYUMI.Oral adsorbent AST-120 ameliorates gut environment and protects against the progression of renal impairment in CKD rats［J］.Clin Exp Nephrol，2018，22（5）：1069-1078.

［6］SONG，YOUNG RIM.Proton-pump inhibitors for prevention of upper gastrointestinal bleeding in patients undergoing dialysis［J］.World J Gastroenterol，2015，21（16）：4919-4924.

［7］AL-ALY Z，MADDUKURI G，XIE Y.Proton Pump Inhibitors and the Kidney：Implications of Current Evidence for Clinical Practice and When and How to Deprescribe［J］.

Am J Kidney Dis，2020，75（4）：497-507.

［8］Fusaro M，D'Arrigo G，Pitino A，et al.Increased Risk of Bone Fractures in Hemodialysis Patients Treated with Proton Pump Inhibitors in Real World：Results from the Dialysis Outcomes and Practice Patterns Study（DOPPS）［J］. J Bone Miner Res，2019，34（12）：2238-2245.

［9］Desbuissons G，Mercadal L.Use of proton pump inhibitors in dialysis patients：a double-edged sword［J］.J Nephrol，2021，34（3）：661-672.

［10］王娟娟.综合疗法治疗慢性肾衰竭患者便秘的效果观察［J］.中国肛肠病杂志，2020，40（4）：72-73.

［11］STANLEY AJ，LAINE L.Management of acute upper gastrointestinal bleeding［J］.BMJ，2019，364：1-13.

［12］SUNG JJ，CHIU PW，CHAN FKL，et al.Asia-Pacific Working Group consensus on non-variceal upper gastrointestinal bleeding［J］.Gut，2011，60（9）：1170-1177.

［13］WILKINS T，WHEELE R B，CA R PENTE R M.Upper Gastrointestinal Bleeding in Adults：Evaluation and Management［J］.Am Fam Physician，2020，101（5）：294-300.

（周　乐）

第八节　纠正心血管系统并发症

心血管疾病与慢性肾脏病关系密切，是 ESRD 患者死亡的首要原因。CRF 患者心血管系统的并发症包括①高血压：CRF 患者高血压的发生率高达 80%，进入 ESRD 阶段超过 95% 的患者伴有高血压，其原因和水钠潴留、肾素 - 血管紧张素 - 醛固酮系统的激活、交感兴奋、血管内皮功能异常等因素相关。高血压加重了左心室负担，超声心动图证实 85% 以上的 CRF 患者出现心脏结构的改变。②动脉粥样硬化心脏病：高血压、脂代谢异常、高同型半胱氨酸血症等因素可以促进动脉粥样硬化的发生，加之 CRF 患者合并的高凝状态，增加了冠心病和其他血栓性疾病的发生概率。③心力衰竭：长期的高血压会引起心肌重塑和心功能失代偿，动脉粥样硬化和容量负荷可加重心脏负担，导致心力衰竭的出现。此外，尿毒症毒素可导致特异性心肌间质纤维化，突出表现为左室肥厚和左室舒张功能下降，形成尿毒症心肌病，促进心力衰竭的发生。

一、高血压

CKD1~4 期患者高血压的发生率为 70%~80%，而 CKD 的透析人群高血压的发生率高达 80%~90%。收缩压的水平与 GFR 和蛋白尿直接相关，在肾小球疾病中高血压发生率高于肾小管间质疾病。高血压是构成 CKD 进展的重要原因，其导致肾脏损害呈缓慢过程（除恶性高血压外），易被疏忽。高血压可致肾血管阻力增加，使肾血流量减少，引起肾缺血，肾局部肾素 – 血管紧张素 – 醛固酮系统过度激活，不仅会升高血压，还会选择性收缩肾小球出球小动脉，导致肾小球毛细血管跨膜压升高，终至肾小球硬化和肾间质纤维化。因此，及时有效地控制血压是延缓肾脏损害的极其重要的环节。《中国肾性高血压管理指南（2016）》中明确指出：CKD 高血压患者降压药物治疗的目的首先是通过药物降低血压，延缓肾功能减退和终末期肾脏病的发生，预防或延缓心脑血管疾病（脑卒中、心肌梗死、心力衰竭等）及心血管死亡。说明 CKD 高血压患者的治疗应注重降压和保护肾脏功能。很多大型临床研究（如 Lewis、APRI、AASK、REIN、MARVAL、RENAAL、PRIME 等）证实用血管紧张素转换酶抑制剂（ACEI）及血管紧张素 II 受体拮抗剂（ARB）干预肾素 – 血管紧张素 – 醛固酮系统，对糖尿病肾病、非糖尿病肾病均有有益作用。这类药物不但降压平稳，而且有超越降压的重要作用（如减少尿蛋白的排泄量）。尿蛋白下降的百分率与 GFR 下降程度呈负相关，提示尿蛋白是 CKD 进展的重要因素。因此 ACEI 及 ARB 类药物使用越早，其延缓 CFR 下降和终末期肾衰竭进展，以及保护 CVD 的作用越强。对 ACEI 不能耐受者可给予 ARB（如氯沙坦、缬沙坦）等治疗。在 INSIGHT 研究的两项亚组分析证实了拜新同在延缓内膜恶性肿瘤进展及冠状动脉钙化方面具有有益作用。上述研究提示，CCBs 类药物具有良好的降压作用，还具有血管保护及潜在的延缓疾病进展的作用。我国的控制血压靶目标值为 < 120/80mmHg，若尿蛋白 > 1/d，控制血压靶目标值为 < 125/75mmHg。对于早期 CKD 患者，治疗多主张选用 ACEI 或 ARB；对于中、重度高血压患者，宜联合用药以增加降压效果，减少药物不良反应。但对伴有肾动脉狭窄的患者一般不用 ACEI 或 ARB 类降压药物。良好的血压控制不仅可以延缓肾功能衰竭的进展，还可以减少心脑血管合并症的发生，降低患者死亡率。降压治疗是慢性肾功能衰竭一体化治疗的重要组成部分。

（一）降压目标

国际卫生组织（WHO）和国际高血压学会（ISH）联合推荐的高血压患者血压控制

目标为：尿蛋白＞1g/d者，血压＜125/75mmHg；尿蛋白＜1g/d者，血压＜130/80mmHg。

（二）降压药物的选择

1. ACEI 和 ARB

ACEI 和 ARB 的作用主要包括①减少血管紧张素Ⅱ合成或抑制其生物学效应；②降低交感神经的兴奋性及去甲肾上腺素的释放；③抑制激肽酶对缓激肽的降解，增加前列腺素的合成，从而具有良好的降压疗效。ACEI 和 ARB 具有良好的肾脏保护作用，具体体现为以下几点：①改善肾血流动力学，降低肾小球内压，减少蛋白尿；②抑制系膜细胞增殖，减少细胞外基质沉积，延缓肾小球硬化；③维持肾脏调节水钠平衡的功能；④增加胰岛素敏感性，改善慢性肾功能衰竭患者的胰岛素抵抗现象和糖代谢异常；⑤改善脂代谢。此外，ACEI 和 ARB 还可改善心肌组织重塑，减少心血管事件的发生。

常用的 ACEI 类药物：贝那普利（benazepril）10~20mg/d，1 次口服。依那普利（enala-pril）5~20mg/d，1 次口服。雷米普利（ramipril）1.25~5mg/d，1 次口服。福辛普利（fusinopril）5~20mg/d，1 次口服。ACEI 的主要不良反应有咳嗽、皮疹、味觉异常及中性粒细胞减少，在严重肾衰竭时可引起高钾血症并加重贫血，在低容量血症、肾动脉狭窄时会导致急性肾衰竭。

常用的 ARB 类药物：氯沙坦（losartan）25~100mg/d，1 次口服。缬沙坦（valsartan）80~160mg/d，1 次口服。厄贝沙坦片（Irbesartan）150~300mg/d，1 次口服。ARB 不良反应与 ACEI 相似，但无咳嗽。

初期应用 ACEI 和 ARB 类药物应严密监测肾功能变化。用药后 2 个月内血肌酐上升和（或）内生肌酐清除率下降小于 30%，是药物的药理作用，可在严密监测下继续应用；但如果血肌酐上升和（或）内生肌酐清除率下降大于 50%，应立即停药。严重肾衰竭患者应慎用，双侧肾动脉狭窄患者慎用。

2. ARNI

ARNI 的首个批准药物为沙库巴曲缬沙坦，是一种结合了脑啡肽酶抑制剂沙库巴曲和血管紧张素受体拮抗剂缬沙坦的创新药物。ARNI 通过 LBQ657（前药沙库巴曲的活性代谢产物）抑制脑啡肽酶（中性肽链内切酶，NEP），同时通过缬沙坦阻断血管紧张素Ⅱ的 1 型受体（AT1）；通过 LBQ657 增加脑啡肽酶所降解的肽类水平（例如利钠肽），同时通过缬沙坦抑制血管紧张素Ⅱ的作用，发挥利尿、利钠、扩血管、改善肾小球滤过、延缓肾功能恶化等作用。临床研究证实，ARNI 相比 ACEI 和 ARB，可以更好地延缓肾功能下降，且对于血糖血脂有额外获益，同时可以延缓 CKD 心血管并发症的发生，适合 CKD 高血压治疗，可以替代传统的 ACEI、ARB 单药治疗，也可以联合 CCBs 使用。ARNI 谷峰比值高，夜间血压控制比较好，常用剂量 200mg，每日一次，必要时可加至 400mg，用药时应注意患者肾功能血钾变化。

3. CCBs

CCBs 通过抑制细胞膜钙通道而抑制血管平滑肌收缩，减少外周血管阻力，降低血压，对盐敏感型及低血浆肾素活性型高血压也有良好效果，不影响重要脏器的供血，不影响糖、脂质及尿酸的代谢，并可改善心肌组织重塑，延迟动脉粥样硬化形成。CCBs 在肾保护方面的作用如下：①增加肾脏血流量，但不明显增加肾小球的高滤过与毛细血管内压；②抑制系膜细胞增殖，减少细胞外基质产生；③调整系膜的大分子物质转运；④减少自由基的产生；⑤改善入球小动脉的血管重塑；⑥减少组织钙化。

近年研究结果显示，非二氢吡啶类的钙通道阻滞剂（地尔硫䓬、维拉帕米）可改善肾小球内毛细血管内压，也具有降低尿蛋白作用。

常用的 CCBs 药物：长效硝苯地平（nifedipine）30~60mg/d，1 次口服。氨氯地平（amlodipine）2.5~10mg/d，1 次口服。非洛地平（felodipine）2.5~5mg/d，1 次口服。拉西地平（lacidipine）2.5~5mg/d，分 1~2 次口服。贝尼地平（Benidipine）通过"膜途径"的方式起作用，具有起效平缓，持续时间长的特点。由于该药很快从血中消失，较少在血中与其他药物相互作用，安全性高，同时，该药对 L 型、T 型、N 型 3 个钙通道均有作用，因此，贝尼地平是具有肾脏、心脏保护作用的药物，用量每次 2mg~4mg，每日一次。CCBs 的主要不良反应为头痛、面色潮红及心悸，少数患者可出现血管神经性水肿。

4. β 受体阻滞剂

β 受体阻滞剂通过拮抗交感神经系统的过度激活而发挥降压作用，主要的降压机制涉及降低心排血量、改善压力感受器的血压调整节功能，以及抑制肾素 - 血管紧张素 - 醛固酮系统，β 受体阻滞剂还通过降低交感神经张力而预防儿茶酚胺的心脏毒性作用。

（1）阿替洛尔：是一种心脏选择性的 β 受体阻滞剂，无内源性拟交感神经活性，半衰期 6~9 小时，50~100mg，每天 2 次。

（2）美托洛尔：是一种选择性 β 受体阻滞剂，其治疗高血压，口服常释剂型常用量为 100mg，4 周总有效率达 82.4%，治疗 2 周后血压逐渐下降，而心率并不随之下降，可明显改善高血压患者的头昏、心悸、眩晕、胸闷等症状，适用于轻中度高血压患者。缓释剂型常用量为 47.5~90mg，作用平稳。其不良反应有心率减慢、乏力、口干、胸闷等，多数能在治疗一段时间后减轻或消失，但合并支气管哮喘或心动过缓者禁用。

（3）卡维地洛：是一种肾上腺素 α、β 受体阻滞药，其 β 受体阻断作用较强．为拉贝洛尔的 33 倍，为普萘洛尔的 3 倍。卡维地洛通过阻断突触后膜 α 受体，扩张血管，降低外周血管阻力，同时阻滞 β 受体，抑制肾素分泌，阻断肾素－血管紧张素－醛固酮系统，产生降压作用。无内源性拟交感神经活性，具有膜稳定性。开始 12.5mg/ 次，1 次 / 日，2 天后可加至 25mg/ 次，1 次 / 日；必要时可在 2 周后加至最大量 50mg/ 日，分 1~2 次服用。β 受体阻滞剂相对禁忌证包括哮喘、伴有支气管痉挛的 COPD、肝肾功能异常、Ⅱ ~ Ⅲ度房室传导阻滞、心率小于 50 次 / 分、病态窦房结综合征等。卡维地洛一般需长期应用，治疗不能骤停，需逐渐减量。

5. 联合药物治疗

慢性肾功能衰竭时常常需要 2 种以上降压药物联合应用才能达到降压目标。ACEI 或 ARB 与 CCBs 联合应用是临床上的常用方案，具有增强药物疗效，减少不良反应的效果；如仍未达到降压目标，可在此基础上加用利尿剂与 α、β 受体阻滞剂。但利尿剂与 β 受体阻滞剂影响糖、脂质代谢，并发糖尿病的患者应慎用；而肾小球滤过率低于 25mL/（min·1.73m²）时，噻嗪类利尿剂无效，应禁用。

二、缺血性心脏病

缺血性心脏病常常由于冠状动脉疾病引起，可为隐匿型冠心病（临床上无症状），或者表现为心绞痛或心肌梗死，但 27% 的血液透析患者的缺血症状是由非动脉硬化疾病所致，它与原有的心肌疾病、小血管疾病（如高血压、糖尿病、钙磷沉积等致微小冠状动脉病变）、毛细血管密度减少及心肌细胞能量代谢异常相关，左室肥厚引起冠状动脉储备减少，使患者更易发生缺血症状。CKD 患者起始透析时约 1/3 有心绞痛症状和（或）心肌梗死的潜在危险。缺血性心脏病的危险因素除高血压、糖尿病、高脂血症以外，还有 CKD 的尿毒症状态，其可加重血管的病理损害，这种病理损害主要由于血管壁慢性损伤、凝血异常、脂蛋白干扰、平滑肌细胞增生、氧化应激增强、抗氧化能力减弱和高半胱氨酸血症等引起。血液透析后患者可出现左心室扩张、左心室向心性肥厚、左心室收缩功能障碍和低白蛋白血症等。典型缺血性心脏病通过症状、心电图及血清心肌酶谱检查不难诊断，应引起注意的是不典型病例，如缺乏胸痛主诉或胸痛部位不典型，以休克、心律失常或急性心力衰竭为突出表现者。血液透析患者并发心肌梗死后死亡率很高，据一项针对 34189 例长期透析患者的研究显示，患者第 1、第 2、第 5 年死亡率分别为 59%、73% 和 99%。现今认为，应将常规防治

CVD 的措施用于 CKD 患者，包括控制血压、调整血脂、控制高凝状态、戒烟。对于 CKD 患者尚需纠正异常钙磷代谢、低白蛋白血症、高半胱氨酸血症、氧化应激增加、代谢性酸中毒、贫血、低钾血症和肉毒碱缺乏症等，因为这些因素均可以导致和加重 CVD。

三、充血性心力衰竭

充血性心力衰竭是 CKD 患者心脏损害的最常见表现。透析患者死于心力衰竭者高达 24.3%。导致充血性心力衰竭的因素众多，常见因素包括高血压、心肌缺血、容量负荷过重、高钾血症、心包炎、贫血，以及透析治疗参数设置不当或操作失误等，应予鉴别并作针对性治疗。治疗上应控制原发病，如采取降糖、降压措施；控制危险因素，如改善贫血、控制血脂、抗血小板治疗、改善钙磷代谢异常、纠正水电解质和酸碱失衡、控制感染等，必要时行血液净化等治疗方法。由于 CRF 患者对利尿剂和血管紧张素转换酶抑制剂反应性降低，且洋地黄中毒危险性增加，因此在使用利尿剂时要注意观察患者的电解质变化，洋地黄制剂对部分左心室扩张、收缩功能不全的 CKD 患者有效，宜选快速短效制剂，避免患者洋地黄中毒。对于合并心绞痛的患者，治疗时可使用硝酸酯制剂、β 受体阻滞剂、钙离子拮抗剂以减少心肌耗氧，扩张冠状动脉，缓解其发作，以及使用抗血小板、抗凝、降脂治疗，必要时可行冠脉血供重建术（如经皮冠状动脉介入治疗或冠状动脉旁路术）。

对舒张功能不全引起的心力衰竭患者，治疗首选 ACEI，如卡托普利、贝那普利、雷米普利等，或经肝、肾双通道排泄的福辛普利，以减轻心脏前、后负荷，加速左心室松弛程度。对 ACEI 不能耐受者可酌用 ARB，如缬沙坦、厄贝沙坦等。最新药物 ARNI 被证实具有超越传统 ACEI/ARB 的抗心衰治疗作用，已经成为新的心衰标准治疗药物，射血分数降低或者射血分数保留的慢性心衰患者可以因此获益。透析期间出现急性心力衰竭时可予硝酸甘油稀释后静脉滴注，自 10μg/min 开始；重者可予硝普钠稀释后静脉滴注，自 12.5~25μg/min 开始，根据临床征象及血流动力学参数调整剂量。

防治心血管并发症，有效地控制血压，纠正贫血和代谢性酸中毒，保持水电解质平衡，是防治左心室肥厚、心力衰竭的基础。在此基础上对出现心力衰竭的患者，可给予血管扩张剂（硝普钠）以减轻心脏前后负荷，并给予洋地黄类强心药物治疗，但应密切观察患者反应，谨防洋地黄中毒。对于急性肺水肿、充血性心力衰竭的患者，如无明显透析禁忌证，应尽早实施血液净化治疗。尿毒症性心包炎是实施血液净化治疗的绝对适应证，对已经开始透析的患者则应该强化透析治疗。由于尿毒症性心包炎患者易发生心包出血，因而应采用无肝素透析。保守治疗无效时可采用心包切除术。非透析性的心包炎和心包积液见于病毒感染、恶性肿瘤、结核，以及心肌梗死伴发的心包炎，这些情况在慢性肾功能衰竭患者中也很常见，应加以鉴别，并根据原发病进展情况加以治疗。

综上所述，对于 CKD 患者的 CVD 问题必须高度重视。对患者的治疗应从 CKD 的早期阶段开始，对于可干预而且干预能取得效果的危险因素要及时干预，应采取措施避免营养不良，在透析阶段应该确保透析的充分性和透析时间。此外，医疗护理，以及患者对现有的和新发展的药物治疗的顺应性也是非常重要的。

【参考文献】

［1］RN Foley，PS Parfrey，MJ Sarnak.Clinical epidemiology of cardiovascular disease in chronic renal disease［J］.Am J Kidney Dis，1998，32（Suppl3）：112–119.

［2］Sphn Rosand.Dialysis–associated ischemic heart disease：Insights from coronary angiography［J］.Kidney International，1984，25（4）：653–659.

［3］Uhlig K，Levey A S，Sarnak M J.Traditional Cardiac Risk Factors in Individuals with Chronic Kidney Disease［J］.Seminars in Dialysis，2003，16（2）：118–127.

［4］Amann K，Ritz E.Cardiac disease in chronic uremia：pathophysiology［J］.Adv Ren Replace Ther，1997，4（3）：212–224.

（周　乐）

第九节　纠正呼吸系统并发症

由于尿毒症毒素可增加肺泡毛细血管膜通透性，加之心力衰竭和低蛋白血症等因素，CRF 患者可在没有容量负荷的条件下发生充血和水肿，X 线表现为双侧肺门毛细血管周围充血形成"蝶翼征"，称为"尿毒症肺"。部分患者可出现尿毒症胸膜炎和胸腔积液。CRF 合并心力衰竭的患者也可出现胸腔积液。CRF 患者 PTH 升高，其导致的异位钙化如在肺部出现，可导致肺组织硬化和纤维化的发生，影响肺的弥散功能和换气功能。

一、尿毒症性肺炎

针对尿毒症性肺炎，充分血液透析仍是目前临床最基本、最重要的治疗手段。血液透析可消除体内蓄积过多的毒性代谢物，排除过多的水钠潴留，减少心脏负荷，改善肺组织的充血、水肿，患者经血液透析后肺部体征较快好转。腹膜透析的患者在发生肺淤血、部分间质性水肿时，经腹膜透析和综合治疗后病情可以得到控制，肺泡水肿期患者仍需进行血液透析，病情才能得到控制。通透性增加的肺水肿可能需要更早的辅助通气（如呼气末正压通气），并密切注意控制感染。

二、肺部感染

慢性肾脏病患者体内存在免疫功能紊乱，临床上易继发感染，而肺部感染是慢性肾脏病患者常见的临床并发症。有研究报道，呼吸道感染占肾内科住院患者感染率的36.36%，是感染中的第一位感染因素，而肺部感染也是导致慢性肾脏病患者死亡的主要原因。我国儿童社区获得性肺炎以肺炎链球菌为常见致病菌，青中年首位的致病菌为肺炎支原体，老年患者中以肺炎克雷伯菌为最常见致病菌。医院内肺部感染致病菌细菌占90%以上，1/3为混合感染，G菌感染占医院内感染的50%~80%，主要为肠科杆菌和非发酵菌，肠科杆菌以肺炎杆菌和大肠杆菌常见。慢性肾脏病患者多为复诊患者，导致医院内感染机会增加，筛查出的细菌多为机会致病菌，提示患者的免疫状态与疾病发生有密切联系。慢性肾脏病患者多存在免疫功能异常，尤其是合并糖尿病，以及应用糖皮质激素及免疫抑制剂的患者，当其发生肺部感染时要重视全身综合治疗，才能有效预防和控制肺部感染。常见肺部感染情况如下。

1. 肺炎链球菌肺炎

肺炎链球菌肺炎是由肺炎链球菌引起的急性肺组织炎症，约占社区获得性肺炎的50%，但仅占医院内感染肺炎的5%或更少。肺炎链球菌是上呼吸道的正常菌群，约20%的健康人可携带本菌，当机体免疫力降低时容易引发感染。上呼吸道病毒感染、受凉、淋雨、劳累、醉酒均是肺炎链球菌肺炎发病的常见诱因，CKD患者由于免疫力低，容易罹患该病。

典型临床表现：起病急骤，多有高热、畏寒，全身症状明显。初期无痰或少痰，后逐渐形成脓性、带血丝或"铁锈色"痰液。X线检查可见典型肺炎浸润性阴影，常伴有支气管充气征。一旦诊断确立，应立即开始抗生素治疗，青霉素G是首选药物，对青霉素不敏感及耐药菌株，可应用氟喹诺酮类、头孢噻肟或头孢曲松等药物，感染多重耐药菌株者可用万古霉素、去甲万古霉素、替考拉宁或利奈唑胺。

2. 葡萄球菌肺炎

葡萄球菌肺炎是由葡萄球菌引起的急性肺化脓性炎症，常发生于有基础疾病或原有支气管疾病的患者。导致感染的主要病菌为金黄色葡萄球菌、凝固酶阴性葡萄球菌（coagulase-negative staphylococci，CNS）中的表皮葡萄球菌。

葡萄球菌肺炎可由呼吸道吸入直接感染，亦可由血行感染，两者临床表现不同。呼吸道吸入直接感染是因患者在局部或全身免疫力降低时，吸入大量葡萄球菌，细菌在肺部繁殖，导致化脓性病变，葡萄球菌肺炎常呈大叶性分布或表现为广泛的、融合性的细支气管肺炎。血行感染常继发于皮肤疖痈、毛囊炎、脓疱疮、骨髓炎、蜂窝织炎、外伤伤口等，对 CKD 患者而言，肾脏替代治疗及留置导管可为感染源。血行感染病变以多发性、周围性肺浸润为特征，并进而形成多发性肺脓肿。相对于其他细菌，葡萄球菌肺炎更容易形成气胸、脓气胸。治疗方面强调早期清除和引流原发病灶，选用敏感抗生素。葡萄球菌特别是金黄色葡萄球菌对青霉素耐药性逐渐加重，因此药物敏感试验非常重要。对于甲氧西林敏感菌株（methicillin-sensitive staphycoccus aureus，MSSA）可给予苯唑西林钠、美洛西林钠、哌拉西林钠、一代头孢菌素、二代头孢菌素、氟喹诺酮类抗生素等。对于耐甲氧西林金黄色葡萄球菌（methicillin-resistant staphylococcus aureus，MRSA）则应选用万古霉素、去甲万古霉素、替考拉宁或利奈唑胺。

3. 肺真菌病

肺真菌病是最常见的深部真菌病。由于 CKD 患者使用广谱抗生素、糖皮质激素、细胞毒性药物及免疫抑制剂等的原因，肺真菌病有逐渐增多的趋势。真菌在自然界广泛存在，被吸入到肺部可引起肺真菌病。有些真菌为寄生菌，机体免疫力下降时可引起感染，体内其他部位的真菌感染也可经淋巴或者血液播散到肺部引起感染。肺真菌病最常见的为肺念珠菌病和肺曲霉病。重症肾脏疾病行免疫抑制治疗的患者易并发肺部真菌感染，病菌以白色假丝酵母菌为主，其次是曲霉菌。

肺念珠菌病可分为支气管炎型和肺炎型，临床表现有咳嗽、咳痰、喘息、呼吸困难、高热、咯血等不同。临床诊断肺念珠菌病需要组织病理学证实，如借助合格痰液或支气管分泌物标本进行两次显微镜镜检，镜检显示酵母假菌丝或菌丝阳性，以及真菌培养有念珠菌生长且两次为同一菌种（血行播散者除外）；血清 1,3-β-D-葡聚糖抗原试验（G 试验）连续两次阳性。肺念珠菌病病原主要是白念珠菌，治疗首选氟康唑，伊曲康唑、伏立康唑和泊沙康唑均有效。近年来，非白念珠菌如光滑念珠菌、克柔念珠菌感染逐渐增加，且对氟康唑耐药者多见。对于病情严重者治疗可考虑两性霉素 B、卡泊芬净等。

肺曲霉病根据感染形式可分为侵袭性肺曲霉病、气管支气管曲霉病、慢性坏死性肺曲霉病、曲霉肿、变应性支气管肺曲霉病（ABPA）等。肺曲霉病的确诊有赖于组织培养（病变器官活检标本）及组织病理，镜检发现曲霉菌丝，无菌组织或体液培养有曲霉生长。免疫抑制宿主（如接受免疫抑制剂等药物治疗的 CKD 患者）呼吸道标本镜检显示为霉菌或培养阳性，或肺部、脑、鼻窦有特征性 X 线表现均应考虑肺曲霉病。该病的临床诊断还可借助于血、尿、脑脊液及肺泡灌洗液的半乳甘露糖测定（GM 试验）。该病的治疗常首选伏立康唑，两性霉素 B、两性霉素 B 脂质复合体、卡泊芬净、伊曲康唑、泊沙康唑等可作为备选。ABPA 的治疗首选糖皮质激素结合伊曲康唑。

在肺真菌病中，奴卡菌、隐球菌病、放线菌、组织胞浆菌、球孢子菌、副球孢子菌及马尔尼菲青霉菌感染也有报道。

4. 病毒性肺炎

病毒是很常见的呼吸道感染原，CKD 患者、肾移植患者由于免疫力降低，容易感染流感病毒、麻疹病毒、水痘病毒、呼吸道合胞病毒、巨细胞病毒（CMV）等引发病毒性肺炎。病毒性肺炎常起病急骤，多以发热为首发症状，可有寒战、咳嗽、少痰或无痰、呼吸困难等表现，疾病进展较快，同时伴有肌肉关节酸痛、头痛、乏力等全身症状。查体肺部体征较少，或可闻及细湿啰音或爆裂音。胸部 X 线或 CT 可见双肺分布广泛的磨玻璃样、云絮样高密度阴影，但随病情进展可很快出现肺实变、肺不张、胸腔积液等征象。

对确诊患者采用以下措施，可以有效改善预后效果：①对患者及时采取抗感染治疗；②对有胸腔积液患者行胸腔引流；③对呼吸衰竭患者辅以呼吸机支持；④提高患者免疫功能，及时补充人血白蛋白和人血丙种球蛋白；⑤对无尿、浮肿患者，需通过透析治疗超滤水分及清除毒素；⑥对重症肺部感染患者行 CRRT 治疗，超滤水分及清除毒素，为药物治疗做基础；⑦对合并真菌感染的患者，采用抗真菌药物联合抗生素进行治疗。通过上述措施，可以有效预防和治疗慢性肾功能衰竭合并肺部感染，降低感染率。

慢性肾功能衰竭合并肺部感染的临床治疗体会：①及时纠正患者贫血和水电解质及酸碱的平衡，为此要给予患者必要的营养支持；②及时随访，对发现的患者早期症状及时治疗，避免感染，一旦感染及时治疗；③对透析维持患者进行规律性透析，保证透析质量，避免发生肺水肿和心衰；④必要时给予患者呼吸机和 CRRT 等措施治疗，降低死亡率。

综上，如果早期发现患者慢性肾功能衰竭合并肺部感染，及时采取有效的治疗措施，就会提高患者生存率，提升预后效果。

三、转移性肺钙化

转移性肺钙化的防治包括控制钙磷摄入、避免使用可能引起高钙血症的药物，以及行甲状旁腺切除术等。大多数无症状患者，无须使用药物控制；但在有症状的患者中，需维持钙和磷酸盐的正常水平，这通常有助于缓解症状。双膦酸盐可能使高钙血症患者的钙离子水平维持正常，并阻止钙化进展。对器官移植及透析的患者，应密切监测血钙、血磷、甲状旁腺激素等指标，并维持这些指标在合理范围内。患者出现急性呼吸衰竭时，应考虑转移性肺钙化的可能性。

【参考文献】

［1］孙秀凤，孙治华，邵宁.尿毒症肺 105 例临床分析［J］.临床医药实践，2014，23（2）：98-99.

［2］姜小爱，喻敏.肾脏内科住院患者的医院感染发生情况及因素分析［J］.中国医院统计，2017，24（4）：291-292.

［3］薛晓艳，高占成，朱继红，等.中国社区获得性肺炎诊断和治疗指南的评价［J］.北京大学学报（医学版），2006，（3）：276-279.

［4］周荫菁，徐宏.慢性肾脏病基础上急性肾损伤相关因素分析［J］.中国中西医结合肾病杂志，2008，9（1）：63-65.

［5］刘发明，于金燕，刘前，等.肺部影像学改变快速进展的转移性肺钙化 1 例并文献复习［J］.中国实验诊断学，2022，26（2）：245-247.

（周　乐）

第十节　纠正神经肌肉系统并发症

由于尿毒症毒素、水钠潴留、电解质失衡、酸中毒、感染等多种因素的影响，CRF 患者可出现中枢神经系统和周围神经系统病变。

中枢神经系统紊乱称为尿毒症脑病，早期表现为失眠、注意力不集中、记忆力下降等，晚期表现为淡漠、嗜睡、谵妄、惊厥、幻觉、昏迷、精神异常等。周围神经系统中感觉神经受累早于运动神经，下肢早于上肢，肢体远端早于近端，最常见的是肢端袜套样分布的感觉丧失，也可有肢体麻木、烧灼感或疼痛感，深反射迟钝或消失，并可有神经肌肉兴奋性增加，如肌肉震颤、痉挛、不宁腿综合征等。首次透析患者可能发生透析失衡综合征，出现恶心、呕吐、头痛、惊厥等症状，主要由血液透析后细胞内外液渗透压失衡和脑水肿、颅内压增高所致。

一、尿毒症脑病

尿毒症脑病患者死亡率明显高于尿毒症非脑病患者，在透析治疗问世之前，尿毒症脑病的治疗仅为对症支持治疗，故死亡率较高。目前治疗尿毒症脑病的主要方法为对症支持治疗、透析等。

1. 对症支持治疗

对症支持治疗具体包括以下措施：①卧床休息，低蛋白饮食。低蛋白饮食可改善急性肾功能衰竭患者的残余肾功能，延缓疾病进展。②纠正水电解质紊乱，控制血压，预防感染、消除精神紧张等诱发因素。有精神障碍、谵妄、抽搐者，可予镇静剂。③适当予以醒脑静、胞磷胆碱等改善脑代谢的药物，可以应用维生素、氨基酸等改善患者营养状况。

2. 透析

透析是治疗尿毒症脑病的有效措施，大多数患者在开始透析后几天至几周内病情有所好转。Nakayama 等认为血液透析可稳定该病的血流动力学，具有良好的生物相容性，可在迅速清除体内代谢毒素的同时维持内环境的相对稳定，对血压稳定也有一定作用，并有利于水和电解质、酸碱度的平衡。在另一项 54 例尿毒症脑病患者的研究中也明确表示，通过血液透析，患者的临床症状明显好转。Seifter 等认为在既往已长期透析或者症状反复发作的尿毒症脑病患者中，如适当增加透析次数，可改善临床症状。然而，当透析不当或过量时，尿毒症脑病患者也可因血压剧烈波动引起脑血管痉挛、水和电解质紊乱，进而导致透析性脑病。长期血液透析的患者颅内发生出血概率增加，其中以慢性硬膜下血肿较多见，这可能与透析时血压控制欠佳和使用抗凝药物有关。总之，尿毒症脑病患者应尽早透析，缓解临床症状，在透析的同时需控制血压，以及透析面积、时间、流量等，一般透析血泵流量小于或等于 150mL/min，透析时间小于或等于 3 小时，超滤量小于或等于 1~1.5L 较为适宜。

二、尿毒症性周围神经病的治疗

目前唯一治愈尿毒症性周围神经病的方法是肾移植。肾移植可使患者感觉功能迅速改善，患者的尿毒症性周围神经病通常能在肾移植后 6~12 个月恢复正常。目前肾移植因多种原因只能成为少数患者的治疗方法，因此，目前更好的治疗方法依然是充分的血液净化。此外，在尿毒症透析或保守治疗基础上运用神经营养药物进行辅助治疗，促进毒素排出，对尿毒症性周围神经病也有一定辅助作用。

1. 甲钴胺

甲钴胺注射液是存在于血液与脑脊液中的辅酶维生素 B_{12} 制剂，与其他维生素 B_{12} 不同的是，其在钴分子结构上络合的基团为一个有活性的甲基，进入体内后不需要经过肝脏代谢，可以直接以高浓度状态存在于血液和脑脊液中，从而发挥其药理作用。甲钴胺通过甲基转换反应促进核酸 – 蛋白质 – 脂质代谢，修复被损害的神经组织，与其他维生素 B_{12}（氰钴胺）相比，其在同型半胱氨酸生成蛋氨酸的过程中起着重要的辅酶作用。甲钴胺参与脱氧尿嘧啶核苷生成胸腺嘧啶核苷的生化过程，促进神经细胞内核糖核酸及蛋白质的合成，提高蛋氨酸合成酶的活性，促进构成髓鞘的主要脂质卵磷脂的合成，加快神经的传导速度等。其他维生素 B_{12} 进入体内后，需经过肝脏代谢成甲钴胺才能发挥作用，故同等剂量的维生素 B_{12} 转化成甲钴胺后在体内的浓度极低，且长期使用会导致肝脏毒副作用。有研究显示，单用甲钴胺注射液治疗后，尿毒症性周围神经病患者正中神经、胫神经、腓总神经传导速度较治疗前均有不同程度的上升。

2. 加巴喷丁

加巴喷丁是一种抗癫痫药物，2002 年被美国食品和药物管理局正式批准为治疗神经病理性疼痛（neuropathic pain，NPP）的一线用药。后来发现在糖尿病性神经痛、带状疱疹后遗神经痛等其他 NPP 的治疗中，加巴喷丁有独特效果，目前其还广泛应用于癌痛和围手术期疼痛。但是加巴喷丁治疗 NPP 的作用机制尚不清楚，其作用机制可能与治疗神经痛的机制相似。加巴喷丁的化学结构与神经递质 γ 氨基丁酸的化学结构相似，其作用于突触后背角神经元电压依赖性钙通道，可以减少钙离子内流，抑制兴奋性突触的形成，减少兴奋性氨基酸和兴奋性神经递质的释放，从而阻断病变神经的异常放电。简而言之，加巴喷丁通过影响中枢神经及周围神经细胞膜的钙离子通道，调整异常感觉信息在脊髓中的处理加工过程而发挥作用。加巴喷丁经肾脏清除，在健康人体内的半衰期为 5~7 小时，且不随剂量及给药次数而改变，但可经血液透析清除。加巴喷丁在尚未透析的终末期肾功能衰竭患者体内的半衰期约为 132 小时，在规律血液透析患者体内的半衰期可以减少到 50 小时左右，这里的规律血液透析是指患者一周血液透析 3 次，每次 4 小时。体内蓄积的加巴喷丁可从血浆弥散到脑脊液，在中枢神经系统发挥其抑制作用。

3. 左卡尼汀

左卡尼汀作为一种脂溶性维生素类物质，在脂肪酸的代谢过程中起辅助作用，当机体处于缺血缺氧状态时，无氧呼吸可使脂酰辅酶 A 大量堆积，此时足量的游离左卡尼汀可促进堆积的脂酰辅酶 A 进入线粒体，降低其对腺嘌呤核苷酸转换酶的抑制程度，使细胞的氧化磷酸化得以顺利进行，而且左卡尼汀具有保护线粒体、抑制神经细胞超氧化过程与促进自由基生成的作用，可以保证神经细胞的结构和功能，促进损伤神经细胞的修复，从而改善感觉神经的传导功能。Meta 分析显示，对于我国尿毒症患者，左卡尼汀联合血液透析与单用血液透析治疗尿毒症性周围神经病相比，临床疗效更好，而且方法简单，可操作性强。

【参考文献】

［1］Nakayama M，Kabayama S，Nakano H，et al.Biological effects of electrolyzed water in hemodialysis［J］.Nephron Clin Pract，2009，112（10）：9-15.

［2］杜玉明.54 例尿毒症脑病临床特点分析［J］.中外医学研究，2011，9（36）：153-154.

［3］Seifter JL，Samuels MA.Uremic encephalopathy and other brain disorders associated with renal failure［J］.Semin Neurol，2011，31（2）：139-143.

［4］Tesar V.The past，the present and the future of renal replacement therapy［J］.Vnitr Lek，2011，57：603-606.

［5］R imes-Stigare C，Awad A，Mrtensson J，et al.Long－term outcome after acute renal replacement therapy：a narrative review［J］.Acta Anaesthesiol Scand，2012，56（2）：138-146.

［6］吴春林.血液透析滤过及血液灌流治疗尿毒症性周围神经病变疗效观察［J］.中国实用神经疾病杂志，2014，17（15）：118-119.

［7］Zhang YF，Ning G.Mecobalamin［J］.Expert Opin Investig Drugs，2008，17：953-964.

［8］姚祥云.加巴喷丁联合甲钴胺注射液对尿毒症性周围神经病变血液透析患者神经传导速度及生活质量的影响［J］.基层医学论坛，2018，22（23）：3215-3217.

［9］Eroglu C，Allen NJ，Susman MW，et al. Gabapentin receptor alpha2delta-1 is a neuronal thromb-ospondin receptor responsible for excitatory CNS synaptogenesis［J］.Cell，2009，139（2）：380-392.

［10］李林，梅长林，孙丽君，等.加巴喷丁治疗血液透析患者顽固性尿毒症皮肤

瘙痒的临床研究 [J].中华肾脏病杂志,2010,26(5):335-338.

[11] 伍红英,金建生,杨德建,等.加巴喷丁治疗尿毒症患者皮肤瘙痒21例 [J].中国新药与临床杂志,2010,29(5):354-357

[12] 罗磊,邓进,张春晖,等.左卡尼汀治疗血液透析患者尿毒症性周围神经病变的 Meta 分析 [J].临床肾脏病杂志,2018,18(9):546-550.

(周　乐)

第十一节　CKD 相关性瘙痒

CKD 相关性瘙痒(CKD-aP)是慢性肾脏病晚期常见的并发症之一,表现为全身或者局部的瘙痒,具有反复性发作的特点,迁延难愈。临床上,CKD-aP 以颈项部、额面部、手掌前臂出现无皮损性瘙痒多见,瘙痒程度剧烈,严重影响患者生活质量,给患者造成极大心理困扰,反复抓挠易导致皮肤破损,增加感染风险。目前中医在治疗 CKD-aP 方面优势渐显,中西医结合的治疗方式也逐渐在临床中得到推广。

一、西医治疗

1. 充分透析

CKD-aP 的治疗应保证透析时间,保证透析的充分性。普通透析器透析不能充分清除大、中分子毒素。有研究证实,高通量血液透析对大分子毒素的清除效果较好,在常规血液透析的基础上,血液灌流联合高通量血液透析,可有效清除患者体内的毒素,减少毒素引起的皮肤瘙痒。

2. 抗组胺药物

抗组胺药是临床常见的治疗皮肤瘙痒的药物,如氯苯那敏、酮替芬、西替利嗪、阿司咪唑、氯雷他定等,但在临床治疗中,其表现出来的疗效不尽如人意。

3. 阿片受体拮抗剂

阿片类物质可以诱发嗜碱性粒细胞释放组胺等致痒物质,内源性阿片肽系统失衡可以导致机体瘙痒,因此应用阿片受体拮抗剂可一定程度上缓解瘙痒症状。在一项双盲试验中,服用阿片受体拮抗剂纳曲酮的患者皮肤瘙痒 VAS 积分明显下降,而无明显不良反应。

4. 改善皮肤干燥

针对 CKD-aP,还可以通过局部外用皮肤润滑剂改善皮肤干燥,缓解瘙痒症状。

皮肤润滑剂有液剂和霜剂，液剂如樟酚酊、复方硫酸铝搽剂、地塞米松煤焦油搽剂等；霜剂如 2% 樟脑霜、5% 苯唑卡因霜等。可以叮嘱患者在日常生活中涂抹保湿霜，也可进行桑拿熏蒸来改善皮肤干燥情况。

5. 甲状旁腺切除术

行甲状旁腺切除术后，患者的皮肤瘙痒状况可以缓解甚至消失，但其作用机制仍未明确，所以此手术在 CKD-aP 的治疗中属于非常规疗法，非必要时不宜作为首选疗法。

6. 紫外线疗法

在规律的血液透析基础下，应用紫外线疗法（如使用紫外线光疗仪）可有效缓解皮肤瘙痒。但紫外线照射有潜在的致癌风险，临床应谨慎使用。

二、中医发病机制及辨证论治

CKD-aP 属中医学"风瘙痒"范畴，其发病以脏腑虚衰为本，血瘀浊毒等病理因素为标，治疗总原则为扶正祛邪、标本兼顾。

（一）辨证分型

1. 实证

（1）风痒：其特征是发病急，变化快，游走性强，痒无定处，时作时休，可伴有恶风、微发热、头疼、咽痒。若苔薄白、脉浮缓，乃外感风寒所致，治宜疏风散寒，方用桂枝麻黄各半汤加减（桂枝、芍药、生姜、甘草、麻黄、大枣、杏仁）。若伴有微热恶风、心烦口渴、舌质红、脉浮数的症状，证属风热外袭，治宜疏风清热，可用荆防方加减（荆芥、防风、僵蚕、金银花、牛蒡子、牡丹皮、紫萍、生地黄、薄荷、黄芩、蝉蜕、生甘草）。

（2）湿热痒：其特征是瘙痒时间长，伴有糜烂嫩红、头困重、小便黄、口有异味、舌苔白厚腻、脉滑数等症。湿热痒证属湿热壅滞，治宜清热燥湿，方用清热除湿汤加减（夏枯草、板蓝根、白鲜皮、连翘、藿香、佩兰、薏苡仁、茯苓、扁豆、白术、陈皮、甘草）。

2. 虚症

（1）气血两虚：其特征是皮肤瘙痒，肌肤甲错，伴有头晕目眩、心悸自汗、神疲乏力、少气懒言、舌质淡、脉细无力，活动后诸症加重。治宜益气补血止痒，方用八珍汤加减（人参、白术、茯苓、甘草、当归、熟地黄、芍药、川芎）。

（2）肝肾阴虚：其特征是皮肤瘙痒无尽，搔抓不止，伴有耳鸣健忘、失眠多梦、五心烦热、盗汗、腰膝酸软、舌红少苔、舌体瘦小、脉细数。治宜滋补肝肾止痒，方用六味地黄丸加减（熟地黄、山药、山萸肉、茯苓、泽泻、牡丹皮）。

（3）肾阳虚：其特征是皮肤瘙痒，无力搔抓，伴有形寒肢冷、腰膝酸冷、五更泄泻、面色㿠白、双下肢浮肿、舌淡、苔白、脉沉细无力。治宜补益肾阳止痒，方用肾气丸加减（生地黄、山药、山茱萸、泽泻、茯苓、牡丹皮、桂枝、附子）。

（二）中医外治法

1. 针灸

针灸是中医临床治疗风瘙痒的常用外治法，常用的穴位有足三里、曲池、血海、三阴交、膈俞、百虫窝等。在传统针灸手法的基础上加电针刺激或配合穴位注射等方法疗效更佳。

2. 中药药浴

中药药浴主要通过药水温度和中药药效激发汗腺的疏泄功能，祛除体内尿毒症毒素对皮肤的刺激，从而改善皮肤瘙痒，常用药物有地肤子、苦参、白鲜皮、明矾等，均有止痒之功，临床上也有医师用这些药物进行药物熏蒸来治疗瘙痒。

3. 药物涂敷

药物涂敷指使用止痒的药物在皮肤上涂抹，针对风瘙痒的药物涂敷有炉甘石洗剂等。

4. 中药保留灌肠

中药保留灌肠是将中药制成药液后，通过灌肠筒或输液器将药液注入直肠及结肠内，使肠黏膜直接吸收药物而达到止痒目的的疗法，此法亦有中药结肠透析的作用，可加速毒素从肠道排出。用于灌肠的中药甚多，综合文献来看，使用频率较多的有大黄、牡蛎、龙骨、附子、丹参等中药。

综上所述，皮肤瘙痒作为慢性肾功能不全的并发症之一，虽然不如高钾血症、严重的代谢性酸中毒或者贫血那样普遍受到临床医师的重视，但是皮肤瘙痒一旦发生，严重困扰患者的生活，因此也需要引起临床医师的重视，推动 CKD-aP 的进一步研究，以期提高慢性肾功能衰竭患者的生活质量。

【参考文献】

［1］Peer G，Kivity S，Agami O，et al.Randomised crossover trial of naltrexone in uremic pruritus［J］.Lancet，1996，348：1552-1554.

［2］段晓峰，王开颜.尿毒症患者瘙痒的发病机制及治疗研究进展［J］.中国血液净化，2003（12）：37-40.

［3］姜燕生.皮肤瘙痒中医辨证论治［J］.中国中医药信息杂志，2013，20（6）：93-94.

［4］赵惠，周春祥.尿毒症皮肤瘙痒中医外治概览［J］.中医外治杂志，2011，20（5）：50-51.

（胡洪贞）

第十二节　药代动力学的特点及给药方案的调整

肾脏是药物排泄的主要器官，大多数药物及其代谢产物都通过肾脏排泄，当肾功能不全时，药物及其代谢产物的药理效应强度和效应持续时间等会发生改变。慢性肾脏病常会引发多种并发症，同时易合并其他系统的疾病，所以慢性肾脏病患者一般会应用多种药物进行治疗，每一种药物都有其适应证、不良反应或者临床禁忌证，个别药物还具有肾毒性，药物与药物之间也有可能发生反应，从而影响药物疗效，所以在临床中要进行合适的药物选择、药物搭配及药物剂量调整，灵活给药，这对延缓肾功能衰竭进程，改善患者生存质量具有重要意义。

一、药代动力学概述

药代动力学全称"药物代谢动力学"，是应用动力学原理研究药物在体内的变化过程的一门科学，包括药物的吸收、分布、生物转化和排泄等。

（一）药物的吸收

药物的吸收是指药物从用药部位进入血液循环的过程。给药方式包括口服给药、呼吸道吸入给药、注射给药、舌下给药等多种方式，除血管内给药方式外，均存在吸收过程。药物只有经吸收过程进入血液，达到一定的血药浓度，才会有药理效应。口服给药是最常用的给药途径，药物吸收的主要部位是胃肠道，大多数药物在胃肠道内是以简单扩散方式被吸收的，胃肠道的吸收面积大，且肠道蠕动缓慢，能使药物充分吸收，小肠内 pH 适中，对药物解离影响小。影响胃肠道对药物吸收的因素包括胃排空速度、胃肠蠕动度、胃肠道 pH、药物颗粒大小、药物的脂溶性、药物与胃肠道内容物的理化性质相互作用等。

此外，首关消除（first pass elimination）也是影响药物口服吸收的重要因素。首关消除是指从胃肠道吸收的药物在进入血液前被肠壁和肝脏部分代谢，从而导致进入全身血液循环内的有效药物量减少的现象。若首关消除高，只有加大用药剂量，才能达到正常药物浓度。选择加大剂量时，应该了解药物代谢产物的毒性。临床上为了避免首关效应，通常采用舌下给药的给药方式。

影响药物胃肠道吸收的主要因素见表5-7。

表5-7　影响药物胃肠道吸收的主要因素

药物因素	生理因素	其他因素
①药物解离度与脂溶性	①胃肠道蠕动速度	
②药物剂型	②胃排空速率	
③药物分子量	③胃肠道 pH	①食物
④药物的分解常数	④胃肠道分泌酶	②服药时的饮水量
⑤药物稳定性	⑤胃肠道菌群生化作用	③疾病因素
⑥药物的相互作用	⑥胃肠道吸收面积	
⑦药物的溶出速度	⑦胃肠道血流量	

（二）药物的分布

药物的分布是指药物从给药部位吸收后从血液循环到达机体各个器官和组织的过程。药物在体内各组织分布的程度和速度，主要取决于组织器官血流量和药物与血浆蛋白、组织细胞的结合能力。在血流快的器官，如肝、肾等，药物分布快。血浆蛋白结合率指的是进入体循环的药物与血浆中白蛋白结合的比例，因此可划分药物为结合性药物（bound drug）与游离型药物（free drug），影响血浆蛋白结合率的因素主要有血浆蛋白量、药物与血浆蛋白的亲和力等。

影响药物分布的主要因素见表5-8。

表5-8　影响药物分布的主要因素

药物因素	生理因素	其他因素
①药物脂溶性及分子大小	①组织器官血流量	
②血浆蛋白结合率	②组织器官血管通透性	①体重
③药物与组织的亲和力	③体液 pH	②疾病因素
④药物剂量	④生理屏障作用	
⑤药物的相互作用	⑤载体转运蛋白数量	

（三）药物的代谢

药物的代谢指的是药物在体内多种药物代谢酶的作用下，化学结构发生改变的过程，又称药物的生物转化。肝脏是药物代谢的主要器官，大部分药物都要在肝脏通过氧化、还原、分解、结合等方式发生不同程度的结构变化，也有部分药物在其他器官进行代谢，如 25-（OH）-D_3 的 1 位羟化只在肾脏进行。大部分药物经代谢后作用减弱或消失，但也有药物只有经过代谢后，才能产生药理作用，如依那普利、缬更昔洛韦等。

影响药物代谢的因素主要与遗传因素和药物代谢酶的诱导与抑制有关。遗传因素可引起个体之间的药物代谢酶差异，许多药物长期应用后对药物代谢酶具有诱导或抑制作用，如苯巴比妥连续使用后，诱导体内代谢酶的活性，药物代谢速度加快，导致药物疗效下降。

影响药物代谢的主要因素见表 5-9。

表 5-9 影响药物代谢的主要因素

药物因素	生理因素	其他
①药物相互作用 ②给药途径 ③给药剂量	①肝血流量 ②药物代谢酶的诱导与抑制	①遗传因素 ②环境因素 ③疾病因素

（四）药物的排泄

药物的排泄是指药物以原型或代谢产物的形式经不同途径排出体外的过程，药物主要通过肾脏从尿液排出，其次是胆汁与粪便，药物排泄过程若发生异常，将会影响药物浓度，进而影响药物的药理效应。

肾脏对药物的排泄方式为肾小球滤过与肾小管分泌，肾小管重吸收是对已经进入原尿的药物回收再利用的过程。

1. 药物与肾小球滤过

肾小球滤过屏障由内皮细胞、基底膜以及足突细胞组成，分子量小于 20kDa 的物质可以通过滤过膜，目前大部分药物属于小分子物质，它们的代谢产物均可经肾小球滤过，滤过速度与药物分子大小、肾小球滤过率、肾血流量等因素有关。

2. 药物与肾小管分泌

肾小管分泌是指药物通过血流进入肾小管管腔。这一过程是主动转运过程，也是逆浓度梯度转运，需要载体和能量，有饱和与竞争抑制现象，只有极少数的药物可经肾小管主动分泌排泄。在肾小管上皮细胞内有两类主动分泌的转运系统，按照功能，可将转运载体分为有机阴离子转运蛋白（OATs）和有机阳离子转运载体（OCTs）。

1997 年，Sekine 与 Sweet 等从 cDNA 文库中克隆出 rOAT1，而后越来越多的 OATs 被发现，已知近 150 多种药物经 OAT1 转运，包括全部血管紧张素Ⅱ受体阻断剂、抗生素（如氨基糖苷类、青霉素类、头孢类等）、抗病毒药（如阿昔洛韦、齐多夫定等）等。在 OATs 家族中，OAT1 和 OAT3 的底物最多，是参与肾脏排泄的主要的 OATs，某些药物的服用可引起 OATs 的功能障碍，如甲氨蝶呤。有机阳离子转运体中 OCT2 在肾脏表达最高，是肾脏排泄阳离子药物过程中重要的摄取转运体。OCT3 可以介导血液中的内源物质或药物转运至肾小管细胞内，如乙酰胆碱、多巴胺、肾上腺素、西咪替丁、阿米洛利等。

3. 药物与肾小管重吸收

非解离型弱酸性药物和弱碱性药物在肾脏远曲小管可通过简单扩散的方式被重吸收。非解离型药物脂溶性高，易于被动扩散重吸收，解离型药物脂溶性低，不易被重吸收，导致其在尿中的排泄增加。尿液的 pH 可影响弱酸性药物与弱碱性药物的解离度，进而影响其在尿中的排泄。pKa 为 3~8 的酸性药和 pKa 为 6~11 的碱性药的排泄速度受尿液 pH 的影响大些。当尿液偏碱性时，弱酸性药物（如苯巴比妥）的解离型增多，重吸收减少，排泄加快。当尿液偏酸性时，弱酸性药物的非解离型增多，重吸收增多，排泄减慢。

肾脏排泄方式的影响因素见表 5-10。

表 5-10　肾脏排泄方式的影响因素

肾小管滤过	肾小管分泌	肾小管重吸收
①药物分子大小 ②血浆内药物浓度 ③肾小球滤过率 ④肾血流量	①药物与近曲小管主动转运载体的亲和力 ②药物 pKa	①血和尿 pH ②药物 pKa

二、CKD 时药代动力学的改变

（一）对药物吸收的影响

CKD 时，患者出现胃肠道的功能紊乱，出现呕吐与腹泻的症状，使药物在胃肠道内停留的时间过短，药物吸收量降低。应用磷结合剂和腹膜透析的患者合并腹膜炎可造成胃肠蠕动缓慢，同时肠道水肿也会影响药物吸收。由于毒素的累积，使患者胃内的 pH 发生变化，胃内的酶分解尿素产生的氨使 pH 升高，进而使酸性药物的吸收大大减少。在尿毒症时期，肝脏对一些药物产生的首关效应可发生改变，有的药物如普萘洛尔、肾上腺素 β 受体阻滞剂等首关效应降低，造成血浆中药物浓度变高。

（二）对药物分布的影响

表观分布容积常用来描述体内药物的分布情况，药物的血浆蛋白结合率、与组织的亲和力、体液的酸碱失衡等可影响表观分布容积。CKD 时，许多药物的血浆蛋白结合率发生变化，碱性药物的血浆蛋白结合率增加，酸性药物的血浆蛋白结合率降低，机制可能与低蛋白血症、毒物累积致蛋白位点改变等因素有关。代谢性酸中毒时，血液中的 pH 下降，使酸性药物结合型增加，这会造成药物在体内的积累，同时碱性药物游离型增加，使应用正常剂量的药物形成高于正常水平的药物浓度，继而影响药物的分布。CKD 患者因肾小球滤过率降低造成水钠潴留，多出现水肿症状，浆膜腔积液的增加会增大药物的表观分布容积，从而影响药物的分布。

（三）对药物代谢的影响

CKD 时，由于肾小球滤过率的下降，会引起药物代谢产物的累积，加上尿毒症毒素的潴留和体内环境的紊乱，会影响肝脏代谢酶的功能，肝脏的生物转化功能发生改变，药物氧化反应加速，还原、水解反应变慢，如肾损害患者普萘洛尔的排泄较正常人快。肾脏也是参与药物代谢的重要器官，肾功能不全时患者代谢功能下降，会造成药物代谢产物的潴留。因此对于肾功能不全的患者，要及时进行药物剂量的调整。

（四）对药物排泄的影响

CKD 时，药物肾脏代谢的速度减慢，代谢产物易在体内蓄积，使药物的血浆半衰期延长，导致药物的不良反应发生率明显增高。如普鲁卡因胺的代谢产物 N- 乙酰普鲁卡因胺蓄积可使普鲁卡因胺治疗心律失常的作用增强，哌替啶在体内潴留可使尿毒症患者发生震颤、抽搐及惊悸。肾损害时，肾小球滤过减少，药物排泄减慢，由于体内酸碱度的变化，使弱酸性药物离子化减少，药物经肾小管的分泌减少。CKD 时，血浆白蛋白含量低，使血浆中结合型药物药量减少，游离型药物药量增加。肾小球滤过膜的完整性被破坏，结合型和游离型的药物都能从肾小球滤过，使药物的排泄量增加。

三、给药方案的调整

（一）用药原则

临床医生应熟悉常用药物的药代动力学和药效动力学的特点，有些药物的药代动力学特点是允许正常给药的；正确判断患者的肾功能情况及其他生理情况，如肝功能和体液酸碱度情况等。

在评估患者肾小球滤过功能时，临床常用肌酐清除率来代表肾小球的滤过作用，可用 Cockcroft–Gault 公式计算（具体公式见"血液相关指标检查"）。

临床医生应熟悉肾功能不全时的用药方法，首选肾毒性相对较小的药物，禁用肾毒性大的药物，避免采用有肾毒性协同作用的联合用药方法。如的确需应用有肾毒性的药物，则应根据肾功能不全的程度来调整药物剂量和给药方案，实现个体化用药。密切观察患者病情及药物的疗效，尽可能测定患者血中药物浓度，及时发现不良反应，予以恰当处理。

（二）肾功能不全时用药情况

肾功能不全时用药情况包括①药物的药代动力学允许正常给药；②某些产生肾毒性的药物需要禁用；③有些药物要根据患者肾功能不全的情况调整用药方法或剂量。

（三）用药调整方法

1. 根据肾功能情况粗略调整用药剂量

$30\text{mL}/(\text{min} \cdot 1.73\text{m}^2) < \text{GFR} < 60\text{mL}/(\text{min} \cdot 1.73\text{m}^2)$，即 G3 期，患者用药量为正常剂量的 75%～100%。

$15\text{mL}/(\text{min} \cdot 1.73\text{m}^2) < \text{GFR} < 30\text{mL}(\text{min} \cdot 1.73\text{m}^2)$，即 G4 期，患者用药量为正常剂量的 50%～75%。

$\text{GFR} < 15\text{mL}/(\text{min} \cdot 1.73\text{m}^2)$，即 G5 期，患者用药量为正常剂量的 25%～50%。

2. 根据药物剂量因子方程式个性化给药

注意用此公式时，应首先评估患者的肾功能。

Tozer 提出的方程式如下。

$$\theta = 1 - fe(1 - K_f)$$

θ 为药物调节因子；fe 为药物经正常肾脏排泄分数，也称尿排泄分数，可在药理书中进行查询；K_f 为血肌酐的倒数，即 $1/\text{SCr}$。

计算出 θ 后，以它的值来调整给药方案，即用药剂量和用药间隔。

（1）延长间隔法（I法）：如果维持每次药物剂量不变，公式如下。

$$用药间隔＝肾功能正常时的用药间隔 /\theta$$

（2）减少剂量法（D法）：如果调整药物的单次剂量，而不改变用药间隔，公式如下。

$$肾功能不全时的每次用药剂量＝肾功能正常时的用药剂量 \times\theta$$

（3）延长间隔法与减少剂量法（D&I）：若同时选择更改剂量和间隔，假设已经选定用药间隔，则公式如下。

$$每次剂量＝肾功能正常时的剂量 \times\theta\times 选定的用药间隔 \div 正常用药间隔$$

3. 根据半衰期调整剂量

根据半衰期调整剂量是有限制条件的，必须是代谢无活性、无毒性、经肾脏排泄的药物。

延长用药间隔，每次剂量不变，公式如下。

$$用药间隔＝正常间隔 \times（t_{1/2}肾衰 /t_{1/2}正常）$$

减少每次剂量，用药间隔不变，公式如下。

$$每次剂量＝正常剂量 \times（t_{1/2}正常 /t_{1/2}肾衰）$$

同时改变用药间隔和用药剂量，公式如下。

$$每次剂量＝正常剂量 \times（t_{1/2}正常 /t_{1/2}肾衰）\times（选定时间 / 正常间隔）$$

另外应注意，上述计算公式受严格的适用条件限制，在临床中，患者的身体情况各不相同，用药指征也各有差异，所以不可照搬公式和套用查阅的文献资料，另外，临床应用中应当特别注意监测疗效和不良反应的发生，必要时进行血清药物总浓度或游离浓度监测，不断调整药物剂量。

肾功能不全时药物调整详见表5-11。

表5-11　肾功能不全时临床药物调整参照表

药物	方法	GFR > 50（mL/min）	GFR10~50（mL/min）	GFR < 10（mL/min）
两性霉素 B 脂质复合物	—	100%	100%	100%
阿卡波糖	D	50%~100%	避免	避免
醋丁洛尔	D	100%	50%	30%~50%
对乙酰氨基酚	I	Q4h	Q6h	Q8h
乙酰唑胺	I	Q6h	Q12h	避免

续表

药物	方法	GFR > 50 （mL/min）	GFR10~50 （mL/min）	GFR < 10 （mL/min）
醋磺己脲	I	避免	避免	避免
乙酰氧肟酸	D	100%	100%	避免
乙酰水杨酸	I	Q4h	Q4~6h	避免
阿伐斯汀	D	不明	不明	不明
阿昔洛韦	DI	100%	100%	50%
阿德福韦	—	Q24h	Q48h	Q72h
腺苷	D	100%	100%	100%
沙丁胺醇	D	100%	75%	50%
双烯丙毒马钱碱	D	避免	避免	避免
阿芬太尼	D	100%	100%	100%
别嘌醇	D	75%	50%	25%
阿普唑仑	D	100%	100%	100%
六甲蜜胺	D	不明	不明	不明
金刚烷胺	DI	100%	50%	Q4~7d
两性霉素脂质体	—	100%	100%	100%
丁胺卡那霉素	DI	60%~90%，Q12h 或100%，Q12~24h	30%~70%，Q12~18h 或100%，Q24~48h	20%~30%，Q24~48h 或100%，Q48~72h
阿米洛利	D	100%	50%	避免
胺碘酮	D	100%	100%	100%
阿米替林	D	100%	100%	100%
氨氯地平	D	100%	100%	100%
阿莫沙平	D	100%	100%	100%
羟氨苄西林	D	100%	100%	50%~75%
两性霉素 B	I	100%	100%	100%
两性霉素 B 乳液	—	100%	100%	100%
两性霉素 B 胆固醇 复合物	—	100%	100%	100%
氨苄西林（口服）	D	100%	100%	50%~70%
氨苄西林（静脉）	I	Q6h	Q8h	Q12h
氨力农	D	100%	100%	50%-75%
阿尼芬净		100%	100%	100%
阿尼普酶	D	100%	100%	100%

续表

药物	方法	GFR > 50 （mL/min）	GFR10~50 （mL/min）	GFR < 10 （mL/min）
阿司咪唑	D	100%	100%	100%
阿替洛尔	DI	100%，Q24h	50%，Q48h	30%~50%，Q96h
阿托喹酮	—	100%	100%	100%
阿曲库铵	D	100%	100%	100%
金诺芬	D	50%	避免	避免
硫唑嘌呤	D	100%	75%	50%
阿奇霉素	—	100%	100%	100%
阿洛西林	I	Q4~6h	Q6~8h	Q8h
氨曲南	D	100%	50%~75%	25%
贝那普利	D	100%	50%~75%	25%~50%
苄普地尔	—	不明	不明	不明
倍他米松	D	100%	100%	100%
倍他洛尔	D	100%	100%	50%
苯扎贝特	D	70%	50%	25%
比索洛尔	D	100%	75%	50%
博来霉素	D	100%	75%	50%
波吲洛尔	D	100%	100%	100%
溴苄铵	D	100%	25%~50%	25%
溴隐亭	D	100%	100%	100%
溴苯吡丙胺	D	100%	100%	100%
布地奈德	D	100%	100%	100%
布美他尼（丁尿胺）	D	100%	100%	100%
安非他酮	D	100%	100%	100%
丁螺环酮	D	100%	100%	100%
白消安	D	100%	100%	100%
布托啡诺	D	100%	75%	50%
卷曲霉素	I	Q24h	Q24h	Q48h
卡托普利	DI	100%，Q8~12h	75%，Q12~18h	50%，Q24h
卡马西平	D	100%	100%	100%
卡比多巴	D	100%	100%	100%
卡铂	D	100%	50%	25%
亚硝基脲氮芥	D	不明	不明	不明

续表

药物	方法	GFR > 50（mL/min）	GFR10~50（mL/min）	GFR < 10（mL/min）
卡替洛尔	D	100%	50%	25%
卡维地洛	D	100%	100%	100%
卡泊芬净	—	100%	100%	100%
头孢克洛	D	100%	100%	50%
头孢羟氨苄	D	100%	100%	50%
头孢孟多	I	Q6h	Q6~8h	Q12h
头孢唑啉	I	Q8h	Q12h	Q12~24h
头孢吡肟	I	Q8~12h	Q12h	Q24h
头孢克肟	D	100%	100%	50%
头孢甲肟	DI	1g，Q8h	0.75g，Q8h	0.75g，Q12h
头孢美唑	I	Q8h	Q12h	Q24h
头孢尼西	DI	0.5g/d	0.1~0.5g/d	0.1g/d
头孢哌酮	D	100%	100%	100%
头孢雷特	I	Q12h	Q12~24h	Q24~48h
头孢噻肟	I	Q8h	Q12h	Q12~24h
头孢替坦	I	Q12h	Q12~24h	Q24h
头孢西丁	I	Q6h	Q8~12h	Q12h
头孢泊肟	I	Q12h	Q16h	Q24~48h
头孢罗齐	DI	0.25g，Q12h	0.25g，Q12~16h	0.25g，Q24h
头孢拉定	I	Q8h	Q12h	Q24h
头孢布烯	D	100%	100%	50%
头孢唑肟	I	Q8~12h	Q12~24h	Q24h
头孢三嗪	D	100%	100%	100%
头孢呋辛酯	D	100%	100%	100%
塞利洛尔	D	100%	100%	75%
头孢氨苄	D	100%	100%	100%
头孢噻吩	I	Q6h	Q6~8h	Q12h
头孢吡硫	I	Q6h	Q6~8h	Q12h
头孢拉定	D	100%	100%	50%
西替利嗪	D	100%	100%	30%
水合氯醛	D	100%	避免	避免
苯丁酸氮芥	D	不明	不明	不明

续表

药物	方法	GFR > 50 （mL/min）	GFR10~50 （mL/min）	GFR < 10 （mL/min）
氯霉素	D	100%	100%	100%
氯氮草盐	D	100%	100%	100%
甲氨二氮草 （利眠宁）	D	100%	100%	50%
氯喹	D	100%	100%	50%
氯苯那敏（扑尔敏）	D	100%	100%	100%
氯丙嗪	D	100%	100%	100%
氯磺丙脲	D	50%	避免	避免
氯噻酮	I	Q24h	Q24h	避免
考来烯胺	D	100%	100%	100%
西苯唑啉	DI	100%，Q12h	100%，Q12h	66%，Q24h
西多福韦	D	避免	避免	避免
亚胺培南	D	100%	50%	避免
西拉普利	DI	75%，Q24h	50%，Q24~48h	10%~25%，Q72h
西咪替丁	D	100%	50%	25%
西诺沙星	D	100%	50%	避免
环丙沙星	I	Q12h	Q12~24h	Q24h
西沙必利	D	100%	100%	50%
顺铂	D	100%	75%	50%
克拉屈宾	D	不明	不明	不明
克拉霉素	D	100%	100%	100%
克拉维酸	D	100%	100%	50%~75%
克林霉素	D	100%	100%	100%
氯磷酸盐	D	不明	不明	避免
氯酚苯嗪	D	100%	100%	100%
氯贝丁酯	I	Q6~12h	Q12~18h	避免
氯丙咪嗪	D	不明	不明	不明
氯硝西泮	D	100%	100%	100%
可乐定	D	100%	100%	100%
可待因	D	100%	75%	50%
秋水仙碱	D	100%	100%	50%
考来替泊（降脂宁）	D	100%	100%	100%

药物	方法	GFR＞50（mL/min）	GFR10~50（mL/min）	GFR＜10（mL/min）
可的松	D	100%	100%	100%
环磷酰胺	D	100%	100%	75%
环丝氨酸	I	Q12h	Q12~24h	Q24h
环孢素	D	100%	100%	100%
阿糖胞苷	D	100%	100%	100%
氨苯砜	D	100%	无资料	无资料
柔红霉素	D	100%	100%	100%
地拉韦啶	D	100%	100%	100%
去铁胺	D	100%	100%	100%
去甲丙咪嗪	D	100%	100%	100%
地塞米松	D	100%	100%	100%
地西泮	D	100%	100%	100%
二氮嗪	D	100%	100%	100%
双氯芬酸	D	100%	100%	100%
双氯西林	D	100%	100%	50%~75%
二脱氧胸苷	DI	Q12h	Q24h	50%Q24h
二氟尼酸	D	100%	50%	50%
洋地黄毒苷	D	100%	100%	50%-75%
地高辛	DI	100%，Q24h	25%~75%，Q36h	10%~25%，Q48h
地来洛尔	D	100%	100%	100%
地尔硫䓬	D	100%	100%	100%
苯海拉明	D	100%	100%	100%
双嘧达莫	D	100%	100%	100%
地红霉素	D	100%	100%	100%
双异丙吡胺	I	Q8h	Q12~24h	Q24~40h
多巴酚丁胺	D	100%	100%	100%
多库铵	D	100%	50%	50%
多沙唑嗪	D	100%	100%	100%
多虑平	D	100%	100%	100%
阿霉素	D	100%	100%	100%
多西环素	D	100%	100%	100%
双羟丙茶碱	D	75%	50%	25%

续表

药物	方法	GFR > 50（mL/min）	GFR10~50（mL/min）	GFR < 10（mL/min）
恩曲他滨	I	Q24h	Q48~72h	Q96h
依那普利	D	100%	75%~100%	50%
恩替卡韦	I	Q24h	Q48~72h	Q96h
表柔比星	D	100%	100%	100%
依巴斯汀	D	100%	50%	50%
红霉素	D	100%	100%	100%
厄他培南	D	100%	50%	50%
艾司唑仑	D	100%	100%	100%
依他尼酸	I	Q8~12h	Q8~12h	避免
乙胺丁醇	I	Q24h	Q24~36h	Q48h
乙硫异烟胺	D	100%	100%	50%
乙琥胺	D	100%	100%	100%
依托度酸	D	100%	100%	100%
依托咪酯	D	100%	100%	100%
依托泊苷	D	100%	75%	50%
泛昔洛韦	I	100%	Q12h	Q24h
法莫替丁	D	50%	25%	10%
法扎溴铵	D	100%	100%	100%
非洛地平	D	100%	100%	100%
非诺洛芬	D	100%	100%	100%
芬太尼	D	100%	75%	50%
非索非那定	I	Q12h	Q12~24h	Q24h
氟卡尼	D	100%	100%	50%~75%
氟罗沙星	D	100%	50%~75%	50%
氟康唑	D	100%	100%	50%
氟胞嘧啶	I	Q12h	Q16h	Q24h
氟达拉滨	D	100%	75%	50%
氟马西尼	D	100%	100%	100%
氟桂嗪	D	100%	100%	100%
氟尿嘧啶	D	100%	100%	100%
氟西汀	D	100%	100%	100%
氟西泮	D	100%	100%	100%

续表

药物	方法	GFR > 50（mL/min）	GFR10~50（mL/min）	GFR < 10（mL/min）
氟比洛芬	D	100%	100%	100%
氟他胺	D	100%	100%	100%
氟伐他汀	D	100%	100%	100%
氟伏沙明	D	100%	100%	100%
膦甲酸	D	28mg/kg，Q8h	15mg/kg，Q8~24h	6mg/kg，Q8~24h
福辛普利	D	100%	100%	75%~100%
呋塞米	D	100%	100%	100%
加巴喷丁	DI	0.4g，Tid	0.3g，Q12~24h	0.3g，Qd
加拉碘铵	D	75%	避免	避免
更昔洛韦（口服）	I	Q12h	Q24~48h	2.5mg/kg，Qd
更昔洛韦（静脉注射）	I	1g，Tid	1g，Bid	1g，Qd
吉非罗齐	D	100%	100%	100%
庆大霉素	DI	60%~90%，Q8~12h	30%~70%，Q12h	20%~30%，Q24~48h
格列波脲	D	不明	不明	不明
格列奇特（达美康）	D	不明	不明	不明
格列吡嗪	D	100%	100%	100%
格列本脲（优降糖）	D	不明	避免	避免
硫代苹果酸金钠	D	50%	避免	避免
灰黄霉素	D	100%	100%	100%
胍那苄	D	100%	100%	100%
胍那决尔	I	Q12h	Q12~24h	Q24~48h
胍乙啶	I	Q24h	Q24h	Q24~36h
胍法辛	D	100%	100%	100%
氟哌啶醇	D	100%	100%	100%
肝素	D	100%	100%	100%
环己烯巴比妥	D	100%	100%	100%
盐酸肼屈嗪	I	Q8h	Q8h	Q8~16h
氢化可的松	—	100%	100%	100%
羟基脲	—	100%	50%	20%
羟嗪（安定）	—	100%	不明	不明

续表

药物	方法	GFR > 50（mL/min）	GFR10~50（mL/min）	GFR < 10（mL/min）
布洛芬	D	100%	100%	100%
伊达比星	—	不明	不明	不明
异环磷酰胺	D	100%	100%	75%
伊洛前列素	D	100%	100%	50%
亚胺培南／西司他丁	DI	100%，Q8h	50%~100%，Q8~12h	50%，Q12h
丙米嗪	D	100%	100%	100%
吲达帕胺（寿比山）	D	100%	100%	避免
茚地那韦	D	100%	100%	100%
吲哚布芬	D	100%	50%	25%
吲哚美辛（消炎痛）	D	100%	100%	100%
胰岛素	D	100%	75%	50%
异丙托铵	D	100%	100%	100%
异烟肼	D	100%	100%	50%
异山梨醇	D	100%	100%	100%
依拉地平	D	100%	100%	100%
伊曲康唑	D	100%	100%	50%
卡那霉素	DI	60%~90%，Q8~12h	30%~70%，Q12h	20%~30%，Q12~24h
氯胺酮	D	100%	100%	100%
酮色林	D	100%	100%	100%
酮康唑	D	100%	100%	100%
酮洛芬	D	100%	100%	100%
酮咯酸	D	100%	50%	50%
拉贝洛尔	D	100%	100%	100%
拉米夫定	DI	100%	Q24h	50mgQ24h
拉莫三嗪	D	100%	100%	100%
兰索拉唑	D	100%	100%	100%
左旋多巴	D	100%	100%	100%
左氧氟沙星	DI	100%，Q24h	50%，Q24h	50%，Q48h
利多卡因	D	100%	100%	100%
林可霉素	I	Q6h	Q6~12h	Q12~24h

续表

药物	方法	GFR > 50（mL/min）	GFR10~50（mL/min）	GFR < 10（mL/min）
赖诺普利	D	100%	50%~75%	25%~50%
胰岛素类似物	D	100%	75%	50%
碳酸锂	D	100%	50%~75%	25%~50%
洛美沙星	D	100%	50%~75%	50%
洛拉卡比	I	Q12h	Q24h	Q3~5d
劳拉西泮	D	100%	100%	100%
氯沙坦	D	100%	100%	100%
洛伐他丁	D	100%	100%	100%
低分子肝素	D	100%	100%	50%
麦普替林	D	100%	100%	100%
马拉维若	—	100%	无资料	无资料
甲氯芬那酸	D	100%	100%	100%
甲氟喹	D	100%	100%	100%
左旋苯丙氨酸氮芥	D	100%	75%	50%
哌替啶	D	100%	75%	50%
甲丙氨酯（眠尔通）	I	Q6h	Q9~12h	Q12~18h
美罗培南	DI	1g, Q8h	0.5g~1g, Q12h	0.5g~1g, Q24h
间羟异丙肾上腺素	D	100%	100%	100%
二甲双胍	D	50%	25%	避免
美沙酮	D	100%	100%	50%~75%
乌洛托品扁桃酸盐	D	100%	避免	避免
甲氧西林	I	Q4~6h	Q6~8h	Q8~12h
甲巯咪唑	D	100%	100%	100%
甲氨蝶呤	D	100%	50%	避免
甲基多巴	I	Q8h	Q8~12h	Q12~24h
甲泼尼龙	D	100%	100%	100%
甲筒箭毒	D	75%	50%	50%
美托拉宗	D	100%	100%	100%
美托洛尔	D	100%	100%	100%
甲硝唑	D	100%	100%	100%
美西律	D	100%	100%	50%~75%
美洛西林	I	Q4~6h	Q6-8h	Q8h

续表

药物	方法	GFR > 50（mL/min）	GFR10~50（mL/min）	GFR < 10（mL/min）
米卡芬净	—	100%	100%	100%
咪康唑	D	100%	100%	100%
咪达唑仑	D	100%	100%	50%
米多君	D	5~10mg, Q8h	5~10mg, Q8h	不明
米格列醇	D	50%	避免	避免
米力农	D	100%	100%	50%~75%
米诺环素	D	100%	100%	100%
米诺地尔（长压定）	D	100%	100%	100%
丝裂霉素 C	D	100%	100%	75%
米托蒽醌	D	100%	100%	100%
米伐克龙	D	100%	50%	50%
莫雷西嗪	D	100%	100%	100%
吗啡	D	100%	75%	50%
拉氧头孢	I	Q8~12h	Q12~24h	Q24~48h
莫西沙星	—	100%	100%	100%
萘丁美酮	D	100%	100%	100%
N- 乙酰半胱氨酸	D	100%	100%	75%
纳多洛尔	D	100%	50%	25%
萘夫西林	D	100%	100%	100%
萘啶酸	D	100%	避免	避免
纳洛酮	D	100%	100%	100%
萘普生	D	100%	100%	100%
奈法唑酮	D	100%	100%	100%
那非那韦	—	无资料	无资料	无资料
新斯的明	D	100%	50%	25%
奈替米星	DI	50%~90%, Q8~12h	20%~60%, Q12h	10%~20%, Q24~48h
奈韦拉平	D	无资料	100%	100%
尼卡地平	D	100%	100%	100%
烟酸	D	100%	50%	25%
硝苯地平	D	100%	100%	100%
尼莫地平	D	100%	100%	100%

药物	方法	GFR > 50（mL/min）	GFR10~50（mL/min）	GFR < 10（mL/min）
尼素地平	D	100%	100%	100%
硝西泮	D	100%	100%	100%
呋喃妥因	D	100%	避免	避免
硝酸甘油	D	100%	100%	100%
硝普钠	D	100%	100%	100%
亚硝基脲	D	100%	75%	25%~50%
尼扎替丁	D	75%	50%	25%
诺氟沙星	I	Q12h	Q12~24h	Q24h
去甲替林	D	100%	100%	100%
氧氟沙星	D	Q12h	Q12~24h	Q24h
奥美拉唑	D	100%	100%	100%
昂丹司琼	D	100%	100%	100%
邻甲苯海拉明	D	100%	100%	100%
奥司他韦	I	Q12h	Q24h	Q48h
毒毛花苷 G	I	Q12~24h	Q24~36h	Q36~48h
奥沙普秦	D	100%	100%	100%
奥沙米特	D	100%	100%	100%
去甲羟安定	D	100%	100%	100%
奥卡西平	D	100%	100%	100%
紫杉醇	D	100%	100%	100%
泮库溴铵	D	100%	50%	避免
帕罗西丁	D	100%	50%~75%	50%
对氨基水杨酸	D	100%	50%~75%	50%
喷布洛尔	D	100%	100%	100%
青霉胺	D	100%	避免	避免
青霉素 G	D	100%	75%	25%~50%
青霉素 V	D	100%	100%	50%~75%
喷他脒	I	Q24h	Q24~36h	Q48h
喷他佐辛	D	100%	75%	50%
戊巴比妥	D	100%	100%	100%
喷托普利	D	100%	50%~75%	50%
己酮可可碱	D	100%	100%	100%

续表

药物	方法	GFR > 50 (mL/min)	GFR10~50 (mL/min)	GFR < 10 (mL/min)
甲氟哌酸	D	100%	100%	100%
培哚普利	D	100%	75%	50%
苯乙肼	D	100%	100%	100%
苯巴比妥	I	Q8~12h	Q8~12h	Q12~16h
保泰松	D	100%	100%	100%
苯妥英	D	100%	100%	100%
吲哚洛尔	D	100%	100%	100%
哌库溴铵	D	100%	50%	25%
哌拉西林	—	100%	100%	100%
哌拉西林 / 他唑巴坦	I	Q6h	Q6~8h	Q8h
吡咯他尼	D	100%	100%	100%
吡罗昔康	D	100%	100%	100%
光辉霉素	D	100%	75%	50%
泊沙康唑	—	100%	100%	100%
普伐他汀	D	100%	100%	100%
普拉西泮	D	100%	100%	100%
哌唑嗪	D	100%	100%	100%
氢化泼尼松	D	100%	100%	100%
泼尼松	D	100%	100%	100%
伯氨喹	D	100%	100%	100%
扑米酮，麦苏林	I	Q8h	Q8~12h	Q12~24h
丙磺舒	D	100%	避免	避免
普罗布考	D	100%	100%	100%
普鲁卡因酰胺	I	Q4h	Q6~12h	Q8~24h
异丙嗪	D	100%	100%	100%
普罗帕酮	D	100%	100%	100%
普鲁泊福	D	100%	100%	100%
右旋丙氧芬	D	100%	100%	避免
普萘洛尔	D	100%	100%	100%
丙硫氧嘧啶	D	100%	100%	100%
普罗替林	D	100%	100%	100%

药物	方法	GFR > 50 （mL/min）	GFR10~50 （mL/min）	GFR < 10 （mL/min）
抗结核药	D	100%	避免	避免
吡啶斯的明	D	50%	35%	20%
乙胺嘧啶	D	100%	100%	100%
夸西泮	D	不明	不明	不明
喹那普利	D	100%	75%~100%	75%
奎尼丁	D	100%	100%	75%
奎宁	I	Q8h	Q8~12h	Q24h
雷米普利	D	100%	50%~75%	25%~50%
雷尼替丁	D	75%	50%	25%
利血平	D	100%	100%	避免
利巴韦林	D	100%	100%	50%
利福布汀	D	100%	100%	100%
利福平	D	100%	50%~100%	50%~100%
金刚烷乙胺	—	100%	100%	100%
利托那韦	D	100%	100%	100%
沙奎那韦	D	100%	100%	100%
司可巴比妥	D	100%	100%	100%
舍曲林	D	100%	100%	100%
辛伐他汀	D	100%	100%	100%
丙戊酸钠	D	100%	100%	100%
索他洛尔	D	100%	30%	15%~30%
司帕沙星	DI	100%	50%~75%	50%，Q48h
壮观霉素	D	100%	100%	100%
螺内酯	I	Q6~12h	Q12~24h	避免
司他夫定	DI	100%	50%，Q12~24h	50%，Q24h
链激酶	D	100%	100%	100%
链霉素	I	Q24h	Q24~72h	Q72~96h
链脲霉素	D	100%	75%	50%
琥珀酸胆碱	D	100%	100%	100%
舒芬太尼	D	100%	100%	100%
舒巴坦	I	Q6~8h	Q12~24h	Q24~48h
磺胺甲基异恶唑	I	Q12h	Q18h	Q24h

续表

药物	方法	GFR > 50 （mL/min）	GFR10~50 （mL/min）	GFR < 10 （mL/min）
苯磺保泰松	D	100%	100%	100%
磺胺异恶唑	I	Q6h	Q8~12h	Q12~24h
舒林酸	D	100%	100%	100%
磺曲苯	D	50%	30%	10%
他莫昔芬	D	100%	100%	100%
他唑巴坦	D	100%	75%	50%
替考拉宁	I	Q24h	Q48h	Q72h
替马西泮	D	100%	100%	100%
替尼泊苷	D	100%	100%	100%
替比夫定	—	600mg，Q24h	600mg，Q48h	600mg，Q96h
替诺福韦	I	300mg，Q24h	300mg，Q48~72h	300mg，Q96h
特拉唑嗪	D	100%	100%	100%
特比萘芬	—	100%	100%	100%
特布他林	D	100%	50%	避免
特非那定	D	100%	100%	100%
四环素	I	Q8~12h	Q12~24h	Q24h
茶碱	D	100%	100%	100%
噻嗪类	D	100%	100%	避免
硫喷妥	D	100%	100%	75%
替卡西林 / 克拉维酸	DI	1~2g，Q4h	1~2g，Q8h	1~2g，Q12h
噻氯匹定	D	100%	100%	100%
噻吗洛尔	D	100%	100%	100%
妥布霉素	DI	60%~90%， Q8~12h	30%~70%，Q12h	20%~30%，Q24~48h
妥卡尼	D	100%	100%	50%
妥拉磺脲	D	100%	100%	100%
甲苯磺丁脲	D	100%	100%	100%
托尔米丁	D	100%	100%	100%
托吡酯	D	100%	50%	25%
拓扑替康	D	75%	50%	25%
托拉塞米	D	100%	100%	100%
氨甲环酸	D	50%	25%	10%
反苯环丙胺	D	不明	不明	不明

续表

药物	方法	GFR > 50 （mL/min）	GFR10～50 （mL/min）	GFR < 10 （mL/min）
氯哌三唑酮	D	100%	不明	不明
氟羟泼尼松龙	D	100%	100%	100%
氨苯蝶啶	I	Q12h	Q12h	避免
三唑仑	D	100%	100%	100%
苯海索	D	不明	不明	不明
三甲双酮	I	Q8h	Q8～12h	Q12～24h
甲氧苄啶 / 磺胺甲恶唑片	I	Q12h	Q18h	Q24h
三甲曲沙	D	100%	50%～100%	避免
曲米帕明	D	100%	100%	100%
曲吡那敏	D	不明	不明	不明
曲普利啶	D	不明	不明	不明
筒箭毒碱	D	75%	50%	避免
尿激酶	D	不明	不明	不明
伐普洛韦	—	100%	50%	25%
缬更昔洛韦	—	100%	50%	25%
万古霉素 （静脉注射）	DI	1g，Q12h	1g，Q24～36h	1g，Q48～72h
文拉法辛	D	75%	50%	50%
维拉帕米	D	100%	100%	100%
阿糖腺苷	D	100%	100%	75%
氨己烯酸	D	100%	50%	25%
长春新碱	—	100%	100%	100%
长春新碱	—	100%	100%	100%
长春瑞滨	—	100%	100%	100%
伏立康唑	—	100%	100%	100%
华法林	—	100%	100%	100%
扎鲁司特	—	100%	100%	100%
扎西他滨	I	100%	Q12h	Q24h
扎那米韦	—	100%	100%	100%
齐多夫定	DI	0.2g，Q8h	0.2g，Q8h	0.1g，Q8h
苯噻羟脲（齐留通）	—	100%	100%	100%

注：D 代表调整用药剂量，I 代表调整用药间隔，DI 代表调剂量或间隔。Q 代表一次，h 代表小时，如 Q12h 代表 12 小时一次。d 代表天，Qd 代表每天一次，Bid 代表每天两次，Tid 代表每天三次。

（四）血液净化对药物清除的影响

血液净化治疗包括血液透析、血液灌流、腹膜透析等多种方式，这些治疗方式主要通过半透膜两侧的浓度差、压力差及膜的吸附能力等来清除患者体内的毒素，同时对药物也有一定的清除作用。药物的分子大小、分布容积、血浆蛋白结合率等因素，都会影响血液净化对药物的清除，而一些药物通过透析方式后被清除太多，达不到正常人体内应有的血药浓度，从而导致药物疗效下降，所以应对这一类药物于血液净化治疗后进行剂量补充（表 5-12）。

表 5-12 血液透析后需要补充剂量的常用药物

类别	药物	类别	药物
镇痛药	吗啡 -6- 葡萄糖苷酸	抗真菌药	氟康唑
	阿司匹林，高剂量（禁用）	抗病毒药	阿昔洛韦
抗生素	阿卡米星		西多福韦
	庆大霉素		泛昔洛韦
	妥布霉素		膦甲酸
	头孢噻肟		更昔洛韦
	头孢唑林		利巴韦林
	头孢他啶		缬更昔洛韦
	亚胺培南		齐多夫定
	美罗培南	抗肿瘤药	环磷酰胺
	甲硝唑		甲氨蝶呤
	阿莫西林	抗凝药	来匹卢定
	替卡西林	抗癫痫药	加吧喷丁
	哌拉西林		普瑞巴林
	环丙沙星		左乙拉西坦
	糖肽类	心血管药物	索他洛尔
	万古霉素（高通量透析器）	糖尿病用药	二甲双胍
	替考拉宁	维生素类	水溶性维生素 B
	乙胺丁醇		水溶性维生素 C
			叶酸
	磺胺甲基异恶唑	精神药物	锂

【参考文献】

[1] 王海燕.肾脏病学 [M].北京：人民卫生出版社，2020.

[2] 杨宝峰，陈建国.药理学 [M].北京：人民卫生出版社，2018.

[3] Naito S，Furuta S，Yoshida T，et al.Current opinion：safety e-valuation of drug metabolites in development of pharmaceuticals [J].Toxicol Sci，2007，32（4）：329-341.

[4] Kalra BS.Cytochrome P450 Enzyme isoforms and their thera-peutic implications：An update [J].Indian J Med Sci，2007，61（1）：102-109.

[5] 周艳钢，李焕德.体内药物代谢研究的意义与应用 [J].中草药，2009，7（1）：46-50.

[6] Burckhardt G，Burckhardt BC.In vitro and in vivo evidence of the importance organic anion transportance（OATs）in drug therapy [J].Handb Exp Pharmacol，2011，201：29-104.

[7] Shibayama Y，Ushinohama K，lkeda R，et al.Effect of methotrexate treatment o-n expression levels of multidrug re-sistance protein 2，breast cance-r resistance p-protein and orga-nic anion transporters Oat1，Oat2 and Oat3 in rats [J].Cancer Sci，2006，97：1260-1266.

[8] 陈海平.肾功能不全对药动学的影响及临床用药原则 [J].药物不良反应杂志，2005，（4）：267-271.

[9] Sakurai Y，Motohashi H，Ueo H，et al.Expression levels of renal organic anion tran-sporters（OATs）and their correlation with anionic drug excretion in patients with renal diseases [J].Pharm Res，2004，21（1）：61-67.

[10] 梅长林.肾脏病实践指南 [M].上海：上海科学技术出版社，2017.

（胡洪贞）

第六章

中医认识及治疗

中医对 CRF 的认识始于《黄帝内经》，随着中医药的发展，中医肾病不断传承创新。20 世纪 80 年代，中医开始提倡 CRF 的中医辨证规范化和客观化，中医对 CRF 的认识有了突飞猛进的发展，临床治疗经验逐渐丰富，实验研究多维度开展，中医治疗 CRF 的疗效也得到了国内外医学界的广泛认可。在 CRF 的治疗上，众多医家基本认同 CRF 应攻补兼施的治疗原则，补以脾肾为主，攻则各有侧重，治法各有不同。近年来的研究表明，中医内治法，如方剂汤药、中成药和中药注射液，外治法的中药熏洗、保留灌肠疗法，不仅能有效改善 CRF 患者的一些症状体征和相关指标，而且保护了残余肾功能，延缓了病程的进展。

第一节　病症范围和历代论述

一、病症范围

中医古代文献中没有 CRF 病名。CRF 病程长，病症复杂，临床症状繁多，可见消化系统的纳呆、恶心、呕吐症状，泌尿系统的腰痛、少尿、无尿症状，神经系统的眩晕、肢体麻木、全身浮肿、瘙痒、嗜睡、出血等症状，因此，CRF 与中医"癃闭""水肿""腰痛""关格""虚劳""肾风""血证""肾劳"等病均有关系。CRF 多是水肿、消渴、淋证、尿血、眩晕、阴阳毒等疾病迁延日久不愈的结果。

二、历代论述

如上所述，古代文献对 CRF 无系统论述，散见于诸病之中，为系统全面认识 CRF，现对其分别论述。

（一）虚劳

虚劳亦称虚损，为脏腑亏虚、元气虚弱而致的多种慢性病的总称。《素问·通评虚实论》云："精气夺则虚。"《医林绳墨》云："虚者，气血之空虚也；损者，脏腑之坏损也。"《医宗金鉴》云："虚者，阴阳、气血、荣卫、精神、骨髓、津液不足是也；损者，外而皮、脉、肉、筋、骨，内而肺、心、脾、肝、肾消损是也。"虚指正气不足，虚劳疾病是以虚为主的疾病。虚损能够体现出 CRF 肾脏受伤，精、气、神受损的疾病本质。虚者，损之渐；损者，虚之极，体现了虚损的发生是一个渐进的过程，这基本符合 CRF 的发病过程，能够反映出其在病情平稳阶段的本质。就虚劳而言，凡禀赋不足，后天失调，久病失养，积劳内伤，酒色纵肆，七情乖戾，渐致元气亏耗，久虚不复，而表现为各种虚损证候，均属于虚劳的范畴。从病机角度来看，虚劳包括了阴虚、阳虚、气虚、血虚。CRF 在正虚的方面主要表现为脾伤及肾伤，可以属于"虚劳"范畴，但是当 CRF 病情发生变化表现出一些特殊的证候，如湿热、瘀血时，则难以完全用"虚劳"概括。

（二）水肿

肾主下焦，膀胱为腑，开窍于二阴，故肾气化则二阴通，肾气不化则二阴闭，闭则气停水积，水盛溢于肌肤，而发为水肿。《素问·水热穴论》云："肾者，胃之关也，关门不利，故聚水而从其类也，上下溢于皮肤，故为胕肿。"《素问·生气通天论》云："因于气，为肿，四维相代，阳气乃竭。"《丹溪心法水肿》云："若遍身肿，不烦渴，大便溏，小便少，不涩痛，此属阴水。"《诸病源候论·水肿候》曰："肿之生也，皆由风邪寒热毒气客于经络，使血涩不通，壅结而成肿也。"水肿以症状命名，急性肾炎、慢性肾炎肾病综合征、糖尿病肾病肾衰竭阶段患者可见到明显的水肿症状，但不是所有的 CKD 患者都会出现水肿症状，如大部分高血压性肾损害和马兜铃酸肾病患者见不到水肿症状，且水肿还可见于心功能不全、肝硬化等其他内科疾病，所以该命名只能概括 CRF 某些原发病的某些阶段。

（三）肾风

肾风是以面部浮肿为主，伴见腰脊酸痛，身重尿少，面色发暗，不能进食，甚则心气衰竭而死的危重病症。张志聪《素问·灵枢合注》指出肾风乃风邪干肾，水气上升所致。《素问·奇病论》指出"有病庞然如有水状，切其脉大紧，身无痛者，形不瘦，不能食，食少……病生在肾，名为肾风。肾风而不能食，善惊，惊已，心气萎者死"。

从其表现及发展规律来看，肾风类似于各种肾小球疾病水肿不断发展，导致 CRF 伴有消化系统、心血管系统症状，最后因心衰而致死的现象。

（四）肾劳

虚劳从证候角度来看，包括五脏的虚损，即隋代巢元方《诸病源候论》七伤中的脾伤、肝伤、肾伤、肺伤、心伤。肾劳属"虚劳"中的肾伤，指肾气劳伤，日久不愈而肾脏衰竭，水湿浊毒内留的一种慢性进行性疾病。王肯堂认为虚劳一疾，可有五劳、六极、七伤之别，伤肾者，多久坐湿地、强力举重。王冰注《素问·评热论》劳风一证时，云："劳，谓肾劳也。肾脉者，从肾上贯肝膈，入肺中。故肾劳风生，上居肺下也。"指出劳风是由于劳则伤肾所致，"肾气不足，阳气内攻，劳热相合，故恶风而振寒"，将肾劳归因于肾虚复感六淫邪气。医家巢元方的《诸病源候论》、孙思邈的《备急千金要方》和陈无择的《三因极一病证方论》等均对肾劳的发生提出过见解，认为房劳伤肾、情志伤肾、邪实伤肾可致肾劳，概括而言，肾劳为阴阳、气血、脏腑亏虚所致，与 CRF 的发病因素吻合。"肾劳"较"虚劳"更准确地指出了 CRF 的主要病变脏腑在肾。一代名医邹云翔在 1955 年就创新性地提出了 CRF 属于肾劳，国医大师邹燕勤也认为 CRF 属中医"肾劳"范畴。

（五）癃闭

癃闭是指以小便量少，点滴而出，甚则闭塞不通为主症的一种疾病。癃闭之名首见于《黄帝内经》。《素问·宣明五气》说："膀胱不利为癃，不约为遗溺。"《素问·标本病传论》说："膀胱病，小便闭。"《灵枢·本输》说："三焦……实则闭癃，虚则遗溺。"《素问·五常政大论》指出："其病癃闭，邪伤肾也，埃昏骤雨，则振拉摧拔，眚于一，其主毛显狐貉，变化不藏。"此处描述符合 CRF 少尿或无尿时，继之出现躁动不安的神经系统症状。《景岳全书》则指出："小水不通，是为癃闭，此最为急证也。水道不通上侵脾胃而为胀，外侵肌肤而为肿，泛及中焦而为呕，再及上焦而为喘，数日不通，则奔迫难堪必致危殆。"癃闭的描述符合 CRF 患者透析后的少尿或无尿状态，但癃闭症状也可见于急性肾损伤的少尿期和无尿期，以及前列腺增生、急性尿潴留等泌尿系统疾病。

（六）溺毒

"溺毒"作为一个病证名，首见于清代何廉臣的《重订广温热论》，其谓："溺毒……头痛而晕，视力朦胧，耳鸣耳聋，恶心呕吐，呼吸带有溺臭，间或猝发癫痫状……舌苔起腐，间有黑点。"何氏"溺毒"的描述，与 CRF 尿毒症期代谢产物潴留导致神经功能异常而引起的肾性脑病状态相似。其中"溺臭"类似慢性肾功能衰竭尿毒症患者出现的呼吸带有氨味的描述。"间或猝发癫痫状"则类似于尿毒症癫痫症状。溺毒的基本病机为脾肾衰败，二便失司，湿浊毒邪不得从尿液排出，滞留于体内。

（七）关格

"关格"一词源于《黄帝内经》。关指小便不通，格指呕吐不止，小便不通与呕吐不止并见为关格。历代医家对其认识可归纳为四点：①脉诊术语。《素问·六节藏象论》认为"人迎与寸口俱盛四倍以上为关格，关格之脉赢，不能极于天地之精气则死矣"。②阴阳之气盛极之危象。《灵枢·脉度》认为"阴气太盛，则阳气不能荣也，故曰关，阳气太盛，则阴气弗能荣也，故曰格，阴阳俱盛，不得相荣，故曰关格"。③大小便不通。《诸病源候论》认为"关者，大小便不通也。大便不通谓之内关，小便不通谓之外格，二便俱不通，为关格也"。④上下不通。《伤寒论》认为"关则不得小便，格则吐逆"。

现代对关格的理解多取上下不通之意。《证治汇补》曰："既关且格，必小便不通，旦夕之间，陡增呕恶，此因浊邪壅塞三焦、正气不得升降。所以关应下而小便闭，格应上而生呕吐，阴阳闭绝，一日即死，最为危候。"这些内容，论述了关格阴阳格拒、虚实错杂、浊邪壅塞、气机升降失常、上格下关、病情险恶的病机，此与 CRF 终末期出现脾肾衰败、饮食不入、二便不通、病情危重的病机及临床表现有相似之处。关格是以症状来命名的，只能反映 CRF 晚期或急性加重期，患者未得到及时治疗的状态。CRF 患者行透析后，可以见到无尿症状，但恶心、呕吐等消化道症状基本消失。关格没有体现 CRF 患者透析前因尿毒症毒素蓄积出现呕吐不止的消化道反应。

（八）肾衰

"肾衰"一词，最早见于元代程杏轩的《医述·五脏外形》，曰："肾主骨，齿落则肾衰矣。"提出通过观察牙齿的状况来判断肾气的盛衰。明代吴崑《黄帝内经·素问吴注》曰："肾主骨，肾衰故形体疲极。天癸已竭故精少，精所以养形体，形体失养，宜其疲极也。"清代蔡贻绩的《内伤集要》曰："胃为肾关门，肾衰胃不能司开合，胃无约束，任其越出。"描述了患者肾衰后疲倦乏力、恶心呕吐的临床表现。1997 年颁布的国家标准《中医临床诊疗术语》，明确提出了"肾衰"的病名，指出，肾衰可由暴病及肾，损伤肾气，或肾病日久，致肾气衰竭，气化失司，湿浊尿毒不得下泄，是以急起少尿甚或无尿，继而多尿，或以精神萎靡，面色无华，口有尿味等为常见症状的脱病类疾病。该标准赋予了"肾衰"新的内涵。2012年中医诊疗方案将"慢性肾衰"作为中医病名使用。

（九）肾痿

古代"痿"字与"委""萎"同。《广韵》曰："萎，蔫也。"古代说的"痿""脏痿"，意在体现组织器官萎缩、枯槁。《广雅疏证》谓："委，弃也。"表明"委"含有功能衰退或不用的意思。由此可见，"痿"可泛指人体组织器官枯萎、萎缩或功能衰退，甚至废弃不用的一类疾病，其涉及范围远大于今之痿病。《华佗神医秘传·卷一》云："肾……其脉甚急，则肾痿瘕疾。"樊钧明结合现代医学，认为"肾痿"就是肾组织枯萎、萎缩或功能衰退，甚至废弃不用的一组疾病，即肾脏的排泄功能严重受损，致使氮质及其他代谢废物潴留体内，同时引起水、电解质及酸碱平衡失调，是以机体自身中毒为特点的危重综合征，即尿毒症。临床主要表现为食欲缺乏、恶心、呕吐、疲倦乏力、面色苍白、肢体肿胀、皮肤瘙痒、眩晕头痛，以及夜尿清长、频数等。樊钧明认为以"肾痿"为CRF的中医病名，更贴合于CRF的病变实质。

上述关于虚劳、水肿、癃闭、肾风、关格、肾劳、肾痿等的论述，为我们研究CRF的病名、病因病机及治法提供了重要的参考价值，是我们认识和治疗CRF的基础。

【参考文献】

［1］徐鹏.慢性肾衰竭的中医病名之探讨［J］.中国中医药现代远程教育，2011，9（4）：2-3.

［2］陈英兰，毕礼明，杜浩昌，等.中医古文献对慢性肾衰竭病名的认识［J］.中国中医急症，2010，19（6）：1011-1012.

［3］王钢，邹燕勤，邹孚庭.一代名医邹云翔为中国中医肾病学发展作出的贡献［J］.中国中西医结合肾病杂志，2016，17（3）：192-196.

［4］周恩超，易岚，邹燕勤.中医肾病临床求真［M］.北京：人民卫生出版社，2014.

［5］陈英兰，毕礼明，杜浩昌，等.中医古文献对慢性肾衰竭病名的认识［J］.中国中医急症，2010，19（6）：1011-1012.

［6］樊均明，谢席胜，李飞燕.基于循证建立从"肾痿"的慢性肾衰竭论治［J］.中国中西医结合肾病杂志，2012，13（3）：189-192.

（彭淑玲）

第二节 病因病机探讨

CRF 是由多种原发性或继发性 CKD 发展而来的，病程较长，病机复杂，临床表现繁多，病位广泛，涉及多个脏腑组织，病机多虚实夹杂，寒热并见。

一、病因

人体脏腑之间，气血津液保持动态平衡，即"阴平阳秘"。人体感受外邪或内伤等多种致病因素，导致动态平衡被破坏，即阴阳失衡，造成脏腑气血功能失调，伤及于肾，日久肾气渐衰，引起 CRF 的发生。CRF 的病因多种多样，外感六淫邪气、饮食不节、劳逸过度、七情内伤、房劳所伤、药毒、意外伤害等内外因素均可引发 CRF。并且，CRF 因病程较长，在疾病的发生、演变过程中，其病因常和某些病理产物常互相作用，互为因果。如某一阶段的病理产物也可成为另一阶段的致病因素，导致疾病的进展。

（一）感受六淫邪气

六淫即风、寒、暑、湿、燥、火，它们作为外感致病因素时可损伤肾脏引起 CRF 的发生。另外，脏腑功能失调内生五邪，病及于肾，也可引起 CRF 的发生。导致 CRF 的邪气主要是风邪和湿邪。

1. 风邪

风邪作为外感邪气之一，在许多疾病的发生发展过程中起到重要作用，如《黄帝内经》有"肾风"的记载。《素问·风论》曰："肾风之状，多汗恶风，面庞然浮肿，脊痛，不能正立，其色炲，隐曲不利，诊在肌上，其色黑。"《素问·骨空论》曰："余闻风者，百病之始也。"

风邪伤肾的致病特点及临床表现与风邪的性质及病理特征密切相关。CRF 可因外来风邪导致肺失宣肃、脾失健运、肾失开阖，从而发病或病情加重，也可出现肝阳化风、阴血亏虚、肝风内动的内风之证。现代医学也认为外感是 CRF 的诱因及加重因素，并且可以加快 CRF 的病程进展。对外感的治疗如疏风解表、清热解毒等均有助于 CRF 的治疗及控制。而 CRF 病程中出现的眩晕、头痛、血压升高、皮肤瘙痒，甚至尿毒症晚期的抽搐、躁动、惊厥等症状，均与肝风内动有关，属内风的范畴。

外风伤肾的致病机理大多数医家的观点一致，概括起来就是肺、脾、肾三脏功能失调。《景岳全书》指出："凡水肿等症，乃肺脾肾脏相干之病，故其本在肾，水化于气，故其标在肺，水惟畏土，故其制在脾，今肺虚则气不化精而化水，脾虚则土不制水而反克，肾虚则水无所主而妄行。"肺为娇脏，又称"华盖"。风邪侵袭机体首先伤肺，若兼夹寒邪，则肺气郁闭；若兼夹热邪，则肺失宣肃。肺为水之上源，感受风邪则肺之宣降失职，向上不能输布津液，向下不能通调水道，代谢水液不能输于膀胱，进而风遏水阻，风水相激，风鼓水溢，内犯于脏腑经络，外溢于肌肤腠理，发为"风水""肾风"。"风水""肾风"相当于现代医学之急性肾炎、慢性肾炎等，久之失治误治进展为CRF。

内风多因肝、脾、肾三脏功能失调，以致水湿泛滥，根据其所及脏腑，而有肝风、脾风、肾风的不同。《素问·风论》云："脾风之状，多汗恶风，身体怠惰，四肢不欲动，色薄微黄，不嗜食，诊在鼻上，其色黄。肾风之状，多汗恶风。面庞然浮肿，脊痛不能正立，其色炱，隐曲不利，诊在颐上，其色黑。"不少CRF患者，临床表现以尿液变化为主，大多属于内风中的"脾风""肾风"。而肝风见于CRF肝肾阴虚证，肝风内动表现为头面及全身浮肿、头痛、眩晕、血压升高；尿毒症阶段可表现为头晕、呕吐、神志模糊、烦躁不安、惊厥抽搐，甚至昏迷。正如《素问·至真要大论》所述"诸风掉眩，皆属于肝""诸暴强直，皆属于风"。

2.湿邪

湿性黏腻、趋下，湿邪常与其他病邪如风邪、寒邪、热邪兼夹，形成风寒湿邪或风湿热邪下扰肾关，肾失开阖，关门不利，精微下泄，水湿泛滥，导致CKD的发生，久治不愈，发展为CRF。湿邪为病，有外湿、内湿之分。

外湿指自然界的秽浊之气，外湿为病多因气候潮湿，或长时间涉水淋雨，或水中劳作，或居住潮湿，外在湿邪侵袭人体所致。

内湿为病多因脾胃素虚，运化失职，或饮食不节，饥饱失常，损伤脾胃所致。脾伤则运化失职，水湿停聚而致病。《临证指南医案》云："湿从内生者，必其人膏粱酒醴过度，或嗜饮茶汤太多，或食生冷瓜果及甜腻之物……因膏粱酒醴，必患湿热、湿火之证……因茶汤生冷太过，必患寒湿之证。"

湿邪侵袭，可从寒化或热化，这与患者脏腑功能及治疗是否恰当有关。如脾阳素虚者易从寒化，胃热素盛者易从热化；阳虚者易从寒化，阴虚内热者易从热化；治疗上过用寒凉之品及抗生素等药物，易伤及人体阳气，导致湿从寒化；治疗上若过用温燥之品及肾上腺皮质激素、利尿剂等药物，则助阳伤阴，导致内湿从热化，酿生湿热。

3.风湿合邪伤肾

风为百病之长，常夹湿、热、毒等邪侵犯人体，损伤肾脏而致病。《灵枢·邪气脏腑病形》云："醉以入房，汗出当风伤脾，用力过度，若入房汗出浴，则伤肾。"说明外感风寒与汗出水湿相合，可伤及肺、脾、肾而发为水肿。《太平圣惠方》亦曰："若肾气虚弱，为风湿毒气所搏……故令脚膝浮肿也。"强调肾虚风湿水肿。除此之外，《诸病源候论》言："或因卧湿当风，而风湿乘虚搏于肾……故云风湿腰痛。"表明风湿搏肾与腰痛的发生有密切关系。

（二）饮食不节

饮食不节主要包括饮食过饥、过饱及五味偏嗜。《医余》曰："饮食不通利于二便，则糟粕留滞于内为秽物，命之曰郁毒……饮食过度，而毒生矣！"

脾胃位于中焦，是气机升降之枢纽。脾主升清，胃主降浊。脾气升，则水谷之精微得以输布；胃气降，水谷及其糟粕才得以下行。脾肾互相滋养，脾与肾在生理上相互资助，相互促进，在病理上相互影响，互为因果。饮食不节，损伤脾胃，脾胃虚弱，功能失调，气血生化乏源，肾中精气失于水谷精微供养，则出现倦怠乏力、面色少华、腰膝酸软的肾精不足之证；脾失健运，胃失受纳，肾失气化，水湿、湿浊内蕴，脾胃升降失调，则出现脘腹胀满、纳呆，甚至恶心、呕吐等症状；而肾阳不足，不能温煦脾阳，则可见腹部冷痛、便下稀溏、肢体水肿按之不退等症状。这些因素引起的肾气亏虚是 CRF 发病的基础。

饮食过饥时，由于摄食不足，气血之源匮乏，后天之精无以濡养先天之精，导致肾中精气不足。

饮食过饱时，由于摄食无度损伤脾胃，运化失常，即"饥饱损伤胃气"，或辛热厚味内助火邪，伏于血分，耗散胃阴，阴液既伤，肠胃干槁，不能下济，肾无所受，或痰湿内生阻滞气血运行，遏伤阳气，致肾精不足，命火衰耗，日久引起 CRF 的发生。

五味偏嗜对人体的损害，历代医家多有论述，如《素问·生气通天论》云："阴之所生，本在五味，阴之五官，伤在五味。"《素问·五脏生成》曰："多食甘，则骨痛而发落。"《医宗金鉴》云："蓼味辛散，辛能走肾，二月卯木主令，肾主闭藏，若食之则伤肾。"

（三）情志失调

情志主要指七情，即喜、思、忧、怒、恐、悲、惊。《素问·天元纪大论》提出，人有五脏可化为五气，以生喜、思、忧、怒、恐，即机体的情志变化由五脏精气为根本而化生，反之，情志异常也可影响五脏的正常功能，如情志过度刺激使五脏六腑的功能失调。《素问·五运行大论》指出，喜伤心，怒伤肝，忧伤肺，思伤脾，恐伤肾。

《素问·疏五过论》指出，大怒伤阴，大喜伤阳。气机的升降出入均会影响气血津液的运行、脏腑功能的支配。过度的情志刺激会引发气机运行紊乱，进而使人体出现不适症状。情志刺激对肾脏的影响主要表现为郁怒伤肝，肝失疏泄，肝气郁结，致三焦气机不畅，气机阻滞，进一步导致全身气机逆乱，久则伤肾，引发肾脏疾病。

（四）劳倦过度

劳倦，即劳累太过，也称劳倦所伤或过劳，包括劳力过度、劳神过度、房劳过度。

劳力过度是指较长时期的过度用力导致积劳成疾，亦称"劳力"。如积劳成疾，或病后体虚，勉强劳作致病。劳力过度则伤气，久之则气少力衰，耗损脏气，特别是脾、肺之气，从而导致少气懒言，神疲体倦等症。《黄帝内经》云："肾者，作强之官。"劳力过度，则肾气内伤，精髓内枯。《素问·生气通天论》曰："因而强力，肾气乃伤。"

劳神过度一方面指用脑过度，思虑不解，劳伤心脾。陈士铎认为，劳心过度可导致肢体困倦沉重，究其原因为思虑过度，耗伤心血，心血亏虚必伤及肾气。另一方面，肾主骨生髓，劳神过度则伤脑，脑为髓之海，脑伤则髓耗，髓耗则精衰。

肾藏精，主封藏，肾精不宜过度耗泄，若房劳太过，或妇女早孕多育等，易耗伤肾精。王冰《黄帝内经素问注》云："然强力入房则精耗，精耗则肾伤，肾伤则髓气内枯。"

亦有劳伤他脏，久病及肾者，终致腰酸乏力、肢体倦怠等疲劳之候。

总之，劳倦过度会引起脾肾虚衰，脾肾不能化气行水，升清降浊，则水液内停，湿浊中阻，出现乏力、腹胀、恶心、水肿等症状，成"肾劳""水肿"之病。

（五）药物伤肾

药物是用来治病的，但是其本身具有不良反应或者应用不当就会出现肾损害，甚至引起急慢性肾功能衰竭。药物伤肾的主要原因有以下几个方面。

1. 药物本身具有肾毒性

本身具有肾毒性的药物主要分为以下几类。

（1）马兜铃酸类：如粉防己、关木通、青木香、马兜铃、天仙藤、细辛等。2003年的龙胆泻肝丸致肾损伤事件，就是由含有马兜铃酸的关木通代替白木通所致。

（2）生物碱类：如马钱子、北豆根、槟榔、川乌、草乌、洋金花等。中成药如中华跌打丸（含川乌）。

（3）萜类与内酯类：如雷公藤、白头翁、威灵仙、柴胡、昆明山海棠等。中成药如雷公藤多苷片（含雷公藤）。

（4）毒蛋白类：如苍耳子、相思子、巴豆、水蛭、全蝎等。

（5）矿物质类：如砒石（含砷）、雄黄（含砷）、朱砂（含汞）、轻粉（含汞）、铅丹（含铅）等。中成药如朱砂安神丸（含朱砂）。

2. 没有辨证用药

药物皆有其偏性，古代称为毒性，药物治病，无论中药还是西药，都是用其物之阴阳偏性纠正人体脏腑之阴阳失调。在运用药物治病过程中，要求方或药与证高度吻合，强调在辨证论治基础上用药，必须确保药物的疗效和安全。中医古时就有"桂枝下咽，阳盛则毙；承气入胃，阴盛以亡；有病则病当之，无病则体受之"之说。任何药物对健康或非适应证的人来说，都是一种潜在的毒。

3. 用量过大

药物的毒性与其使用量有密切关系，《中华人民共和国药典》对每种药物提出了临床安全用药的参考用量。临床应用超过《中华人民共和国药典》的规定用量，药物的安全性就难以保证。

4. 配伍不当

药物正确配伍是在临床应用中避免药物毒性损害的极其重要的手段。正确的药物配伍，可以通过药物之间的协同作用，使药效明显提高，通过药物间的相互制约和拮抗作用，使药物毒副作用减弱或者消除，从而提高用药的安全性。相反，不合理的药物配伍可以激发药物的毒性。

5. 炮制不当

有些中药的毒性在经过加工炮制后可以减弱或者消除，并达到增效的目的。如用水浸泡的方法，可以使川乌、草乌毒性成分溶于水；通过煎煮可以破坏附子中的毒性成分乌头碱，使毒性减弱。如果中药炮制不当或者未按照要求严格炮制，就可能使药物在临床应用中出现毒性反应。

6. 疗程过长

超长时间用药是肾毒性中药导致肾损伤的主要原因之一，而不过度用药正是中医治疗学的重要原则。《素问·五常政大论》曰："大毒治病，十去其六；常毒治病，十去其七；小毒治病，十去其八；无毒治病，十去其九；谷肉果菜，食养尽之；无使过之，伤其正也。"

7. 体质差异

临床医生要针对不同体质患者正确应用中药，要注意因体质差异而引发药物性肾损害的可能。对于肾气未充的儿童，或年高肾气渐衰的老年人，或久病、过劳、经产前后体质虚弱的患者，尤其是有肾脏病病史者，不可孟浪用有肾毒性的药物。

8. 其他

其他导致药物伤肾的因素还有煎服不当和不合理的中医药联用。①煎服不当：汤剂煎药时，部分中药对煎药时间有特殊要求，有些需要久煎，有些则需要短煎，一定要严格执行。如附子、雷公藤需要久煎，药物可随煎煮时间延长而不良反应减少，而山豆根则随煎煮时间加长而不良反应增强。用铝锅、铁锅等煎药，器具不当，会增加药物毒性。②不合理的中西药联用：中西药相互作用复杂，稍有不慎，则产生药物不良反应。

（六）失治误治

一些慢性疾病患者，如肾风、消渴、淋证、狼疮肾、紫癜肾、眩晕等患者，由于失治误治而致病情迁延，可进展为慢性肾衰。患者还可能因误用或过用对肾脏有损害的中、西药物（中药如过量或长期应用木通、厚朴、防己等有毒之品，西药如过量或长期应用氨基糖苷类抗生素等），损伤肾脏而致慢性肾衰。

二、病机

CRF 病程较长，症状繁多，病机复杂，但对此病病机的认识，现代医家基本一致，认为 CRF 因脏腑功能虚损而发，以肺脾肾亏虚为本，水湿浊毒瘀血停滞、弥漫三焦为标；或因外邪侵袭，情志饮食所伤，加之劳累过度，最终导致正气虚衰，浊邪壅滞而发病。肺气受邪，失于通调水道，导致水气内聚；肾阴虚日久则阳必虚，阳虚则不化阴，分泌清浊功能减退，致湿浊潴留；肾阳虚失于温煦，则脾阳亦伤，脾阳虚运化失健，则湿浊内停。肺脾肾俱虚，水湿不得健运而内蕴，浊毒壅留，血运受阻而瘀滞，壅塞三焦，致关格不通。整个病变过程以本虚、标实为主要表现。雷鸣等认为，CRF 整体上分为正虚和邪实两个方面，且以正虚为主。正虚为气、血、阴、阳的亏虚，邪实以瘀血、浊毒、水气为主，有时兼有外邪。CRF 多以脾肾虚损为主，兼夹湿浊，加之外邪反复侵袭致脾肾虚损更甚，迁延不愈而发病。刘渡舟认为，CRF 的形成，多因脾肾清阳不升，致湿浊之邪下注于肾，肾失气化，浊毒内停所致。张大宁认为，CRF 以肾气衰败、肾虚血瘀为本，湿邪内阻、浊毒犯逆为标，属本虚标实之证，有四大关键病机，即虚、瘀、湿、逆。以下对 CRF 的病机给予具体论述。

（一）正虚

1. 病本在肾

肾为先天之本，主藏精，主水，主纳气。肾气亏虚是 CRF 发病的始动因素。《周慎斋遗书》曰:"夫人生之来,其原在肾,人病之来,亦多在肾,肾者命之根也。"古人认为"肾本无实""肾病多虚证",肾气虚则气化不利,水液输布失司,清浊不分,日久化为浊毒而发病。肾虚的病理物质基础是先天之精不足。"精化气""精气夺则虚",精气亏虚一则易受外邪侵袭,二则易生内生之邪,外感之邪包括风寒、风热、时行疫毒、药毒等致病邪气;内生之邪则指水湿、湿热、痰浊、瘀血及浊毒,故《黄帝内经》云:"邪之所凑,其气必虚……正气存内,邪不可干。"

《华氏中藏经》曰:"肾气壮则水还于海,肾气虚则水散于皮。又三焦壅塞,荣卫闭格,血气不从,虚实交变,水随气流,故为水病。"肾为水脏,主津液,若肾气亏虚,气化无力,致水液停聚,则出现水肿。肾与膀胱互为表里,肾气不化,蒸腾无力,膀胱失约,小便不利,则出现少尿甚至无尿,使人体正常代谢产物如肌酐、尿素氮等物质无法排出,形成湿浊,内蓄于血,久而发为 CRF。杨帆等认为,CRF 的发生首先是肾水受邪,稽留于肾之血脉经络,为肿为毒,毒邪伤及肾络造成络脉气滞血瘀,肾之络脉变薄、破裂,失其封藏,精血外溢,因而出现血尿、蛋白尿;进而毒邪不解,稽留肾内,损伤肾之温煦功能,导致命门火衰,出现精神疲惫、腰膝冷痛、畏寒喜暖等症状,又可损伤肾之蒸腾气化功能,不能"分解血中废料,下注膀胱,由尿除之",产生水湿、浊邪、瘀毒等,若水湿、浊邪、瘀毒不解,氤氲不化,"如食物在器覆盖,热而自酸",产生酸腐之毒。

2. 脾胃受损

脾为后天之本,气血生化之源。肾与脾,先天生后天,后天养先天,二者生理上互根互用,病理上互损互衰。脾居中州,为五脏之枢,统领四脏,主运化,主升清。脾脏生机旺盛,则其余四脏得水谷精微充养而生机不息;脾运化、升清失常,当升不升,当降不降,则水湿内蕴,日久化浊,浊腐成毒,毒滞成瘀。脾胃的功能还关系到三焦元气的通畅。李杲《脾胃论》明确指出"元气非胃气不能滋之""元气之充足,皆由脾胃之气无所伤,而后能滋养元气"。如果元气失于脾胃之气的滋养,则人体气化功能受损,诸症由生。CRF 患者因失治、误治或久病,导致肾气受损,脾失肾水滋养,脾气必亏,统摄功能失常,出现蛋白尿、血尿;脾气亏虚,水湿不运,停而为水肿,见双下肢甚至全身水肿;肾为胃关,肾衰则胃不能司开合,通降功能失司,导致清气在下,浊气在上,出现脘腹胀满、恶心、呕吐、纳呆,甚则出现呕血、便血之症。另外,脾虚也会引起肾虚,造成脾肾两虚,使肾之气化失常,水湿内停,进而化为瘀、毒,形成脾肾亏虚,瘀毒内结之证。结合现代医学,CRF 患者由于肾脏分泌的促红细胞生成素减少,出现肾性贫血与饮食减少。

（二）标实

CRF 病程中，湿（热）瘀浊毒为其进展和加重的重要病理因素。湿瘀浊毒积聚，日久不解，此类阴邪蕴积体内，缠绵阻滞，又可作为致病因素，损伤脾肾，脾肾衰惫，病情加重。王亿平认为，CRF 的主要病位在脾肾，脾肾亏虚，湿、热、痰、瘀等病理之邪内生，患者脾肾亏虚，体内津液运化失常，水湿积久则酿生湿热、痰热、瘀血，阻遏气机为患，加重病情。

1. 湿热

湿热之邪是由湿邪和热邪互结而成的一种病邪。湿热是 CRF 病程中重要的病理因素。《素问·逆调论》云："肾者水脏，主津液。"水肿之病，乃肺脾肾三脏相干之病，肾为发病之本，肺为之标，脾为制水之脏。湿多因脏腑功能失调所致，特别是脾失健运，肾失封藏，气机升降出入失调，水谷精微不得敷布，导致内聚成湿。水湿内停，蕴久化热，正如徐灵胎所云："有湿则有热，虽未必尽然，但湿邪每易化热。"湿热之邪留着不去，则肾气衰惫，脾肾气机升降失常，清浊不分，水湿泛滥，浊毒弥漫，或湿热蕴结成毒。另外，CRF 患者激素类药物的长期大量应用，致真阴损伤，机体阴阳失调，水火失济，气化之机怫郁，水湿无以宣行，酿成湿热。湿热壅滞上焦，肺失宣肃；壅阻中焦，脾胃失健；留滞下焦，湿热下注膀胱则尿少而黄。湿热内扰于肾，肾失封藏，精微下流，可见蛋白尿。肾失气化，水液不循常道，泛溢肌肤，则肢体浮肿。

2. 瘀血

CRF 患者病程日久，病情复杂，病变过程中可出现不同程度的血瘀症状和体征，如面色晦暗、手足麻木、腰痛有定处、唇甲紫暗、舌质淡紫或有瘀斑、舌底脉络迂曲、脉细涩。常见证型包括①气虚致瘀：CRF 患者因久病，诸脏亏虚，气虚则运血无力而血滞，血滞则为瘀。②水湿致瘀：水湿是 CRF 的常见证候，生理上血水同源，血中除精微物质外，主要是水，在病理上血水相互影响，互为因果，如《血证论》"血不利化为水""病水者未尝不病血"，即水病可以及血，血病也可以及水。若水湿内停，气机受阻，气机不畅则血行涩滞而成瘀，瘀血内停，又可影响水液的正常运行而致水湿内停，出现水瘀互结之候。③湿毒致瘀：CRF 的"湿毒"是指气化过程中产生的内生之毒。CRF 的病位在肾，波及脾、胃、膀胱等。脾失健运，肾失蒸腾气化，导致水湿之邪内生，日久蕴积成毒，产生湿毒之邪，由于体质差异，湿毒有寒化、热化之异。从寒而化者，血遇寒而凝，故成瘀；从热而化者，邪热煎熬，消灼津液，耗伤营血，以致血中津少，质黏而稠，运行缓慢，形成瘀血。王耀献结合肾间质纤维化的病理进程，认为 CRF 是由于各种实邪产生的"微型癥瘕"作用于"肾络"所致。

3. 浊毒

浊毒的"毒"指 CRF 的尿毒,为脏腑衰竭,代谢障碍产生的内生之毒。CRF 患者脾肾功能衰败,脾不能运化水湿,肾不能化气行水,水湿内停,清者不升而泄漏,浊者不降而内聚,清浊相干,久则酿为浊毒、溺毒,或化生热毒,生风动血;或化瘀成痰,蒙神蔽窍;或浊瘀互结,戕伐五脏,从而产生 CRF 的各种临床表现。患者常见面色晦浊、舌苔浊腻,若浊犯上焦,心肺气机不利则见胸闷、烦躁,甚则气短心悸;若浊阻中焦,犯及脾胃,升清降浊无权,则见恶心、呕吐、纳呆厌食、便秘或腹胀便溏;若浊阻下焦,肾失气化,开阖失司,则见尿少或尿闭,或小便清长、夜尿频多。肾为胃之关,肾气衰则关门不利,水浊之邪无以下泻而水谷精微亦无能敛藏而暗耗,若浊毒夹痰上扰清窍则出现烦躁不安、畏光嗜睡,甚至惊厥抽搐等症;若浊毒化热,入营动血,则见神昏谵语,甚至鼻衄、齿衄、尿血等症;浊毒外溢肌肤则见皮肤瘙痒等症,这些均是浊毒的表现。

(三)波及诸脏

CRF 患者脾肾亏虚可波及诸脏。由于肝肾同源,精血外溢可导致肝失肾水滋养,水不涵木,浮阳不潜,阴不制阳,浊邪瘀毒上逆导致血压增高,见头痛、眩晕、肢麻震颤等症,甚则肝之阳气升而无制,亢而化风,风动则肝血失藏,风引血升,血菀于上,导致脑出血等疾患。心属火,肾属水,在生理状态下心火能下达肾水,肾水能上济心火,如此则肾水不寒,心火不亢,水火互济,心肾相交。肾衰水亏血虚可导致水火既济功能失常,血少则心脏失养,心动无力,加之三焦壅塞不通,血行不畅,心血瘀阻则出现胸闷、胸痛、心力衰竭等症。肺为水之上源,主宣发肃降,通调水道,肾经之支脉由肾上贯肝,入肺中,循喉咙,夹舌本。肾衰以后浊邪瘀毒循经上犯,或因子盗母气,肺治节无权,水液代谢障碍,蓄结上焦,出现水肿加重、呼吸不利,甚则胸腔积液、肺瘀血等症。

综上所述,CRF 病情错综复杂,病势缠绵,证候多端,累及机体的气血阴阳,其证属本虚标实。本虚以肾虚为主,脾虚次之;标实为水、湿、浊、痰、瘀、毒等毒邪内伏肾络及机体。本虚标实互为因果,形成恶性循环,加重病情,导致疾病恶化。

【参考文献】

[1] 孙田虹,王维英. 从风邪论治慢性肾脏病的研究进展 [C] // 中华中医药学会第二十六次肾病分会学术交流会议,中华中医药学会,2013.

［2］黄敏，杜珍芳，强胜，等．从风论治慢性肾脏病［J］．湖北中医杂志，2018，40（11）：43-45.

［3］贾海骅，王仑，赵红霞，等．从宗气论治劳倦的机理探讨［J］．中国中医基础医学杂志，2007，13（5）：336-337.

［4］张宁．中草药肾损伤概述［J］．临床内科杂志，2019，36（3）：158-160.

［5］赵一帆．龙胆泻肝丸的风光与没落［J］．首都食品与医药，2015，22（9）：50.

［6］张宁．中草药肾损伤概述［J］．临床内科杂志，2019，36（3）：158-160.

［7］童延清．任继学教授对慢性肾功能衰竭病因病机的认识［J］．上海中医药大学学报，2004，18（3）：21-23.

［8］雷鸣宇，迪丽努尔．中医各医家对慢性肾衰竭的认识及中医药治疗经验概述［J］．新疆中医药，2019，37（1）：160-162.

［9］张保伟．刘渡舟教授治疗慢性肾衰经验摭拾［J］．中华中医药学刊，2004，22（4）：584.

［10］赵怡蕊，陈磊，侯燕琳，等．张大宁教授应用升清降浊法治疗肾脏病的理与效［J］．世界中医药，2013（9）：1006-009.

［11］曹继刚，周安方，舒劲松，等．论脾虚肾亏肝实是慢性疲劳综合征的基本病机［J］．中医药学报，2007，35（2）：38.

［12］杨帆，贾泽会．慢性肾衰病机演变及证治探讨［J］．中国中医基础医学杂志，2017，23（7）：907-908.

［13］唐付才．浅谈"肾为胃之关"理论在功能性胃肠病中的应用［J］．中国中医药信息杂志，2010，17（11）：92-93.

［14］张正春，孙雪松．慢性肾衰竭中医病机探讨［J］．云南中医杂志，2015，36（8）：16-18.

［15］李卓娅，王亿平．王亿平运用古方治疗慢性肾衰竭经验［J］．中医药临床杂志，2016，28（10）：1405-1407.

［16］张正春，孙雪松．慢性肾衰竭中医病机探讨［J］．云南中医杂志，2015，36（8）：16-18.

［17］任艳芸，赵艳龙，马巧亚，等．慢性肾脏病从湿论治探析［J］．辽宁中医药大学学报，2008，10（1）：45-46.

［18］张再康，王立新，杨霓芝．慢性肾功能衰竭中医病机探讨［J］．广州中医药大学学报，2008，9（25）：389-391.

［19］刘梦超，王明哲，肖遥，等．基于"肾络癥瘕"理论探讨王耀献教授治疗慢性肾衰竭的用药规律［J］.世界中医药，2020，15（17）：2584-2588.

［20］杨帆，贾泽会.慢性肾衰病机演变及证治探讨［J］.中国中医基础医学杂志，2017，23（7）：907-908.

（彭淑玲）

第三节　治则治法探讨

由于 CRF 病机复杂，虚实并见，所以其治疗有一定难度。结合病因病机，辨证施治，确立相应的治疗方法是 CRF 选方用药的前提。

一、古代文献对 CRF 有关病症治则治法的论述

中医古代文献中无 CRF 一病，但对虚劳、关格、肾劳、水肿等有一定论述，可为我们治疗 CRF 提供一定的理论指导。

（一）虚劳的论治

张仲景的《金匮要略》曰："虚劳腰疼，少腹拘急，小便不利者，八味肾气丸主之。"以补肾为治则，运用八味肾气丸温肾助阳，化生肾气，从而达到阴阳互生、阴中求阳的效果。大黄䗪虫丸治疗虚劳伴干血内停、肌肤甲错之症，是以"缓中补虚"之法攻补兼施。CRF 以肾气亏虚为本，浊瘀内阻为标，此补虚泄实之法可有效调节患者本虚标实状态。明代汪绮石的《理虚元鉴》提出："治虚有三本，肺、脾、肾是也。"并提出治虚二统："凡阳虚为本者，其治之有统，统于脾也。阴虚为本者，其治之有统，统于肺也。"明确指出："是以专补肾水者，不如补肺以滋其源，肺为五脏之天，孰有大于天者哉？专补命火者，不如补脾以建其中，脾为百骸之母，孰有大于地者哉？"CRF 患者在肾气亏虚的基础上，会出现脾肺等全身多脏器的损害，补益脾肺有利于水湿运化、水气通调。

（二）水肿

《黄帝内经》对水肿病的治疗，提出"开鬼门""洁净腑""去菀陈莝"。"开鬼门"是指发汗，"洁净腑"是指利小便，"去菀陈莝"是指去瘀浊。张仲景在《黄帝内经》

的基础上指出："诸有水者，腰以下肿，当利小便；腰以上肿，当发汗而愈。"他创造了发汗消肿的麻黄连翘赤小豆汤、越婢汤等；利水消肿的五苓汤、猪苓汤、柴苓汤等；祛瘀消肿的大黄甘遂汤、下瘀血汤等。根据 CRF 患者水肿部位，以及邪实正虚的不同，可选择不同的方药。以上方药在现代治疗 CRF 时也经常应用。

（三）关格

对于关格的论治，张介宾说："凡阳盛于阳者，若乎当泻，而阴分见阴，又不可泻。阴极于阴者，若乎当补，而阳分见阳，又不可补。病若此者，阳自阳而阳中无阴，阴自阴而阴中无阳，上下痞膈，两顾弗能，补之不可，泻之又不可，是亦关格之证也，有死而已。"指出 CRF 是补泻两难病。明代王肯堂则指出关格"治主当缓，治客当急"，指治疗关格要分清标本缓急。"主"即关格病之本，也就是说，治疗脾肾阳虚不能应用大剂量峻补之品，应缓缓补之，使脾肾阳虚逐渐恢复；"客"是指关格之标证，即浊邪，应用降浊法，使浊从大便出。此种治法符合 CRF 脾肾亏虚为本、浊瘀内阻为标的病机，至今仍为治疗 CRF 的主要治法之一。《医门法律》指出："凡治关格病，不知批郄导窾，但冀止呕、利溲、亟治其标，伎穷力竭，无益反损，医之罪也。"说明 CRF 患者不能给予简单的止呕、利小便治疗，应该寻找发病之本。

（四）癃闭

对于癃闭的治疗，中医学也有很多记载，朱丹溪在《名医类案》中最早提出了"提壶揭盖"法，即通过宣发肺气，开启上焦气机，通调下焦水道，使小便通利。《景岳全书》云："小水不通是为癃闭。"认为癃闭的治疗主要从肺、脾、肾三脏入手，上焦宣肺，中焦健脾，下焦温肾。这些方法符合 CRF 患者以补益正气为主的治疗原则。清代姜天叙的《风劳臌膈四大证治》强调："小便癃闭，当辨虚实、新久、气血异治。"认为癃闭应根据辨证正虚邪实的不同给予论治。

（五）肾劳

孙思邈《备急千金要方》中说："凡肾劳病者，补肝气以益之，肝旺则感于肾矣。"强调肾病肝治，肝肾同治的重要性，也说明肾劳符合 CRF 患者肝肾亏虚的病理。

二、现代医家对 CRF 治疗的论述

CRF 由于致病因素多样，涉及脏腑不一，临床表现多样，病情、病程有别，因此

临床医家对其治疗各持己见，有病位论治者，有分期论治者，有辨证与辨病相结合论治者，有病性病机论治者。

病位论治者，如陈以平，认为肾脏病应分三焦论治，上焦证应予辛散苦降、芳香宣化之品，重在顺应肺之宣降之性，开胸中郁结之气；中焦证予辛开苦降、疏肝利胆之品，功在辛开脾滞助脾运，苦降胃逆燥湿邪；下焦证重在助肾与膀胱气化，渗利下焦湿热之邪。

分期论治者，如张琪，将本病分为早期、中期、晚期。早期以健脾补肾为主，中期以补泻兼施为主，晚期以泻浊解毒为主，同时顾护胃气。杨娟芝认为本病早期病情稳定，以正气虚为主，标实较轻，以脾肾气虚、湿毒瘀阻者多见，常予四君子汤、香砂六君子汤加减治疗。常用药物为黄芪、党参、茯苓、甘草、制何首乌、女贞子、丹参、泽兰、白术、陈皮、砂仁等。尿毒症晚期，具有邪实为主，枢机不利，气机升降失司，三焦壅塞的病理特点。随着病情的进展，阴损及阳，常出现脾肾阳虚，浊毒瘀阻证，临床常用实脾饮合肾气丸加减治疗。常用药物为淫羊藿、肉桂、制何首乌、女贞子、黄芪、党参、白术、丹参、泽兰、大黄等。尿毒症晚期易出现各种变证，浊阴不泄或上犯脾胃，胃络损伤则常见"吐血""便血"；或蒙蔽心窍，出现"中风""昏迷"；或入营动血，肝风内动，出现"痉证"；或水气凌心犯肺，出现"心悸""喘证"等。此时应"急则治标"，除选择肾脏替代治疗外，还应积极治疗并发症，挽救生命，如酌用大黄灌肠，以泄浊排毒。血尿者，加女贞子 15g，旱莲草 30g；水肿重者，加茯苓 30g，猪苓 30g，车前子 15g；恶心、呕吐者，加黄连 10g，紫苏梗 12g 等。

朱琳认为本病应辨证与辨病相结合，认为 CRF 患者如"水肿""腰痛"等症状多发生在疾病初期；"癃闭""关格"多出现在急性肾衰少尿期、CRF 急性恶化期或尿毒症晚期。她建议本病应结合现代医学的肾功能检测手段，提高疾病分期诊断的准确性。对于 CRF 早期患者，临床症状多以脾肾气虚、气阴两虚为主，选香砂六君子汤、参芪地黄汤加减治疗。对伴有肝肾阴虚证的患者，多以六味地黄汤合二至丸加减治疗为主。如果病情没得到有效控制，阴损及阳，致脾肾阳虚证，则应予实脾饮合肾气丸加减治疗。对于出现阴阳两虚证的患者，通常采用金匮肾气丸合二至丸加减治疗。

病性病机论治者，如邹燕勤，重视整体论治，强调脏腑间的相互关系，尤以脾肾为重。她认为，治疗 CRF 主要以补脾益肾为法，佐以泄浊，基于 CRF 患者脾肾两虚、浊瘀阻滞的病机，治以健脾补肾、活血泄浊，拟方祛毒散，以大黄通腑泄浊，黄芪、党参、砂仁健脾益气，山萸肉、枸杞温阳补肾，熟地黄、当归补血滋阴，川牛膝、鸡血藤活血通络。

三、治疗方法

1. 补肾健脾法

CRF 的发生发展与脾肾亏虚密切相关。卓琳等调查 CKD3~5 期的证候分布规律，发现 CKD 主要证型是脾肾气虚。肾为一身阴阳之根本，若肾阴肾阳亏虚，必将影响脏腑功能，水谷精微代谢异常，产生浊邪，故在临床中补肾常用六味地黄丸加减，在此方基础上加用党参、黄芪之品，一助其培补肾气，二助其益气生阳。CRF 各期，患者各脏腑虚损失调，特别是脾肾，存在不同程度的虚损，或以脾气虚弱为主，或以肾气虚弱为主，只用益气健脾法，难顾肾阴耗伤；只用益肾养阴法，又虑浊邪内停，二法不宜用于一方，此时可以补益与健脾交替服用，养阴与温阳共奏。若患者脾肾俱虚，常在六味地黄汤基础上加参苓白术散或补中益气汤。外浊治脾，内浊治肾，脾肾和，则浊邪化生无源。

林启展认为，脾肾亏虚是贯穿 CRF 病程的主要病机，补益脾肾是治疗的关键。CRF 早期治疗以健脾补肾为主，祛邪为辅，常用党参、白术、茯苓、菟丝子、熟地黄、陈皮、桃仁、山药等；中期以健脾补肾、清热利湿、活血泄浊为法，常用党参、黄芪、白术、茯苓、山药、熟地黄、菟丝子、山茱萸、砂仁、淫羊藿、大黄、土茯苓、防风、积雪草等；晚期攻伐之时仍应重视补益正气，常用党参、白术、茯苓、山药、熟地黄、菟丝子、黄芪、熟附子等健脾补肾，桃仁、红花、大黄、草果、黄连、土茯苓、积雪草等活血化瘀，通腑泄浊解毒，攻补兼施。

2. 活血化瘀法

肾络瘀阻是 CRF 的主要病机之一，可导致病情迁延难愈。久病入络，久虚必瘀，CRF 患者多存在血管阻塞、组织缺氧缺血、纤维组织增生等病理变化，进一步促进肾脏纤维化与肾小球硬化，使血液流变学出现高浓、黏、凝、聚等性状改变。因此活血化瘀法是治疗 CRF 的重要治疗原则，常用的活血化瘀法包括理气化瘀法、化浊祛瘀法、扶正活血化瘀法、解毒活血化瘀法等，针对不同的患者要灵活把握，辨证施治。有研究认为，CRF 后期血流处于高凝状态，属中医"瘀血"的范畴，瘀血可加重肾脏纤维化程度，加速疾病进程，临床表现主要有面色晦暗、肌肤甲错、腰痛不移、舌质紫暗、舌下络脉粗暗、脉沉涩等。治疗应用血府逐瘀汤加减。常用活血化瘀类药物为丹参、赤芍、红花、桃仁、鸡血藤、当归、红景天、积雪草、六月雪等；虫类药物可使用水蛭、蜈蚣、僵蚕、全蝎等。我们提出"肾络微型癥积"的概念，应用益气通络饮治疗糖尿病肾病，取得了满意的临床疗效。

3. 利湿泄浊、清热解毒

《素问·五脏别论》曰："六腑者，传化物而不藏，故实而不能满也。"六腑以通为顺，下窍通利，故脾之升清、运化，胃之降浊、受纳功能得以正常运行，气血得以生化。CRF 晚期，临床常表现出尿少、尿闭、大便干结等症状，实验室指标的主要表现为血肌酐、尿素氮的持续上升，此因脾肾衰败、浊毒内蕴、气机不通所致，此期邪实较重，故治疗应祛邪为先。陈志强主张治疗应宣畅气机、三焦分消，上焦选用藿香、佩兰、香薷之品，轻清宣散、芳香化湿；中焦选用陈皮、制半夏、砂仁、白豆蔻、焦神曲、苍术、薏苡仁、黄连、黄芩、苦参、茵陈等苦温之品，燥湿化浊；下焦选用积雪草、金钱草、茵陈、萆薢、大黄、土茯苓、蒲公英、积雪草、豨莶草、六月雪等淡渗利湿或清热利湿泄浊之品，使三焦宣通，气机调畅，湿浊毒邪有去路。周海波等认为在 CKD1~2 期湿浊、瘀浊同时存在，此时浊毒并不甚，主要以化瘀利湿法治之。CKD3~4 期湿浊、痰浊加重，浊毒速生，治疗以化浊消痰、利湿解毒为主。CKD5 期浊毒弥漫三焦，治疗以通腑泄浊、消散浊邪为主。在治疗 CRF 过程中，化浊之法需贯穿治疗始终。若水浊、湿浊较重，可采用五苓散、三仁汤。

以上治疗方法在 CRF 稳定阶段正确应用，可以改善病情，缓解症状，延缓疾病进展。如果患者遇到内因或外因的打击，导致病情发展，浊毒速生，瘀血内结，或阳气外脱，虽可使用通腑泄浊、开窍醒神、益气固脱等治法，但难以缓解病情，此时需要结合透析或肾脏移植等现代疗法来挽救患者生命。

【参考文献】

[1] 王河宝，胡芳，喻松仁.慢性肾衰中医辨证分型研究概况[J].江西中医药，2020，1（51）：72-74.

[2] 刘玉宁，方敬爱，陈以平.肾脏病中医三焦辨证论治的思路与方法[J].中国中西医结合肾脏病杂志，2016，17（5）：377-380.

[3] 张佩青，迟继铭，宋立群，等.张琪教授辨证治疗慢性肾衰竭的临床疗效研究[J].中国中西医结合肾病杂志，2015，16（3）：242-244.

[4] 叶关琴，吴一帆，罗粤铭，等.杨霓芝运用益气活血蠲毒法论治尿毒症经验[J].广州中医药大学学报，2019，36（5）：742-745.

[5] 朱琳.治疗慢性肾衰竭的进展与前景[J].临床医药文献杂志，2017，4（58）：11475-11478.

[6] 周迎晨，周恩超，易岚，等.国医大师邹燕琴治疗肾病经验撷粹[J].江苏中医药，2017（12）：13-14.

［7］王俊丽，郭兆安.郭兆安教授治疗慢性肾衰竭经验［J］.中国中西医结合肾病杂志，2017，18（4）：347-348.

［8］卓琳，蔡卿卿，刘丁阳，等.慢性肾脏病的患病率及危险因素荟萃分析［J］.中国老年学杂志，2018，38（9）：2135-2138.

［9］周海波，晏子友.以肾虚浊伏为核心探析慢性肾衰病机［J］.四川中医，2019，37（3）：31-33.

［10］张上鹏，陈国伟，吴禹池，等.林启展教授从脾肾论治慢性肾衰竭经验介绍［J］.中国中西医结合肾病杂志，2018，19（4）：343-344.

［11］镇立，吴金玉，温永耀，等.三七对慢性肾衰竭"瘀"的作用［J］.中华中医药学刊，2019，37（12）：2857-2859.

［12］刘迎迎，张思超.郭兆安诊治糖尿病肾病经验［J］.山东中医杂志，2022，41（3）：313-316.

［13］潘永梅，郭倩.陈志强治疗慢性肾功能衰竭的临床经验［J］.辽宁中医杂志，2015，42（6）：1207-1208.

（彭淑玲）

第四节　辨证论治

CRF 病程绵长，病机变化多样，不同的阶段呈现出不同的证候，临床治疗中应辨证论治，随症加减。为了规范慢性肾衰的辨证分型，1983 年全国中医药学会将慢性肾炎分为水肿、肾劳和肾衰三个阶段，肾劳和肾衰被确认为属于 CRF 范畴。肾劳阶段分脾肾气虚、肝肾阴虚、肾元亏虚、肾虚湿热、肾虚瘀滞五型；肾衰阶段分湿浊聚集和浊邪壅闭二型。1987 年《慢性肾衰中医辨证分型和疗效判定标准》将 CRF 分为五个正气虚证型，包括脾肾气虚、脾肾阳虚、气阴两虚、肝肾阴虚和阴阳两虚；八个邪实证型，包括外感、痰热、水气、湿浊、湿热、瘀血、风动及风燥。2002 年《中药新药临床研究指导原则》将 CRF 分为五个正虚证型，包括脾肾气虚、脾肾阳虚、脾肾气阴两虚、肝肾阴虚、阴阳两虚；五个标实证型，分别为湿浊、湿热、水气、瘀血、风动。2011 年在中西医结合学会慢性肾功能衰竭诊疗方案中，基于专家临床实践反馈，将 CRF 临床少见的"风动证"删除，热毒证改为浊毒证，认为 CRF 以正虚为纲，邪实为目，正虚证包括脾肾气虚、脾肾阳虚、脾肾气阴两虚、肝肾阴虚、阴阳两虚；标实证分为瘀血、湿热、湿浊、水气、浊毒。2015 年的慢性肾功能衰竭中西医结合诊疗指南提出，CRF 包括正虚和邪实两大方面，常见的正虚证型主要有气虚、血虚、阴虚和阳虚，常见的标实证型主要有血瘀、水湿、湿热和溺毒，这些基本证型是贯穿 CRF 病程始终的主要表现，而复合证型是由两种或两种以上的基本证型所构成的多元证候的组合。CRF 还可在病程中出现一些兼夹证，主要兼夹证有热毒、气滞、痰阻、饮停等；晚期尤易出现动风、动血、凌心肺和伤神等危重证型。

国家中医药管理局在 2017 年制定的中医临床路径中，将 CRF 分为正虚和邪实两方面，以正虚为主，或兼邪实，虚实夹杂。正虚分为脾肾气虚、脾肾阳虚、气阴两虚、肝肾阴虚、阴阳两虚五个证型；邪实分为湿浊、湿热、水气、血瘀、浊毒五个证型。在 CRF 中，凡具备邪实诸症中的任何一项者，便可辨证为兼邪实。现结合以上辨证，给予分型论治。

（一）正虚

1. 脾肾气虚证

主症：倦怠乏力，气短懒言，食少纳呆，腰酸膝软。

次症：脘腹胀满，大便不实，口淡不渴，舌淡有齿痕，脉沉细。

症状分析：CRF 是由于先天脾肾亏虚或 CKD 迁延不愈而致。久病耗气致气虚，故见倦怠乏力、气短懒言。脾主运化，脾气虚弱运化无力，则食少纳呆，脘腹胀满，口淡不渴；脾气虚，不能分清泌浊，水湿夹杂而入肠间，故见大便不实。肾主气化、司二便、为腰之府，肾气亏虚，气化不及，水液不能气化蒸腾而下走膀胱，故见腰膝酸软、夜尿清长。舌淡有齿痕，脉沉细均为脾肾气虚之征。

治法：益气健脾补肾。

推荐方药：香砂六君子汤合二仙汤加减。木香 6g，砂仁 10g，党参 15g，白术 12g，茯苓 20g，炙甘草 6g，陈皮 12g，法半夏 10g，仙茅 10g，淫羊藿 10g，巴戟天 10g，黄芪 15g，山药 15g。

方药分析：方中党参、黄芪健脾益气；白术、茯苓健脾祛湿；陈皮、半夏、木香、砂仁健脾燥湿和胃；山药平补脾肾；仙茅、淫羊藿、巴戟天温补肾气；炙甘草辅助党参、黄芪、白术健脾益气，兼调和诸药。气虚较甚者，可改党参为人参以补气扶正；纳食减少者，加焦山楂、炒麦芽；易感冒者，合用玉屏风散加减以益气固表。若见患者形寒肢冷、腰膝酸冷、大便溏薄、小便清长或夜尿多、舌淡胖或水滑有齿痕、脉沉细或沉迟，可改为实脾饮或金匮肾气丸加减，以温补脾肾。

此证型多见于 CRF 早期，以正虚为主，而水气、瘀血、湿浊滞留尚不明显，用药力求平和，补气不可过分滋腻，以免滞中生邪，温肾不可伤阴化燥，更不可妄予寒凉攻下之品，以防变生他病，或加快疾病恶化。

2. 脾肾阳虚证

主症：畏寒肢冷，倦怠乏力，气短懒言，食少纳呆，腰酸膝软。

次症：腰部冷痛，脘腹胀满，大便烂，夜尿清长，舌淡有齿痕，脉沉弱。

症状分析：CRF 患者久病，脾虚渐重，无以滋养先天，肾气更虚。脾气亏虚，肢体失养见倦怠乏力，气短懒言；受纳失常见食少纳呆、脘腹胀满；脾气亏虚不能泌清别浊，见大便烂或者稀溏；肾阳亏虚不能温煦，见腰膝酸软、冷痛等；肾失气化而见夜尿清长；舌淡有齿痕、脉沉弱亦为脾肾阳虚之征。

治法：温补脾肾，振奋阳气。

推荐方药：济生肾气丸加减。制附子 6g（先煎），肉桂 6g，生地黄 24g，山茱萸 24g，山药 30g，泽泻 15g，牡丹皮 9g，茯苓 15g，车前子 30g（包煎），牛膝 15g。

方药分析：方中生地黄滋补肾阴，少加肉桂、制附子助命门之火温阳化气，以"阴中求阳"；山药、山茱萸补肝益脾，化生精血；牛膝滋阴益肾；泽泻、茯苓淡渗利水，并可防生地黄之滋腻；牡丹皮清肝泄热；车前子清热利水消肿，四药补中寓泻，诸药共凑温肾化气、利水消肿之功。若脾阳虚弱，脾胃虚寒明显者，可选理中汤；痰湿阻滞而伴见泛恶者，可选理中化痰丸；脾胃阳虚，胃脘冷痛者，可选小建中汤；脾阳虚弱，脾虚生湿，水湿溢于肌肤而见水肿者，可选黄芪建中汤合五苓散加减；以肾阳虚为主者，可选右归饮加减。

3. 气阴两虚证

主症：倦怠乏力，腰酸膝软，口干咽燥，五心烦热。

次症：夜尿清长，大便干或稀，舌淡有齿痕，脉沉细。

症状分析：脾肾气阴亏虚，脾气虚，肾气不足，腰府失养则倦怠乏力、腰膝酸软；脾肾阴虚，不能布津濡润而见口干咽燥；阴虚内热而见五心烦热、大便干燥；脾肾气虚，失于温煦、气化，而见夜尿清长、大便稀等；舌淡有齿痕，脉沉细亦为脾肾气阴两虚不能充脉，舌失润泽之象。

治法：益气养阴。

推荐方药：参芪地黄汤加减。人参 10g，黄芪 30g，熟地黄 15g，茯苓 15g，山药 15g，牡丹皮 10g，山茱萸 10g，太子参 20g，麦冬 30g，枸杞 15g，当归 12g，陈皮 12g，砂仁 10g（后下）。

方药分析：方中人参大补元气、益气补血；黄芪、当归益气生血，配茯苓、山药、牡丹皮、山茱萸、枸杞滋补肾阴；太子参、麦冬养阴润燥；陈皮、砂仁健脾和胃、宽中行气，防上药滋腻碍胃，使全方补而不滞。若大便干者，可加火麻仁、酒苁蓉、黑芝麻以补肾润肠通便；若脾气虚明显，而面色少华、纳呆腹胀、大便稀溏者，可配香砂养胃丸健脾益气；偏肾气虚，见腰膝酸软、小便清长者，可配金匮肾气丸；脾阴不足明显，口干唇燥，消谷善饥者，可予玉女煎加减；以肾阴不足为主，表现为五心烦热、盗汗或小便黄赤者，可服知柏地黄丸；气阴不足明显，心慌气短者，可加生脉散。

益气养阴之品有滞中碍胃之虞，尤其 CRF 患者大部分脾胃虚弱，湿浊潴留，药物用之不当，易加重病情，使浊毒滞留为患，故应用时，应佐以宽中行气之剂，以防留邪。

4. 肝肾阴虚证

主症：头晕，头痛，腰酸膝软，口干咽燥，五心烦热。

次症：大便干结，尿少色黄，舌淡红少苔，脉弦细或细数。

症状分析：肾藏精生髓，开窍于脑，肾阴不足则髓海不充，肝主血，体阴而用阳，肝阴不足，肝阳上亢，上犯清阳，而见头晕头痛之症；足少阴之脉循喉咙挟舌本，肝肾阴虚，肾水不能上濡，而见口干咽燥、渴喜冷饮；肝肾阴虚，相火过旺，肾水不能上济心火，故见五心烦热；肾阴不足，腰府失养则见腰膝酸软、全身乏力；阴津不足，肠道失养，故见大便干结；阴虚内热，煎熬尿液，见尿少色黄；舌红少苔、脉弦细亦为肝肾阴虚不能濡润之征。这些症状可见于 CRF 后期并发高血压的患者。

治法：滋补肝肾。

推荐方药：杞菊地黄汤合二至丸加减。枸杞 15g，菊花 15g，熟地黄 20g，山萸肉 10g，淮山药 15g，茯苓 15g，牡丹皮 10g，泽泻 10g，女贞子 15g，旱莲草 15g，何首乌 18g，盐杜仲 12g。

方药分析：方用枸杞、山萸肉、熟地黄、女贞子、旱莲草、何首乌养阴补肾填精；菊花、牡丹皮清肝泄热，并制山萸肉之温；茯苓、淮山药、泽泻健脾利湿泄浊，泻肾火，并防熟地黄之滋腻；盐杜仲甘温补阳、益肝肾，补阴药中佐以补阳之品，以"阴中求阳"。诸药合用补中有泻，以补为主，若热象明显者，可加栀子、龙胆草。头晕头痛、双下肢无力，阴虚风动明显者，可给予镇肝息风汤。肝肾阴虚、肝阳上亢明显者，可给予天麻钩藤饮和左归丸以滋阴、平肝、潜阳；肝阳化风者可予大定风珠和羚角钩藤汤以滋阴、潜阳、息风。

5. 阴阳两虚证

主症：体倦乏力，畏寒肢冷，五心烦热，口干咽燥，腰酸膝软。

次症：夜尿清长，大便干结，舌淡有齿痕，脉沉细。

症状分析：随着 CRF 病情加重，病程缠绵不愈，肾阴肾阳均受到严重损伤呈虚弱状态。阴阳俱虚，阴虚身无所养，阳虚体无所动，故体倦乏力；阳气虚弱，不能温煦而见畏寒肢冷；肾阳衰惫，不能蒸腾气化而见夜尿清长；阴虚津液不足，见口干咽燥，肠道失濡见大便干结；肾之阴阳俱虚，腰府失养，而见腰膝酸软；舌淡有齿痕、脉沉细均为阴阳俱虚的表现。

治法：阴阳双补。

推荐方药：金鹿丸加减（《景岳全书》）。鹿角胶 10g，巴戟天 10g，紫河车 5g（冲服），冬虫夏草 3g，淫羊藿 10g，肉苁蓉 15g，黄芪 15g，熟地黄 20g，山萸肉 10g，枸杞子 15g，茯苓 15g，淮山药 10g，怀牛膝 20g，车前子 15g（包煎），当归 15g，陈皮 10g。

方药分析：方中鹿角胶、紫河车、冬虫夏草温肾阳、补命门、益精血；巴戟天、淫羊藿、肉苁蓉补肾壮阳，且不会辛燥伤阴；熟地黄、山萸肉、枸杞子补肾养阴，而不滋腻碍胃；黄芪、当归益气养血；怀牛膝补肝肾、强筋骨；茯苓、陈皮、淮山药、车前子健脾理气、利湿化浊，以防补阴之药滋腻。诸药合用，温而不燥，滋而不腻，使阴生阳长、平衡相滋。偏于阳虚者，可加制附子、肉桂；偏于阴虚者，可加何首乌、龟板；肾衰血亏，肤燥失养而见指甲苍白、面色少华、贫血者，可加磁石、骨碎补、补骨脂以补肾填精、益气养血。

本证型患者由于阴阳两伤，病情较重，变化多端，治疗时要谨慎用药。药物过于峻猛，易耗气伤阴，使正气更虚；药物过于苦寒，则伤中败胃，浊邪内生；药物过于辛燥，则竭阴亡阳，致使阴阳离决，生命危矣。

（二）邪实

肾为先天之根，"久病及肾""久病多虚"，肾阳虚衰，气不化水，阳不化浊，而湿浊潴留。脾为后天之本，若肾阳亏虚，则不能温煦脾阳，若健运失司，则升清降浊的功能紊乱，导致湿浊内生，日久化为浊毒。气血运行不利日久，"久病入络""久病多瘀"，则瘀血停滞。在 CRF 中可兼湿浊、湿热、水气、瘀血、浊毒等实邪。

1. 湿浊证

主症：恶心呕吐，肢体困重，食少纳呆。

次症：脘腹胀满，口中黏腻，大便秘结，舌淡胖苔白厚腻，脉沉细。

症状分析：患者脾失健运，肾失开合，湿浊内生，腑气不通，浊邪上逆，而见食少纳呆、恶心呕吐；脾主四肢肌肉，湿邪困脾，而见肢体困重；湿阻肠道，蠕动失常而见大便秘结；脾开窍于口，湿浊中阻，津液不化，浊气上蒸，故口干黏腻；舌淡胖苔白厚腻、脉沉细皆为湿浊弥漫之象。

治法：祛湿化浊。

药物：温脾汤合二陈汤加减。大黄 10g（后下），人参 10g（另煎），甘草 6g，干姜 6g，制附子 9g，陈皮 12g，半夏 12g，茯苓 15g，枳实 10g，厚朴 10g。

方药分析：湿为阴邪，得阳气可以温化，方中制附子温补脾肾之阳以散寒凝；大黄、枳实、厚朴荡涤肠胃积滞而除湿浊；干姜、人参协助附子温阳益气以扶正；半夏、陈皮、茯苓燥湿化痰，理气和中，促进脾胃运化以祛邪；甘草调和诸药，缓其峻猛之势。湿浊重，身重困倦者，加藿香、苍术、薏苡仁以运脾燥湿；湿浊蒙蔽心窍者，可加石菖蒲、郁金以豁痰开窍；浊邪上扰，头痛、干呕、吐涎沫者，合吴茱萸汤暖肝降逆；湿阻中焦，心下痞满者，可予半夏泻心汤以辛开苦降；湿浊上逆胃，恶心呕吐者，方用小半夏汤加减。

2. 湿热证

主证：恶心呕吐，身重困倦，食少纳呆，口干，口苦。

次症：脘腹胀满，口中黏腻，心烦失眠，大便臭秽，舌红苔黄腻，脉弦数或弦滑。

症状分析：脾肾亏虚日久，蒸腾运化失常，湿浊内生，郁而化热，见口干口苦症状；湿热弥漫，困阻中焦，见食少纳呆、脘腹胀满、恶心呕吐；湿热上扰心神，见心烦失眠；湿热下迫肠道，见大便臭秽；舌红苔黄腻，脉弦数或弦滑皆为湿热之征。

治法：清热利湿。

药物：黄连温胆汤合苏叶黄连汤加减。黄连 10g，姜半夏 12g，陈皮 12g，茯苓 15g，枳实 10g，竹茹 10g，生姜 6g，紫苏叶 10g，甘草 6g，砂仁 10g，薏苡仁 30g，大黄 10g。

症状分析：方中陈皮、半夏、茯苓、竹茹燥湿健脾化痰，理气和胃降逆，合枳实行气导滞，使浊气不能上逆而下出肠道；黄连配竹茹，清热燥湿，除心胃之火；砂仁、薏苡仁健脾祛湿；大黄苦寒以通腑泄浊；紫苏叶芳香化浊，行气宽中；生姜、甘草温胃和中，防黄连、大黄、竹茹之苦寒败胃，并调和诸药。临床应用可酌加蒲公英、白花蛇舌草、薏苡仁、白茅根等以清热化湿。若湿热重在下焦，膀胱气化不利，见尿频尿急者，可用八正散，酌加马齿苋、通草、白茅根等；若湿热充斥三焦，气机壅塞者，可选三仁汤；湿热下迫大肠者，可用葛根芩连汤以清热化湿。

3. 水气证

主证：全身浮肿，尿量少。

次证：心悸，气促，胸腹胀满，甚则不能平卧，畏寒肢冷，腰膝酸软，大便溏薄，舌淡苔腻，脉沉迟或沉细。

症状分析：脾肾阳虚，肾失蒸腾，脾失运化，水液停聚，泛溢肌肤，发为水肿；

肾阳不足，则腰以下水肿为重；水液内迫心胸，气机不畅，故胸腹胀满，甚则心悸、气促；脾主四肢肌肉，肾主温煦，脾肾亏虚，故腰膝酸软；脾虚不运，湿走肠间，故大便溏薄；肾阳不足，水不化气，故见尿少；脉沉迟或细，舌淡苔腻，皆脾肾阳虚、水气内停之象。

治法：温阳化气行水。

药物：济生肾气汤合实脾饮化裁。熟地黄 10g，山药 15g，山萸肉 10g，茯苓 30g，茯苓皮 30g，牡丹皮 10g，泽泻 10g，肉桂 6g，制附子 12g，牛膝 20g，车前子 30g（包煎），干姜 6g，白术 10g，大腹皮 12g，木瓜 12g。

方药分析：肾为水火之脏，阴阳互根互用，善补阳者，必以阴中求阳，则生化无穷，故用六味地黄丸（熟地黄、山药、山萸肉、茯苓、牡丹皮、泽泻）以滋补肾阴；肉桂、制附子、干姜温补脾肾之阳，以化气行水；白术、茯苓皮、泽泻、车前子、大腹皮、木瓜通利小便、利水渗湿；牛膝引药下行，直趋下焦，强壮腰膝。若水肿以脾虚为主，而无阳虚之象者，可用五苓散合五皮饮加减，以健脾利水；若水气凌心射肺而见眩晕、心悸、咳喘短气者，用苓桂术甘汤合葶苈大枣泻肺汤加减以温化水湿，泻肺逐饮；脾肾阳虚严重，见眼睑、颜面甚至全身浮肿，按之凹陷，面色白或黧黑，胸闷气逼，腹部胀满，口干不欲饮水，食纳欠佳，寐不能平卧，可加真武汤温阳利水。

4. 血瘀证

主证：面色晦暗，腰痛。

次症：肌肤甲错，肢体麻木，口唇紫绀，舌质紫暗或有瘀点瘀斑，脉涩或细涩。

症状分析：CRF 病程日久，气虚运血无力，或水湿浊邪阻滞，气机不畅，气滞血瘀，而致瘀血内停。瘀血内停则络脉不通，气血不能上养，则面色晦暗、口唇紫绀；气血不能外荣则肌肤甲错；不通则痛，瘀血阻滞故见腰痛；瘀血阻滞，血脉不畅，肢体失养而见麻木；舌质紫暗或有瘀点瘀斑，脉涩或细，皆瘀血内阻、脉络不畅之象。

治法：行气活血化瘀。

药物：血府逐瘀汤加减。桃仁 12g，红花 10g，当归 15g，川芎 10g，赤芍 10g，牛膝 20g，柴胡 9g，枳壳 10g，桔梗 10g，郁金 10g，黄芪 30g，益母草 15g，甘草 6g。

方药分析：方中桃仁、红花、川芎、赤芍活血化瘀；牛膝祛瘀血、通经络，引瘀血下行；柴胡、枳壳、桔梗理气行气，气行则血行；黄芪益气以助血行，以防祛邪伤正；当归养血活血兼能润燥，使祛瘀而不伤阴血；益母草活血兼能利水；甘草调和诸药。若气虚血瘀者，合用补中益气汤加减以益气活血；阳虚血瘀者，加桂枝、附子温阳活血；阴虚血瘀者，加何首乌、熟地黄养血活血。

本证型多由病程日久所致，正气已虚，因此治疗不可单行活血，活血同时注意扶正，或在扶正基础上给予活血。

5. 浊毒证

主证：恶心呕吐，口有氨味，纳呆，皮肤瘙痒，尿量少。

次症：身重困倦，嗜睡，衄血或便血，大便干结，气促不能平卧，舌苔污浊。

症状分析：CRF 久延不愈，肾元虚衰，溺浊不泄，蕴结成毒。毒滞中焦，易致纳呆、口有氨味，甚至恶心呕吐；肺之华在皮，肺失宣发，浊邪滞留皮肤而见皮肤瘙痒；肾衰蒸腾气化无力，而见少尿；浊毒弥漫三焦而见身重困倦；浊邪蒙蔽心神而见嗜睡；浊毒上犯，逼迫心胸见气促，甚则不能平卧。

治法：泄浊蠲毒。

药物：苏叶黄连汤合调胃承气汤加减。黄连 9g，紫苏叶 12g，芒硝 5g，大黄 12g，甘草 9g。

方药分析：方中黄连、大黄苦寒清热泻下，荡涤胃肠湿热；紫苏叶行气和胃止呕；芒硝咸寒泻下除热；甘草调和诸药。浊毒侵犯上焦者，可加用小青龙汤、射干麻黄汤；毒犯中焦者，可加用黄连温胆汤、甘露消毒丹等。

总之，CRF 病程绵长，病机变化复杂，累及机体的气血阴阳，本虚以脾肾亏虚为主，标实为水、湿、浊、痰、瘀、毒等浊邪、浊毒内伏肾络及机体。CRF 不同的病程阶段呈现出不同的证候，临床治疗中应因时、因地、因人辨证论治，随症加减，灵活运用，不可拘于一方一证，贻误病情。

【参考文献】

［1］孔薇，王钢，邹燕勤，等. 慢性肾功能衰竭中医证型标准化研究探讨［J］. 南京中医药大学学报，1999，15（1）：18-19.

［2］全国中医肾衰研讨会. 慢性肾衰中医辨证分型和疗效判定标准［J］. 中医药信息，1991（2）：27-28.

［3］郑筱萸. 中药新药临床研究指导原则［M］. 北京：中国医药科技出版社，2002.

［4］何立群，许筠，孙伟，等. 慢性肾衰竭诊疗指南［J］. 中国中医药现代远程教育，2011，9（9）：132-133.

［5］陈香美，倪兆慧，刘玉宁，等. 慢性肾衰竭中西医结合诊疗指南［J］. 中国中西医结合杂志，2015，35（9）：1029-1033.

（彭淑玲）

第五节 对症治疗

从中医角度来看，CRF 的发病涉及全身多个脏腑，病情及临床表现十分复杂，治疗起来十分棘手。所以在辨证施治的基础之上，在 CRF 的某一阶段，针对某一症状，运用中医药进行重点治疗，往往能稳定病情，延缓疾病进展。即使患者已经进入透析阶段，中医药的运用也能显著减少透析并发症，提高患者生活质量。

一、恶心、呕吐等消化道症状

恶心、呕吐等消化道症状是慢性肾功能衰竭的突出表现，这在进展至慢性肾脏病终末期患者中尤为明显，会极大地降低 CRF 患者的生活质量。慢性肾功能衰竭合并呕吐属于中医学"关格""呕吐""虚劳"等疾病范畴，现代医家普遍认为其病机为水液运化失常，湿浊停聚，阻滞气机，进而引起胃气上逆。慢性肾功能衰竭患者肾气不足，蒸腾气化功能失司，溺浊之邪不得排出体外，浊蕴日久成毒，上泛中焦引起纳呆、呕吐等症状。若患者纳呆，呕吐，舌质淡，苔白腻，则辨证为脾肾两虚，寒湿中阻，治疗以健脾温化寒湿为主，予香砂六君子汤或平胃散治疗，取健脾化湿，和胃止呕之意。若湿浊之邪停聚日久，郁而化热，患者可见恶心频频，胃脘痞闷嘈杂，大便黏腻，舌质淡，苔黄腻，辨证为脾胃湿热，治疗宜清热化湿，和胃止呕，可选黄连温胆汤、苏叶黄连汤治疗。其中苏叶黄连汤出自《温热经纬》，原用于湿热之邪所致的呕恶不止，取紫苏叶辛香通气，黄连苦寒降逆之作用，用法为少量浓煎，频频呷服。

调理脾胃升降功能是改善 CRF 患者恶心呕吐的主要方法，我们在香砂六君子汤的基础上加用大黄、石韦等药物，组成经验方肾衰六君子汤，用于改善 CRF 患者恶心、呕吐等消化道症状，取得满意疗效，现介绍如下。

将 CRF 患者 180 例随机分为三组，每组 60 例，三组均予一般西医常规治疗，试验组加用肾衰六君子汤和双歧杆菌乳杆菌三联活菌片口服，对照组加用双歧杆菌乳杆菌三联活菌片，连用 12 周。结果显示，治疗后试验组和对照组患者嗜热链球菌、Scr、BUN、CRP、TNF-α、中医症状积分均较治疗前明显下降（$P < 0.05$），长型双歧杆菌、保加利亚乳杆菌、Ccr 较治疗前升高（$P < 0.05$），且试验组的变化与其他两组比较差异具有统计学意义（$P < 0.05$），说明肾衰六君子汤可调节慢性肾功能衰竭患者的肠道菌群状态，改善其微炎症状态，减轻恶心、呕吐、大便干结等消化道症状，进而起到保护肾功能等作用。

二、肾性贫血

肾性贫血（renal anaemia，RA）是 CRF 常见的并发症之一，在肾衰竭的一系列病理紊乱中起主要作用，降低患者的生活质量和生存率。现代医家认为，肾性贫血属于多脏器功能气血失调，脏腑本虚是发病的根本，而肾脏为先天之本，主骨生髓藏精，肾脏亏虚是发病基础，兼及心、肝、脾、肺、三焦等多个脏腑，但脾、肾两脏在肾性贫血的发展中更为重要。肾主藏精，为先天之本，精血同源，肾精不足，无以化生血液，脾主运化，运化水谷精微，为后天之本，人体一切气血化生均有赖于先天肾精和后天脾脏的运化功能，故脾肾亏虚，精血化生不足，从而导致贫血。另外，CRF 患者病程绵延，瘀浊阻滞不去，新血不生，而致血虚，进一步加重肾性贫血。故中医治疗 RA 当以补脾肾祛瘀浊为基本大法。张荣东等将 60 例肾性贫血患者随机分为对照组 30 例，治疗组 30 例，对照组予以基础治疗，治疗组在对照组治疗的基础上加用补脾益肾活血方（黄芪 30g，党参 15g，山药 20g，白术 15g，甘草 6g，升麻 6g，当归 6g，补骨脂 10g，骨碎补 10g，菟丝子 15g，制何首乌 15g，三棱 10g，莪术 10g）。结果显示，治疗组在改善肾性贫血患者临床症状方面明显优于对照组（$P < 0.05$）；治疗组患者的红细胞、血红蛋白、红细胞压积等指标改善均优于对照组（$P < 0.05$）。证明补脾益肾活血方可有效纠正肾性贫血。

近年来，有学者根据"肾生髓，髓生血"的理论，进一步揭示肾性贫血的发病机制，治疗上侧重于应用"填精益髓"的治法，值得借鉴学习。

三、肾性骨病

肾性骨病（renal osteodystrophy，ROD）又称肾性骨营养不良，是慢性肾脏病的主要并发症之一。有研究发现，伴随着 CKD 的进程，ROD 的发病率呈增高趋势，当进展至终末期肾脏病时，几乎所有的患者均出现肾性骨病。ROD 的临床表现以钙、磷代谢障碍，酸碱平衡失调，维生素 D 代谢异常及继发性甲状旁腺功能亢进等为特征，骨骼损害主要表现为骨质疏松、纤维囊性骨炎、骨软化或硬化、骨畸形和转移性钙化等，严重影响患者的生活质量和生存时间。

有研究显示，中医药在 ROD 的治疗上取得了可观的进展。中医理论认为，肾与骨骼的生长代谢密切相关，在《黄帝内经》中就有大量的相关记载，如《素问·五脏生成》记载"肾之合骨也"；《素问·六节藏象论》记载"肾者，主蛰，封藏之本，精之处也，其华在发，其充在骨"；《素问·阴阳应象大论》记载"肾生骨髓""在体为骨""肾应骨"等。现代医家根据肾性骨病的临床症状及发病特点将其归属于中医"骨痿""骨痹""虚劳"等范畴。慢性肾脏病是本虚标实的疾病，其本虚以脾肾虚损为主，其标实以浊毒、水湿、瘀血为多，肾性骨病也是在此基础上形成的，其病机与慢性肾脏病具有一致性。有学者进一步提出，肾性骨病的基本病机为肾病日久，伤及肾精，肾精不能养骨；或瘀毒内蕴，阻碍精血化生，骨髓失于精血的滋养。崔爽对肾性骨病的中医证候分布特征进行研究，发现肾性骨病的中医证候是在以浊邪内聚成毒为标，脾肾阴阳衰惫为本的基础上，由脾肾阳虚证、肝肾阴虚证、瘀血内阻证、浊毒内停证虚实夹杂不断演变而来的。故中医药治疗肾性骨病多采用补肾壮骨、补肾健脾、补肾活血等方法。

石玥等将符合纳入标准的 ROD 患者 60 例分为补肾活血组（30 例）和单纯治疗组（30 例），补肾活血组给予补肾活血中药颗粒（续断、制狗脊、补骨脂、丹参、当归、制大黄等）和综合治疗，单纯治疗组给予单纯综合治疗。结果显示，补肾活血组疗效总有效率高于单纯治疗组；补肾活血组全段 PTH、骨特异性碱性磷酸酶（BAP）均明显下降，单纯治疗组未见明显改善。说明补肾活血中药颗粒可以缓解 ROD 患者甲状旁腺功能亢进状态，有效改善骨代谢异常。万冰莹等研究发现，运用益肾活血法中药汤剂（牛膝 12g，槲寄生 15g，骨碎补 10g，黄芪 30g，白术 10g，党参 10g，当归 20g，桂枝 12g，制大黄 6g，土茯苓 20g，防风 10g，葛根 10g，独活 10g，青风藤 30g）配合西医基础治疗可以有效缓解肾性骨病疼痛症状，减少患者痛苦，提高患者生活质量。

在实验研究方面，伍晓辉等研究发现，肾衰营养胶囊（党参 25g，白术 10g，茯苓 15g，甘草 5g，杜仲 15g，黄芪 25g，当归 10g，大黄 10g，春砂仁 10g）能明显改善5/6 肾切除合并肾性骨病模型大鼠骨代谢，改善钙磷代谢，降低碱性磷酸酶活性，调节PTH 水平，增加股骨骨密度，从而延缓肾性骨病的进展，其机制可能与上调骨形态发生蛋白 2（BMP-2）的表达有关。

四、皮肤瘙痒

慢性肾脏病相关性瘙痒（CKD-aP）是慢性肾脏病患者常见且令其困扰的并发症，患病率为 20%~40%，严重影响患者生活质量，增加患者死亡风险。CKD-aP 主要表现为持续或者间断发作的难以耐受的瘙痒，多发生于患者四肢、胸部及背部等位置，其具体发病机制尚未明确，普遍认为机制主要有皮肤干燥症假说、免疫炎症相关假说、阿片类物质假说、组胺及甲状旁腺激素机制、二价离子代谢紊乱机制、晚期糖基化终产物学说等。西医针对 CKD-aP 的用药分为外用药品和全身系统用药，外用药品主要解决患者皮肤干燥问题，缓解瘙痒；全身系统用药以口服药物（如抗组胺药物、抗炎药物受体拮抗剂/激动剂和精神类药物等）为主。

近年来，关于中医药治疗 CKD-aP 的报道较多，治疗方法涉及中药内服、针灸、耳穴贴压、中药药浴等。CKD-aP 属于中医"风瘙痒""诸痒""痒风""瘾疹"等范畴。关于其中医病机，有学者结合慢性肾脏病的病理因素，将 CKD-aP 的基本病机归纳为浊毒内蕴、邪毒外发、津血亏虚、肌肤失养，尤其是长期进行血液透析的患者，气血亏虚无以濡养肌肤，从而导致肌肤失养，风邪内生，造成皮肤瘙痒剧烈。

王建挺等应用加味养血润肤饮（生地黄 9g，熟地黄 15g，天冬 9g，麦冬 9g，桃仁 6g，红花 6g，天花粉 6g，生黄芪 15g，当归 12g，黄芩 10g，升麻 6g，地肤子 15g）治疗 MHD 血虚风燥型 CKD-aP。结果显示，加味养血润肤饮可改善患者的瘙痒、睡眠、生存质量、微炎症状态、高磷血症及甲状旁腺功能亢进。朱江涛等应用中药外洗（蛇床子 30g，地肤子 30g，苦参 30g，防风 30g，白蒺藜 30g，白鲜皮 30g，土茯苓 30g，花椒 30g，火麻仁 30g，冰片 20g）治疗维持性血液透析患者的皮肤瘙痒。结果显示，中药外洗可显著改善患者皮肤瘙痒症状，提高其生活质量，且无明显不良反应，疗效优于口服西替利嗪片。

除应用药物外，穴位针刺由于操作方便简单、经济实用、疗效确切等特点，在治疗尿毒症皮肤瘙痒具有较大优势。曲池为手阳明大肠经的合穴，具有疏风解表、调和气血、降逆活络的作用；血海为足太阴脾经腧穴，具有理血活血、散血除湿的作用，二穴相配具有行气活血、祛风养血、合营润燥、清热解表、杀虫的作用，可用于治疗风、湿、热、燥、浊等不同原因引起的皮肤瘙痒。刘成福研究发现，针刺血海、曲池能有效降低血液透析皮肤瘙痒患者的组胺水平，进而改善瘙痒症状，提高其生活质量。

丁同凤等研究发现，应用耳穴贴压法（肾、肺、心、神门、内分泌、皮质下）可以明显降低 CKD-aP 患者瘙痒 VAS 评分、FIIQ 量表积分，改善其生活质量（$P < 0.01$）。其机制可能与降低血清中白介素 -6（IL-6）的水平有关。

五、血液透析相关并发症

血液透析作为 ESRD 患者治疗的常规手段，目前已经十分普及，成功挽救了大量肾功能衰竭患者的生命，使很多患者得以长期生存。但血液透析仍存在较多的短期和长期并发症，严重影响患者的生活质量，而中医药在纠正某些血液透析并发症上具有独特作用。

（一）透析相关性低血压

透析相关性低血压（intradialytic hypotension，IDH）是透析诱导的血流动力学变化的最常见表现，其发病率为17%~56%，临床症状包括头晕、恶心、呕吐、视物模糊、声音嘶哑、肌肉痉挛和晕厥等。急性低血压可造成组织器官灌注不足，导致心肌缺血、心律失常，甚至猝死。IDH反复发作可引起脑功能改变和结构改变。所以积极防治IDH，确保透析过程的安全、顺利，成为临床工作中面临的挑战。目前单纯西医治疗IDH的药物有限，而近年来中医药在治疗IDH方面取得较大进展。

现代医家认为IDH属于中医"厥脱证"范畴，认为肾衰多是本虚标实，本虚源于脾肾亏虚，气血生化乏源，而透析过程中进行体外循环及超滤脱水，使机体短时间内阴液亏虚，进而气随液脱，气随血脱，加之长期体内毒素聚而成瘀，致使气血阴阳不相顺接，导致IDH的发生。

中药注射剂生脉注射液具有益气强心、生津复脉、扶正祛邪等功用，临床中常用于IDH的防治。潘珺研究报道，生脉注射液能在增加有效血容量和稳定血流动力学等方面纠正IDH，并提高机体对缺氧的耐受力和抗应激能力。郭冬华等基于生脉注射液防治IDH的临床研究结果进行Meta分析，研究结果显示，生脉注射液联合常规方法在降低IDH发生率、提高纠正低血压总有效率及透析后平均动脉压（mean arterial pressure，MAP）方面均优于常规方法组，为生脉注射液在IDH治疗中的应用提供了循证医学证据。

在中药注射剂方面，还有参附注射液、参麦注射液、黄芪注射液等用于防治IDH的报道，可以作为临床参考。

有学者将IDH的中医病机概括为气阴（阴阳）两虚，寒热错杂，湿热瘀血阻遏，清阳不升，认为治疗上应兼顾正虚与邪实两个方面，强调益气养阴的同时要清热利湿化瘀，邪气去则正气复，浊瘀化则清气升。治疗方剂可采用生脉散以益气养阴，顾正虚之本；四妙散或大柴胡汤以清利湿热化浊。治疗用药可采用小剂量柴胡、升麻、生黄芪以升清举陷；生石膏、知母以清上焦之虚热；小剂量附子、肉桂以引火归原；口渴明显者加天花粉、石斛；胸闷气短，辨证属心血瘀阻者加瓜蒌、桂枝、丹参。

（二）便秘

便秘是血液透析患者常见的消化道症状，可严重影响患者生活质量，导致患者营养不良与抑郁。罗招芬等研究显示，MHD患者便秘发病率为61.17%，老年患者更是高达84.1%。便秘不仅从心理上会引起患者焦虑、烦躁，还会从生理上会引起患者腹胀、食欲不佳、消化不良，严重者还可导致循环系统紊乱，危及生命。而且便秘直接影响 MHD 患者每次透析超滤量的设定，常常导致超滤量设置过高，诱发 IDH、肌肉痉挛等，严重影响患者透析质量。西医治疗 MHD 慢性便秘多采用肠动力剂及泻剂，可有效缓解症状，但停药后易复发。

近年来，有研究证实，中医药治疗 MHD 慢性便秘效果显著，且不良反应小，患者接受度高。中医学认为，MHD 慢性便秘的病因复杂，涉及多个脏腑，其中脾气虚可导致大肠传导无力，血虚则津枯，使大肠失于滋润濡养，发为便秘；脾肾阳虚则阳气不足，寒气凝结则导致肠道难以发挥传导功能，故大便难以排出；情志失畅，忧思过度，久坐不动则可导致气机不畅，气机失调则大肠无法传，进而出现便秘；肺失宣降、脾失运化、肾气不足则影响大肠传输，发为大便秘结。有研究显示，血液透析所致便秘患者病情的中医辨证分型以脾肾气虚、肝肾阴虚、气阴两虚为主，故治疗此病应以益气、养阴、润肠、温补脾肾为主要原则。纪利梅等应用益肾滋阴、润肠通便的自拟方（熟地黄 20g，肉苁蓉 20g，火麻仁 10g，生黄芪 20g，当归 10g，生白术 60g，升麻 6g，北沙参 10g，麦冬 10g）治疗血液透析所致便秘，可以改善患者临床症状，提高生活质量。孙海云等应用加味济川煎治疗血液透析所致脾肾亏虚型便秘，可起到温补脾肾、调畅气机、润肠通便的作用，能够降低患者总胆固醇的水平，提高白蛋白的水平，改善患者预后。

（三）不宁腿综合征

不宁腿综合征（restless legs syndrome，RLS）是一种感觉运动障碍疾病，主要特征是双下肢强烈的不适感，并伴有运动肢体的冲动，偶可累及上肢或身体其他部位，常于休息或夜间睡眠时出现或加重，活动后症状可减轻。RLS 根据病因，可分为原发性 RLS 和继发性 RLS 两大类。继发性 RLS 多见于慢性肾功能衰竭、糖尿病、周围神经病变、贫血等。终末期肾脏病及透析患者并发的不宁腿综合征，被定义为尿毒症不宁腿综合征。有研究显示，尿毒症患者不宁腿综合征的发病率在 8%~52%，临床可伴发焦虑、抑郁、失眠等精神疾病，尤其 RLS 患者常伴有睡眠障碍，两者关系密切，都会增加透析患者心血管事件及死亡风险。西医治疗尿毒症不宁腿综合征主要采用血液灌流方式，使用营养神经药物、多巴胺受体激动剂等。近年来大量的临床研究证实，中医药治疗尿毒症不宁腿综合征可有效缓解患者不适，减轻患者痛苦，提高患者的生活质量。

有学者提出，尿毒症不宁腿综合征的病机以脾肾肝失调为本，湿热瘀互结为标。肝、脾、肾亏虚则精血化生不足，气血乏源，四肢肌肉、筋脉失于濡养，则出现瘙痒、麻木感；外感风寒侵袭内里，入里化热，不能外宣，加之脏腑虚衰，水液代谢失衡，浊邪留滞体内，湿邪入侵机体，湿浊互结，郁而化热，再加上浊毒蕴结日久，阻滞气血运行损伤络脉致血瘀，则有烧灼、疼痛感。夏艳等以补脾益气、益肾壮骨为治疗大法，应用益肾壮骨方（生龙骨 30g，生牡蛎 30g，龟甲 15g，熟地黄 12g，续断 9g，玄参 9g，牡丹皮 9g，知母 9g，菝葜 9g，补骨脂 9g，川芎 9g，杜仲 9g，山慈菇 9g，延胡索 9g，黄柏 9g，八月札 9g，香附 9g）治疗尿毒症不宁腿综合征，可以起到调节脏腑功能、平衡阴阳、健脾补肾、补精填髓、益气养血的作用，有效降低患者 RLS 严重程度评分，改善患者症状体征，减轻双下肢不适感。孟叶彩等在西医常规治疗基础上应用补阳还五汤加味（黄芪 40g，赤芍 15g，川芎 10g，红花 15g，地龙 10g，桃仁 10g，当归尾 15g，甘草 6g）治疗气虚血瘀型尿毒症不宁腿综合征，结果显示补阳还五汤加味可明显降低 IRLSSG（the international RLS study group，IRLSSG）评分，显著改善尿毒症不宁腿综合征的症状严重程度，提高患者的生活质量，并且能通过改善铁缺乏，提高铁蛋白水平，进而对铁代谢产生影响。

临床尚有应用中药足浴法治疗尿毒症不宁腿综合征的报道。李香茶等应用活血安神方足浴（川芎 90g，赤芍、伸筋草各 30g，艾叶 40g，路路通、红花、乳香、没药、桂枝、透骨草各 10g，神疲乏力明显者，加黄芪、太子参，睡眠障碍者加酸枣仁、夜交藤，阴虚火旺者，加黄芩、黄连、知母、百合、生地黄）治疗尿毒症不宁腿综合征，可起到清热养阴，活血安神之效，能改善尿毒症不宁腿综合征患者的临床症状，改善睡眠质量，同时提高铁离子含量。

六、腹膜透析相关并发症

腹膜透析作为肾脏替代治疗的方式之一，以其简便、血流动力学稳定及花费低廉等优势逐渐被终末期肾脏病患者接受。然而，腹膜透析由于长期腹腔高糖、高压力，以及蛋白流失、感染等情况的发生，常常引发一些并发症。而中医药在治疗腹膜透析并发症、改善患者生存质量方面具有良好的作用。

（一）胃肠功能紊乱

胃肠功能紊乱是腹膜透析患者常见的并发症之一，患者可表现为不同程度的饮食减少、腹胀、嗳气、排气增多、腹痛、便秘或腹泻等，甚至出现肠梗阻、腹膜炎等严重情况。易春燕等报道，腹膜透析患者中有 82.2% 患者出现至少 1 种胃肠道症状，30.2% 患者患有胃肠道疾病，且胃肠道疾病是总体腹膜炎及革兰阴性菌腹膜炎发生的独立影响因素。腹膜透析患者出现胃肠功能紊乱的机制及影响因素十分复杂，概括起来有以下几点：①由于残余肾功能逐步丧失，导致腹膜透析患者的尿毒症毒素分泌和蓄积增加。②肠道尿素浓度升高促进代谢尿素的细菌生长，水解尿素会增加氨的产量，增加肠道的 pH，引起肠管结肠炎和改变肠道通透性，增加尿毒症毒素的吸收。③胃泌素水平升高，可以刺激胃酸使其分泌增加，进而造成胃黏膜损伤，也可以降低幽门括约肌张力，导致胆道反流，从而加重黏膜损伤。④腹膜透析患者腹腔长期存在"高压力"，使肠道毛细血管处于缺血状态，肠黏膜缺血、缺氧可直接引起肠上皮细胞肿胀、萎缩、坏死，导致黏膜屏障功能受损。

现代医家认为，CRF 患者进展至腹膜透析阶段，多属正气不足，邪实留恋，脾肾双亏，久病入络，湿、热、瘀、毒蕴结于肠络；亦可因肾水不济、肾阴不足、肠燥津亏等病机引起肠道失养，肠道运化无助，湿瘀热毒蕴结肠络，导致胃肠功能紊乱。

吕勇等对加味参苓白术散（党参、茯苓、白术、莲子、白扁豆、山药、砂仁、生薏苡仁、桔梗、炙甘草、丹参）治疗持续性不卧床腹膜透析（CAPD）脾虚夹瘀浊证患者胃肠功能障碍及蛋白质－能量消耗（PEW）的干预作用进行研究，使用加味参苓白术散治疗的患者为观察组，使用双歧杆菌二联活菌胶囊治疗的患者为对照组，结果显示，治疗后观察组中医证候疗效优于对照组（$P < 0.05$），观察组中医证候积分明显下降（$P < 0.05$）；观察组与对照组相比，营养不良－微炎症（MIS）评分和胃泌素 –17（G–17）均明显下降（$P < 0.05$），胃肠道症状积分（GSRS）明显下降（$P < 0.05$）；且观察组血清白蛋白（ALB）、前白蛋白（PA）、转铁蛋白（TRF）和体质指数（BMI）升高较对照组明显（$P < 0.05$）。结论证明加味参苓白术散可改善 CAPD 脾虚夹瘀浊证患者胃肠功能障碍和 PEW。

（二）营养不良与微炎症状态

营养不良是腹膜透析（PD）患者常见的并发症，不仅影响 PD 的继续进行及患者生活质量的提高，也大大增加了 PD 患者的死亡率。近年来研究发现，微炎症状态可能是引起和加重尿毒症患者营养不良的主要原因。因此预防和治疗腹膜透析患者营养不良和微炎症状态至关重要。近年来的研究显示，中医药在改善 PD 患者营养不良方面有独特优势，通过辨证施治，可以有效改善 PD 营养不良患者的临床症状，提高其生活质量。PD 患者营养不良的主要表现为面色萎黄无华，纳差腹胀，倦怠乏力，恶心呕吐，浮肿难消，腰膝酸软等。中医学认为"本虚标实"是腹膜透析营养不良发生的基本病机，其病机演变过程为因实致虚，继而在虚的基础上又产生实邪，而实邪又进一步加重本虚。尿毒症患者湿、浊、毒、瘀诸邪积聚导致气血不足，脾肾严重受损，脾胃运化功能障碍导致水湿再次内蕴体内，日久化浊、化毒、化瘀，壅滞于内，又会进一步加重脏腑虚损。

郑登勇等认为腹膜透析属于中医治法的"祛邪法"，在祛除浊毒之邪的同时，也会导致精微物质的丢失，会加重脾肾两脏的损伤。脾肾亏虚，浊毒内生；运血乏力，故瘀血自成。另外，腹膜透析液长期存留于体内，肠胃浸渍于水湿之中，湿浊弥漫三焦，困阻脾胃，气机失畅，使胃失受纳，脾失健运，传导失司，清浊不分，继而出现腹胀、便秘、腹泻或饮食减少等消化功能紊乱症状和营养障碍。郑氏应用补肾祛毒丸（桑寄生、生地黄、山茱萸、党参、黄芪、茯苓、北柴胡、土茯苓、生大黄、当归、丹参、牛膝、醋鳖甲、炮山甲、三七粉）治疗腹膜透析营养不良，可以起到健脾补肾、益气养血、祛浊化瘀等功效，能有效提高患者 ALB 水平、降低营养不良炎症评分（malnutrition inflammation score，MIS）分值，从而有效改善 PD 患者营养不良状态和微炎症状态。伍玉娟等应用健脾益气方（黄芪 30g，党参 15g，白术 10g，茯苓 15g，炙甘草 8g，丹参 15g，川芎 8g，葛根 15g，大腹皮 6g）治疗腹膜透析营养不良，结果显示健脾益气方能够升高患者血红蛋白（Hb）、ALB、前白蛋白（PA）及转铁蛋白（TRF）水平，降低 C- 反应蛋白（CRP）、白细胞介素 –6（IL-6）、肿瘤坏死因子（TNF-α）水平，从而起到改善腹膜透析患者营养不良、微炎症状态的作用。

（三）腹膜纤维化

腹膜纤维化（peritoneal fibrosis，PF）是导致 PD 患者腹膜结构改变、超滤功能衰竭（ultrafiltration failure，UFF）的主要原因，也是患者退出 PD 的首要原因。PF 以细胞外基质蛋白异常产生导致腹膜间皮细胞损伤、腹膜间质层结缔组织增厚及新生血管形成为特点，是 PD 中常见的并发症之一。PF 的确切发病机制尚未完全清楚，现代医学治疗 PF 以改善腹膜透析液生物相容性和使用 RAAS 抑制剂等对症治疗为主，疗效一般，防治手段有限。所以对于如何抑制腹膜透析相关性腹膜纤维化的发生及发展，是目前临床上急需解决的问题之一。近年来多项研究证实，中医药在防治 PF 中起积极作用。中医药治疗 PF 的机制研究主要集中在细胞因子（TGF、TNF 等）、Akt/mTOR 信号通路、EMT、氧化应激、微炎症反应等方面，在一定程度上从分子生物学、代谢组学方面揭示了中医药防治 PF 的本质，明确了中医药作用 PF 的作用靶点。PF 属于中医"微型癥积"等范畴，中医药中的复方及单味药物均对 PF 有治疗作用。赵洁等对有关活血化瘀类中药防治腹膜纤维化的文献进行归纳、总结，认为活血化瘀类中药干预腹膜纤维化的机制与调节细胞因子、减轻微炎症状态、抗氧化应激反应、减轻高糖毒性有关，其对腹膜的结构及功能具有保护作用，可以延缓腹膜纤维化。

杨洪涛等应用扶肾颗粒（黄芪 15g，当归 10g，淫羊藿 15g，陈皮 10g，半夏 15g，丹参 30g，熟大黄 10g，鬼箭羽 30g）对腹膜透析大鼠进行干预，结果显示扶肾颗粒可减轻腹膜透析大鼠的肾功能损伤，保护残余肾功能，改善腹膜透析大鼠的超滤量及葡萄糖转运量，抑制促纤维化因子 TGF-β_1、CTGF、IL-6 等表达，调高抗纤维化因子 HGF、BMP-7 的表达，进而起到抑制腹膜透析相关腹膜纤维化的发生、改善腹膜透析的效能。

有报道显示，单味中药如黄芪、三七、丹参、川芎等，可以通过各种不同的途径对腹膜纤维化起到抑制作用，其具体机制如下。黄芪能通过影响单核细胞趋化蛋白 1（monocyte chemotactic protein 1，MCP-1）介导的单核巨噬细胞活化，减轻炎症反应和纤维化过程，同时黄芪还能下调转化生长因子 -β（transforming growth factor-β，TGF-β）/Smad 通路的表达，对腹膜纤维化起抑制作用。三七可通过阻断新生血管形成防治腹膜纤维化的发生。丹参通过抑制巨噬细胞浸润及其相关促纤维化因子的释放，抑制腹膜纤维化的发生。川芎嗪腹腔给药，可提高腹膜超滤功能，提高透析充分性，减少腹透液对腹膜间皮细胞的损伤，从而有效避免腹膜透析患者发生腹膜炎和腹膜纤维化等并发症。

【参考文献】

［1］宋佳微，远方.中医辨治慢性肾脏病呕吐探析［J］.山西中医，2020，36（7）：1-3.

［2］王筝，刘文康，冯桃花，等.慢性肾脏病毒瘀相关病机探讨［J］.河北中医，2019，41（12）：1893-1895，1920.

［3］彭书玲，郭兆安，窦晨辉，等.肾衰六君子汤对慢性肾衰竭患者肠道微生态影响［J］.中国中西医结合肾病杂志，2019，20（3）：233-235.

［4］李堃瑛，魏日胞，李锋，等.慢性肾脏病患者肾性贫血相关因素及中医学研究［J］.中国中西医结合肾病杂志，2016，17（9）：770-772.

［5］张荣东，林应华，林莺.补脾益肾活血方治疗脾肾两虚夹瘀型肾性贫血的临床效果［J］.中国医药导报，2018，15（34）：127-130.

［6］阮冬冬，袁军，曾毅，等.基于"肾生髓，髓生血"理论探讨肾性贫血的机制与治疗［J］.世界中西医结合杂志，2021，16（10）：1948-1951.

［7］Mula-Abed WA，Al Rasadi K，Al-Riyami D.Estimated glomerular filtration rate（eGFR）：a serum creatinine -based test for the detection of chronic kidney disease and its impact on clinical practice［J］.Oman Med J，2012，27（2）：108-113.

［8］王娇，唐桂军，华琼，等.李培旭治疗肾性骨病经验介绍［J］.新中医，2020，52（23）：188-190.

［9］崔爽.慢性肾衰肾性骨病中医证候分布特征与演变的探究［J］.中医临床研究，2013（20）：78-79.

［10］石玥，张宁，刘世巍，等.补肾活血法治疗肾性骨病60例临床观察［J］.北京中医药大学学报，2010，33（11）：782-785.

［11］万冰莹，王身菊，赵敏，等.益肾活血法治疗肾性骨病疼痛症疗效观察［J］.实用中医内科杂志，2020，34（7）：14-17.

［12］伍晓辉，尤海岩，胡蓉，等.肾衰营养胶囊对肾性骨病大鼠骨代谢及股骨组织BMP-2表达的影响［J］.天津医药，2020，48（2）：91-95.

［13］董建华.慢性肾脏病相关性瘙痒［J］.肾脏病与透析肾移植杂志，2022，31（2）：180-184.

［14］AARON J T，DAVID C，CLAUDIO R.Recent advances in the treatment of uremic pruritus［J］.Cur Opin Nephrol Hyper，2020，29（5）：465-470.

［15］李永川，刘亚伟，梅长林.尿毒症瘙痒的发病机制与治疗研究现状［J］.中国中西医结合肾病杂志，2010，11（1）：76-78.

［16］周少峰，许勇镇，阮诗玮.阮诗玮教授治疗尿毒症性皮肤瘙痒经验［J］.亚太传统医药，2020，16（7）：92-94.

［17］王建挺，李述捷，阮诗玮，等.加味养血润肤饮治疗血虚风燥型尿毒症皮肤瘙痒32例［J］.福建中医药，2019，50（6）：13-14，17.

［18］朱江涛，高继宁.中药外洗治疗尿毒症皮肤瘙痒的疗效观察［J］.山西中医学院学报，2019，20（1）：60-61.

［19］刘成福.针刺曲池、血海对维持性血液透析皮肤瘙痒的临床观察［J］.中西医结合研究，2018，10（5）：256-257.

［20］丁同凤，姚兴梅，彭文，等.耳穴贴压改善腹膜透析尿毒症瘙痒症患者的临床疗效观察及机制探讨［J］.中国中西医结合肾病杂志，2019，20（3）：243-245.

［21］Daugirdas JT.Measuring intradialytic hypotension to improve quality of care［J］.Journal of the American Society of Nephrology，2015，26（3）：512-514.

［22］Hammes M，Bakris GL.Intradialytic hypotension：is midodrine the answer［J］.Am J Nephrol，2018，48（5）：378-380.

［23］肖虹，赵金玲，任文英.血液透析相关性低血压与中医证型分布及症状困扰的相关性研究［J］.中国中西医结合肾病杂志，2021，22（8）：706-709.

［24］潘珺.生脉注射液联合左卡尼汀对维持性血液透析低血压和微炎症状态影响［J］.国际泌尿系统杂志，2016，36（6）：903-906.

［25］郭冬华，王秀琴.生脉注射液用于防治透析低血压的 Meta 分析［J］.中国中西医结合肾病杂志，2019，20（10）：906-908.

［26］李天天，陶静，孙伟.中医药改善血液透析低血压的研究近况［J］.中国中西医结合肾病杂志，2021，22（3）：267-268.

［27］杨丽平，韩东彦，刘文军，等.从湿热血瘀论治血液透析低血压的临床研究［J］.中国中医急症，2014，23（6）：1007-1008，1035.

［28］Zhang J，Huang C，li Y，et al.Health-related quality of life in dialysis patients with constipation：across-sectional study［J］.Patient Prefer Adherence，2013，7（18）：589-594.

［29］Carrera-Jimenez D，Miranda-Alatriste P，Atilano-Carsi X，et al.Relationship between Nutritional Status and Gastrointestinal Symptoms in Geriatric Patients with End-stag Renal Disease on Dialiysis［J］.Nutrients，2018，10（4）：425.

［30］罗招芬，许秀君，陈慧仙.维持性血液透析患者便秘情况的调查研究［J］.中华护理杂志，2011，46（9）：911-913.

［31］陈国伟，邹川，吴禹池，等.中医药在血液透析患者中的应用情况及需求分析［J］.世界科学技术-中医药现代化，2016，18（6）：989-993.

［32］陈然，曹之娣，陈建晓，等.增液承气汤治疗维持性血液透析患者慢性便秘30例［J］.浙江中医杂志，2021，56（6）：427-428.

［33］李增变，张国胜，张玉霞，等.维持性血液透析患者经络特征及传变规律研究［J］.中国中医基础医学杂志，2017，23（4）：525-527，543.

［34］纪利梅，李仁武，董小革，等.益肾滋阴法治疗维持性血液透析患者功能性便秘35例［J］.河南中医，2020，40（1）：113-116.

［35］孙海云，王家顺，王浩.加味济川煎对血液透析便秘患者的疗效及对血清白蛋白和胆固醇水平的影响［J］.辽宁中医杂志，2021，48（11）：129-131.

［36］Lin XW，Zhang JF，Qiu MY，et al.Restless legs syndrome in end stage renal disease patients undergoing hemodialysis［J］.BMC Neurol，2019，19（1）：47.

［37］陈静，王亿平.王亿平论治尿毒症不安腿综合征临证经验［J］.中医药临床杂志，2018，30（9）：1615-1617.

［38］夏艳，王春芳.益肾壮骨方辅治维持性血液透析合并不安腿综合征疗效观察［J］.实用中医药杂志，2019，35（1）：83-84.

［39］孟叶彩，冉来虎，王业莉，等.基于铁代谢研究补阳还五汤加减对气虚血瘀型血液透析患者不安腿综合征的治疗作用［J］.中国中西医结合肾病杂志，2022，23（5）：444-446.

［40］李香茶，胡日红，姚国明.活血安神方足浴为主治疗血透患者不安腿综合征临床研究［J］.浙江中医杂志，2016，51（12）：863-864.

［41］易春燕，林建雄，于晓丽，等.胃肠道疾病与腹膜透析相关性腹膜炎的相关性［J］.中华肾脏病杂志，2020，36（12）：918-924.

［42］姜晨，杨波，范淑芳，等.中药干预腹膜透析肠功能障碍的疗效观察［J］.天津中医药，2014（8）：462-465.

［43］吕勇，鲍容，张磊，等.加味参苓白术散对持续性不卧床腹膜透析患者胃肠功能障碍及蛋白质-能量消耗的干预作用［J］.中国实验方剂学杂志，2022，28（3）：116-122.

［44］郑登勇，魏仲南，吴强.补肾祛毒丸治疗维持性腹膜透析患者营养不良的临床观察［J］.中国中西医结合肾病杂志，2015，16（11）：998-999.

［45］伍玉娟，王琳，史伟，等.健脾益气方改善腹膜透析患者营养不良、微炎症状态临床观察［J］.亚太传统医药，2021，17（8）：90-93.

［46］胡学芹，王畅，田园，等.腹膜透析相关性腹膜炎临床特点和病原学及其预后［J］.中华医院感染学杂志，2019，29（14）：2125-2129.

［47］刘前程，刘鑫，吴敏华，等.中医药治疗腹膜透析相关性腹膜纤维化实验研究进展［J］.临床肾脏病杂志，2022，22（7）：601-605.

［48］赵洁，莫超，史伟，等.活血化瘀类中药治疗腹膜纤维化机制的研究进展［J］.中华中医药学刊，2020，38（4）：80-83.

［49］杨洪涛，张建朋，赵菁莉，等.扶肾颗粒对腹膜透析相关性腹膜纤维化的影响及其作用机制的实验研究［J］.中国中西医结合肾病杂志，2012，13（6）：482-486.

［50］蒋晓露，施映枫，陶敏，等.中药防治腹膜纤维化的研究进展［J］.中国中西医结合肾病杂志，2019，20（5）：468-470.

（孙春晓）

第六节 外治疗法

由于 CRF 病情复杂，涉及全身多个系统，目前为止，现代医学仍然没有针对 CRF 的特效疗法，临床多采用控制血压、减少尿蛋白、纠正贫血、改善钙磷代谢紊乱等一体化综合对症治疗的手段。经过多年继承和发展，中医药总结出对治疗 CRF 具有独特优势的中医外治法，具有简、便、廉、验的特点。并且相对于内服药物，外治法可不经过肾脏代谢就可以将体内毒素从肠道、皮肤等途径排出体外，还能为机体提供有益刺激，改善内环境，提高免疫力。下面就对治疗 CRF 的常用的外治法予以介绍。

一、中药灌肠

中药灌肠疗法最早见于我国东汉时期张仲景的《伤寒论》，其中提到了猪胆汁方和蜜煎导方，属于中医治疗八法中的"下法"，其理论依据源自《素问·阴阳应象大论》中的"清阳出上窍，浊阴出下窍"，强调因势利导，使邪从下出，通过荡涤胃肠积滞、积水、瘀血，给邪以出路。CRF 的发病机制为脾肾亏虚，水毒浊瘀潴留，针对病因病机，故导邪外出是治疗的关键环节。"大肠者，传导之官"，中药灌肠治疗 CRF 就是充分利用大肠传导糟粕之功，重在降浊，使邪有出路。有研究显示，中药灌肠制剂在治疗早期及中期慢性肾功能衰竭中疗效显著，能降低患者尿素氮、肌酐水平，延缓疾病进展，改善患者不良症状，是安全、廉价、高效的中医药治疗手段。

我们在毕氏大黄牡蛎公英汤的基础上，重用生牡蛎，加丹参、熟附子组成清氮灌肠液，用于治疗 CRF 取得较好疗效，现简介如下。将 194 例住院 CRF 患者以 2∶1 的比例随机分为治疗组和对照组，治疗组 128 例用清氮灌肠液（生大黄、生牡蛎、蒲公英、丹参、熟附子）治疗，对照组 66 例用包醛氧化淀粉治疗。结果显示，治疗组经清氮灌肠液治疗后，患者症状、体征积分明显下降（$P < 0.05$），对照组下降不明显（$P > 0.05$）；治疗组用药后中分子物质（MMS）、PTH、血钙（SCa）、血磷（SP）均较治疗前改善（$P < 0.05$），对照组无明显改善（$P > 0.05$）；治疗组总有效率 87.5%，对照组总有效率为 66.7%（$P < 0.01$）。说明清氮灌肠液治疗 CRF 有较好的疗效，其机制可能与降低 MMS 和 PTH 及改善钙、磷代谢障碍有关。

近年来，随着结肠透析机的普及，高位结肠透析联合中药灌肠在临床应用越来越广。将具有半透膜特点的肠道黏膜作为透析膜，利用患者自体血液与所用结肠透析液中溶质的浓度梯度差异，经弥散、渗透等方式，清除患者体内代谢废物及毒素。肠道清洁后再加中药保留灌肠，可以起到药物治疗的作用。

（一）作用机制

从西医角度来看，中药保留灌肠模拟腹膜透析原理，是将中药药液从肛门灌入直肠，直肠黏膜是一层半透膜，在排出毒素的同时，中药有效成分也可被直接吸收，进入血液中发挥作用。由于中药灌肠改变了给药途径，药物可直接作用于肠道，可避免肝脏的首过药物消除效应。有学者总结中药灌肠治疗 CRF 的机制，有以下几点。①从肾外途径增加各种代谢产物的排出，如肌酐、尿素氮等，提高胃肠道对尿素的分解能力和排泄能力，增加尿毒症毒素的排出。②减少肌酐和尿素氮的生成，抑制体内蛋白质的分解，利用氨合成蛋白质，减少尿素的合成。③中药灌肠方中主要药物可以调节肠道菌群、减轻炎症反应等。

动物实验方面，有学者应用清氮灌肠液治疗 5/6 肾切除大鼠（慢性肾功能衰竭模型），结果显示，清氮灌肠液能明显改善大鼠的尿素氮（BUN）、血肌酐（Scr），明显降低其血清 PTH、血磷，升高血钙；并且从病理切片来看，治疗大鼠的肾小球和肾小管功能均较未治疗大鼠活跃，间质炎症减轻。表明清氮灌肠液治疗慢性肾功能衰竭不仅能降低 Scr、BUN，而且能延缓慢性肾功能衰竭的进展。

近年来，有学者提出"肠 - 肾轴"的概念，为中药灌肠治疗肾脏病提供了新的理论依据，认为可以通过调整肠道生态平衡来治疗肾脏疾病。中药灌肠通过增加硫酸吲哚酚（indoxyl sulfate，IS）和硫酸对甲酚（P-cresyl sulfate，PCS）等源于肠道微生物代谢的尿毒症毒素的排泄量，改变肠道菌群微生态，减少肠道菌群生产尿毒症毒素，改善肠道微炎症状态等机制，起到治疗 CRF 的作用。

（二）常用灌肠方药组成

中药灌肠方药有很多，有学者通过 CNKI 数据挖掘发现，高频灌肠药物位居前 5 者为"大黄、牡蛎、丹参、附子、蒲公英"，其中大黄的频率高达 98.19%。临床常用药物剂量为大黄 15g，牡蛎 60g，蒲公英 30g，丹参 30g，附子 6g。在辨证的基础上，气虚者加入黄芪 30g，血虚者加入当归 15g，熟地黄 15g，阳虚重者可将附子加量至 10～30g。

方中大黄通腑泄浊，破血逐瘀，可以通过降低肾小球的高灌注和高滤过，抑制肾脏代偿性肥大，保护残余肾单位，减轻炎症介质及细胞因子的影响，改善氮质代谢紊乱，降低尿素氮、血肌酐，促进蛋白质合成，从而延缓 CRF 的进展；牡蛎镇惊安神、益阴潜阳，既能制约大黄泻下太过，又能增加灌肠液的渗透压，有利于周围组织向肠道内分泌毒素，且其有效成分 80%~90% 是碳酸钙、磷酸钙、硫酸钙，可中和酸性，吸附毒素，大量的 Ca^{2+} 经肠黏膜吸收后，可升高血钙水平，调节钙磷代谢；蒲公英利尿通淋散结，具有抗炎抑菌、调节肠道菌群的作用；丹参活血化瘀，能够增加肠壁和肾血流量，对防治肾脏纤维化、减轻肾脏病理损伤有较好的作用；附子补火助阳，回阳救逆，具有抗炎、免疫调节及改善肾功能等作用。

此外，中药灌肠方中尚可加入其他药物，清热解毒类如槐米、六月雪、白花蛇舌草、土茯苓等；活血化瘀类如桃仁、赤芍、红花、益母草、川芎等；行气泻下类如莱菔子、芒硝；温阳类如肉桂等。这些药物均可在辨证论治的基础上随证使用。

（三）操作方法及注意事项

灌肠前嘱患者排空二便，取侧卧位，双膝适当屈曲，垫高臀部约 10cm，显露肛门。嘱患者放松深慢呼吸，将已经润滑好的灌肠软管插入肛门 10cm 左右，将 37~39℃的浓煎灌肠液 200mL 缓慢灌入。拔出灌肠管后嘱患者保留灌肠液至少 1~2 小时，每天 1~2 次。操作前应消除患者的紧张心理，取得患者配合，插管手法轻柔，插管幅度不宜过大，以免造成肠道损伤，灌肠后应观察患者排便量、次数、性质，以每天 2~3 次、质软偏稀为佳，排便超过 5 次或出现腹痛应停止灌肠。

二、腧穴疗法

腧穴是人体脏腑经络之气输注于体表的特殊部位。经络具有联络脏腑、沟通内外、运行气血、濡养全身的作用。腧穴和经络可以作为刺激部位或药物的载体通道，使刺激或者药物作用于相关脏腑，作用于腧穴的药物大部分可以直接到达病变部位，具有提高疗效、减少口服药物的优点，避免长期服药对胃肠道的刺激，以及药物在体内蓄积对身体的损害。有研究显示，腧穴疗法对于 CRF 具有良好效果。

（一）针刺

针刺疗法是通过调节机体的交感神经系统、内分泌系统、生长因子和免疫力等对 CKD 起治疗作用。针刺在改善 CRF 患者消化道症状方面独具优势。现代研究表明，针灸能调节胃动力障碍患者的胃电节律，调整胃幽门括约肌功能，调节神经系统和胃肠激素的分泌，抑制胃酸的分泌，促进胃泌素和胃动素的分泌，进而达到促进胃肠运动、加速排空、保护胃黏膜、改善胃黏膜血液循环的目的。针刺对恶心、呕吐、腹胀等消化系统症状能起到良好的治疗作用。崔延超等将 60 例慢性肾功能衰竭并发消化功能紊乱的患者随机分为治疗组 30 例，对照组 30 例，治疗组采用针刺治疗（取穴足三里、内关、中脘、太冲、太溪、阴陵泉、气海、百会），对照组采用多潘立酮片治疗。治疗 2 周后观察疗效。结果显示，治疗组患者的上腹胀、早饱症状改善较对照组患者明显（ $P < 0.05$ ）。提示针刺改善 CRF 患者腹胀、早饱等症状的疗效优于多潘立酮片。

（二）艾灸

与针刺相比，艾灸更强调温通温补。艾灸将灸火的热量通过经络传导至病所，以达到防病治病的目的。有研究显示，艾灸疗法在调节肾脏血流速度、抑制肾间质纤维化方面有治疗意义。全国老中医药专家学术经验继承工作指导老师管遵信的隔药饼灸法，是当代灸法治疗 CKD 的优秀临床成果。临床研究证实，通过隔药饼灸法，施灸 CKD 患者的肾俞、脾俞、足三里、关元等穴位，使艾灸、腧穴及药物三者结合，可以产生"隔药饼灸"的综合治疗效应，能够明显减轻患者的临床症状和体征，抑制肾脏纤维化。

（三）穴位敷贴

穴位敷贴是结合中医辨证论治，将药物敷贴于相应穴位，通过皮肤渗入血络而发挥治疗作用的一种外治法。清代名医徐大椿曾对敷贴之法有过高度评价："用膏药贴之，闭塞其气，使药性从毛孔而入其腠理，通经贯络，或提而出之，或攻而散之，较之服药犹有力，此至妙之法也。"张丽霞等用复元四红散穴位敷贴治疗 CRF，治疗组 32 例，对照组 28 例，对照组对症给予西医常规治疗，治疗组则在对照组治疗的基础上，联合复元四红散（红花、红藤、赤芍、川芎、川乌、生大黄各 30g，丹参 50g，生甘草 10g）敷贴于患者双侧肾俞，并用治疗仪照射敷贴穴位，增加药物吸收。结果显示，治疗组总有效率为 87.5%，对照组总有效率为 64.28%，治疗组在 BUN、CER、UA、UP-24h 的指标上较对照组下降更加明显（ $P < 0.05$ ）。

三、药浴疗法

药浴疗法是中医特色疗法，其理论基础为《素问·汤液醪醴论》中的"开鬼门，洁净府"，指通过中药配伍，配以热气熏蒸，开启汗孔，使体内秽浊毒邪从汗而解，属于中医八法中的"汗"法，可以起到疏通气血、宣泄腠理的效果。马俊杰等将 80 例慢性肾脏病患者随机分为 2 组，药浴组 40 例，在现代医学一体化治疗的基础上配合药浴治疗，对照组为 40 例，单纯一体化治疗，30 天为 1 个疗程。结果显示，药浴组治疗后患者的 Scr、hs-CRP、IL-6、TNF-α、Ang Ⅱ、D-dimer 水平与本组治疗前及对照组治疗后比较差异有统计学意义（$P < 0.05$）。说明药浴对慢性肾脏病患者的免疫炎症有调节作用，此为其"洁净府"的机制之一。

中药药浴可从多个方面对 CRF 患者起到治疗效果。由于慢性肾脏病的特点是容易出现水肿、毒素蓄积体内、高凝及合并皮肤病变等，药浴可通过应用不同中药方剂的组合，对以上症状起到治疗作用，现就药浴治疗效果论述如下。

（一）缓解水肿

从中医角度来讲，水肿的发病机制为肺失通调、脾失转输、肾失开阖、三焦气化不利，中医治疗水肿的根据是"其本在肾，其末在肺""其在皮者，汗而发之""开鬼门"等理论。中药药浴治疗水肿的机制为：肺主皮毛，药浴熏洗内归肺脏，一是促使肺脏宣通，同时使其肃降，促其行使通调水道之功用，使津液从下焦膀胱而出；二是药浴熏洗时，由于温热效应能提高组织的温度，改善微循环，使血流加快，且通过皮肤组织吸收后，能调节局部免疫状态，抑制毛细血管的通透性，抑制和减少生物活性物质的释放。

赵文景等对糖尿病肾病水肿患者加用中药药浴疗法，药物组成为桑白皮、麻黄、桃仁、杏仁、赤芍、泽泻、川芎各 60g，生黄芪 100g，治疗组使用西医常规治疗和中药药浴，对照组仅使用西医常规治疗，结果显示，治疗组在减轻水肿方面疗效优于对照组，说明中药药浴对糖尿病肾病水肿患者有利尿消肿的作用。

（二）促进毒素肌酐、尿素氮的排出

慢性肾功能衰竭，尤其是终末期肾衰时，患者体内代谢废物排泄障碍，出现尿毒症症状，总的病机为脾肾衰败，气血阴阳不足，湿热瘀毒内蕴，气机逆乱。中药药浴根据辨证论治的原则，加入健脾补肾、发汗泻浊、化瘀解毒的中药，起到疏通经络、促进气血运行、调理阴阳平衡的效果，通过药浴，患者全身出汗，达到排泄毒素的目的。其机制为利用中药和水浴的双重作用，加速患者出汗排毒，利用皮肤半透膜的生物特性，达到代偿性治疗的目的。霍长亮等将慢性肾功能衰竭患者 80 例随机分为 2 组，每组各 40 例，治疗组予以中药足浴（麻黄、桂枝、附子、透骨草、桃仁、红花、当归、白花蛇舌草、苦参各 30g）加西医常规治疗，对照组予以温水足浴加西医常规治疗，疗程均为 2 周。治疗结果显示，治疗组有效率为 92.5%，对照组为 77.5%（$P < 0.05$）。治疗组治疗后患者血红蛋白（Hb）、血肌酐（Scr）、尿素氮（BUN）较治疗前有明显改善（$P < 0.05$）。说明中药药浴治疗慢性肾功能衰竭有较好疗效。

（三）缓解尿毒症皮肤瘙痒

皮肤瘙痒是慢性肾功能衰竭患者的常见并发症，发生率为 40%～50%，且随着病程的迁延，发病率不断上升，严重影响患者的生活质量。中医学认为 CKD-aP 为本虚标实证，以脾肾气血两虚为本，湿浊瘀毒蕴结为标。《外科精义》载药浴可"疏导腠理，通调血脉"，使腠理疏泄，促使汗液排泄，促进毒素自汗而出。中药药浴由于治疗方法简便、效果显著、不良反应少，用于治疗 CKD-aP 十分合适。余燕娜等将 30 例 CKD-aP 患者随机分为治疗组和对照组，两组各 15 例，2 组均进行常规血液透析及其他基础治疗，对照组患者接受普通清水洗浴，治疗组给予疏风祛湿止痒药浴（荆芥、地肤子、白鲜皮、土茯苓、川芎、当归各 100g，紫苏叶、蝉蜕、积雪草各 50g，苦参 60g），共治疗 2 周。结果显示，治疗组患者皮肤瘙痒症状明显改善，生活质量提高，同时，实验室检测结果显示，治疗组患者的血磷、iPTH、β_2- 微球蛋白、C- 反应蛋白水平显著下降，提示疏风祛湿止痒药浴治疗 CKD-aP 效果良好。

【参考文献】

［1］孙子超，仉晓露. 浅谈中医灌肠法在治疗慢性肾衰竭上的应用［J］. 世界最新医学信息文摘（连续型电子期刊），2020，20（99）：175-176.

［2］郭兆安，武文斌，姜锡斌，等. 清氮灌肠液治疗慢性肾功能衰竭的临床研究［J］. 中国中西医结合急救杂志，2005，12（1）：10-12.

［3］易庆莲，王亿平，梁晓平. 中药肠道疗法在慢性肾脏病治疗中的应用［J］. 中医药临床杂志，2020，32（12）：2213-2217.

［4］吴薇. 中医外治法在慢性肾功能衰竭治疗中的进展［J］. 中医药学报，2013，41（2）：108-111.

［5］陶芳，孔薇. 基于肠 - 肾轴理论研究中药灌肠治疗慢性肾脏病机制的思路探讨［J］. 天津中医药，2019，36（10）：973-976.

［6］赵海霞，徐向东. 清氮灌肠液治疗 5/6 肾切除大鼠慢性肾衰模型实验研究［J］. 山东中医杂志，2004，23（2）：106-108.

［7］崔移明，彭贵军，胡心，等. 基于数据挖掘及网络药理学探讨中药灌肠治疗慢性肾疾病的核心中药及机制［J］. 西安交通大学学报（医学版），2022，43（2）：286-296.

［8］金晟，龙利，卢远航. 中药灌肠治疗慢性肾功能衰竭的疗效观察［J］. 湖北中医药大学学报，2013，15（3）：55-56.

［9］崔延超.针刺治疗慢性肾衰竭并发消化功能紊乱30例疗效观察［J］.中国全科医学，2012，15（18）：2088-2090.

［10］臧春柳，佘妙华，赵见文.浅析艾灸之原理［J］.新中医，2020，52（19）：133-135.

［11］黄培冬，王馨悦，易玮，等.隔药饼灸对慢性肾衰竭兔肾组织纤维化相关因子表达的影响［J］.针刺研究，2019，44（8）：577-582.

［12］左政，姜云武，管遵信，等.隔药饼灸治疗慢性肾功能衰竭疗效观察［J］.上海针灸杂志，2015（3）：218-220.

［13］张丽霞，冷伟，陆飞龙.复元四红散穴位贴敷治疗慢性肾衰竭的临床观察［J］.中国中西医结合肾病杂志，2015（9）：814-815.

［14］马俊杰，周春祥.基于对80例慢性肾脏病患者炎症干预的研究探讨药浴疗法"洁净府"机制［J］.中华中医药杂志，2012，27（3）：591-593.

［15］赵文景，马秋艳，张胜容，等.中药药浴治疗2型糖尿病肾病水肿30例临床观察［J］.北京中医药，2011，30（11）：839-842.

［16］于敏，赫岩，李萌，等.中药足浴法治疗慢性肾衰竭50例临床疗效观察［J］.临床合理用药杂志，2011，4（12）：73-74.

［17］霍长亮，陈波，江桂林，等.中药足浴治疗慢性肾功能衰竭40例临床观察［J］.浙江中医药大学学报，2014（2）：165-166，167.

［18］余燕娜，王亮亮，吴兴波.疏风祛湿止痒药浴法治疗尿毒症瘙痒症疗效观察［J］.新中医，2017，49（12）：64-66.

（孙春晓）

第七节　单味中药及中成药治疗慢性肾衰的研究

导致慢性肾竭的病因十分复杂，近年来，对于慢性肾竭的治疗，单味中药及中成药方面的研究也取得了明显的进步。不论是中医药理研究还是现代药理研究，均有大量的证据证明单味中药及中成药治疗慢性肾衰的疗效。本节对单味中药及中成药治疗慢性肾衰介绍如下。

一、单味中药

（一）大黄

大黄首载于《神农本草经》，为蓼科植物掌叶大黄、唐古特大黄或药用大黄的干燥根和根茎，又名黄良、锦文、火参、生军、川军，味苦，性寒，有泻下攻积、清热泻火、利湿退黄、凉血解毒、逐瘀通经等功效。《神农本草经》记载大黄"主下瘀血，血闭，寒热，破癥瘕积聚，留饮宿食，荡涤肠胃，推陈致新，通利水谷，调中化食，安和五脏"。《神农本草经》对于大黄的记载是前人对大黄功效的高度总结。慢性肾功能衰竭属于中医"关格""虚劳""肾劳""水肿"等范畴。古人很早就发现了大黄在治疗虚劳等疾病中的特殊价值，如《金匮要略·血痹虚劳病脉证并治》中治疗"五劳虚极羸瘦，腹满不能食，缓中补虚"的大黄䗪虫丸，《医学纲目》中治疗"劳瘵积滞"的百劳丸，其中大黄均为重要药物。明代名医李士材对此曾有精辟论述："古人用大黄治虚劳吐衄，意甚深微，浊阴不降则清阳不升，瘀血不去则新血不生也。"深刻揭示了大黄治疗虚劳等疾病的机理。

现代医家认为慢性肾功能衰竭的病机为本虚（气、血、阴、阳亏虚）标实（瘀血、浊毒、水湿），虚实夹杂，其中"浊毒"既是对人体脏腑经络及气血阴阳造成严重损害的致病因素，也是蕴积于体内的病理产物。CRF 患者多有便秘、少尿甚至无尿等临床表现，使邪无出路，导致病情加重，故通腑降浊是 CRF 的主要治法。大黄是治疗 CRF 的常用药，这是由于大黄"推陈致新"的功效。正如《神农本草经百种录》记载"大黄……邪积既去，则正气自和"，指出大黄具有祛邪以扶正之效。有研究表明，大黄蒽醌类化合物可通过调节酶活性，改善微环境，发挥逐瘀通经、泻下攻积等功效，使邪气得出，正气得复，达到治疗 CRF 的目的。

需要注意的是，临床中大黄使用过量会导致泻下过度，损伤气阴，需要谨慎调整药物剂量。另外，需要兼顾慢性肾功能衰竭患者的本虚，在应用大黄的同时，需要配合补气扶正之药，如党参、黄芪、熟地黄等药。

中医学认为 CRF 的基本病机是脾肾气虚、湿浊瘀阻，以气虚为本，湿浊瘀血为标。其中，血瘀是 CRF 持续发展和缠绵难愈的重要因素之一，其重要性已获得广泛共识。刘宝厚认为，血瘀证与慢性肾衰组织病理有密切相关性，血瘀存在于整个肾功能衰竭过程，是慢性肾功能衰竭肾功能恶化的主要致病因素，提出"瘀血不去，肾气难复"的理论，认为血瘀是肾功能衰竭进展的重要影响因素。瘀血内阻于肾，气化失司，水道不利，发为水肿；日久可生湿化浊，聚而成毒，进一步加重肾脏损伤。所以活血化瘀治法在 CRF 的治疗中十分重要。大黄入血分，属于血分之药，《本草正义》记载大黄："深入血分，无坚不破。"大黄活血通瘀的功效，可有效应对 CRF 的瘀血病理改变。现代研究表明，大黄逐瘀通经功效的药理作用基础是改善微循环、改善血液流变性、抗血栓等。大黄可升高血浆渗透压，促使组织间液向血管内转移，导致血容量增加、血液黏质度降低，起到血管扩容、改善微循环、增加局部血流供应的作用。

近年来，有学者提出从"微型癥积"论治慢性肾脏病，为中医抗肾脏纤维化提供了新的思路和方法。肾脏病微型癥积形成的主要病机为正虚邪实，外邪侵袭肾络，伏而不去，或先天不足，肾络亏虚，致使肾络气血运行失常，气郁成滞，血聚成瘀，津凝成痰，痰瘀互结化为毒，痰瘀毒相互搏结，日久渐成有形之癥积，痹阻肾络，导致肾脏损伤。而大黄深入血分，具有"破癥瘕积聚"的作用，这也是大黄从现代中医层面用于治疗 CRF 的理论基础。

从西医角度来看，大黄最初被认为可以通过泻下作用延缓肾衰竭，其有效成分番泻苷 A 可降低结肠中水通道蛋白 3 的表达，抑制肠道内的水吸收到血管，从而导致泻下，而强烈的泻下作用可部分清除肠道内蓄积的含氮废物，达到延缓肾衰竭的目的。但越来越多的学者发现，除泻下作用外，大黄多种有效成分可以起到抗肾脏纤维化的作用。肾间质纤维化（renal interstitial fibrosis，RIF）是各种病因 CKD 进行性发展至 ESRD 的共同病理状态，其特征性病变为肾小管萎缩、大量炎性细胞浸润、肌成纤维细胞活化，导致细胞外基质成分过度堆积，最终取代正常肾脏结构，造成肾脏功能不全与丧失。大黄素（emodin，EM）是中药大黄的有效活性成分，属于蒽醌类物质，具有抑菌、抗炎、调节免疫、抗肿瘤、保肝、利胆、利尿、改善肾功能等药理作用。有研究认为，大黄素可以改善大鼠肾脏纤维化。大黄具有多成分、多靶点、多途径的特点。大黄素甲醚二葡糖苷、大黄素 –1–O–β–D– 葡萄糖苷等蒽醌类化合物可能是大黄治疗 CRF 的关键药效成分，通过直接或间接调节 PI3K/Akt、HIF–1 等信号通路的表达，达到减少细胞凋亡、抑制细胞外基质合成、降低异常脂质代谢等目的，有效延缓 CRF 的进展。

大黄治疗 CRF 可能与信号传导、凋亡过程的负调控、蛋白质结合等生物学过程有关，涉及胞外体、细胞外间隙、细胞膜等细胞成分。有研究利用血浆脂质组学和代谢组学研究腺嘌呤诱导的 CRF 大鼠对不同大黄提取物的治疗反应，发现大黄的石油醚、乙酸乙酯和正丁醇提取物可减轻肾脏病变的程度，降低纤维蛋白的上调，部分逆转血浆脂质体和代谢体的异常。相关研究发现，大黄素可以抑制转化生长因子 –β₁（TGF–β₁）mRNA 的表达，并显著降低大鼠血清透明质酸（HA）、Ⅰ型胶原（C–Ⅰ）、Ⅲ前胶原蛋肽（PⅢP）水平，抑制细胞外基质合成，促进其降解，发挥抗纤维化的作用。还可能直接抑制整合素连接激酶（ILK）表达，或通过抑制其激活依赖酶 PI3K 等间接途径抑制 ILK 表达，从而抑制肾小管上皮细胞转分化。大黄可能主要通过减少细胞凋亡、抑制细胞外基质合成、降低异常的脂质代谢等机制延缓 CRF 进展。

有研究表明，大黄素能显著逆转 TGF-β₁ 诱导的 HK-2 细胞转分化作用，保护受损的 HK-2 细胞，早期阻断这一过程可能预防或延缓肾间质纤维化的发生。大黄素能降低 EMT 后 Mfn2 的表达水平，可能通过调节线粒体功能来缓解肾脏纤维化，发挥保护肾脏作用。

大黄素还可以通过调节肠道菌群来改善肾衰竭。肠道微生态的平衡关乎人体的健康状态，肠道微生态主要由三种屏障构成，包括肠道生物屏障、黏膜机械屏障和免疫屏障。有研究证实，慢性肾脏病发病与肠道菌群有一定相关性，进而推测肠道微生态在疾病发生、发展的过程中发挥关键作用。CRF 患者肠道菌群发生改变，代谢废物难以排出，毒素累积又会进一步加重肠道菌群紊乱，导致有益菌减少，致病菌增多。朱道仙等给 CRF 患犬口服大黄素后，观察其尿毒素指标和肠道菌群的动态变化，发现大黄素可以降低 CRF 患犬的 Scr 和 BUN 含量；提高 CRF 犬肠道菌群的丰度，改变菌群结构。给予大黄素后，CRF 患犬的乳杆菌科、普氏杆菌属、乳杆菌属、丁酸梭菌属和双歧杆菌属等有益菌数量显著增加。

（二）冬虫夏草

冬虫夏草是我国传统名贵中药，已有一千多年的药用历史，为麦角菌科真菌冬虫夏草菌寄生在蝙蝠蛾科昆虫幼虫上的子座和幼虫尸体的干燥复合体。冬虫夏草味甘，性平，归肺、肾经，具有补肾益肺、止血化痰的功效。冬虫夏草含有核苷类物质（腺苷、鸟苷、鸟苷等），以及多糖类（半乳糖甘露醇聚糖等）、甾醇、糖醇类（麦角甾醇、D- 甘露醇、蕈糖等）、氨基酸、维生素及无机元素等成分。现代药理学研究显示，冬虫夏草具有调节免疫、抗肿瘤、抗炎、降血糖、抗氧化、抗纤维化的作用。

中医学中对于冬虫夏草的记载较为丰富。冬虫夏草最早记载于清代吴仪洛的《本草从新》，书云："冬虫夏草，补肺肾，甘平保肺，益肾止血，化痰。"朱排山在《柑园小识》中记载"冬虫夏草，以酒浸数枚，啖之，治腰膝间痛楚，有益肾之功"。赵学敏《本草纲目拾遗》云："夏草冬虫，乃感阴阳二气而生，夏至一阴生，故静而为草，冬至一阳生，故动而为虫……入药故能治诸虚百损，以其得阴阳之气全也。"唐容川从冬虫夏草的特殊生物特征分析，认为"冬虫夏草，生于冬至，盛阳气也，夏至入土，阳入阴也，其生苗者，则是阳入阴出之象，至灵之品也"。从以上文献记载中我们可以看出，前人主要将冬虫夏草作为补益剂应用于临床，而相对于其他补益类中药，冬虫夏草具有补而不峻、温而不火、滋而不腻的特点。

慢性肾功能衰竭的基本病机为脾肾气虚，湿浊瘀阻，其中脾肾气虚为本。冬虫夏草入肾经、补虚损、益精气、补阳兼能益阴的特殊作用，用于 CRF 的治疗十分合适。近代中医肾病名家邹云翔较早地将冬虫夏草应用于尿毒症、肾结核患者的治疗，取得较好疗效。房定亚认为，慢性肾病属于免疫性疾病，人体正气亏虚，外邪容易入侵，外邪入侵，则人体发生肾脏病的概率增加，而冬虫夏草具有补益肺肾的功用，对肺肾气虚患者较好。近年来，冬虫夏草及其制剂治疗 CRF 的作用已经得到广泛认可。

潘明明等研究发现，冬虫夏草菌对 5/6 肾大部切除大鼠肾脏纤维化具有明显的抑制作用，其机制可能与其抑制转化生长因子 β_1（TGF-β_1）及其下游信号通路，以及抑制肾小管上皮细胞间充质转化（EMT）有关。李丽晶等研究发现，人工繁育野生冬虫夏草（Artificial cultivated Ophiocordyceps Sinensis，ACOS）可显著改善 2 型糖尿病并减轻糖尿病肾病（DN）大鼠足细胞损伤，其机制：① ACOS 能显著改善胰岛素抵抗及降低血糖水平，具有抗 DM 效应；② ACOS 还能显著降低大鼠尿蛋白排泄及血肌酐水平，减轻肾小球病理改变，以及改善肾小球足细胞标志蛋白 nephrin、podocin、WT-1 及 desmin 的表达。

冬虫夏草菌丝可促进抗凋亡基因 Bcl-2 表达，抑制 BAX 与 Caspase-9，缓解顺铂诱导的小鼠肾小管上皮细胞凋亡；同时降低 TNF-α 和 Toll 样受体 4 表达，减轻炎症，改善顺铂诱导的肾小管上皮细胞损伤情况。

由于近年来对冬虫夏草资源的过度开发，导致其日渐稀少，利用现代的科学技术发展其替代品也是大势所趋。经过长期努力，在 2015 年我国成功繁育了 ACOS，并能产业化生产，其产品已通过国家部门鉴定。另外，与多数野生冬虫夏草的砷含量超标不同，此繁育品的砷及重金属铅、镉、汞、铜的含量均符合国际标准。

（三）黄芪

黄芪是豆科植物蒙古黄芪或膜荚黄芪的干燥根部，具有益气生血、消肿利尿、排脓收疮、固表敛汗等功效。现代药理研究表明，黄芪所含化学成分复杂，主要包括黄酮类、皂苷类、多糖类及氨基酸类物质，其中黄芪甲甙（astragaloside Ⅳ，AS-Ⅳ）及黄芪多糖（astragalus polysaccharide，APS）是其主要活性成分。近年来，大量的动物、细胞、临床试验表明黄芪具有抗炎、抗氧化、抗细胞凋亡、抗纤维化、抗肿瘤、抗神经损伤、保护心脑血管等作用，能广泛应用于免疫性炎症、糖尿病、神经血管疾病等，尤其在肾脏病方面，黄芪甲苷可多途径、多靶点、多反应机理逆转肾脏损伤或延迟肾病进展。

中医学中关于黄芪的记载，最早见于《神农本草经》，书云："黄芪，味甘，微温。主痈疽，久败疮，排脓，止痛，大风癞疾，五痔，鼠瘘，补虚，小儿百病。"慢性肾功能衰竭属于中医"水肿""虚劳""关格"等疾病范畴，古方中参芪地黄汤、防己黄芪汤、黄芪桂枝五物汤等被证明为治疗上述疾病的有效方剂，其中黄芪为主要药物。前人对于黄芪治疗虚劳等疾病有丰富记载，陶弘景的《名医别录》中记载："黄芪，补丈夫虚损，五劳羸瘦，止渴，腹痛泄利，益气，利阴气。"王好古在《汤液本草》中记载："黄芪治气虚盗汗，并自汗及肤痛，是表皮之药；治咯血，柔脾胃，是中州之药；治伤寒尺脉不至，补肾脏元气，为里药，乃上中下内外三焦之药。"《本经逢原》中记载："黄芪，能补五脏诸虚。"《医学衷中参西录》云："小便不利而肿胀者，可用之以利小便。"又云："黄芪不但能补气，用之得当，又能滋阴。"

综合古代文献记载，黄芪治疗肾脏病的机理可概括为以下四方面：一是直接补肾脏元气；二是补中升气，使肾脏受荫；三是益肾化阴；四是补气利水，助膀胱气化。现代医家认为，慢性肾脏病的基本病机可概括为肾虚湿瘀，肾虚是慢性肾脏病发病的基础，而维护肾气是慢性肾脏病的基本治法之一。黄芪作为补气之圣药，在肾脏病中具有重要作用。

黄芪甲苷（AS-Ⅳ）是黄芪中含量最高、活性较为广泛的有效成分。近年来，诸多研究结果表明，黄芪甲苷对慢性肾脏疾病有治疗作用，具体机制有以下四个方面：①保护足细胞；②抑制肾脏纤维化；③保护肾小管细胞；④抑制肾小球系膜细胞活化。尿毒症患者体内炎性因子 IL-6、TNF-α 升高，促进红细胞在毛细血管管腔积聚，引起血管内皮功能损伤，导致肾毛细血管血流中断，加重肾损伤。朱文胜等通过研究发现，黄芪甲苷Ⅳ可能通过促进 Nrf2/HO-1 通路介导的抗炎、抗氧化途径激活，减轻尿毒症大鼠血管内皮损伤，从而延缓肾脏病进展。

黄芪多糖（APS）是中药黄芪的主要成分，有研究表明，其可以通过抑制肾小管上皮细胞凋亡及转分化，修复足细胞，延缓 DN 发展。有学者研究显示，APS 通过维持肠道微生态对慢性肾功能衰竭小鼠的肾脏起保护作用，其机制可能是通过调节肠道菌群的动态平衡恢复肠道的正常生理功能，下调 lncRNA Arid2-IR 表达以减轻 NF-κB 磷酸化诱导的系统微炎症状态，修复肠道黏膜损伤，恢复肠道屏障功能的保护作用，减轻肾脏负担，从而改善肾脏损伤。

聂取等通过构建脂多糖诱导的炎症损伤贫血小鼠模型，发现与单用脂多糖组小鼠相比，提前给予黄芪甲苷组小鼠表现出了明显的血清铁增加和肝脏铁降低，以及明显的转铁蛋白上调和铁调素下调，提示黄芪甲苷的应用可以改善 LPS 引起的铁代谢障碍，从而改善炎症损伤贫血。其机制可能与抑制 TLR4/NF-κB 信号通路，抑制炎症反应，进而改善铁代谢障碍有关。

黄芪注射液是由中药黄芪根茎提取物制成的灭菌水溶液，它的主要成分包括黄芪多糖、黄芪甲苷、黄芪黄酮及砷、锰、铁、钙等元素。张善宝等选取 CRF3 期患者 80 例，将其随机分为治疗组和对照组，两组患者均给予饮食指导、适量运动、降糖、ACEI 或 ARB 常规治疗，治疗组在此基础上加用黄芪注射液治疗，对照组不加用。结果表明，治疗组治疗前后 Scr、Upro、BUN 的水平变化及总有效率均优于对照组（$P < 0.05$）。提示黄芪注射液可能具有降低炎性因子含量、提高抗氧化能力、改善胰岛素抵抗的功效，从而对 CKD3 期患者肾功能有一定的保护作用。

（四）三七

三七又名田七、参三七，是五加科人参属植物三七的根茎，是我国特有的名贵中药材，具有化瘀止血、活血定痛、补虚强壮之效，其主要活性成分为三七总皂苷（panax notoginseng saponins，PNS）。现代药理研究显示，PNS 及其主要单体成分具有抗炎、抗纤维化、抗氧化、抗肿瘤、改善心血管、改善微循环等作用。目前已经从三七各部位分离出 40 多种达玛烷型皂苷，而人参二醇皂苷 Rb1（ginsenoside Rb1，G–Rb1）、人参三醇型皂苷 Rg1（ginsenosid Rg1，G–Rg1）在三七中的含量较人参高。G–Rg1 和 G–Rb1 作为 PNS 的主要有效单体成分，在 PNS 中分别占 26.34% 和 34.66%。自日本学者报道 G–Rg1 能改善肾脏疾病的病理改变后，三七对肾脏的作用逐渐得到关注。近年来，在肾脏病领域，三七及三七总皂苷在防治肾纤维化、延缓肾脏病进展方面取得了较好的临床疗效，得到了广泛认可。

三七作为药物首次记载于明代李时珍的《本草纲目》，书云："三七，甘，微苦，温，止血散血定痛……亦主吐血衄血，下血血痢，崩中经水不止，产后恶血不下，血瘀疼痛，赤目痈肿，虎咬蛇伤诸病。"明代以后的本草学著作均有三七的记载与论述，大多强调三七化瘀止血、疗伤止痛的功效。由于 CRF 患者病程较长，多迁延难愈，故常常表现出"久病多瘀""久病入络"的特点，瘀血既是肾脏病发展进程中的病理产物，也是肾脏病加重及缠绵难愈的致病因素，所以活血化瘀成为治疗 CRF 的重要手段。三七可入肾经，为血分之药，具有活血、化瘀、止血的特殊功效，故常用于慢性肾脏疾病的治疗。黄效维等将 CKD3 期（Ccr 为 30~80mL/mL）的 90 例患者纳入研究，发现三七活血养阴颗粒联合贝那普利可以有效延缓 CKD 进展，减少尿蛋白，提升血清白蛋白，改善临床症状。

三七总皂苷为三七的主要活性成分，临床研究表明，三七总皂苷可以使血液黏度降低，血脂水平降低，改善血液循环功能，降低毛细血管的通透性，增强患者血液流动及抗血栓作用，进而改善机体微循环。张静等将 60 例早期糖尿病肾病患者随机分为对照组和观察组，各 30 例。对照组给予饮食控制、降血脂及控制血糖治疗，观察组在对照组基础上给予三七总皂苷注射液治疗。结果显示，治疗后观察组患者 Alb、血 β_2-MG、尿 β-MG、尿 pro 定量均低于对照组（$P < 0.05$）。说明三七总皂苷注射液辅助治疗早期糖尿病肾病患者疗效确切，肾功能指标改善明显。

总结近 20 年来三七及三七总皂苷抗肾脏纤维化的体外肾细胞培养和实验动物模型的研究发现，三七及其活性成分抗肾脏纤维化作用，其机制主要包括以下几点：①减少炎症细胞的聚集。②下调肾纤维化相关因子的表达。③抑制整合素、$TGF-\beta_1$ 的表达。④抑制肾小管上皮细胞转分化（TEMT）。⑤抑制人肾间质肌成纤维细胞的增殖。⑥调节并减少 ECM 的积聚，从而减轻肾脏纤维化并抑制慢性肾脏病的进展。

三七防治慢性肾脏病还具有低毒性、多成分、多靶点的独特优势，值得进一步推广。

二、中成药

中成药是中医药的重要组成部分，在我国肾脏病领域广泛应用。尤其针对病情平稳的门诊患者，中成药已经成为 CKD 一体化治疗方案不可或缺的补充治疗手段。下面介绍治疗慢性肾功能衰竭常用的中成药。

（一）百令胶囊

百令胶囊是一种冬虫夏草补益剂，最初于 1983 年由冬虫夏草分离培养制成，所用菌种为无性型中华束丝孢。清代《本草纲目拾遗》中记载冬虫夏草"入药治诸虚百损""秘精益气，专补命门""治腰膝间痛楚，有益肾之功"。现代药理研究证明，冬虫夏草具有抗衰老、抗氧化、抗菌、抗病毒、抗炎症、调节免疫等功效。以冬虫夏草为原料制成的百令胶囊，包含虫草酸、D- 甘氨醇、多种生物碱、维生素、超氧化物歧化酶、19 种氨基酸及大量微量元素，具有补肾肺、益精气的功效。《中成药治疗慢性肾脏病 3~5 期（非透析）临床应用指南（2020 年）》指出，CKD3~5 期（非透析）患者，在西医规范治疗基础上，可选用百令胶囊或金水宝胶囊治疗，主要适用于夜尿多、腰酸痛、易感冒、乏力等（肺气虚或肾虚）的患者。

百令胶囊可从多个方面干预慢性肾功能衰竭的过程。有研究表明，百令胶囊对早期肾小管纤维化具有抑制作用，可调节机体免疫，降低机体炎性反应，降脂，促蛋白质合成。另有研究表明，百令胶囊可提高慢性肾脏病患者对必需氨基酸的利用率，调节负氮平衡，从而延缓慢性肾功能衰竭的发展。

有学者认为，免疫紊乱伴随 CRF 的始终，调节免疫功能可以抑制肾小管纤维化及肾小球硬化，保护肾功能。郑鑫等将 120 例慢性肾功能衰竭 CKD3~4 期患者随机分为对照组和实验组各 60 例。对照组给予调节血压、血脂、血糖，纠正贫血、改善酸碱失衡及电解质紊乱等常规治疗，实验组在对照组基础上加服百令胶囊。结果显示，两组患者治疗后的 CD_3^+、CD_4^+、CD_4^+/CD_8^+、自然杀伤（NK）细胞均升高，同组治疗前后比较差异有统计学意义（$P < 0.05$）；实验组 T 淋巴细胞亚群指标高于对照组，差异具有统计学意义（$P < 0.05$）。证明百令胶囊在增强 CRF 患者免疫功能上具有一定作用。

在糖尿病肾病的治疗中，百令胶囊能够通过下调 $TGF-\beta_1$、MPC-1 水平，抑制肾血管纤维化，还能抑制氧化应激，改善血管内皮功能和肾脏微循环，显著改善肾功能。

在动物实验方面，俞仲贤等在干预糖尿病肾病模型大鼠的实验中，发现百令胶囊能够抑制 IL-6、$TGF-\beta$、MPC-1 等炎性因子的合成，减轻肾小球纤维化和代偿性肥大，降低肾小球通透性，减轻蛋白尿，保护肾功能。

（二）尿毒清颗粒

尿毒清颗粒由大黄、黄芪、党参、白术、苦参、桑白皮、白芍、茯苓、丹参、制何首乌、车前草等 16 味药物组成，适用于慢性肾功能衰竭氮质血症期和尿毒症早期，中医辨证为脾虚湿浊证和脾虚血瘀证者，临床表现为身重乏力，或食欲缺乏，或恶心欲呕，或脘腹胀满，或肢体麻木、舌暗苔腻；慎用于便溏的患者。

尿毒清颗粒可以明显降低 CKD 患者血肌酐，升高血红蛋白、肾小球滤过率，改善临床症状。林攀等将 120 例存在 ESA 抵抗的 CKD3~5 期患者随机分为对照组和观察组各 60 例，所有患者均给予 CKD 的常规疗法，观察组在此基础上加用尿毒清颗粒进行治疗，疗程均为 3 个月。结果显示，观察组 BUN、Scr、24 小时尿蛋白定量、CRP、TC、TG 及 LDL-C 水平明显低于对照组，而 GFR、Hb、Hct 及 HDL-C 水平明显高于对照组（$P < 0.05$）。说明尿毒清颗粒治疗 CKD3~5 期疗效较好，可提高患者肾功能，改善患者的 ESA 抵抗及血脂水平。

现代药理研究发现，尿毒清颗粒可以通过改善微炎症、调节 $TGF-\beta_1$/Smad 信号传导通路及抑制肾小管上皮细胞－间充质细胞转化等途径延缓肾脏病进展。

亓敏等通过研究尿毒清颗粒对阿奇霉素肾病大鼠肾纤维化的保护作用及机制发现，尿毒清颗粒可以减少尿蛋白排泄，纠正脂代谢紊乱，改善肾功能，加强 FN、COLIV 的降解，抑制肾小球细胞外基质的过度积聚，从而减轻肾脏病理损害，发挥其肾脏保护作用。

（三）海昆肾喜胶囊

海昆肾喜胶囊是从海洋植物海藻中提取的海洋药物，含有多种物质，其中主要成分为褐藻多糖硫酸酯，是来源于褐藻细胞壁的一种主要由硫酸化的岩藻糖组成的结构复杂多变的杂多糖，具有化浊排毒的功效。

海藻作为药材，最早记载于我国东汉时期的《神农本草经》，具有"下十二水肿"的功效。《本草纲目》记载其"除浮肿脚气留饮痰气之湿热，使邪气自小便出也"。近几十年来，人们逐渐发现海藻多糖的药用价值，发现其在治疗肿瘤疾病、神经系统疾病、肾脏疾病中可以取得满意疗效。

陈丹等将老年 DN 患者 82 例随机分为治疗组与对照组各 41 例，对照组给予缬沙坦分散片治疗，治疗组在对照组基础上结合海昆肾喜胶囊治疗。结果显示，两组治疗后血清超敏 C- 反应蛋白（hs-CRP）、肿瘤坏死因子（TNF-α）、白细胞介素（IL-6）、TGF-β_1、MMP-2、BUN、Cr、β_2-MG、24 小时尿蛋白定量较治疗前显著降低（$P < 0.05$）；且治疗组显著低于对照组（$P < 0.05$）。说明海昆肾喜胶囊联合缬沙坦对老年早期 DN 患者疗效明显，可减轻患者细胞炎性反应，改善患者肾功能。

现代研究显示，海昆肾喜胶囊具有增强利尿、促进平衡代谢及改善血脂代谢等作用，同时能清除羟自由基及超氧阴离子，并对内皮细胞有保护作用，从而避免了肾脏损伤。钱莹等研究显示，海昆肾喜胶囊可以有效改善慢性肾功能衰竭患者的肾功能，其机制可能与改善患者氧化应激状态有关。

此外，褐藻多糖硫酸酯具有较强的吸附性能，能够吸附体内代谢产生的大中小分子毒素，并将其排出体外，从而改善肾功能。

在动物实验方面，马志俊等研究发现，海昆肾喜胶囊可以显著降低 CRF 大鼠的 BUN、Scr、TNF-α 和 IL-6 含量。海昆肾喜胶囊治疗后，Masson 染色中可以观察到 CRF 大鼠肾组织纤维化情况明显改善；免疫组化实验中，CRF 大鼠 FN 与 LN 蛋白表达明显减少，表明海昆肾喜胶囊具有降低炎症因子分泌、减缓肾组织纤维化进程的功效，从而对大鼠慢性肾功能衰竭状态起到治疗作用。

【参考文献】

［1］国家药典委员会.中华人民共和国药典：一部［M］.北京：中国医药科技出版社，2015.

［2］刘晓静，孟令栋，黄萍，等.慢性肾衰竭的中医研究进展［J］.实用临床医药杂志，2019（1）：129-132.

［3］郑鑫，陈熠，邓跃毅.慢性肾衰竭非透析患者中医研究进展［J］.中国中西医结合肾病杂志，2019，20（2）：176-177.

［4］赵敏，彭海平，刘宝厚.刘宝厚教授从血瘀论治慢性肾衰竭经验［J］.中国老年保健医学，2017，15（3）：65-66.

［5］鲁盈，郭兆安，樊均明，等.从微型癥积论治肾脏病的思路与方法［J］.中国中西医结合肾病杂志，2021，22（9）：845-846.

［6］Liu Y.Cellular and molecular mechanisms of renal fibrosis［J］. Nat Rev Nephrol，2011，7（12）：687-696.

［7］孙汉青，李锦萍，刘力宽，等.大黄化学成分及药理作用研究进展［J］.青海草业，2018，27（1）：47-51.

［8］Ma L，Li H，Zhang S，et al.Emodin ameliorates renal fibrosis in rats via TGF-betal/Smad signaling pathwag and function study of Smurf 2［J］. Int Urol Nephrol，2018，50（2）：373-382.

［9］何剑川，陈明，邹小康.大黄治疗慢性肾衰竭的网络药理学研究［J］.中国中西医结合肾病杂志，2021，22（9）：801-804.

［10］Zhang ZH，Vaziri ND，Wei F，et al.An integrated lipidomics and metabolomics reveal nephroprotective effect and biochemical mechanism of Rheum officinale in chronic renal failure［J］.Scientific Reports，2016，23（6）：22151.

［11］魏建波，刘琴，钟瑜，等.大黄素对大鼠肾间质纤维化干预作用的实验研究［J］.浙江中西医结合杂志，2013，23（5）：3.

［12］陈廷芳，陈明，秦建华，等.转化生长因子 β 1/ 整合素连接激酶信号通路在大鼠肾小管上皮细胞转分化中的作用及大黄素对其的干预效应［J］.中西医结合学报，2009，7（1）：59-64.

［13］龙脉.大黄素对 TGF-β 1 诱导的人肾小管上皮细胞上皮间质转分化及线粒体融合蛋白2 的影响［D］.南昌：南昌大学（医学院），2020.

［14］VAZIRI ND，WONG J，PAHL M，et al.Chronic kidney disease alters intestinal microbial flora［J］.Kidney International，2013，83（2）：308-315.

［15］朱道仙，陆江，赵学刚，等.大黄素通过选择性调节肠道菌群缓解犬慢性肾衰竭［J］.江苏农业学报，2020，36（6）：1489-1497.

［16］范卫锋，王秋燕，李皓翔，等.冬虫夏草治疗肾精亏虚证网络药理学研究［J］.亚太传统医药，2021，17（12）：144-149.

［17］胡敏，皮惠敏，郑元梅.冬虫夏草的化学成分及药理作用［J］.时珍国医国

药，2008，19（11）：2804-2806.

［18］李如意，宋厚盼，魏艳霞，等.冬虫夏草药理作用的研究进展［J］.环球中医药，2016，9（10）：1284-1288.

［19］卢志远.房定亚教授治疗慢性肾脏病经验［J］.中国现代医生，2012，50（36）：88-89.

［20］潘明明，张明辉，倪海峰，等.冬虫夏草菌粉对5/6肾大部切除大鼠肾脏纤维化的抑制作用及机制［J］.中华肾脏病杂志，2013，29（5）：347-351.

［21］李丽晶，谌贻璞，侯晓霞，等.冬虫夏草人工繁育品拮抗糖尿病肾病大鼠足细胞损伤的研究［J］.中国中西医结合肾病杂志，2018，19（1）：36-38.

［22］公伟，刘丹，岳会敏，等.冬虫夏草菌丝体提取物抑制顺铂诱导的肾小管上皮细胞损伤［J］.中国免疫学杂志，2016，32（5）：669-672.

［23］李文佳，董彩虹，刘杏忠，等.冬虫夏草培植技术研究进展［J］.菌物学报，2016，35（4）：375-387.

［24］魏江春，魏鑫丽，郑维发，等.现代工业化培植的冬虫夏草物种鉴定与成分检测［J］.菌物学报，2016，35（4）：404-410.

［25］Li X，Qu L，Dong Y，et al.A review of recent research progress on the Astragalus genus［J］.Molecules，2014，19（11）：18850-18880.

［26］Qi Y，Gao F，Hou L，et al.Anti-inflammatory and immunostimulatory activities of astragalosides［J］.Am J Chin Med，2017，45（6）：1157-1167.

［27］Zeng P，Li J，Chen Y，et al.The structures and biological functions of polysaccharides from traditional Chinese herbs［J］.Prog Mol Biol Transl Sci，2019，163：423-444.

［28］徐进，蒋春波.黄芪甲苷治疗肾病的药理作用研究进展［J］.环球中医药，2022，15（3）：531-536.

［29］高坤.孙伟教授以益肾清利活血法治疗慢性肾小球疾病的经验［J］.江苏中医药，2004，25（11）：19-21.

［30］陈素枝，檀金川.黄芪甲苷保护肾脏的分子机制研究进展［J］.中草药，2018，49（24）：5973-5979.

［31］朱文胜，郑忠毓，李晓霞，等.黄芪甲苷Ⅳ减轻尿毒症模型大鼠肾血管内皮损伤［J］.基础医学与临床，2021，41（11）：1629-1636.

［32］Shahzad M，Shabbir A，Wojcikowski K，et al.The antioxidant effects of Radix Astragali（Astragalus membrances and related species）in protecting tissues from injury and disease［J］. Curr Drug Targets，2016，17（12）：1331-1340.

［33］Lui SL，Zhu D，Cheng SW，et al.Effects of astragalus membranaceus based Chinese Medicine formulae on residual renal function in patients on peritoneal dialysis［J］. Perit Dial Int，2015，35（5）：595-597.

［34］杨洁珂，王丽，于千惠，等. 黄芪多糖对小鼠慢性肾功能衰竭保护作用的机制研究［J］.天津医药，2021，49（7）：713-718.

［35］聂取，王洪新.基于 TLR4/NF-κB 通路探讨黄芪甲苷对炎症性贫血的改善作用［J］.中国中医药科技，2020，27（4）：542-546.

［36］张善宝，王小玉，漆映辉，等. 黄芪注射液对 DKD（CKD3 期）患者氧化应激状态、胰岛素抵抗及肾功能的影响［J］.中国中西医结合肾病杂志，2020，21（6）：497-500.

［37］韩淑娴，游云.三七总皂苷心脑血管药理作用及其溶血反应［J］.中国中药杂志，2016，41（5）：818-822.

［38］方鹏飞，常丽霞，宋渊.三七总皂苷临床应用研究进展［J］.中医药学报，2016，44（3）：120-123.

［39］黄家林，田代雄.三七总皂苷抗炎免疫药理研究进展［J］.中华中医药杂志，2016，31（11）：4657-4660.

［40］Li X，Wang G，Sun J，et al.pharmacokinetic and absolute bioavailability study of total notoginsenoside，a typical multiple constituent traditional chinese medicine（TCM）in rats［J］.Biol Pharm Bull，2007，30（5）：847-851.

［41］Hattori T，Ito M，Suzuki Y.Studies on antinephritic effects of plant components in rats（2）：Effects of ginsenosides on original-type anti-GBM nephritis in rats and its mechanisms［J］.Nippon Yakuriqaku Zasshi，1991，97（2）：127-134.

［42］黄效维，吴叠恩，吴少丽，等.三七活血养阴颗粒联合贝那普利治疗慢性肾脏疾病（3 期）患者的疗效随机对照临床研究［J］.中国中西医结合肾病杂志，2015，16（11）：987-989.

［43］杨祖飞.氧化应激、三七皂苷与糖尿病肾病的研究进展［J］.中国医学工程，2020，28（1）：28-32.

［44］张静，秦晓平.三七总皂苷注射液辅助治疗早期糖尿病肾病患者的疗效观察［J］.中国实用医药，2021，16（28）：169-171.

［45］李娜，王凤云，高小玲，等.中药三七防治肾纤维化的研究进展［J］.中成药，2020，42（11）：2974-2978.

［46］《中成药治疗优势病种临床应用指南》标准化项目组.中成药治疗慢性肾脏病3~5 期（非透析）临床应用指南（2020 年）［J］.中国中西医结合杂志，2021，41（3）：261-272.

［47］黄雅兰，黄国东，蔡林坤，等.百令胶囊联合 RASS 阻断剂治疗早期糖尿病肾病疗效和安全性的系统评价［J］.中华中医药学刊，2019，37（6）：1290-1297.

［48］韦剑梅，陈袁，李世松，等.百令胶囊联合黄葵胶囊对非透析慢性肾功能不全患者肾功能以及微炎症状态的影响分析［J］.辽宁中医杂志，2018，45（8）：1684-1686.

［49］Ramani K，Tan RJ，Zhou D，et al.IL-17 Receptor Signaling Negatively Regulates the Development of Tubulointerstitial Fibrosis in the Kidney［J］. Mediators Inflamm，2018，2018：5103672.

［50］郑鑫，陈熠，邓跃毅.百令胶囊对慢性肾衰竭 CKD3~4 期患者细胞免疫及肾功能的影响［J］.国际泌尿系统杂志，2019，39（6）：1081-1085.

［51］杨洪梅，张康羿，胡勤锦.百令胶囊联合丹参多酚酸盐对糖尿病肾病患者血管内皮功能及氧化应激情况影响分析［J］.世界中医药，2018，13（11）：2815-2818，2822.

［52］俞仲贤，金仲达，张文军，等.百令胶囊干预糖尿病肾病模型大鼠炎症因子表达的实验研究［J］.湖南中医杂志，2018，34（11）：132-134.

［53］殷佳珍，朱斌，陈洪宇，等.尿毒清颗粒治疗慢性肾脏病 3~5 期的 Meta 分析［J］.中国中西医结合肾病杂志，2020，21（2）：136-142.

［54］林攀，徐夏莲，吉俊.尿毒清颗粒配合西药治疗慢性肾脏病临床观察［J］.陕西中医，2017，38（11）：1538-1539.

［55］汪远霞，俞国庆，苏晓英，等.尿毒清颗粒对早中期慢性肾衰竭患者微炎症状态的作用［J］.中国中西医结合肾病杂志，2016，17（12）：1050-1052.

［56］Wang X，Yu S，Jia Q，et al.NiaoDuQing granules relieve chronic kidney disease symptoms by decreasing renal fibrosis and anemia［J］.Oncotarget，2017，8（34）：55920-55937.

［57］陈琇萌，俞小敏，肖洁.尿毒清颗粒抑制大鼠肾脏间质纤维化作用靶点研究［J］.湖南中医药大学学报，2017，37（1）：33-37.

［58］亓敏，王娜，梁素忍，等.尿毒清对阿霉素肾病大鼠肾纤维化的保护作用［J］.中华肾脏病杂志，2010，26（8）：629-633.

［59］陈丹，胡韬韬，张妙.海昆肾喜胶囊联合缬沙坦对老年早期糖尿病肾病患者

细胞因子、TGF-β1、MMP-2 和肾功能的影响［J］.中国老年学杂志，2022，42（7）：1673-1676.

［60］石东英.海昆肾喜胶囊对慢性肾功能衰竭患者的疗效及抗氧化机制研究［J］.临床和实验医学杂志，2015（4）：307-309，310.

［61］张建国.海昆肾喜胶囊联合常规西医药物改善糖尿病肾病患者肾功能的分子机制研究［J］.海南医学院学报，2017，23（6）：766-768，772.

［62］钱莹，李砚民，陈永强.海昆肾喜胶囊对慢性肾衰竭患者氧化应激影响的临床观察［J］.上海中医药杂志，2018，52（4）：59-61.

［63］Chen J，Cui W，Zhang Q，et al.Low molecular weight fucoidan ameliorates diabetic nephropathy via inhibiting epithelial-mesenchymal transition and fibrotic processes［J］.Am J Transl Res，2015，7（9）：1553-1563

［64］Lee JH，Ryu JM，Han YS，et al.Fucoidan improves bioactivity and vasculogenic potential of mesenchymal stem cells in murine hind limb ischemia associated with chronic kidney disease［J］.Mol Cell Cardiol，2016，97：169-179.

［65］马志俊，金立民，王先荣.海昆肾喜胶囊对慢性肾衰竭大鼠肾功能的保护作用［J］.西部医学，2019，31（2）：198-202.

（孙春晓）

第七章 / 血液透析疗法

当 CKD 患者进展至 ESRD，需要替代治疗以维持生命。治疗方式有血液透析（HD）、腹膜透析（PD）、肾移植。其中，HD 的应用最为广泛。

血液透析是 20 世纪医学最新成就之一，也是一个进展较快的跨学科领域，维持着全球 260 多万人的生命。

一、历史回顾

19 世纪中叶，苏格兰化学家 Graham 通过半透膜在体外分离溶质，创造了"透析"。1916 年，美国人 Abel 为兔子和狗透析，第一次对活体进行透析并使用"人工肾脏"。1924 年，德国医学家 Haas 第一次为人类透析。1944 年，荷兰医学家 Willem Kolff 及其同事成功地使用体外透析来支持急性肾衰竭患者。因此，Willem Kolff 被誉为"血液透析之父"。1966 年，美国医生 Brescia 和 Cimino 创建永久性血管通路——动静脉内瘘，使维持性血液透析治疗得以实现。

二、血液透析现状

根据中国研究数据服务平台（CNRDS）统计，截至 2021 年 12 月底，我国大陆地区血液透析患者 749573 人，2021 年新增血液透析患者 155447 人，血液透析总患病率 519.3pmp（每百万人口患病率），全国透析中心数量 6302 家（表 7-1）。血液透析患者数量 2021 年较 2011 年增长了 3.2 倍。随着医保的广泛覆盖及透析技术与治疗能力的提升，越来越多的患者得以长期治疗，血液透析患者的透析龄明显增长。透析龄超过 5 年的患者数量比例已达到了 31.5%。血液透析患者的平均透析龄达到了 50.9 个月（表 7-2）。

表 7-1　2011~2021 年中国大陆地区血液透析患者例数

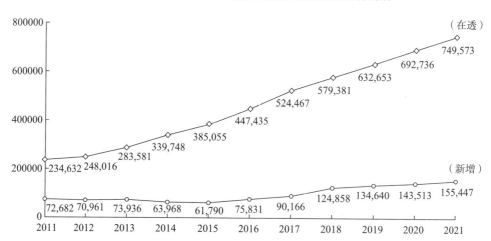

表 7-2　2011~2021 年中国大陆地区血液透析患者透析龄分布情况

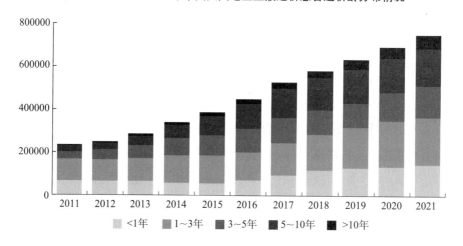

在透析患者中，所患疾病最多的是原发性肾小球疾病，所占比例为 41.5%，但在新增患者中，原发性肾小球疾病所占比例从 2011 年的 54.9% 下降到 30.3%。糖尿病肾病进入透析的患者越来越多，成为第二位病因，在所有透析患者中糖尿病肾病比例为 21.1%，在新增患者中达到了 29.2%。

截至 2020 年年底，全球 ESRD 数据显示，中国台湾地区人群血液透析患病率最高，其余较高国家或地区包括日本、韩国、泰国、新加坡、美国、墨西哥、葡萄牙和希腊。

三、透析长期生存率

在过去 30 年里，尿毒症并发症不断增加，但透析患者生存率已经缓慢提高。以美国数据为例，从 2000 年到 2010 年，患者 1 年死亡率下降了 22%，心血管死亡率下降了 38%，感染死亡率下降了 50%。接受 HD 患者的总死亡率自 1985 年以来下降了 26%，自 2000 年以来下降了 21%。

同时我们也要认识到，维持性透析患者死亡率仍然很高。2006 年，血液透析的患者 1 年生存率为 76%，2 年生存率为 63%，5 年生存率为 36%。与年龄匹配的无肾脏疾病的人相比，ESKD 患者或正在进行透析的患者有 6 到 8 倍的死亡风险。统计显示，ESKD 患者死亡率高于心力衰竭患者和大多数类型的癌症患者。

四、血液透析适应证

血液透析目标是改善 ESRD 患者生活质量和降低死亡率。依据中国《血液净化标准操作规程（2021 版）》，血液透析时机选择如下。

1. 终末期肾脏病

建议患者导入透析治疗的指征：患者 GFR < 15mL/（min·1.73m²），且出现下列临床表现之一。①不能缓解的乏力、恶心、呕吐、瘙痒等尿毒症症状或营养不良。②难以纠正的高钾血症。③难以控制的进展性代谢性酸中毒。④难以控制的水钠潴留和高血压，合并充血性心力衰竭或急性肺水肿。⑤尿毒症性心包炎。⑥尿毒症脑病和进展性神经病变。⑦其他需要血液透析的患者，由医师进行决定。高风险患者（合并糖尿病），应适当提早开始透析治疗。无论临床症状如何，患者 GFR < 6mL/（min·1.73m²）应开始透析治疗。

2. 其他

其他如急性肾损伤，药物或毒物中毒，严重水、电解质和酸碱平衡紊乱，严重高热、低体温，以及常规内科治疗无效的严重水肿、心力衰竭、肝功能衰竭等，应开始透析治疗。

五、血液透析禁忌证

目前临床上无绝对血液透析禁忌证，但下列情况应慎用。①颅内出血或颅内压增高。②药物难以纠正的严重休克。③严重心肌病变并有难治性心力衰竭。④活动性出血。⑤精神障碍不能配合血液透析治疗。

【参考文献】

[1] Haas G.Dialysis of the flowing blood in the patient [J]. Klin Wochenschr，1923，70：1888.

［2］Brescia MJ，Cimino JE，Appel K，et al.Chronic hemodialysis using venipuncture and a surgically created arteriovenous fistula［J］. N Engl J Med，1966，275：1089-1092.

［3］陈香美. 血液净化标准操作规程［M］.1 版. 北京：人民卫生出版社，2021.

［4］de Jager DJ，Vervloet MG，Dekker FW：Noncardiovascular mortality in CKD：an epidemiological perspective［J］. Nat Rev Nephrol，2014，10：208-214.

［5］Kawaguchi T，Karaboyas A，Robinson BM，et al：Associations of frequency and duration of patient-doctor contact in hemodialysis facilities with mortality［J］. J Am Soc Nephrol，2013，24：1493-1502.

（靖永胜）

第一节　血液透析原理

血液透析的目的是替代部分肾脏功能，清除 ESRD 患者体内积聚的毒素和液体，调节酸碱平衡和纠正电解质紊乱等。关于血液透析的基本原理，1924 年就有了认识，但直到 20 世纪 60 年代才开始了真正意义上的维持性、长期血液透析，且血液透析至今仍是 ESRD 患者应用最多的肾脏替代治疗方式。

血液透析治疗的基本原理是通过弥散、超滤和吸附等复杂的物理过程，清除血液中的各种内源性和外源性毒素，通过超滤和渗透清除体内潴留的水分，使机体内环境接近正常，从而达到治疗目的。透析的主要目的是清除毒素，用清除率（K）来衡量。清除率是指单位时间内，溶质的清除体积。比如尿素清除率为 200mL/min，即每分钟有 200mL 血液中的尿素被清除。影响清除率的因素，包括与毒素有关的变量及与治疗过程（特指透析）有关的变量，见表 7-3。

表 7-3　透析清除效率的影响因素

毒素相关	治疗相关	
	小分子毒素	较大分子毒素
分子量	与透析液间的浓度梯度	膜通量
电荷	血流量	透析时间
蛋白结合率	透析液流量	膜表面积
分布容积	膜表面积	血流量
	透析时间	透析液流量
	膜通量	与透析液间的浓度梯度

清除比是指尿素或其他溶质通过透析器后下降的百分比。清除比受透析器血流速的影响。随血流速的升高，血液与半透膜接触的时间缩短，引起溶质清除效率下降。

溶质清除的基本形式包括弥散、超滤、吸附。

一、弥散

弥散即溶质依靠梯度差从浓度高的一侧向浓度低的一侧转运。溶质的弥散转运能源来自溶质的分子或者微粒自身的不规则运动，即布朗运动。弥散是血液透析时毒素清除的基本机制。遵循物理学中的 Fick 定律，其数学表达式如下。

$$J=-DAdc/dx=-DA \triangle C/ \triangle X$$

J 为溶质的弥散量；D 为溶质的弥散系数（单位面积上的溶质流量与溶质浓度差值之比的常数，单位为 cm^2/min）；A 为溶质的弥散面积；dc/dx 为膜两侧的溶质浓度梯度差值；$\triangle C$ 为溶质浓度梯度差；$\triangle X$ 为溶质转运的距离（膜的厚度）。

弥散过程中，一方面血液中代谢产物（如尿素、肌酐小分子物质、过多的电解质等）通过半透膜移动到透析液中；另一方面，透析液中的钙离子和碱基移入血液中。弥散的影响因素包括溶质的浓度梯度，溶质相对的分子质量，分子的形状和所带电荷，脂溶性，半透膜的阻力，血液与透析液流速、温度，溶质的蛋白质结合率等。

（一）溶质的浓度梯度

弥散是分子的随机运动。溶质分子在透析器内不停地撞击半透膜，碰撞的频率与膜两侧分子的相对浓度有关，当分子碰撞到膜上的孔径时就流向对侧。溶质的浓度梯度差越大，弥散转运的量就越大。因此，当两种溶液中的特定溶质浓度梯度最大时，该溶质从血液侧向透析液侧的净转运速率也达到最高值。

（二）溶质的分子质量

溶质运转速率与其分子量和体积大小负相关。溶质的分子量越大，其通过半透膜的转运速率越低。比如，分子量为 200Da 的分子与分子量为 100Da 的分子相比，前者的转运速率较慢。大分子物质运动速率低，与膜壁的碰撞频率低，通过半透膜孔的速率也慢，故清除率低。溶质的大小与其分子量密切相关，若溶质分子大小近似于或超过膜孔的大小，半透膜会影响溶质的通过。

（三）膜的阻力

膜的阻力包括膜本身的阻力与膜两侧液体滞留层造成的阻力。

1. 膜本身的阻力

膜的面积、厚度、结构、孔径的大小和膜所带的电荷等决定膜的阻力。膜的面积影响小分子物质的清除率，但对大分子物质影响不大。而膜的结构对各种分子量的溶质均有明显的影响，如纤维素膜的孔道弯曲，彼此间有交通支，阻力大；合成膜壁薄，孔道直，无交通支，阻力小，分子量相同的小分子物质弥散量较纤维素膜高。凡能通过膜孔的溶质，无论大小，其弥散量基本相同。膜的亲水作用、疏水作用和电静力作用可将蛋白质吸附于膜上，从而影响溶质的转运。

2. 膜两侧滞留液体层的阻力

半透膜两侧液体的滞留液体层降低了膜表面的有效浓度梯度，故能阻碍溶质分子扩散。透析液和血液流速、透析机类型均能影响膜液体层厚度。

（四）透析液与血液流速

增加透析液与血液流速可最大限度地保持溶质的梯度差，降低滞留液体层的厚度，减少膜的阻力。一般情况下，透析液流速为血液流速的 2 倍，最有利于溶质的清除。在相同透析液流速情况下，增加血液流速可提高小分子溶质的清除率。而增加透析液的流速需消耗更多的透析液，增加透析费用。血液透析时血液与透析液逆向流动时浓度梯度最大，若二者同向流动时，其清除率将下降10%。

（五）透析器效率的影响

高效率透析器具有大面积、大孔径的薄膜，可使血液和透析液获得最大接触，这样的透析器对代谢废物清除率更高。

（六）溶质的蛋白质结合率

溶质通过半透膜弥散的量依赖于其在血浆中游离部分所占的比例，也就是指溶质在血浆中的浓度，也依赖于其游离部分自白蛋白池的补充速度，即蛋白结合部分转换成游离部分的速率。

二、超滤

超滤是溶质通过半透膜转运的第二种机制。水分子小，能够自由通过所有半透膜。当水分子在静水压或渗透压的驱动下通过半透膜时就发生超滤，也称对流。当水分子通过渗透被重吸收时，有些溶质可随水分子一起被转运，这一转运方式称为溶剂拖曳，即对流转运。超滤过程中大分子溶质，尤其是大于膜孔的分子无法通过半透膜，半透膜对此类大分子溶质起到了筛滤作用。血液滤过即利用此原理，超滤时，反映溶质被滤过膜滤过的参数称为筛选系数（sieving coefficient），等于超滤液中某溶质的浓度除以血液中的浓度。利用对流清除溶质的效果主要由超滤率和膜对此溶质的筛选系数两个因素决定。筛选系数与膜孔径、溶质分子大小和结构，以及膜和溶质的电荷有关。

（一）超滤的动力

半透膜血液侧为正压，透析液侧由于负压泵抽吸而为负压，两者差值为跨膜压（Transmembrane Pressure，TMP）。跨膜压为超滤的动力，由静水压和渗透压组成。超滤是透析清除体内多余水分的主要机制。透析时，超滤是指水分从血液侧向透析液侧移动，主要靠从血液侧到透析液侧的静水压；反之，如果水分从透析液侧向血液侧移动，则称为反超滤。

1. 静水压超滤

透析器血液侧与透析液侧之间的静水压差（△P）决定超滤的速度。透析机中的半透膜对水的通透性高，但变动范围很大，它的通透性取决于膜厚度和孔径大小，可用超滤系数（Kuf）来表示。

2. 渗透超滤

当两种溶液被半透膜隔开，溶液中溶质的颗粒数不等时，水分子向溶质颗粒数多的一侧流动，在水分子流动的同时也带着溶质通过半透膜。水分子移动后将使膜两侧的溶质浓度相等，渗透超滤也停止。因此这种超滤是暂时性的。

（二）影响超滤的因素

①膜的特性：每批生产的膜性质不尽相同，膜的性质、湿度等均影响超滤。②血液成分：血浆蛋白浓度、血细胞比容及血液黏滞度影响超滤率。③液体动力学：膜表面的切变力或浓度梯度影响超滤量。④温度：血液透析或血液滤过时，温度与超滤率呈直线关系。

（三）影响水分清除的因素

1. TMP

TMP即膜两侧的压力差。透析器血液侧的压力一般为50~100mmHg，透析液侧压力为负压，当跨模压大于500mmHg时，就会破膜。

2. Kuf

Kuf是每毫米汞柱的跨膜压力下，液体通过半透膜的毫升数。它是半透膜对水的通透性的一个指标。

血液透析的原理是模拟肾脏功能，主要利用半透膜，通过弥散、超滤和吸附等，形成透析时血液和透析液的溶质、水分交换，从而达到血液透析时清除毒素、水分，补充必要物质的目的。

三、吸附

吸附即通过正负电荷的相互作用或范德华力和半透膜表面的亲水性基团选择性吸附某些蛋白质、毒物或药物，如 β_2-MG、补体、炎症介质、内毒素等。在血液透析中，将这些物质选择性地吸附于半透膜表面，使其被清除，从而达到治疗目的。

所有半透膜表面都带有负电荷，膜表面负电荷的量决定了吸附带有异种电荷蛋白的量。血液透析清除的与蛋白结合物质，一方面取决于血浆中该化合物游离部分所占的比例，另一方面取决于蛋白结合部分解析的快慢程度。运用炭吸附进行血液灌注可有效地降低蛋白结合化合物的血液浓度，但不能用于尿毒症的长期治疗。

【参考文献】

［1］Abel JJ，Rowntree LG，Turner BB.On the removal of diffusible substances from the circulating blood of living animals by dialysis［J］.J Pharmacol Exp Ther，1914，5（6）：611-623.

［2］Haas G.Versuche der Blutauswaschung am Lebenden mit Hilfe der Dialyse［J］.Klin Wochenschr，1925，4（1）：13-14.

［3］梅长林，高翔，叶朝阳.实用透析手册［M］.3版.北京：人民卫生出版社，2017.

［4］王海燕，赵明辉.肾脏病学［M］.4版.北京：人民卫生出版社，2020.

［5］Chen SJ，Jiang GR，Shan JP，et al.Combination of maintenance hemodialysis with hemoperfusion：a safe and effective model of artificial kidney［J］.Int J Artif Organs，2011，34（4）：339-347.

［6］王质刚.血液净化学［M］.4版.北京：北京科学技术出版社，2016.

［7］Sirich TL，Aronov PA，Plummer NS，et al.Numerous protein bound solutes are cleared by the kidney with high efficiency［J］.Kidney Int，2013，84（3）：585-590.

（马娉娉）

第二节 透析器

血液透析器（hemodialyzer），又称人工肾（artificial kidney），是血液透析治疗的关键部分。在透析器中，通过半透膜的隔离，血液与透析液在各自空间反向流动。血液透析器根据构型分为平板型、蟠管型、中空纤维型，目前以中空纤维型最为常用。

一、透析器的基本构成

中空纤维透析器由外部圆柱形树脂套筒和 8000～10000 根两端固定在盖子上的中空纤维组成。每根纤维内部直径约 200μm，血室容量在 60～150mL。血液流入端称为动脉端，流出端为静脉端。

透析器构成见图 7-1。

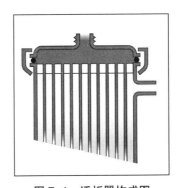

图 7-1 透析器构成图

二、透析器参数

（一）透析膜材料

1. 纤维素膜

纤维素膜由棉花加工而得，基本结构单位为葡聚糖，包括铜仿膜、铜胺膜、纤维素膜、再生纤维素膜及皂化纤维素膜，生物相容性较其他类型膜差，超滤系数小，但价格便宜，目前仍在使用。

2. 改良纤维素膜

改良纤维素膜由纤维二葡萄糖的羟基衍化而来，包括改良型纤维素膜（醋酸纤维素、双醋酸及三醋酸纤维素），表面涂层型纤维素膜（生物膜及聚二乙醇纤维素膜）及合成改良型纤维膜（血仿膜及合成改良型纤维素膜）。前者生物相容性有所提高，后者生物相容性好，但超滤系数不及合成膜。

3. 合成膜

合成膜也称人工合成的高分子膜，由再生纤维素经亲水化处理后获得（亲水化可改变膜的表面电荷），膜的亲水过程改良了膜的性能及其生物相容性。合成聚合物膜包括聚丙烯腈膜（polyacrylonitrile，PAN）、聚甲基丙烯酸甲酯膜（polymethyl metha-cyrlate，PMMA）、聚砜膜（polysulfone）、聚碳酸酯膜（ploycarbonate）、聚胺膜（polyamide）及乙基乙烯基甲醇膜（ethylene-vinylalcohol copolymer）。合成膜生物相容性好，转运系数和超滤系数较大，效薄，不仅可制成透析器，还可制成血液滤过器，是目前最常用的透析膜。

（二）透析器膜面积

通常而言，膜面积越大，尿素清除效果越好，但预充血量也相应增大，体外循环血量相对增多，对心血管的稳定性下降。透析器面积 < $1m^2$，为小面积，$1\sim1.8m^2$ 为中面积，> $1.8m^2$ 为大面积。

（三）生物相容性

透析过程中血液接触透析膜会激活白细胞、血小板及旁路途径，激活补体降解产生过敏物质 C3a 和 C5a。不良反应程度的轻重代表了透析膜生物相容性的优劣。生物相容性差的透析膜会激活上述血细胞因子导致过敏反应、低氧血症、短暂性白细胞降低、免疫异常、组织损伤、厌食、蛋白代谢异常及微炎症状态。透析的重复性，使上述低水平亚临床状态反复发生，逐渐积聚，临床上患者出现感染、动脉粥样硬化的概率增加，住院率及死亡率增加。一般而言，合成膜和改良的纤维素膜的生物相容性较好。应用肝素或维生素 E 修饰，从而更好地提高透析膜生物相容性也是研究的热点。

（四）消毒方式

透析器消毒方式有三种，分别是环氧乙烷（ETO）、γ 射线及蒸汽消毒。其中环氧乙烷消毒应用最多，但近年来有减少的趋势，而 γ 射线及蒸汽消毒有增长的趋势。

（五）透析器效能参数

1. 溶质清除效能

溶质清除效能以清除率为指标，指单位时间（分钟）内血液经透析器循环一次，能够将血中某一溶质全部清除的血浆量或血清容积（mL）。透析器产品说明书上列出的清除率指弥散清除，不包括超滤清除，常以尿素（分子量60D）和维生素 B_{12}（分子量1355D）代表小分子和中分子溶质。当血流量为200mL/min时，常用透析器的尿素清除率为50~200mL/min，维生素 B_{12} 的清除率为30~160mL/min。透析膜特性和膜面积决定透析器的清除率。

2. 水清除效能

水清除效能以超滤系数（Kuf）为指标，一般常用透析器 Kuf 为2~60mL/（mmHg·h）。

3. 透析器耐受压力

厚度为8~20μm的透析膜，与水接触以后，机械强度降低，通常规定耐受压力为500mmHg。透析器耐受压力通常与透析膜材料、厚度及工艺水平有关。质量差及反复使用的透析器，耐受压力降低，易使透析膜破裂引起漏血。

（六）低通与高通透析器

透析器根据膜通透性分为低通量透析器及高通量透析器，后者临床使用量逐年上升。

1. 低通量透析器

低通量透析器空心纤维相对较薄，Kuf 为4.2~8mL/（mmHg·h），尿素清除率180~190mL/min，肌酐清除率160~172mL/min，维生素 B_{12} 清除率60~80mL/min，几乎不能清除 $β_2$ 微球蛋白，主要应用于普通 HD。

2. 高通量透析器

高通量透析器大部分为合成膜，孔径大（膜厚度减少至5~8μm），能通过较大的分子溶质。kuf 为20~55mL/（mmHg·h），尿素清除率185~192mL/min，肌酐清除率172~180mL/min，维生素 B_{12} 清除率118~135mL/min，透析后 $β_2$ 微球蛋白下降为40%~60%，主要应用于高通量透析及血液透析。

三、透析器复用

透析器复用指使用过的透析器经过冲洗、清洁、消毒等一系列处理程序后，再次应用于同一患者。复用透析器可减少患者的过敏反应，提高生物相容性。但复用不当可增加感染概率，发生消毒剂反应等风险，在我国各透析中心，透析器复用的情况越来越少。

透析器是透析设备的重要组成部分，直接关系到透析充分性及透析质量的优劣。

临床选择上，应根据患者年龄、性别、体重、原发病、透析时长、体质、处方需要的溶质清除率等参数，通过考量透析器溶质、水清除效能、生物相容性、膜面积及材料等多方面数据，最优选择，做到透析器临床应用个体化。

【参考文献】

［1］季大玺.血液净化技术的现状［J］.肾脏病与透析肾移植杂志，1996，5（2）：6.

［2］Locatelli F，Mastrangelo F，Redaelli B，et al.Effects of different membranes and dialysis technologies on patient treatment tolerance and nutritional parameters：the Italian Cooperative Dialysis Study Group［J］.Kidney Int，1996，50：1293-1302.

［3］Vanholder R，Glorieux G，Van Biesen W.Advantages of new hemodialysis membranes and equipment［J］.Nephron Clin Pract，2010，114：165-172.

［4］Ronco C，Brendolan A，Lupi A，et al.Effects of a reduced inner diameter of hollow fibers in hemodialyzers［J］.Kidney Int，2000，58：809-811.

［5］Drueke TB.Dialysis-related amyloidosis［J］.Nephrol Dial Transplant，1998，13（1）：58-64.

［6］Koda Y，Nishi S，Miyazaki S，et al.Switch from conventional to high-flux membrane reduces the risk of carpal tunnel syndrome and mortality of hemodialysis patients［J］.Kidney Int，1997，52：1096-1101.

［7］Depner TA，Rizwan S，James LA.Effectiveness of low dose ergthropoietin：a possible advantage of high flux hemodialysis［J］.ASAIO Trans，1990，36：223-225.

［8］陈香美.血液净化标准操作规程［M］.1版.北京：人民卫生出版社，2021.

［9］黎磊石，刘志红.中国肾脏病学［M］.1版.北京：人民军医出版社，2008.

（靖永胜）

第三节　透析用水处理与透析液

近年来，医学工作者对透析用水处理和透析液系统越来越重视，这不仅是为了安全性考虑，提供个体化配制透析液；也是为了改善血液透析患者临床结果，如对贫血治疗的反应，残存肾功能的维持，营养状况及炎症的参数改善。因此，血液净化临床专业人员也需要对此有深入的了解。

一、透析用水处理

血液透析过程中患者每周要接触水约 600L，因此，作为透析用水，纯度的要求非常高，如果水内含有害物质，很容易通过透析膜进入患者的血液中，即使是较低浓度的有害元素，长期蓄积也会导致患者慢性中毒。

（一）水中污染物对人体的危害

透析用水处理不彻底会使有害物质积聚，造成患者临床损害甚至死亡。①体内铝离子蓄积会导致软骨病、小细胞性贫血、透析相关性脑病（透析性痴呆或运动障碍）。透析用水铝浓度低于 10mg/L 能显著降低铝相关性疾病。②氯离子或氯胺常作为杀菌剂放入城市用水中，如果透析用水残留氯过多，血液直接接触会引起急性溶血和高铁血红蛋白血症。③氟化物短期接触会引起心律失常，甚至死亡，而长期积聚则导致骨软化症。④超量钙、镁会导致"硬水综合征"，包括恶心、呕吐、乏力、面色潮红、血压不稳定等一系列症状。⑤膜孔更大的高通量透析器，透析用水要求更加严格，否则内毒素会进入体内导致发热反应、低血压、慢性炎症反应。

（二）水处理系统

为保证透析患者的安全，要对城市用水进行处理。水处理设备就是为了去除水中有害物质成分而组成的一个系统，在这个系统中，每个部分之间相互联系并且相互提供保护。

水处理的基本构成图见图 7-2。

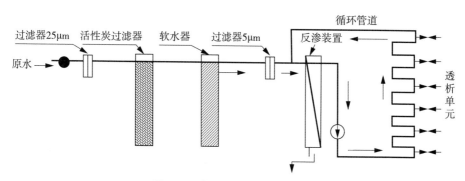

图 7-2 水处理系统基本构成图

1. 过滤器

过滤器可以将水中颗粒性物质阻挡在多孔介质或膜的外面，能除去 90%~98% 的不溶性颗粒,保护下游设备安全。

2. 活性炭过滤器

活性炭具有多孔性,对有机物有高亲和性,能吸附水中残余氯、氯胺和其他有机物。活性炭过滤器要定期保养和冲洗,否则容易引起细菌污染,其后端一般配置一个 5μm 的简易过滤器,以防碳颗粒脱落导致下游设备的堵塞和反渗膜的破坏。

3. 软水器

软水器应用含钠的阳离子交换树脂,将水中钙、镁和其他二价阳离子结合到树脂上得到软化水,并防止这些离子在下游反渗膜上的沉积导致膜损伤。

4. 反渗(RO)装置

RO 装置通过高静水压使水通过高选择性半透膜,可以阻断 90%~99% 的一价离子、95%~99% 的二价离子和大于 200Da 的微生物,最终产生临床上使用的安全的透析用水。

(三)透析用水标准

《血液净化标准操作规程(2021 版)》指出,透析用水处理设备的产水水质必须符合并达到透析用水国家行业标准《血液透析及相关治疗用水》(YY0572-2015)的要求,具体标准如下。

生物污染物标准:①透析用水中的细菌总数 < 100CFU/mL;②透析用水中的内毒素含量 < 0.25EU/mL。超纯透析液标准:①透析用水中的细菌总数 < 0.1CFU/mL;②透析用水中的内毒素含量 < 0.03EU/mL。监测频率为细菌培养应至少每月 1 次;内毒素检测至少每 3 个月 1 次。

化学污染物标准见表 7-4,监测频率为至少每年测定 1 次。

表 7-4 透析用水化学污染物标准

污染物	最高允许浓度(mg/L)
铝	0.01
总氯	0.1
铜	0.1
氟化物	0.2
铅	0.005
硝酸盐(氮)	2
硫酸盐	100
锌	0.1

续表

污染物	最高允许浓度（mg/L）
钙	2（0.05mmol/L）
镁	4（0.15mmol/L）
钾	8（0.2mmol/L）
钠	70（3.0mmol/L）
锑	0.006
砷	0.005
钡	0.1
铍	0.0004
镉	0.001
铬	0.014
汞	0.0002
硒	0.09
银	0.005
铊	0.002

透析用水的水质好坏直接关系到透析的中远期疗效，也是医院等级评审的必备条件，透析中心医疗人员一定要加以重视。

二、透析液

透析液是清除机体有害毒素，补充钙离子和碱基的重要介质。当前血液透析中心所使用的透析液多为市售的透析浓缩液（或干粉），与透析用水在透析机内生成，也有部分单位使用全自动中央透析液供应系统，可供应透析浓缩液或透析液，前者需要在透析机内与透析用水按比例配比后使用，后者则无需与透析用水配比使用。

（一）透析液成分

当前普遍使用的透析液均为碳酸氢盐透析液，主要成分见表7-5。

表7-5　透析液主要成分表

透析液成分	浓度范围（mmol/L）
Na^+	135~145
K^+	0~4
Ca^{2+}	1.25~1.75
Mg^{2+}	0.25~0.375

透析液成分	浓度范围（mmol/L）
CL$^-$	98~124
Ac$^-$	2~4
HCO$_3^-$	30~40
Glucose（葡萄糖）	0~11
pH	7.1~7.3

透析液钠浓度为 135~145mmol/L，浓度过低易引起透析失衡、肌肉痉挛和透析低血压；浓度过高，可使患者钠负荷增加，引起口渴，容量负荷增加会导致顽固性高血压。钾浓度为 0~4mmol/L，由于肾衰竭时尿钾排泄减少，故多选用 2mmol/L。肾衰竭时常有低钙血症，透析液钙浓度为 1.25~1.75mmol/L，低于血清总钙浓度，而略高于血清游离钙浓度（1.25~1.50mmol/L），以纠正低钙血症。镁浓度为 0.25~0.375mmol/L，低于正常血镁浓度。葡萄糖浓度为 0~11mmol/L，目前多采用无糖透析液，优点是易保存、不易滋生细菌等，缺点是透析中易发生低血糖反应。

透析液常用的碱基有碳酸氢盐和醋酸盐两种。醋酸根进入体内由肝脏代谢生成碳酸氢根。因醋酸易引起恶心、呕吐、头痛、低血压等不良反应，且肝脏损害时易发生潴留，故多采用碳酸氢盐作为碱基。

（二）透析液处方

1. 透析液流量

透析液流量通常设定为 500mL/min，高通量透析时可提至 800mL/min。血液透析时增加血流量和透析液流量，可以最大限度保持溶质浓度差，降低滞留液体层厚度，减少膜阻抗，提高溶质清除能力。通常透析液流量为血流量的两倍最有利于溶质清除，如只增加透析液流量而不增加血流量，则溶质清除的提高不显著。

2. 透析液温度

透析液温度常为 35~37℃。低温透析可增强心肌收缩力和肺的氧合作用，增加静脉张力，减少补体激活，减少透析低血压的发生，增加超滤耐受力，因此低温透析对易发透析低血压、心血管功能不稳定者适用。

（三）配液供液方式

1. 手工配制单机供液

手工配制单机供液指将透析 A 粉或 B 粉自行配制成 A、B 液，装桶后使用，也可直接购买 A、B 液成品，使用时需搬到透析机旁，为单人用透析机使用。缺点是工作量大，且储存空间占用较大，易受污染。

2. 机械式集中供液

机械式集中供液指透析粉集中配制后，通过管道输送到透析机终端使用。缺点是管道易出现堵塞或腐蚀，进水、搅拌、供液等阀门或开关需要专门人员操作，透析机透析液吸入口需要改造。

3. 全自动中央供液

全自动中央供液指透析液集中配制后输送到透析机终端，全过程由电脑自动控制，减少工作量，提高透析效率，保障了透析液的质量安全。缺点是不同品牌透析机的透析液配方兼容性不一，个体透析液成分无法调整，前期资金投入比较大。

透析液是终末期肾脏病个体化治疗的一个重要方面，其成分和质量都应满足患者的不同临床要求，以保证有效的透析方式和个体化的治疗。利用废透析液作为生物反馈的信息来源，从而改变透析治疗参数，对血液透析未来发展极为重要。

【参考文献】

［1］刘惠兰，李国刚，张晓沽等，透析用水机透析液中内毒素污染状况的分析［J］. 中华内科杂志，1999，38（12）：808-809.

［2］Sherman RA.Modifying the dialysis prescription to reduce intradialytic，hypotension［J］. Am J Kidney Dis，2001，38（4）：18-25.

［3］陈香美 . 血液净化标准操作规程［M］. 1 版 . 北京：人民卫生出版社，2021.

［4］黎磊石，刘志红 . 中国肾脏病学［M］. 1 版 . 北京：人民军医出版社，2008.

［5］Ward RA.Dialysis water as a determinant of the adequacy of dialysis［J］. Semin Nephrol，2005，25：102-11.

［6］Damasiewicz MJ，Polkinghorne KR，Kerr PG.Water quality in conventional and home haemodialysis［J］. Nat Rev Nephrol，20128：725-734.

［7］Penne EL，Visser L van den Dorpel MA，et al.Microbiological quality and quality control of purified water and ultrapure dialysis fluids for online hemodiafiltration in routine clinical practice［J］. Kidney Int，2009，76：665-672.

（靖永胜）

第四节　血液透析的适应证与相对禁忌证

血液透析通过血液透析器，采用弥散和对流等原理，使患者血液和透析液发生溶质和水的转运，从而实现清除体内毒素和多余水分的目的。血液透析是目前最为常用的一种肾脏替代治疗手段，也可用于药物或毒物中毒。

一、血液透析的适应证

1. ESRD

患者肾功能下降到什么程度需要开始血液透析治疗？随着医学发展，专家的观点也在逐渐发生变化。20 世纪 70 年代，血液透析技术刚刚成熟，尿毒症患者往往在有很严重的并发症时才开始接受透析治疗，当时大量研究揭示了过晚透析与高死亡率的关系，提倡应尽早透析。因此，开始透析的时机变得越来越早，以至于认为在患者无尿毒症症状，靠药物即能保持内环境稳定的阶段就应该开始透析。但后期临床研究却发现，过早开始透析对患者有害而无益。直至 2015 年，才出台了有利于患者安全透析开始时机的指南性意见。2019 年有专家指出，开始透析的理想状况，是患者充分配合，透析可以有效地缓解患者尿毒症症状，纠正液体超负荷，并能使患者从晚期未透析 CKD 相关的尿毒症状态中完全恢复。

ESRD 患者开始透析的时机取决于多方面的因素，单纯血肌酐和尿素氮水平通常不能很好地判断患者是否需要开始透析。因为影响因素较多，尤其对于老年人和女性，在肾小球滤过率固定时，其血肌酐水平往往比年轻人和同龄男性低。常用的评估指标有估算 GFR、尿素清除率 Kt/V 等。

Watson 总体水分计算公式如下。

成年男性 V（L）=2.447+0.3362× 体重（kg）+0.1074× 身高（cm）–0.09516× 年龄

成年女性 V（L）=–2.097+0.2466× 体重（kg）+0.1069× 身高（cm）

每周尿素清除率（Kt/V）计算公式如下。

$$每周 Kt/V= 每日 Kt/V \times 7$$

2015 年 11 月，美国肾脏病基金会发布血液透析充分性临床实践指南，建议患者在 CKD5 期，GFR < 15mL/（min·1.73m^2），或每周尿素 Kt/V < 2 时，肾脏病医生评价患者进行血液透析治疗的好处、风险和不利因素，并开始准备透析治疗。

上述指标并不是开始透析治疗的唯一指征，应先对患者的症状、体征，以及代谢状态、容量状态、营养和药物干预效果进行综合评估，再决定透析开始时机。KDOQI建议，即使每周的 Kt/V 已经小于 2，如果患者尿量正常、无水肿、体重稳定、营养良好、经非透析治疗没有不适症状，仍可延迟透析时间。对于一些有特殊合并症的肾衰竭患者，可能需要提早开始透析治疗。尽管 GFR 未达到以上标准，也应尽早开始透析治疗。

GFR < 15mL/（min·1.73m²），且出现下列临床表现之一的患者，建议透析治疗。①不能缓解的乏力、恶心、呕吐、瘙痒等尿毒症症状或严重营养不良。②难以纠正的高钾血症。③难以控制的进展性代谢性酸中毒。④尿毒症性心包炎。⑤难以控制的水钠潴留和高血压，合并充血性心力衰竭或急性肺水肿。⑥尿毒症脑病和进展性神经病变。⑦其他需要血液透析的病因。

高风险患者应适当提早开始透析治疗，如合并糖尿病患者应该在 GFR < 15mL/（min·1.73m²）时开始透析。

无论临床症状如何，当患者 GFR < 6mL/（min·1.73m²），应开始透析治疗。

2. 急性肾损伤（acute kidney injury，AKI）

AKI 的状况为血肌酐 48 小时内上升 ≥ 0.3mg/dL（26.5μmol/L），或较原先水平增高 50%；和（或）尿量 < 0.5mL（kg·h），时间持续 6 小时，排除梗阻性肾病或脱水状态。

2016 年急性透析质量倡议（acute dialysis quality initiative，ADQI）提出对 AKI 患者进行精准连续性肾脏替代治疗（continuous renal replacement therapy，CRRT），治疗时机建议，当代谢和液体需求超过肾脏能力时，应考虑 KPT。早期预防性血液透析可有效减少急性肾损伤发生感染、出血或昏迷等威胁生命的并发症，故很多学者提倡早期透析和预防透析治疗。

3. 药物或毒物中毒

凡不与蛋白质结合，在体内分布均匀，分子质量较小的药物或毒物中毒时，均可采取血液透析治疗。下列情况被认为是行血液透析治疗的指征。①水溶性、分子质量小、蛋白质结合率低、危及生命的毒物或药物，保守治疗无效，临床症状进行性加重。②严重中毒致生命体征异常。③血药浓度已达致死剂量。④中毒严重，或患有慢性疾病，药物正常排泄障碍。⑤药物代谢后产生毒性更大的物质或发生延迟性中毒的物质。⑥可能致死的药物存留在消化道而继续被吸收。⑦昏迷时间较长者。⑧原患有慢性支气管炎、肺气肿的中毒者加重了昏迷的危险。⑨非水溶性、与蛋白质结合的药物或毒物，需通过血液灌流清除。

4. 严重水、电解质和酸碱平衡紊乱

（1）高钾血症：药物不能控制的高血钾（血钾 > 6.5mmol/L），不仅是透析指征也是紧急透析指征，血液透析较腹膜透析能够更快速、有效地降低血钾浓度。

（2）代谢性酸中毒：代谢性酸中毒患者，尤其是在给予碳酸氢钠后，有可能发生容量负荷过重的危险情况，透析治疗更为合适。

5. 其他

其他应该行透析治疗的情况，如溶血，严重高热、低体温，常规内科治疗无效的急性重症胰腺炎，多器官功能障碍综合征，脓毒血症或急性呼吸窘迫综合征，严重水负荷，顽固性心力衰竭，肝性脑病，高胆红素血症等。

二、禁忌证

由于血液净化方法学的发展和医疗技术水平的提高，从方法学的角度而言，绝对不能进行血液透析治疗的情况越来越少。随着深静脉长期留置透析导管、自体或异体血管的移植、人工血管等技术的开展，解决了血管条件差，不能透析患者的难题。无肝素透析、体外枸橼酸盐抗凝的应用，使有出血倾向的患者获得了治疗机会。因此血液透析治疗无绝对禁忌证。但下列情况应慎用。①颅内出血或颅内压增高。②药物难以纠正的严重休克。③严重心肌病变并有难治性心力衰竭。④活动性出血。⑤精神障碍不能配合的患者，或患者本人及家属不同意血液透析治疗。

对于 ESRD 患者，血液透析可以替代部分肾脏功能，可以调节水、电解质及酸碱平衡，提高生活质量，延长生命。对于拟行肾移植患者，血液透析可为其手术进一步创造条件。对于 AKI、药物或毒物中毒患者，血液透析可为治疗创造条件，为肾功能恢复或部分恢复创造时机。凡是 CKD4 期，即 GFR < 30mL/（min·1.73m²）的患者，均应转诊至肾脏专科，由专科医师负责患者的筛选，治疗方案的确定等，但患者具有最终决定权，且不单独依据 GFR 水平做出 KPT 的决定。

【参考文献】

［1］Chazot C，Jean G.End-Stage Kidney Patients Require Hemodialysis Therapy Full Start［J］.Blood Purif，2019，47（1-3）：214-222.

［2］王海燕.肾脏病临床概述［M］.1 版.北京：北京大学医学出版社，2009.

［3］赵新菊，左力.KDOQI 血液透析充分性临床实践指南 2015 更新版：开始血液透析的时机解读［J］.中国血液净化，2016，15（8）：385-387.

［4］Charra B.Fluid balance，dry weight，and blood pressure in dialysis［J］. Hemodial Int，2007，11（1）：21-31.

［5］Kellum JA，Ronco C.The 17th Acute Disease Quality Initiative International Consensus Conference：Introducing Precision Renal Replacement Therapy［J］.Blood Purif，2016，42（3）：221-223.

［6］王质刚，血液净化学［M］.4 版.北京：北京科学技术出版社，2016.

［7］Polaschegg HD，Ronco C，Soli M.Characterization of flow-dynamic pattern in a new sorbent cartridge for combined hemoperfusion-hemodialysis［J］.Contrib Nephrol，2001，（133）：154-165.

［8］梅长林，高翔，叶朝阳.实用透析手册［M］.3 版.北京：人民卫生出版社，2017.

［9］王海燕，赵明辉.肾脏病学［M］.4 版.北京：人民卫生出版社，2020.

（马娉娉）

第五节　血液透析前的准备

2012 年，KDIGO 指南建议，凡是 CKD4 期，即 GFR < 30mL/（min·1.73m^2）的患者，包括首次就诊或进展性 CKD（1 年内肾功能衰竭风险达到或超过 10%~20%）需行 KRT 准备的患者，均应转诊至肾脏专科，接受肾衰竭及其治疗方式选择的教育，并强调及时向肾脏专科转诊最可能实现充分准备的 RRT，从而做出最佳决策，并得到最佳预后，有效降低 CKD 患者住院率和死亡率。透析时机不仅包括决定患者开始透析的时间，更强调患者、家属和医护人员应有充足的准备。对于晚期 CKD 患者，透析前准备应整合到患者的总体治疗过程之中。

血液透析前的教育内容主要包括：①告知血液透析、腹膜透析和肾移植的利弊。②确立肾脏替代治疗方式后，宣教内容包括透析通路建立和上肢血管保护等的相关知识。③透析的指征。④如何避免紧急透析等。

血液透析前的准备具体总结如下。

一、专科随访

GFR < 30mL/（min·1.73m^2）的患者均应转诊至肾内科随访（特别是继发性肾病的患者，如糖尿病肾病、狼疮性肾炎等）。患者早期向肾内科转诊，临床受益更多。患者应每 1~3 个月评估 1 次 GFR。

积极处理 CKD 并发症和合并症。①贫血管理，外周血血红蛋白（Hb）< 100g/L 开始红细胞生成素治疗，建议 Hb ≥ 110g/L，但不超过 130g/L。②纠正骨病和矿物质代谢障碍，应用钙剂、降磷药物和（或）活性维生素 D 等治疗，建议维持血钙 2.1~2.5mmol/L，血磷 0.81~1.45mmol/L，血全段甲状旁腺激素 70~110pg/mL。③纠正脂代谢异常、糖代谢异常和高尿酸血症等。④控制血压，目标是 130/80mmHg 以下。

CKD4~5 期患者常伴有蛋白质能量消耗，以往称营养不良，可导致患者免疫能力和体力活动能力下降，与各种感染和非感染并发症密切相关。故患者需增加营养物质的补充，并结合抗炎治疗。单纯的营养状况下降不是开始透析的指征，应积极寻找原因，有针对性地进行治疗。

二、思想准备

应为患者做的思想准备如下。①纠正患者的不良生活习惯，包括要求患者戒烟、戒酒及饮食调控。②当患者 GFR < 20mL/（min·1.73m^2），或预计 6 个月内需接受透析治疗时，对患者进行透析知识宣教，其目的是增强其对透析治疗的了解，消除顾虑，为透析治疗做好思想准备。③对患者进行必要的心理护理和指导。

三、系统检查及评估

应对患者进行系统病史询问及体格检查。

进行器官组织检查，了解其结构及功能，排除下列疾病。①颈部和肢体血管：狭窄、栓塞、畸形。②心脏：心衰、心包积液、心律失常等。③肺：肺部积液等。④肝：乙肝、丙肝等。⑤腹部：感染、腹水等。

在全面的评估基础上，向患者及家属告知血液透析、腹膜透析和肾移植的利弊，决定透析模式，并建立患者病历档案。

四、择期建立血管通路

2015 年日本透析治疗协会（JDST）临床指南建议，患者至少在透析前 1 个月建立动静脉内瘘或移植血管内瘘。既往研究表明，在透析前 1~6 个月建立血管通路，可以提高患者生存质量，但通常不建议过早准备。

血管通路的分类主要包括临时导管、长期导管、自体动静脉内瘘及人工血管。目前最理想的血管通路即自体动静脉内瘘，适用于 ESRD 需要长期进行血液透析治疗的患者。

对 GFR < 30mL/（min·1.73m²）患者进行上肢血管保护教育，以避免损伤血管，为以后建立血管通路创造好的血管条件。

血管通路应于透析前合适的时机建立，如 GFR < 25mL/（min·1.73m²）时。特殊患者（如老年患者，以及糖尿病、系统性红斑狼疮合并 ESRD 等患者）需尽早建立血管通路。

对患者进行血管通路的维护、保养、锻炼教育。

建立血管通路，参照本章"血液透析血管通路"。

定期随访、评估及保养血管通路。定期换药、封管，监测内瘘是否通畅。

五、适时透析

密切随访 GFR < 15mL/（min·1.73m²）的患者，建议每 2~4 周对患者进行一次全面评估。评估指标：监测患者症状、体征、肾功能、电解质及酸碱评价、Hb 等指标，以决定透析时机。

透前传染病学检查（消毒隔离制度）：开始透析前应检测患者乙型和丙型肝炎病毒指标、HIV 和梅毒血清学指标，决定透析分区。

开始透析治疗前应对患者凝血功能进行评估，为透析抗凝方案的决定做准备。

在透析治疗前，患者及家属须签署血液透析知情同意书，尊重患者的知情权和自主权。

在诊断为 ESRD 时，通常半数以上患者没有透析计划。应尽早识别可能需要肾脏替代治疗的患者并进行教育，让患者有充足的时间进行心理、身体、生活和家庭的准备，能够更充分理解并参与治疗模式选择的决策，降低患者并发症发生率，提高生活质量，并降低死亡率。

【参考文献】

［1］KDIGO Anemia Work Group.KDIGO clinical practice guideline for anemia in chronic kidney disease［J］.Kidney inter，2012，2：1–335.

［2］王海燕，赵明辉.肾脏病学［M］.4 版.北京：人民卫生出版社，2020.

［3］WATANABE Y，YAMAGATA K，NISHI S，et al.Japanese society for dialysis therapy clinical guideline for "hemodialysis initiation for maintenance hemodia –lysis"［J］. Ther Apher Dial，2015，19（Suppl 1）：93–107.

［4］陈香美．血液净化标准操作规程［M］．1 版．北京：人民卫生出版社，2021.

（马娉娉）

第六节　血液透析血管通路

建立和维护良好的血液净化血管通路（vascular access），是保证 HD 顺利进行和充分透析的首要条件。血管通路因此被称为维持性透析患者的"生命线"。

随着透析人口老龄化的发展，以及糖尿病肾病和高血压肾损伤发病率的升高，血管通路问题日益增多。美国肾脏数据系统（USRDS）估计，因血管通路并发症导致的治疗花费平均为每透析患者每年 8000 美元，占透析总费用的 17%，因血管通路住院的人数占 ESRD 总住院人数的 25%。因此，建立和护理理想血管通路是透析工作者面临的新挑战，对每个长期透析患者的血管通路进行全面设计十分重要。

一、血管通路历史

1960 年，美国的 Quinton 和 Scriboner 创建了动静脉外瘘技术，首次建立了动静脉的连续血液循环，使血液透析更便捷，但血栓和感染限制了其长期应用（图 7-3）。

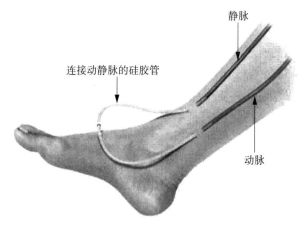

静脉

连接动静脉的硅胶管

动脉

图 7-3　足部动静脉外瘘

1966 年，美国医生 Brescia 和他的团队创造性地建立了自体动静脉内瘘（AVF），使其广泛应用于维持性透析患者。这种技术相对简单，安全，且不破坏动脉远端供血（图 7-4）。

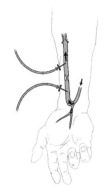

图 7-4　动静脉内瘘

20 世纪 70 年代，有医生使用改良聚四氟乙烯（ePTFE）材料的人工血管用于自身血管耗竭的患者身上，但相较于自体动静脉内瘘，人工血管内瘘的长期存活率偏低，并发症较多（图 7-5）。

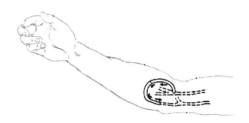

图 7-5　人工血管内瘘

同样在 20 世纪 70 年代，外科技术的发展使安全有效置入（如股静脉等中心静脉导管）得以实现，由单腔发展为双腔的导管应用于无法建立内瘘的维持性血液透析患者。带 cuff 带隧道的双腔导管能够提供更长使用时间，又称为"长期导管"。但导管与内瘘相比，发生感染、血栓等并发症的概率更大（图 7-6）。

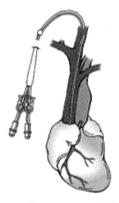

图 7-6　带 cuff 带隧道双腔导管

二、血管通路类型及选择

根据患者病情的需要和血液净化方式，血管通路分为紧急透析（临时性）血管通路和维持性（长期性）血管通路。前者主要采用静脉插管，后者采用动静脉内瘘。

理想血管通路在 HD 时应有足够的血流量，穿刺方便，持久耐用，各种并发症少。血管通路设计时，应根据患者肾功能衰竭原发病因、可逆程度、年龄、患者单位及医院条件选择采用临时性血管通路还是长期性血管通路，即血管通路选择以"患者为中心，个体化规划"。单纯急性肾功能衰竭或慢性肾功能衰竭基础上的急剧恶化，动静脉内瘘未成熟时，应选择临时性血管通路过渡，可以采用经皮股静脉、颈内静脉或锁骨下静脉留置导管建立血管通路。慢性肾功能衰竭应选择长期性血管通路，可以采用自体动静脉内瘘或移植血管内瘘。当血管条件很差时，也可用带 cuff 带隧道中心静脉留置导管。

在慢性肾功能衰竭患者进入透析前，临床医师应妥善保护患者两上肢前臂血管，避免反复穿刺，这也是确保血管通路长期无并发症发生的重要步骤之一。

三、临时性血管通路

临时性血管通路主要应用于连续性血液净化（CBP）、慢性肾功能衰竭动静脉内瘘未成熟者，急诊透析的腹膜透析和肾移植患者，以及血液灌流、血浆置换和免疫吸附治疗的患者。临时性血管通路又分为中心静脉留置导管、直接穿刺动静脉建立血管通路及动静脉外瘘，后两者不良反应大，随着插管技术的普及，导管材料费用的下降，后两者基本在临床中不再采用。

中心静脉置管包括无隧道和涤纶套透析导管（non-cuffed catheter，NCC），带隧道和涤纶套透析导管（tunnel-cuffed catheter，TCC）。NCC 由于操作相对简便，费用低，在临时性血管通路中采用较多，但由于其保留时间偏短，颈内静脉留置导致中心静脉狭窄概率大，有部分单位也会采用 TCC 作为临时插管过渡。

1953 年 Seldinger 在动脉造影时，采用了通过导丝经皮插入导管的方法，后被称为 Seldinger 技术。目前，中心动脉、静脉置管，外周静脉置入中心静脉导管（peripherally inserted central catheter，PICC），胸腹腔穿刺引流导管等均采用 Seldinger 技术。

（一）导管类型和材料

导管分单腔导管和双腔导管两种类型。早年透析用单针模式，从中心静脉置入单腔导管作体外循环的"动脉"侧，穿刺周围静脉作体外循环回血静脉。这种方式现在已很少应用。

　　双腔导管设计两个腔呈并列或呈同心圆状排列（并列型和同心圆型）。导管尖端设计有数个小孔，动脉腔开口在后，静脉腔开口在前，两者有一定距离，以减少再循环，保证血液净化的充分性。置管方向必须与静脉回流方向一致，否则会增加再循环（图 7-7）。

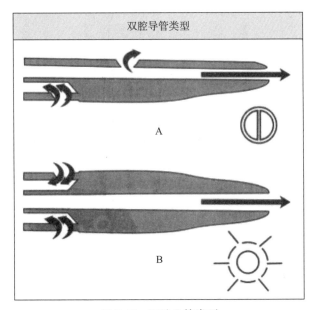

图 7-7　双腔导管类型

注：A 为并列型，B 为同心圆型。

　　导管质地光滑、柔软，可弯曲，容易插入，生物相容性好，不易形成血栓，不引起血管损伤，能长期安全留置。导管不能通透 X 线，通过摄片可确定导管位置。导管硬度取决于导管材料。聚四氟乙烯、聚乙烯导管质地较硬，容易操作，但易引起血管机械性损伤，继而形成血栓；聚氨基甲酸酯导管硬度适中且易操作。导管进入血管腔后，在体温作用下变得柔软，是临时性血管通路的理想选择。如导管需要留置更长时间（3~4 周或以上），可选择柔软的硅胶导管留置在右心房，无贯穿心肌风险，并能获得充足的血流量，降低再循环率。目前公认聚氨基甲酸酯和硅胶导管血栓形成率低，是最理想的导管材料。

（二）中心静脉留置导管穿刺方法

　　建议在多普勒超声引导下置管，比直接穿刺成功率高，可以减少误入动脉、出血等严重并发症发生。

1.颈内静脉置管

（1）部位选择：右侧颈内静脉较粗且与头臂静脉、上腔静脉几乎成一直线，插管较易成功，故选右颈内静脉为宜。从理论上讲，颈内静脉各段均可穿刺，但其上段与颈总动脉、颈内动脉距离较近，且有部分重叠，尤其颈动脉窦位于该段，故不宜穿刺。下段位置较深穿刺有一定难度，但表面标志清楚，其位置在胸锁乳突肌二头与锁骨上缘形成的锁骨上小凹内。中段位置较表浅，操作视野暴露充分，穿刺时可避开一些重要毗邻器官，操作较安全，实际操作中大多选此段穿刺（图7-8、图7-9）。

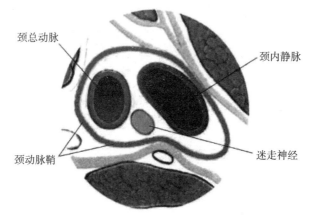

图 7-8　颈动脉鞘结构

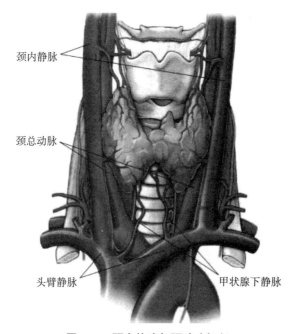

图 7-9　颈内静脉与颈动脉解剖

（2）体位参考：患者多取仰卧位，肩部垫枕使之仰头，头偏向对侧，操作者站于患者头端。

（3）进针技术：以胸锁乳突肌胸骨头和锁骨头与锁骨形成的三角形顶点作为穿刺点，针与皮肤角度为30°~45°，在局麻下缓慢进针，防止穿透静脉后壁。要求边进针边抽吸，有落空感并回血表示已进入颈内静脉，再向下进针安全幅度较大。进针插管深度应考虑个体的体型。另一种定位方法是针朝向同侧乳头方向，针与皮肤成30°~45°，向后向下，外侧方向，边进针边抽吸，进入颈内静脉时常有突破感，如进针较深可边退针边抽吸，一旦有回血即确定位置。颈内静脉与锁骨下静脉汇合前位于颈总动脉外侧，故穿刺时针尖方向应偏向外下，如方向朝内，易刺入颈总动脉。

（4）注意点：①颈内静脉是上腔静脉系的主要属支之一，离心较近，当右心房舒张时管腔压力较低，故穿刺插管时要防止空气进入形成气栓。②穿刺针进入方向不可过于偏外，因静脉角处有淋巴导管（右侧）或胸导管（左侧）进入，过外易导致损伤。③穿刺针不可向后过深，以免损伤静脉后外侧的胸膜顶造成气胸。④选右侧颈内静脉比左侧安全，且易于成功，因右侧颈内静脉与右头臂静脉、上腔静脉几乎呈垂直位，插管插入颈内静脉后继续向下垂直推进也无失误的可能。⑤根据临床工作体会，有5%~10%的患者存在解剖差异，有些人颈内静脉较细或位置较靠外，即使无法做到实时超声引导穿刺，术前也要行超声检查，描记动静脉走行。颈内静脉变异度见图7-10。

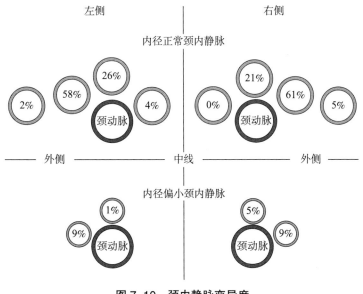

图7-10 颈内静脉变异度

2.股静脉置管

（1）部位选择：穿刺点选在髂前上棘与耻骨结节连线的中、内 1/3 段交界点下方 2~3cm 处，股动脉搏动处的内侧 0.5~1cm。

（2）体位参考：患者取仰卧位，膝关节微屈，臀部稍垫高，髋关节伸直并稍外展外旋。

（3）注意点：在腹股沟韧带中点稍下方摸到搏动较强的股动脉，其内侧即为股静脉，以左手固定好股静脉后，穿刺针与皮肤角度呈 30°~40° 刺入。要注意刺入的方向和深度，穿刺针朝向心脏方向，稍向后，以免穿入股动脉或穿透股静脉。要边穿刺边回抽空针活塞，如无回血，可慢慢回退针头，稍改变进针方向及深度。穿刺点不可过低，以免穿透大隐静脉根部（图 7-11）。

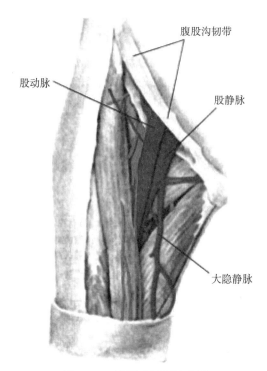

图 7-11　股静脉解剖示意图

3.颈外静脉置管

颈外静脉是颈部最大的浅静脉，收集颅外大部分静脉血和部分面部深层的静脉血。颈外静脉的体表投影相当于同侧下颌角与锁骨中点的连线。由于颈外静脉仅被皮肤、浅筋膜及颈阔肌覆盖，位置表浅，管径较大，压迫该静脉近心端时，静脉怒张明显，容易穿刺，但由于导管不易固定，而且普通导管不易到达上腔静脉，常不能保证有效透析血流量，此处穿刺临床上采用较少。患者放置 TCC 时，有时同侧颈内静脉闭塞，可考虑应用该侧颈外静脉。应该在DSA下显示导丝进入上腔静脉，而非同侧远端静脉，然后应用 Seldinger 技术置入导管（图 7-12）。

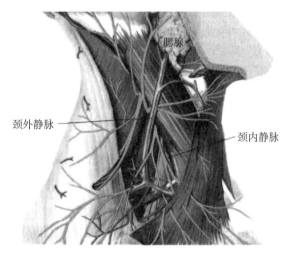

图 7-12　颈外静脉示意图

4. 锁骨下静脉置管

（1）部位选择：在锁骨下方，锁骨中点内侧 1~2cm 处为穿刺点（相当于锁骨内、中 1/3 交点稍外侧），也有在锁骨上入路，穿刺点向下作垂线与锁骨下缘相交，其交点处作为穿刺点，多选择右侧。

（2）体位参考：仰卧肩垫枕，头后垂位，头偏向对侧，也可将床尾抬高，以利于穿刺时血液向针内回流，避免空气进入静脉发生气栓。穿刺侧的上肢外展 45°，后伸 30°，以向后牵拉锁骨。

（3）注意点：①锁骨下静脉与锁骨下面所形成的角度平均 38°，提示穿刺时针刺角度为 35°~40°，针头与胸壁皮肤的交角以贴近皮肤不超过 15° 为宜，依此角度，针尖正对锁骨下静脉与颈内静脉交界处（相当于胸锁关节的体表投影），可以获取较大范围的穿刺目标，提高穿刺的成功率，避免并发症。导管欲达上腔静脉，在左侧需插入 15cm，右侧则插入 12cm。②针尖不可过度向上向后，以免伤及胸膜。③锁骨下静脉与颈内静脉汇合处恰为针尖所对，故不可大幅度进针。④防止空气进入。⑤锁骨下静脉穿刺容易发生锁骨下静脉或其分支狭窄与血栓形成，穿刺有关的并发症如误穿动脉、血胸、气胸、臂丛神经损伤等，发生率较高。锁骨下静脉置管临床操作有一定难度，对合并心肺功能障碍的患者应慎用。在 HD 中通过锁骨下静脉建立血管通路的方式应用得越来越少。锁骨下静脉具体位置见图 7-13。

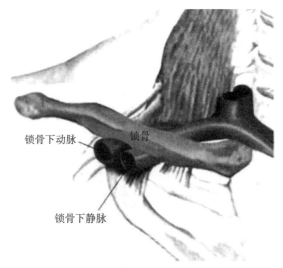

锁骨下动脉　　锁骨

锁骨下静脉

图 7-13　锁骨下静脉

（三）导管长度选择、保留时间及位置

NCC 置右颈内静脉，通常选择 12~15cm（导管体内长度），左颈内静脉选择 15~19cm，股静脉需要选择 19cm 以上长度。TCC 置右颈内静脉，通常选择 36~40cm（导管全长），左颈内静脉选择 40~45cm，股静脉应当选择 45cm 以上长度。

颈部静脉 NCC，原则上使用不得超过 4 周，如果预计需要留置 4 周以上，则应采用 TCC。股静脉 NCC 原则上不超过 1 周，长期卧床患者可以视情况酌情延长至 2~4 周。

由于 TCC 需要长期应用，为满足充分血流量及延缓纤维蛋白鞘生成，其末端位置较 NCC 更为重要。颈部留置导管末端应在右心房中上部，下腔静脉留置导管末端应在右心房下部或下腔静脉上端。颈部导管置入前可以根据胸部 X 线显示的心脏右心房上部与前肋骨或前肋间隙的相对关系预判导管尖端位置，大多数位于第三前肋骨或第三前肋间隙水平。手术时根据术前预判体表定位，或者在 DSA 引导下定位。由于导管在体内处于一个动态状态，导管末端位置在立位和卧位时可能有所变动，大多数患者可以变动 2~3cm，特殊患者变动可达 7~10cm，因此术前应仔细评估末端位置。末端位置确定后根据导管的长度确定导管出口位置及导管走行，涤纶套距离出口 2~3cm 为宜。导管隧道必须保持较大弧度以防止导管打折。

（四）留置导管并发症及处理

1. 出血

出血是留置导管最常见的即刻并发症，在危重患者中发生率更高。出血可导致血肿形成，并继发感染。导致出血的内因包括患者凝血功能异常、血小板减少、肝功能障碍和药物因素等；外因则往往是误穿动脉或刺破血管内壁。误穿锁骨下动脉危害较大，当患者存在凝血机制障碍时，应避免行锁骨下静脉置管术。穿破股静脉导致出血通过压迫较易控制。如误穿股动脉，治疗的前24小时应暂时不用抗凝剂。股动脉损伤或破裂，特别是损伤深达腹股沟韧带时，出血往往非常严重，应紧急外科手术止血。颈内静脉置管，较少出现因误穿动脉导致不能控制的严重出血。当探针或置管针误穿动脉后，应用力压迫止血，然后再行穿刺。锁骨下静脉置管时误伤动脉导致的出血，很难直接压迫止血，可致血胸，需要外科医师行紧急探查术以修补损伤血管。发生血胸、气胸时须行胸腔闭式引流。

2. 感染

感染为最常见的并发症，一般分为导管出口部感染、隧道感染和血液扩散性感染。导管出口局部感染时，导管口周围皮肤或隧道表面皮肤呈红、肿、热，并有脓性分泌物溢出，应予局部定时消毒，更换敷料，或口服抗生素，经过治疗一般炎症可消退。隧道感染时，皮下隧道肿胀，出口处可见脓性分泌物，临床上必须使用有效抗生素2周，严重者需要拔管。患者血液透析开始1小时左右，出现畏寒，重者全身颤抖，随之发热，在排除其他感染灶的前提下，应首先考虑留置导管内细菌繁殖致全身感染的可能，临时导管一般予以拔除，并将留置导管前端剪下做细菌培养，合理应用抗生素。

TCC发生导管相关血流感染（catheter related blood stream infection，CRBSI）时应立即抽取导管动、静脉腔内和外周血标本进行病原学检查。血常规检查有助于全身感染的判断，严重的革兰阴性菌感染可以导致白细胞明显减少，甚至粒细胞缺乏，同时立即静脉使用抗生素治疗，初始经验性使用抗生素，后根据病原学结果调整抗感染方案。除全身使用抗生素外，还必须采用抗生素封管。

3. 导管功能障碍

中心静脉导管功能障碍发生率约10%，主要与留置时间有关。早期的功能障碍主要与机械因素有关，如导管位置不正确、导管打折、固定太紧引起狭窄等。表现为血流量不足或没有回血。使用较长时间后出现的功能障碍（超过2周），常与导管内血栓形成、导管部分或全部栓塞、留置静脉本身血栓形成或狭窄、导管外鞘（纤维蛋白鞘包裹导管外端）及导管内鞘（纤维附着于导管内壁）形成有关。血流量不足时可先调整导管位置，或将导管的"动静脉"端反向连接，但这样会增加再循环率。

怀疑导管内血栓形成时，可先用小剂量尿激酶溶栓。使用尿激酶溶栓时，建议采用至少5000~10000IU/mL的尿激酶，可在导管内保持25~30分钟，或者保留10分钟后，每隔3~5分钟推注尿激酶溶液0.3mL。部分血栓可能需要尿激酶持续滴注，可使用25万~50万IU的尿激酶持续缓慢滴注6~10小时。

4. 中心静脉狭窄

中心静脉（central vein）定义通常包括回流上肢血液的锁骨下静脉、头臂静脉（又称为无名静脉）、上腔静脉，回流下肢血液的髂静脉、下腔静脉。由于这些静脉位于胸、腹腔，相较于四肢浅表静脉，深静脉解剖位置较深，因此称之为中心静脉。

锁骨下静脉导管、左侧颈内静脉导管，以及反复置管、导管留置时间长、合并感染、导管末端位置不理想等均会增加中心静脉狭窄的发病率。临床表现为导管功能不良，有时发生一侧肢体水肿及局部静脉扩张和不明原因的发热等。血管狭窄可行球囊血管内扩张治疗，也可应用血管内形成术、血管内弹性支架等治疗方法。

（五）置管后的卫生宣教

①养成良好的个人卫生习惯，保持局部干燥、清洁，如需淋浴，患者一定要将留置导管及皮肤出口处用 3M 胶布密封，以免淋湿后感染，局部一旦出现红、肿、热、痛等现象，应立即就诊，以防感染扩散。②除股静脉留置导管不宜过多活动外，其余活动均不受限制，但也不宜剧烈运动，以防留置导管滑脱，一旦滑脱，应压迫止血，并立即到医院就诊。③血液透析患者的深静脉留置导管，一般情况不宜另作他用，如抽血，输液等，如果一定要用（如患者需要大量补液或无其他输液通路等情况），使用后必须按血液透析后导管的处理要求封管，以防堵塞。

四、永久性血管通路

（一）自体动静脉内瘘

自体动静脉内瘘成形术（arteriovenous fistula，AVF）是吻合患者的外周动脉和浅表静脉，使动脉血液流至浅表静脉，静脉动脉化，达到血液透析所需的血流量要求，血管直径及深度便于血管穿刺，从而建立血液透析体外循环的手术方法。

1. 术前评估

血管条件：预期选择的静脉直径 ≥ 2mm，且该侧肢体近心端深静脉和（或）中心静脉无明显狭窄、明显血栓或邻近组织病变；预期选择的动脉直径 ≥ 1.5mm，选择上肢部位时，应避免同侧存在心脏起搏器，选择前臂端端吻合术式，患者同肢体的掌动脉弓应完整。

手术部位：①先上肢，后下肢；先非惯用侧，后惯用侧；先远心端，后近心端。②最常选用的血管是前臂腕部桡动脉和头静脉的内瘘；其次为腕部尺动脉 – 贵要静脉内瘘、前臂静脉转位内瘘（主要是贵要静脉-桡动脉）、肘部内瘘（头静脉、贵要静脉或肘正中静脉-肱动脉或其分支的桡动脉或尺动脉）、下肢内瘘（大隐静脉-足背动脉、大隐静脉-胫前或胫后动脉）、鼻烟窝内瘘等。

血管吻合方式主要包括三种：动、静脉端端吻合、端侧吻合和侧侧吻合，首选静脉-动脉端侧吻合（图7-14）。

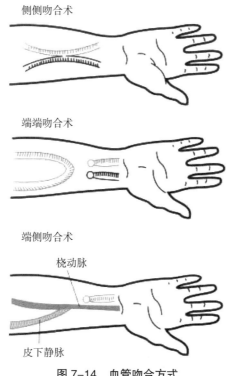

图7-14　血管吻合方式

术前应对患者心脏、肺脏、肝脏等重要脏器功能和循环血流动力学状态进行充分评估，检测血常规、凝血指标，评估患者的凝血功能。

辅助检查措施：①彩色多普勒超声，检查动静脉直径与通畅性、动脉血流量、动脉硬化程度、静脉可扩张性、静脉距皮距离。②必要时可进行数字减影血管造影（DSA）检查。对于动脉及中心静脉，DSA优于彩超，存在病变者可同时进行（腔内）治疗。对于尚有一定残余肾功能的患者，检查治疗前需评估造影剂对残肾功能的影响。

2. 操作步骤

以头静脉-桡动脉端侧吻合为例。

（1）患者取仰卧位或坐位，手术侧上肢外旋外展，平放于手术操作台上。用手术画线笔或龙胆紫棉签标记动静脉血管走行。

（2）常规碘伏消毒、铺巾。

（3）给予 0.5%~1% 利多卡因局部浸润麻醉，也可以采取臂丛麻醉。

（4）在桡动脉和头静脉之间纵行切开皮肤 3~4cm，有时根据血管走行也可采用横切口或其他形状切口，切口选择应尽量能充分暴露桡动脉及头静脉，便于分离血管。

（5）分离皮下组织，寻找并游离头静脉，结扎并切断近心端分支，分支血管靠近头静脉主干的残端留取不宜过短，以免结扎时引起头静脉狭窄。

（6）头静脉游离长度为 3~5cm，可连接到桡动脉，且可形成面向近心端的 U 形自然弯曲，远端穿 1 号或 0 号丝线备用。

（7）剥离皮下组织，分离腕掌侧韧带，打开动脉鞘，小心分离与之伴行的静脉，游离桡动脉 1~1.5cm 并结扎分支，再穿一根专用皮筋备用。

（8）保持游离的头静脉无扭曲，近心端夹血管夹，远心端结扎后斜行剪断，斜行切面应与动脉走向平行，并保证静脉－动脉连接后形成面向近心端的 U 形弯曲。5mL 注射器接无创针头，生理盐水冲洗头静脉管腔残余血液，并做液性扩张。

（9）血管吻合主要有两种，包括端侧吻合和端端吻合。①端侧吻合：将桡动脉用悬吊皮筋提起，两端夹血管夹，将两侧皮筋用血管钳固定，注意张力不宜过大，以免引起血管痉挛。用手术刀尖（11 号尖刀）刺破桡动脉或用眼科剪尖刺入桡动脉，眼科剪沿该破口剪桡动脉上壁 6~8mm 的纵向切口（注意勿损伤血管下壁），生理盐水冲洗血管腔。先在近心端和远心端缝合 2 个标记线。7-0 无创伤血管缝合线在桡动脉切口近心端，从桡动脉外侧壁进针，内侧壁穿出，再从头静脉断端钝角处（近心端）的静脉内侧壁进针，外侧壁穿出，打结固定近心端；头静脉断端锐角处（远心端）穿过另一根缝合线作为静脉牵引线。助手提拉牵引线，充分暴露桡动脉侧切口下侧壁，用近心端标记缝合线做连续外翻缝合，缝合至吻合口远心端后，缝线从动脉切口远心端穿出并与静脉牵引线打结固定。牵引线另一端向近心端连续或间断缝合动静脉上壁，缝至近心端后，与近心端标记的缝合线残端打结固定。缝合最后一针前，用生理盐水冲洗血管腔，血管腔充盈后缝合最后一针，然后与标记线打结。②端端吻合：动脉近心端夹血管夹，远心端结扎，于远心端切断动脉，若动脉管径较细，可剪一斜面。生理盐水冲洗管腔，采用 7-0 丝线先做两定点吻合，并作为牵引线；然后依据血管条件间断或连续吻合动、静脉前壁和后壁，针距间隔大约 1mm。吻合完毕后，打开静脉和动脉血管夹。

（10）开放血流后观察血管吻合口有无漏血。如有少量漏血，用盐水纱布块轻轻压迫止血；必要时也可局部敷用凝血酶或生物蛋白胶止血。如漏血较多，找准漏血点后单针缝合。

（11）观察内瘘通畅情况。在静脉段触摸到较为明显的血管震颤，说明内瘘通畅，否则应查找原因，必要时拆除缝合线，重新吻合血管。

（12）观察头静脉走行是否形成面向近心端的 U 形自然弯曲，如果存在头静脉折曲，应再次充分剥离头静脉，结扎相应侧支。

（13）完成检查和调整后，缝合皮下组织和皮肤。注意缝合皮肤不宜过紧，以免压迫血管。

头静脉 – 桡动脉端侧吻合示意图见图 7-15。

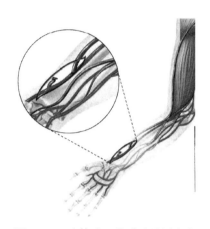

图 7-15 头静脉 – 桡动脉端侧吻合

3. 术中注意事项

①第 1 次动静脉内瘘手术，尽可能采用端侧吻合法，以保持桡动脉连续性，吻合口不宜超过 0.8cm。②血管内膜外翻缝合，可减少吻合口血栓形成的机会。③采用端端吻合时，应检查尺动脉供血情况。血管内径 > 0.3cm 者，采用连续缝合，血管内径 < 0.3cm 者，采用间断缝合，可以避免吻合口狭窄。④糖尿病肾病患者慎用端端吻合，以端侧吻合为宜，以防发生手部缺血。⑤如采用无损伤线缝合时，以 7-0 的聚丙烯或尼龙线为好，不宜采用可吸收肠线。⑥应避免吻合后的动静脉血管成角、扭曲。⑦术中要求术者动作轻柔，不宜过多刺激血管，过重牵拉。动作粗暴易致血管狭窄，诱发术中血管内血栓形成，导致手术失败。

4. 术后事宜

将术肢适当抬高可减轻肢体水肿。密切监测血管杂音，观察伤口有无渗血及肢端有无苍白、皮温降低等。不建议常规使用抗生素及抗凝剂，但 AVG 可预防性使用抗生素。术后血管若发生痉挛，可采取适当措施如温盐水浸泡、局部手法按摩、罂粟碱肌肉注射、低分子肝素皮下注射等。可依据患者情况给予抗血小板药物。AVF 术后应适时进行握拳锻炼，通常术后 2 周拆线，其后可束臂握拳锻炼。较 AVF 相比，AV 术后更需要抬高患肢以利于减轻水肿，并可配合适当手部活动。其他措施还包括术后及日后进行远红外线照射等物理疗法，以促进内瘘成熟，延长通路寿命。

（二）移植血管内瘘

移植血管内瘘成形术（arteriovenous graft，AVG）是针对患者自身血管无法建立自体动静脉内瘘，而采用移植血管与患者动、静脉吻合，建立血管通路的手术方法。

1. 移植血管材料

①自体血管：主要是大隐静脉和股浅静脉。由于取材较方便、无抗原性、口径较合适，目前临床较常用。②同种异体血管：尸体冷冻保存的大隐静脉、股动脉、脾动脉、肱动脉及胎盘脐静脉等，由于取材较困难等，应用越来越少。③异种血管：主要是牛颈动脉。取材较易，但抗原性强、处理工序复杂、价格昂贵，因此，目前较少应用。④人造血管：主要是聚四氟乙烯（polytetrafluoroethylene，PTFE）人造血管。取材容易、形状及口径容易控制、生物相容性好、容易穿刺，是目前应用最广泛的人工血管。

2. 血管移植部位选择

PTFE 血管移植一般选择非优势侧前臂的桡动脉和贵要静脉，或肱动脉至贵要静脉的直桥式（J 形）或襻式（U 形）血管移植，移植血管与动脉和静脉间做端侧吻合，亦可在上臂及下肢行血管移植，但并发症相对较多（图 7-16）。

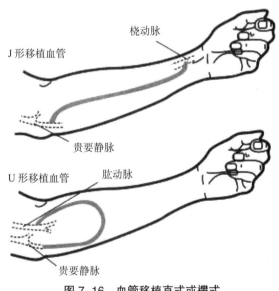

图 7-16　血管移植直式或襻式

3. 操作步骤

（1）根据手术部位可选用臂丛阻滞麻醉、局部浸润麻醉、腰麻（下肢手术）和全麻等。前臂和上臂移植血管内瘘可以采用局部麻醉。

（2）根据血管移植术式和拟做吻合的动静脉位置选择皮肤切口，通常可做一个或多个，切口形状和长度应根据静脉的走行、皮下隧道的位置及形状来选择。跨肘窝部位的移植血管搭桥内瘘必须考虑弯曲肘部对血管的影响。

（3）钝性分离皮下组织，分别暴露和游离一段长 2~3cm 拟吻合的动静脉。

（4）用皮下隧道器做襻式（U 形）或直桥式（J 形）皮下隧道，深浅要适中，过深不易穿刺，过浅可能发生局部感染和局部皮肤坏死，移植血管穿过隧道时应避免扭曲、成角和受压。

（5）将游离好的动静脉用血管夹分别阻断其血流，如为端侧吻合，则在血管壁上做一纵向切口，长度与移植血管直径相当；如为端端吻合（仅限于桡动脉远心端），则拟吻合血管远端结扎切断，以 0.1%~0.2% 肝素盐水反复冲洗动静脉管腔。

（6）修剪移植血管两端，采用 6-0 无损伤缝合线分别连续或间断吻合自体动静脉，注意先吻合静脉端，后吻合动脉端。

（7）开放血流，一般先开放动脉端血管夹，待移植血管内空气由静脉端吻合口针眼排出后再开放静脉血流。若有局部渗血，轻压止血。有活动性喷血点应补针。若针眼或局部组织渗血难以压迫止血时，可使用医用生物蛋白胶止血。用手触摸吻合口，可触及血管震颤。

4. 术后注意事项

术后常规使用抗生素 3 天，术后可口服肠溶阿司匹林抗血小板治疗，对于高凝状态患者，也可每 12~24 小时皮下注射低分子肝素。抬高术侧肢体，避免压迫，人造血管一般 4~6 周血清性水肿消退后开始穿刺使用，自体移植血管成熟时间 6~8 周，建议 2~3 个月后使用。即穿型人工血管，术后次日即可穿刺使用。

（三）血管内瘘并发症及防治

1. 出血

出血并发症易发生在术后 24 小时内，常发生在麻醉穿刺点及手术切口处，这些皆由手术操作所致。全身出血常与尿毒症血小板功能紊乱及肝功能受损有关，术前应加以纠正，如改善贫血及充分透析。迟发性出血见于动脉瘤伴发感染破溃，急诊处理应对出血点进行压迫并适时手术。

2. 血栓

血栓形成是内瘘失败的常见原因，常发生在血管狭窄处，高凝状态、低血压、压迫时间过长、低温等是常见诱因。应对患者血管进行日常监测，包括透析时观察静脉压上升情况及尿素的再循环，定期彩色多普勒超声监测内瘘血管情况。

血栓形成 24 小时内，可注射重组组织型纤溶酶原激活剂或局部血管内注射尿激酶等进行药物溶栓。此外，瘘管血栓形成后也可采用取栓术治疗，成功率可达 90% 以上。虽然血栓形成 1 周后内瘘血流仍可以重建，但还是提倡尽可能在血栓尚未机化前行取栓术。目前常用的取栓术方法包括 Fogarty 导管取栓术及手术切开取栓术，短段直径小的血栓可应用经皮血管腔内血管成形术（percutaneous transluminal angioplasty，PTA）进行球囊扩张及碎栓以开通血管。

3. 感染

血液透析患者易发感染，特别是术后感染，贫血可使单核 – 巨噬细胞、中性粒细胞，以及 T、B 淋巴细胞介导的免疫反应下降，肾病患者发生咽部、皮肤链球菌感染的概率为 70%，而正常人仅为 15%。另外血管手术应严格无菌操作，对糖尿病等患者更是如此。

术后的伤口感染应引起足够重视，以免发生继发性出血，患者需住院治疗直到完全康复，治疗应在病原微生物监测的基础上进行，化脓性伤口应进行清创，尽量引流脓液，用生理盐水及抗生素冲洗，如果血管发生感染应将血管结扎，如为特殊菌的感染应每日换药，视情况结扎瘘口。

移植血管的早期感染应静脉应用大剂量抗生素，治疗无效者应将血管切除，术后因有血管周围纤维包绕使手术难度增大，理想的方法是将所移植的血管切除，术后动静脉残断应仔细修复，避免前臂水肿、感染及出血。

移植血管穿刺部位也易发生感染，在抗感染的措施下，绕过感染部位建立血管旁路，暴露感染部位，据报道，该法可使 50%~60% 的患者得以恢复，如伴有局部脓肿形成，或有全身感染或革兰阴性菌感染时，治愈率将会降低。

4. 窃血综合征

内瘘建立后，血流动力学发生变化，内瘘近端的动脉血大部分不经过毛细血管床而直接流入回流静脉，使远端肢体动脉血供应减少。动静脉之间直接交通，静脉压增高，使瘘远端肢体静脉血凝积，造成远端肢体组织缺氧和肿胀，称为窃血综合征。严重时，可因缺血、营养障碍而造成患者手指或足趾坏死。将桡动脉远端结扎可以减少分流，预防窃血综合征的发生。

5. 血管狭窄

血管狭窄易发生在吻合口附近，尤其在静脉端数厘米内或反复穿刺部位，与局部纤维增生有关，当被证实存在狭窄时，可用 PTFE 血管绕过狭窄部位进行吻合，或用血管扩张术（PTA）进行治疗，并可反复扩张，但该方法再狭窄的发生率较高，最终常需外科手术。

6. 血管瘤

血管瘤在动静脉内瘘中常见，一般不引起问题，多数发生在动脉化的静脉部位，故称假性动脉瘤，是由于静脉薄弱及反复穿刺所致。而 PTEF 移植血管动脉瘤的发生率仅 2%。多数小的动脉瘤可继续观察，但巨大的动脉瘤有破裂出血及感染、栓塞的危险，常需手术修补。

7. 肿胀手综合征

内瘘术后手背可能轻度水肿数日。若动脉血进入静脉，引起远端明显静脉高压，影响静脉回流，则产生持续性进行性重度水肿，可伴疼痛、冻疮样改变、手指淤血，称为肿胀手综合征。有的仅导致拇指肿胀、发绀、疼痛，称拇指痛综合征。这多在侧侧吻合时，或近心端静脉狭窄（尤其是原先做过锁骨下静脉置管或颈内静脉置管者）、闭塞、血栓形成，静脉炎、血肿压迫、手术失误（近心端结扎）、有心包积液加重静脉高压时发生。预防方法是做腕部内瘘时避免做侧侧吻合，避免锁骨下静脉置管或颈内静脉置管过久，避免感染。肿胀手综合征严重者，在排除心脏和静脉炎后，需手术结扎吻合口的远端静脉。若近心端静脉狭窄，需要 DSA 引导下行中心静脉球囊扩张（PTA）或放入支架。

8. 充血性心力衰竭

动静脉内瘘建成后，由于吻合口一般都在 5mm 以上，心排出量增加 10%～18%，在心功能良好及透析充分时，对心脏不一定造成很大影响。若吻合口直径 > 8mm，则心排出量增加 20%～30%。随着时间的延长，内瘘的静脉扩张逐渐加重，通过内瘘的血流量随着时间的推移而逐渐增加，心排出量亦逐渐增加，再加上其他如高血压、贫血、水钠潴留等因素，则易导致充血性心力衰竭。Branham 体征检查，用手指压迫动静脉瘘吻合部位，使血流暂时阻断，如患者心率减慢，说明内瘘导致心脏的负荷增加，应行内瘘修补或结扎。反复心力衰竭者必须闭合内瘘，改用动脉表浅化、带隧道带涤纶套中心静脉导管或腹膜透析治疗。

9. 血清肿

血清肿是人工血管动静脉瘘特有的并发症。血清肿指无菌性血清样液体聚集在人工血管周围，外周由纤维软组织假包膜包裹。发生原因可能与人工血管多孔性结构相关，血清经多孔结构渗出。可以发生于人工血管全程，较多见于人工血管动脉吻合口。临床表现为术后人工血管周围局部肿块，超声无血流信号，合并感染，局部红肿。其发生与人工血管材质相关，避免人工血管内压力过大（如静脉流出道狭窄，术中肝素生理盐水过度加压充盈）及过度拉伸人工血管，肝素使用会增加血清渗出，全身营养状况差、低蛋白血症会降低血管内胶体渗透压，增加血清渗出。

治疗：①保守治疗，纠正可能引起血清肿的因素。②手术治疗，跨越血清肿段间置人工血管，并去除血清肿。间置人工血管采用无孔隙的即穿型人工血管更佳。

血管通路是血液透析患者的"生命线"，保证血管通路通畅和维护血管功能也是透析充分性的必备条件。自身动静脉内瘘是最常用的血管通路，且并发症较少。透析人群中高龄、合并糖尿病、动脉硬化和血管钙化等患者越来越多，移植血管的需求日益增多，因此提高手术技巧，促进血管移植材料的国产化和优化，采取有效措施早期发现血管的栓塞和狭窄，以及促进 PTA 技术的开展，将是血管通路医师努力的方向。

【参考文献】

［1］Rivers SP，Scher L.Correction of steal syndrome secondary to hemodia lysis access fistulas：a simplified quantitative technique［J］.Surgery，1992，112：593-597.

［2］Paider SB，Kjrk.manR，et al.Vascular access for hemodialysis.Patency rates and results of revision［J］.Ann Surg，1985，202：235-239.

［3］NKF-K/DOQI Clinical Practice Guidelines for Vascular Access：update 2000［J］.Am J Kidney Dis，2001，37（Suppl）：S137-Sl81.

［4］沙国杜、季大玺.血液透析血管通路及其并发症［J］.肾脏病与透析肾移植杂志，1997，6：68-71.

［5］庞慧华，钱家麒，张庆怡等.血液透析患者动静脉内瘘成功的影响因素［J］.中华肾脏病杂志，1999，5：298.

［6］王质刚.血液透析患者动静脉内瘘血流量与心功能的关系［J］.肾脏病与透析移植杂志，2001，10（1）：78-82.

［7］徐元恺，甄景琴，张文云，等.内瘘静脉最小内径可作为判断自体动静脉内瘘狭窄的指标［J］.中华肾脏病杂志，2017，33（3）：187-190.

［8］詹申，杨涛，张丽红等.血液透析动静脉内瘘狭窄的介入治疗［J］.中国血液净化，2014，13（8）：595-597.

［9］张丽红，王玉柱.超声引导 PTA 在动静脉内瘘狭窄中的应用［J］.中国血液净化，2016，15（6）：321-323.

［10］Watanabe Y，Yamagata K，Nishi S，et al.Japanese society for dialysis therapy clinical guideline for "hemodialysis initiation for maintenance hemodialysis"［J］.Ther Apher Dial，2015，19（Suppl 1）：93-107.

［11］Gorin DR，Perrino L，Potter DM，et al.Ultrasound-guided angioplasty of autogenous arteriovenous fistulas in the office setting［J］.J Vasc Surg，2012，55（6）：

1701-1705.

[12] Nikam MD, Ritchie J, Jayanti A, et al.Acute arteriovenous access failure: long-term outcomes of endovascular salvage and assessment of co-variates affecting patency [J]. Nephron, 2015, 129 (4): 241-246.

[13] 陈香美.血液净化标准操作规程 [M].1 版.北京：人民卫生出版社，2021.

[14] 黎磊石，刘志红.中国肾脏病学 [M].1 版.北京：人民军医出版社，2008.

[15] 彭裕文，局部解剖学 [M].5 版.北京：人民卫生出版社，2017.

（靖永胜）

第七节　血液透析过程中的监护与管理

在血液透析治疗过程中，对患者进行严密监护是患者透析顺利进行的重要保障。监护可提高患者的透析效果及透析的安全性和舒适度。透析过程中监护的内容一般包括患者病情的监护（一般状况、生命体征变化等）、体外循环装置的监护和透析液的监视与管理。

一、患者病情的监护及处理

患者病情的监护及处理包括观察患者神志、意识是否正常，情绪是否稳定，有无胸闷、气促、脸色苍白、恶心呕吐等不适，生命体征是否平稳。如有异常及时报告医生，及时对症处理，详见"血液透析急性并发症及处理"。此外还应严格遵守操作规范，注意无菌操作，保护血管通路。

二、体外循环装置的监护与管理

体外循环装置包括动脉管路、透析器、静脉管路、透析机，需要监测动、静脉压力，空气探测及肝素泵等是否正常。

1. 静脉压上升

静脉压一般在 20~200mmHg，不同类型机器的安全区间略有不同，超过设定范围则发出警报。

原因：①静脉穿刺针 / 深静脉留置导管（以下简称导管）部位堵塞，有血栓形成或针尖 / 导管尖端抵触血管壁，还有针尖脱出血管进入肌层。②血流速度快。③静脉管道弯曲、扭曲或受压。④静脉端除气室中有血块。⑤血压突然升高。⑥透析液侧压力降低。

处理：①调整穿刺针／导管的位置。②调整血流量。③查看穿刺处有无肿胀，管路有无受压、弯曲打折，静脉是否受压。④用生理盐水回冲静脉管路，观察凝血的程度和部位，查看抗凝剂是否足量，必要时追加抗凝剂剂量。⑤积极治疗原发病。⑥必要时重新穿刺。⑦调整静脉压警戒线。

2. 静脉压下降

原因：①血压下降。②血流速度减慢。③突然大出血。④透析液侧压力增高。⑤动脉穿刺针／导管位置不良，血流量不足。⑥动脉管道扭曲、受压。⑦动脉穿刺针／导管脱出或血液管道脱节。⑧透析器内凝血。⑨输入过量的生理盐水，血流阻力下降。⑩静脉管路与穿刺针／导管连接不紧密，或穿刺针／导管脱出。

处理：①观察有无失血、低血压等情况，对症处理。②调整血流量。③调整穿刺针／导管位置，紧密连接各端口。④查看管路有无受压、弯曲打折。⑤观察透析器有无凝血，必要时更换透析器。

3. 动脉压上升（测压点位于血泵后）

原因：①静脉穿刺点／导管阻塞。②静脉管道受阻，血流不畅。③透析器内凝血。

处理：①调整穿刺针／导管位置。②查看管路有无折叠、受压。③用生理盐水回冲静脉管路，观察凝血的程度和部位，查看抗凝剂是否足量，必要时追加抗凝剂剂量。

4. 动脉压下降

原因：①血流量不足或速度减慢。②血泵和泵管配合不紧，使血液回流。③如压力测量点在血泵前，负压值变大（压力下降），说明动脉端血流量不足。

处理：①调整血流量。②查看血泵与管路连接紧密。

5. 空气监测报警

原因：①动脉穿刺针／导管位置不良，血流量不足，使空气进入管道。②血液管道的回路不密闭。③从动脉输液端和肝素输入口有空气进入。④静脉壶内液面过低，或壶的表面附着有气泡。⑤传感器工作点漂移或损坏。

处理：①调整动脉穿刺针／导管位置。②紧密连接管路各端口。③尽量避免从动脉端输液，密切关注输液速度。④提高静脉壶内液面至整个静脉壶的 2/3 以上；若静脉壶有气泡附着，可轻轻敲打静脉壶使气泡浮上液面。⑤确认传感器功能正常。

6. 肝素泵非正常状态

原因：①肝素泵未开启。②开启后未设定肝素流量。③肝素管夹子处于关闭状态。④肝素注射器内无肝素溶液。

处理：仔细查对医嘱，确认肝素的用量和用法，检查设定内容准确无误，并确定操作步骤规范准确。

三、透析液监测系统的管理

1.透析液电导度监测

透析液电导度一般超过设定电导值变化（3%~5%）就会发出警报。

原因：①电导度测试系统失灵。②浓度配比系统故障，如浓度液泵管老化变形、比例泵活塞泄漏、流量不能稳定控制、混合不均匀等。③透析用水不符合标准。④浓透析液成分不正确。⑤透析液的除气系统不能正常工作，使透析液中含有较多的气泡。

处理：①请技术员查看机器是否正常运转，浓缩液泵和流量控制泵是否正常。②查看 A、B 液管路接头是否连接正确、管路是否通畅，浓缩液是否摇匀。③调整电导度报警界限。

2.透析液温度控制装置

透析液温度可变范围为 35~40℃，其温度控制系统由温度传感器和加热器开关控制电路组成，加热器根据传感器送来的信号不断开闭，保证温度与设定值相差 ±1℃，如控制失灵，有异常温度产生，应立即请技术人员检修。

3.跨膜压监测

跨膜压（TMP）指透析器的半透膜两侧的液体静压，是血液侧的正压与透析液侧的负压绝对值之和。跨膜压超过机器设定范围可引起机器报警。

原因：①血流量不足、高凝状态、透析器内凝血等原因引起透析器内部分或全部凝血，导致跨膜压高报警。②动脉管路受压、扭曲、凝血，或患者超滤量过小，可引起跨膜压低报警。③透析液压力传感器损坏、停水、透析用水管道或透析液管道受压等均可引起跨膜压异常报警。

处理：①查看透析器有无凝血，可用生理盐水冲洗管路及透析器，凝血严重者则需要更换透析器。②查看机器、管路、供水供液等是否正常运行，及时检修。③积极改善患者低血压、低血容量、高凝等状况。

4.漏血监测

透析过程中透析器发生破膜，当有血液渗入到透析废液管道时，就会产生漏血报警。

引起破膜的常见原因：①透析器质量问题。②在预冲过程中操作不当，将静脉管路夹闭导致压力过高，超过透析器膜的承受压力。③静脉回流受阻或透析液负压过大，导致透析器膜压力过大。

下列情况也会出现假报警：①气泡进入透析液。②透析液混浊。③漏血检测器被污染。

处理：①查看管路是否连接紧密、检测器有无污染，排除假报警情况。如未发现漏血，经两人确认后，可按透析治疗键继续透析治疗。②发生漏血后立即调整为"旁路"模式，减少透析液进入血液，少量漏血时可停泵、夹闭动脉端，用生理盐水回血，更换透析器后继续透析。严重漏血时，则要废弃透析器及管路的血液，更换新的管路及透析器。

5. 透析液流量

一般透析液流量设定范围为 500~800mL/min，透析机均自带一套流量控制系统，流量不稳定会降低透析效率，影响脱水的稳定性。发现故障后应立即请技术人员进行流量校准。

常见流量不稳定的原因如下：①透析液管道受阻。②透析液管道有气体进入。③透析液流量计故障。④入水压力不稳定。

血液透析护士是血液净化中心的骨干力量，很多工作都由他们完成。为保证患者顺利完成透析，要求血液透析护士严格执行操作规范，认真调整、核对各治疗参数（如电导度、抗凝剂量、脱水量、透析液流量等），熟悉机器操作，并定期巡视，发现问题及时处理。

【参考文献】

［1］王质刚．血液净化学［M］.4 版．北京：北京科学技术出版社，2016.

［2］陈香美．血液净化标准操作规程［M］.1 版．北京：人民卫生出版社，2021.

（肖　娟）

第八节　血液透析过程中技术故障及处理

血液透析过程中人体的血液处于体外循环状态，患者和人工肾随时都有可能发生意外，所以要求操作人员要遵守操作规程，定期检查并记录人工肾各种监视装置所显示的参数，始终密切观察患者情况，一旦仪器报警或发生其他异常，要立刻查清原因，并采取紧急措施，要千方百计保证患者生命安全，使损失降到最低限度。常见的故障有透析液异常、空气栓塞、温度异常、透析器及管路凝血、透析中断电断水等，透析过程中发生技术故障会出现相应的代码警示，不同的透析机报警代码不同，可参考产品说明书解除故障，同时应严格规范操作，避免因操作不当引发医疗事故。

一、透析液异常

透析液异常包括透析液浓度、成分和温度异常。透析液浓度异常指稀释度异常，而成分无变化；透析液成分异常指正常透析液中有异常成分；透析液温度异常指透析液温度过高或过低。

（一）透析液浓度异常

透析液浓度异常指水处理系统或透析机透析液配比系统故障，引起的透析液浓度异常或各种成分比例异常。透析液浓度异常可使患者出现低钠或高钠血症、低钾或高钾血症、高钙和高镁血症等，最严重的是高钾血症和低钠血症，其可引起患者心脏骤停、抽搐、昏迷甚至死亡。

1. 低钠血症

有研究显示，当血清 Na^+ 在 48 小时内迅速降低至 120mmol/L 以下就会发生严重的低钠血症，严重的低钠血症（血清 Na^+ < 120mmol/L）患者病死率可能超过 50%。低钠可引起血浆渗透压下降，当血浆渗透压低于 120mOsm/（kg·H_2O）时会发生急性溶血，此时血液管道内血浆立刻变成葡萄酒色，患者可出现头痛、恶心、呕吐、胸闷、呼吸困难、血压下降、心率加快等症状。确认发生溶血后应立即停止透析，查找溶血原因。如为低钠引起，应立刻更换正常透析液恢复透析，同时估计和检查溶血程度，检测血钾水平，但不必等待生化结果，应立刻采取必要的措施，如输注生理盐水或高钠盐水，输新鲜血等。也可增加血流量和跨膜压加速溶质交换和除水速度，预防心衰。

2. 高钠血症

透析液异常也可导致高钠血症。高钠血症可引起血浆渗透压增高，使细胞内和组织水分向血管内移动，造成细胞内脱水，使患者出现头痛、恶心、呕吐、干渴、痉挛等症状，甚至可导致患者昏迷、死亡。高钠血症使血循环容量增多，可引起肺水肿和心衰。

3. 高血钾和低血钾

长期透析患者常见高钾血症。透析间隔长且患者进食含高钾的饮食时更易发生高钾血症。采用单针透析或再循环透析装置时容易引起高血钾。溶血情况下或输入大量陈旧血液后也易使血钾升高，一般透析液中钾离子浓度为 2~3mmol/L，高于 3mmol/L

时（特别是无尿或少尿患者），容易引起血钾升高。除非患者有严重的高血钾，一般不用无钾透析液。若患者透析后血钾过低，可产生无力感、肢体麻痹，甚至恶性心律失常。剧烈呕吐、腹泻、进食少都可导致低血钾。高血钾和低血钾都能导致心电图异常。高血钾对心肌有抑制作用，影响心脏电生理，患者可表现为心前区不适、心率变慢、血压下降、四肢感觉异常、麻木、肌肉无力、烦躁不安和意识障碍。心电图表现为心率慢、QRS 波增宽、P 波变小、T 波高耸，也可有房室传导阻滞、室性早搏、室性心动过速或室颤等。低血钾患者早期常无明显不适感，心电图常见的异常表现主要有房性早搏、心房纤颤、ST 段下移、T 波降低、QT 间期延长等。应根据患者血钾水平及时调整透析液血钾浓度。

4. 高钙和高镁血症

透析用水经过前处理装置（砂滤过器、软化装置、活性炭装置）、血液透析用反渗透（Reverses Osmosis，RO）装置处理后，由后级管道输送到透析机旁供机器配制透析液，若使用未软化的硬水配制透析液，容易产生高血钙、高血镁。透析液用 RO 水配制可达到预定的钙、镁含量。钙、镁浓度超标可引起硬水综合征。硬水综合征可发生于透析开始后 1 小时或整个透析过程中，表现为恶心、呕吐、痉挛、全身烧灼感、血压升高，也有嗜睡、肌肉无力和头痛的相关报道。发生硬水综合征时应停止透析，更换正常透析液重新透析。透析液钙浓度不宜超过 1.75mmol/L。透析室中的水处理系统要严格依照厂家技术标准执行，定期定时消毒和保养，软水装置和 RO 系统应定期再生和检查，经常检测软化水中钙浓度，可以防止硬水综合征的发生。

透析患者发生单纯高镁血症者少见，除非患者服含高镁的药物。

（二）透析液成分异常

用非反渗水稀释浓透析液，或水处理装置系统管道材料释出某些异常成分，或未定期消毒导致内毒素水平超标，使透析液中含有对机体有害的成分，通过透析进入人体，久之可使患者中毒或器官损害。如铝、铜等重金属离子超标，进入人体可导致透析脑病和溶血等危害。自来水中的消毒剂（如氯胺）进入人体可引起溶血。故要定期对透析用水和透析液进行软硬度、反渗水电导率、酸碱性及内毒素等检测。

（三）透析液温度异常

透析液温度以调节到 37~38℃为宜，有时会由于热敏电阻和加热器异常而使液温失常。透析液温度过低或过高，会使患者有发冷或发热的异常感觉，越来越多的研究提倡制定个性化温度，个性化温度有利于减少透析并发症，提高患者透析的耐受性。

二、空气栓塞

空气进入体内引起的血管栓塞称为空气栓塞。空气栓塞的危害非常严重，甚至是致命的，是严重的透析事故。

（一）空气栓塞的原因

透析过程中空气进入人体内的途径如下。①忘记用盐水预充透析管道，而把管道与血管通路静脉端管直接连接。②血液管道连接不良，尤其当用负压超滤时，血泵前部管道内呈负压，气体也可以从穿刺针、管道连接部（由于连接不严）进入体内。③回血操作失误，当用空气回血时应密切注意静脉管道空气，一旦回血完毕立刻夹紧止血钳，阻断管路，同时关泵，防止空气进入体内。④冷的透析用水可能含有大量溶解的空气，给透析用水加温，空气会释出并通过透析膜进入血液内。如进入的空气量超过设备的脱气能力，或由于脱气设备失灵，则可发生空气栓塞。

（二）空气栓塞的处理

当空气进入体内时，立刻夹住静脉管道，使患者处于头低左侧卧位，或左侧卧位，抬高床的下肢端。这个体位可使空气进入右心房的顶端并积存于此，而不进入肺动脉和肺。当血液到达右心室时，不断有少量空气的氧溶解到血液中，不致产生栓塞症状。当进入右心室的空气量较多时，影响到心脏排血，而且在心前区听到气泡形成的冲刷声，应考虑行右心室穿刺抽气。发生空气栓塞时严禁心脏按压，避免空气进入肺血管床和左心室。应给患者吸纯氧，有条件者可把病情严重者放在高压氧舱内加压给氧。其他措施有静脉注射地塞米松减少脑水肿，注入肝素和小分子右旋糖酐改善微循环。

（三）空气栓塞的预防

空气栓塞是威胁生命的并发症，治疗较困难，预后差，故预防非常重要。临床操作过程中，透析管道连接要牢固，尤其是血泵的动脉侧。用静脉管道输液较安全。尽量不要在动脉侧补液，如必须补液，一定要严密观察患者。如用空气回血，一定要严谨操作，必须密切观察，及时夹住静脉管道和关闭血泵。目前的透析装置在静脉端有空气检测阀，一旦监测到空气会马上报警，并夹住管道和停止血泵。

三、高温透析

透析液温度监视系统中恒温器失灵可以引起透析液高温。高温可以造成急性溶血和高血钾。透析液温度超过 51℃，可立刻发生严重的溶血，患者可死于高血钾。如果液温为 47~50℃，溶血可延迟 48 小时发生。目前市售的透析机装有高温监视器，以防温度超过 42℃。发生溶血后立刻停止透析，体外循环中血液废弃，不得还输给患者，预防高血钾，严重者应更换透析机重新透析。

四、凝血

透析过程中的凝血常由于患者高凝状态、肝素量不足、静脉回血不畅、血流缓慢或血压降低等原因导致。管道内血液呈高凝状态时，静脉压升高，如超过事先限定的范围则会自动报警。另外血液在管内分层、捕气室外壳变硬、液面上有泡沫也说明要凝血，应立刻增加肝素量或找出引起凝血的原因，并加以排除。

五、电源中断

在透析中电源突然中断，要使用手摇血泵，以免凝血，同时寻找断电原因。如果是电网断电，应及时启动应急电源，等待供电恢复；如暂时不能通电，可回血结束透析；如短时可通电，不必忙于回血。如果是机器故障，则应及时更换机器，并告知技术员检修。一般配有电脑的透析机 15~30 分钟电脑程序不消失。

六、水源中断

在透析中发生意外导致水源中断，无法维持正常透析，常见的水源中断原因有驱水泵故障、输水管道断裂或水源不足等。此时机器产生电导度报警，部分机器可在屏幕上直接显示水源不足。护士应立刻把透析改为旁路模式或进行超滤除水程序。技术员应马上寻找故障原因，如在 1~2 小时不能解除故障，应中止透析。

综上所述，标准的透析用水、透析液和安全稳定的设备是患者顺利完成每次血液透析治疗的重要基础，因此对血液透析治疗的各个环节都要定期监护，发现故障及时处理，保障患者的生命安全和透析质量。

【参考文献】

［1］王质刚，血液净化学［M］.4 版 . 北京：北京科学技术出版社，2016.

［2］Spector SA（著），傅强（译）. 危重病学［M］.1 版 . 天津：天津科技翻译出版公司，2001.

［3］何崇辉，张有猛，邵斌，等 . 青中年人群猝死与低钾血症的相关性分析［J］. 中国医师进修杂志，2016（39）：333-336.

［4］周军荣，王晋丽 . 心电图对低钾血症的快速评价作用［J］. 中国急救医学，2011（31）：652-654.

［5］赵琨浩，李树勋，孟凡星，等 . 血液透析用水处理设备的原理及日常维护［J］. 中小企业管理与科技，2017（10）：190-191.

［6］徐林芳，吴春蕾，孙红梅，等 . 血液透析中高血压病人透析液温度的合理设置研究［J］. 护理研究，2016，30（1）：19-21.

（肖　娟）

第九节　抗凝剂的使用

血液净化的抗凝治疗，是指在评估患者凝血状态的基础上，个体化选择合适的抗凝剂和剂量，定期监测、评估和调整，以维持血液在透析管路和透析器中的流动状态，保证血液净化的顺利实施；避免体外循环凝血引起的血液丢失；预防因体外循环引起血液凝血活化所诱发的血栓栓塞性疾病；防止体外循环过程中血液活化所诱发的炎症反应，提高血液净化的生物相容性，保障血液净化的有效性和安全性。

一、体外循环与凝血

在血液透析过程中血液需要在体外循环。当血流经体外循环时，血液（血浆）与穿刺针、血液管路，以及透析器、透析膜接触，这些材料表面均有不同程度的致血栓因素。尤其在静脉管路滴壶内，血液与空气接触更易发生凝血，激活凝血过程内在的瀑布反应，造成体外循环中（主要是透析器中空纤维内）的凝血酶形成和纤维蛋白沉积，导致透析器功能受损、堵塞，甚至可造成透析中止。

促进凝血的因素包括①透析膜的组成、表面电荷、表面积和构型；②血流量低、超滤率大（血液浓缩）；③血透管路的长度、直径和组成；④血管通路的再循环；⑤透析时输注血液或血制品、脂肪乳剂；⑥血透管路中的静脉滴壶（空气接触、泡沫和震荡）；⑦患者本身的一些因素。患者本身的因素包括获得性和遗传性凝血功能紊乱、肿瘤、营养不良、充血性心力衰竭。因此，血液透析时抗凝剂的使用非常重要。

二、透析过程中的凝血监测

（一）直视监测

体外循环中的凝血征象包括血液发黑、透析器中有阴影或黑色条纹、动静脉壶中出现泡沫，继之血凝块形成，透析器后静脉管路中的血液不能继续进入静脉壶而倒灌入管路，透析器动脉端口出现血凝块。

（二）压力监测

根据血栓形成的位置不同，体外循环凝血时动静脉压力改变不同。泵后动脉压力监测器可根据泵后压和静脉压来判定凝血部位。此差值增加见于动脉壶凝血或透析器本身凝血（泵后压升高，静脉压降低）。若凝血发生于静脉壶或其远端，则泵后压和静脉压先后均增高。若凝血广泛，则压力增加更显著。静脉穿刺针凝血或位置不良等情况也可使压力增加。

（三）透析器监测

通常会有少量纤维发生凝血，透析器端口常有小血凝块或白色沉淀物（多见于高脂血症患者）聚集。应记录透析器凝血情况，以此作为下次透析抗凝剂用量调整的参考，可通过评估凝血纤维所占比例来进行凝血程度分类，一般少于 10% 的纤维凝血为轻度凝血，少于 50% 为中度凝血，多于 50% 为重度凝血。

（四）凝血监测

用作凝血检测的血样应从动脉管路上的肝素注入处前采取，以反映患者而非体外循环的凝血状态。不可从应用抗凝剂封管的深静脉导管中抽血检测凝血。

1. 外源性凝血系统状态的评估

外源性凝血系统状态的评估多用选择性监测凝血酶原时间（prothrombin time，PT）或国际标准化比值（international normalized ratio，INR）。PT 和 INR 延长提示外源性凝血系统的凝血因子存在数量或质量的异常，或血中存在抗凝物质；PT 和 INR 缩短提示外源性凝血系统活化，易于凝血和发生血栓栓塞性疾病。

2. 内源性凝血系统状态的评估

内源性凝血系统状态的评估多用选择性监测活化部分凝血活酶时间（activated partial thromboplastin time，APTT）或活化凝血时间（activated coagulation time，ACT）。APTT 和 ACT 延长提示内源性凝血系统的凝血因子（前激肽释放酶，高分子量激肽原，凝血因子Ⅻ、Ⅺ、Ⅸ、Ⅷ）存在数量或质量的异常，或血中存在抗凝物质；APTT 和 ACT 缩短提示内源性凝血系统活化，血液呈高凝状态。

3. 凝血共同途径状态的评估

如果患者上述指标均延长，则提示患者的凝血共同途径异常，如凝血因子Ⅱ、Ⅴ、Ⅹ，以及纤维蛋白原（fibrinogen，FIB）异常，或血中存在抗凝物质。此时应检测 FIB 和凝血酶时间（thrombin time，TT），如果 TT 延长而 FIB 水平正常，则提示血中存在抗凝物质或 FIB 功能异常。

4. 血栓栓塞疾病的高危状态

外源性凝血系统、内源性凝血系统和共同途径的各项凝血指标均缩短，则提示患者易于发生血栓栓塞性疾病。

5. 血小板活性状态的评估

检测全血血小板计数和出血时间（bleeding time，BT），初步评估血小板功能状态。如果血小板数量减少伴 BT 延长，提示患者止血功能异常，易于出血；如果血小板数量增多伴 BT 缩短，提示血小板易发生黏附、集聚和释放反应，易产生血小板性血栓。对于单位时间内血小板数量进行性降低的患者，推荐检测血浆血小板颗粒膜糖蛋白 -140（GMP-140），或血中 GMP-140 阳性血小板数量，以便明确是否存在血小板活化。不能检测上述 2 项指标时，如果患者伴有血浆 D- 二聚体水平升高，也提示血小板活化。

三、抗凝方法

（一）普通肝素抗凝

肝素是一种分子量不定的阴离子硫酸黏多糖，可从牛肺或猪肠中提取。肝素在血液中能改变循环抗凝血酶（AT）的构象，导致多种凝血因子（尤其是因子Ⅱa）迅速失活。肝素可刺激血小板聚集和活化，也可干预血小板表面凝血因子的结合及活化，从而起抗凝作用。

肝素的不良反应有瘙痒、过敏、脱发、骨质疏松、高脂血症、血小板减少及出血等。肝素敏感性在不同患者之间及同一患者的不同时间段之间存在差异。对使用肝素引起严重不良反应的患者，可改用其他抗凝方法（无肝素抗凝法）。

全身肝素化有两种应用方法，分别是持续给药法、间歇给药法。

1. 持续给药法

（1）体内首剂肝素于血液透析开始前 5~15 分钟，肝素 2000IU（50IU/kg）从内瘘静脉端一次推注。

（2）维持用药，肝素 500~2000IU/h 从内瘘动脉端持续泵入。

（3）必要时监测有关凝血试验，并酌情调整剂量，使凝血指标维持在相应的目标范围。

（4）血液透析结束前 30~60 分钟停止使用肝素。

2. 间歇给药法

（1）体内首剂肝素于血液透析开始前 5~15 分钟，从内瘘静脉端一次推注肝素 4000IU（75IU/kg）。

（2）维持用药，随访 ACT，当 ACT 延长至正常的 150% 时（首次应用肝素 1~2 小时后），给予肝素 1000~2000IU，从内瘘动脉端推注。以后每 30 分钟复查一次 ACT。一般一次血液透析追加使用肝素 2~3 次。对于病情稳定的维持性血液透析患者，维持用药常可每 0.5~1 小时推注肝素 500~1500IU。

由于肝素持续输注时，凝血时间可维持在某一稳定的水平，且体内首剂肝素剂量较小，故不易引起出血并发症。而间歇性给药时，凝血时间波动较大，刚给药后凝血时间延长较多，易引起出血并发症，下次用药前凝血时间已明显缩短，易发生体内凝血，故有条件的单位应采用持续给药法。

（二）低分子肝素抗凝

低分子肝素（LMWH）相对分子质量 4000~6000Da，是普通肝素（相对分子质量 2000~25000Da）经化学降解、酶解或筛选后获得的。低分子肝素抑制凝血因子 Xa、XIIa 和舒血管素，但对凝血酶、凝血因子 IX 和凝血因子 XI 几乎无抑制作用，故部分凝血活酶时间和凝血酶原时间在用药后 1 小时内仅延长 35%，随后也仅有轻度增加，从而降低出血的风险。

低分子肝素半衰期较长，因此在透析开始前用药一次即可，对于一次 4 小时的透析治疗，透析前一次给予 2500~6000IU 或 50~100IU/kg 可提供有效的抗凝作用；对于延时透析，分次给药可能效果更好。与普通肝素相比，低分子肝素有较高的生物利用度，可减少与内皮细胞、血浆蛋白和血小板的非特异性结合。因此，低分子量肝素比普通肝素起效更快速，更少引起血小板和白细胞的活化及透析器表面纤维蛋白的沉积。但由于低分子肝素的分子较小，一次给药有可能被透析清除（特别是血液透析滤过治疗）。低分子肝素不能被鱼精蛋白充分中和。

（三）无肝素透析

无肝素透析是有活动性出血、中重度出血风险或有肝素使用禁忌证（如肝素过敏）患者的抗凝选择。操作中为防止体外循环凝血，一定要仔细预冲以减少气泡产生，应选择较短的体外循环管路，避免引起血液凝滞和湍流的设计（如三向阀等），降低透析液温度可减少血小板活化。

无肝素透析方案有多种方法，要点如下。

（1）肝素预冲：此步骤为可选项，存在 HIT 则不用肝素预冲。用含肝素 3000U/L 的生理盐水冲洗体外循环管路，这样肝素可覆盖于管路和透析膜表面，以减轻血栓形成反应。为防止患者全身肝素化，透析开始时要将含肝素的预冲液放掉，或在透析前再用不含肝素的生理盐水冲洗管路。

（2）高血流量：尽量开大血流量，在患者能耐受的情况下设置 250~350mL/min。对于发生失衡综合征风险大的患者，如身材瘦小或透析前血尿素氮浓度很高而不能应用高血流量透析的患者，可考虑缩短透析时间，应用膜面积小的透析器和（或）降低透析液流速。

（3）定时生理盐水冲洗：每 15~30 分钟关闭管路动脉端口，用 100~250mL 生理盐水迅速冲洗透析器一次。冲洗频率可按需要增减。用于冲洗而进入患者体内的生理盐水总量要计算到超滤量中加以清除。定时冲洗的目的是检测中空纤维透析器是否凝血，以便及时终止透析或更换透析器。对于定时冲洗是否能减少透析器凝血的发生，目前仍有争议，多数学者认为定时冲洗可减少透析器凝血，但有研究提示，定时冲洗可能会把微小气泡冲入空心纤维，反而会促进透析器凝血。

（4）透析器膜材料：肝素分子带有大量负电荷，可吸附于透析器膜表面，据报道，肝素包被的膜材料可用于无肝素或小剂量肝素透析。

（5）透析器膜面积：理论上大面积透析器可能凝血风险更大，尤其是血流缓慢的外层纤维。小面积透析器可提供较快的外层纤维内血流速，较适合无肝素透析。

（6）超滤量和置换量：过高的超滤量导致血液浓缩；增加血小板与膜的反应，易引起凝血。

（7）输注血制品或脂肪制剂：经动脉管路输注血制品或脂肪制剂，会增加凝血风险。

（四）局部枸橼酸盐抗凝

枸橼酸钠可以螯合血中钙离子，生成难以离解的可溶性复合物枸橼酸钙，使血中 Ca^{2+} 减少，阻止凝血酶原转化为凝血酶，从而达到抗凝作用。

由于枸橼酸仅有体外抗凝作用，故可应用于活动性出血患者，以及因肝素引起血小板减少症、过敏等严重不良反应者。与无肝素透析相比，局部枸橼酸盐抗凝不需高血流量，故血流动力学不稳定时也可应用。

1. 基本方法

（1）应用无钙透析液：枸橼酸钠用输液泵从动脉端输入，钙盐用输液泵从外周静脉输入。

（2）采用普遍含钙透析液：枸橼酸钠用输液泵从动脉端输入，但不补充钙。

2. 枸橼酸钠浓度

枸橼酸钠浓度各家报道不一，一般为 3%～46%，但只要血液进入透析器时枸橼酸浓度保持在 2.5～5mmol/L，即可获得满意的体外抗凝效果。如枸橼酸浓度为 46.7%，输注速度为 25～45mL/h，平均（35±3）mL/h，可使静脉端血 ACT 延长至基础值的 115%～125%。

3. 钙盐的补充

使用无钙透析液时，透析器对钙的清除率为（75±5）mL/min（约 7mg/min），故需补钙，补钙方式为 5% 氯化钙用输液泵以 0.5mL/min 的速度（钙 7mg/min）从外周静脉输注。

4. 并发症及其防治

（1）容量负荷过多：见于所用枸橼酸钠浓度较低，未适当增加脱水量时。如应用 3% 枸橼酸钠溶液，为使体外循环血中的枸橼酸浓度维持在 2.5 或 5mmol/L，枸橼酸钠的输注量分别为 300 或 600mL/h，4 小时血液透析可额外增加容量 1200～2400mL，故必须及时调整超滤率，保证机体容量平衡。有鉴于此，目前临床上多应用较高浓度的枸橼酸盐溶液。

（2）高钠血症：1mol 的枸橼酸钠含 3mol 的 Na^+，由于一般情况下透析液中 Na^+ 浓度低于血清 Na^+ 浓度，故枸橼酸钠溶液中的 Na^+ 可经血液透析清除。高钠血症少见或程度较轻。

（3）代谢性碱中毒：枸橼酸在体内进入三羧酸循环，最终生成 HCO_3^-，1mmol 枸橼酸代谢生成 $3mmolHCO_3^-$，故枸橼酸有导致代谢性碱中毒的可能。可通过降低透析液中的醋酸或碳酸盐浓度来避免代谢性碱中毒的发生。

（4）低钙血症：发生率为 5%~10%。低钙血症易在下列情况中发生。①原来血钙偏低。②透析前有严重的代谢性酸中毒。③透析纠正酸中毒而降低血钙。故透析期间应有心电图监护，高危患者应监测血钙。

（五）低浓度枸橼酸碳酸氢盐透析液

低浓度枸橼酸碳酸氢盐透析液用枸橼酸代替乙酸作为酸化剂，浓度为 0.8mmol/L，可以通过结合钙离子在透析膜表面起到抑制凝血和激活血小板的作用，从而延长透析器使用寿命。这种透析液可减少肝素用量，也可作为无肝素透析的辅助手段。由于枸橼酸浓度很低，故不需监测患者血液离子钙水平，而且枸橼酸不同于枸橼酸钠，体内代谢后仅产生 CO_2 和水，不会增加透析液碱负荷。

（六）前列腺素抗凝

天然和合成的血管扩张性前列腺素（如 PGI2、PGE2、依前列醇）可升高腺苷酸环化酶活性，使血小板内环磷酸腺苷（cAMP）浓度增加，从而抑制血小板黏附、聚集，防止血栓形成。前列腺素可被内皮平滑肌细胞迅速代谢，半衰期为 3~5 分钟。前列腺素已成功应用于短期和长期透析患者，可用于高危出血患者的局部抗凝。

前列腺素局部抗凝方法：以 4~8ng/（kg·min）的速度向体外循环输注前列腺素。在使用剂量范围内，该药物效果稍逊于全身肝素化。

前列环素是一种强效的血管扩张剂，不良反应主要包括低血压、潮红、恶心、呕吐、头痛和头晕。为减少低血压的风险，透析开始前可按 0.5ng/（kg·min）的速度全身用药，之后稳步增加至 5ng/（kg·min），在透析开始时转为透析管路内注射，大约 40% 的剂量可被透析液清除。该药由于半衰期很短，停药后低血压通常可迅速改善。

（七）凝血酶抑制剂抗凝

阿加曲班是来源于精氨酸的合成肽，是直接的凝血酶抑制剂，主要在肝脏代谢，已被批准用于 HIT。

凝血酶抑制剂抗凝方法：首剂 250μg/kg，维持量 2μg/（kg·min），或 6~15mg/h，使 APTTr 达到 2~2.5，透析结束前 20~30 分钟停用。阿加曲班可与蛋白结合，因此不会被血液透析大量清除，但对于肝病患者，剂量要更低。

（八）马来酸萘莫司他抗凝

甲磺酸萘莫司他是一个半衰期短，可用于局部抗凝的蛋白酶抑制剂。

马来酸萘莫司他抗凝方法：首剂量 20mg，之后以 40mg/h 的速度输注，并不断调整以维持目标 APTTr1.5~2，或 ACT140~180 秒。

世界上不同国家、地区，甚至不同透析中心之间，血液透析采用的抗凝方式有相当大的差异。虽然有应用前景的新型抗凝剂不断出现，但肝素仍然是最常用的抗凝剂。在美国，最常用的是普通肝素；在欧洲，低分子肝素是欧洲最佳实践指南（2002）推荐的抗凝选择；还有一部分血液透析中心采用枸橼酸钠抗凝；在特殊情况下，凝血酶抑制剂（阿加曲班）、前列腺素、马来酸萘莫司他也可以作为替代抗凝剂。因此，临床医生应根据患者原发病、实际凝血状况、透析室现有条件及监测手段，合理选择并应用抗凝剂，减少出血风险，使患者透析过程顺利，达到无症状透析，减少并发症，延缓患者寿命。

【参考文献】

［1］Apsner R，Buchmayer H，Gruber D，et al.Citrate for long-term hemodialysis：prospective study of 1009 consecutive high-flux treatments in 59 patients［J］. Am J Kidney Dis，2005，45（3）：557-564.

［2］Brunet P，Simon N，Opris A，et al.Pharmacodynamics of unfractionated heparin during and after a haemodialysis session［J］. Am J Kidney Dis，2008，51（5）：789-795.

［3］Evenepoel P，Dejagere T，Verhamme P，et al.Heparin-coated polyacrylonitrile membrane versus regional citrate anticoagulation：a prospective randomized study of 2 anticoagulation strategies in patients at risk of bleeding［J］. Am J Kidney Dis，2007：49（5）：642-649.

［4］陈香美.血液净化标准操作规程［M］.1 版.北京：人民卫生出版社，2021.

［5］黎磊石，刘志红.中国肾脏病学［M］.1 版.北京：人民军医出版社，2008.

［6］Kishimoto TK，Viswanathan K，Ganguly T，et al.Contaminated heparin associated with adverse clinical events and activation of the contact system［J］. N Engl J Med，2008，358（23）：2457-2467.

［7］Greinacher A，Warkentin TE.The direct thrombin inhibitor hirudin［J］. Thromb Haemost，2008，99（5）：819-829.

［8］Ho G，Leblanc K，Selby R，et al.Use of fondaparinux for circuit patency in hemodialysis patients［J］. Am J Kidney Dis，2013，61（3）：525-526.

（靖永胜）

第十节　维持性血液透析的疗效评价

自从开展 KPT 以来，ESRD 患者长期生存成为可能，血液净化是 KPT 的基础。不可否认的是，血液透析技术有缺点，其缺点使患者死亡率居高不下。缺点其一是透析治疗的非连续性，每周数次的间断治疗都会导致机体内环境的剧烈波动。缺点其二是现有技术不具备重吸收功能，只是一味地清除毒素（水溶性的有用物质也一并清除了），不能提供自体肾脏的内分泌功能。随着透析技术的发展和研究的不断深入，对 ESRD 患者进行充分的血液透析治疗，可使并发症的发病率和死亡率下降，是提高患者生活质量、改善预后的重要保证。为了确保 ESRD 患者得到充分透析治疗和最佳转归，应该使用精确的透析疗效评价方法，定期监测并及时调整血液透析方案。

一、充分性评价指标

血液透析充分性广义上指通过透析有效地清除 ESRD 患者体内潴留的毒素和水分，有效控制多种并发症，在透析过程中使患者感觉舒适，并使患者具有较高的生存质量和社会活动能力。评估指标包括干体重的评估、血压的控制、常见并发症及合并症（如肾性贫血、酸中毒和矿物质与骨代谢紊乱）的控制、营养状态的评估及患者身心健康状况的评价等。旨在使患者通过透析治疗达到并维持较好的临床状态、生活质量。

狭义的透析充分性指透析对患者体内毒素的清除。所以目前公认以测定尿素（UN）及 β_2-MG 变化反映体内毒素清除情况。UN 属于小分子毒素，在人体内分布相对均匀，具有转运迅速、容易被透析清除和检测方便等特点，因此选定尿素清除指数（Kt/V）、尿素下降率（urea reduction ratio，URR）作为评估透析充分性的重要指标之一。β_2-MG 是一种中分子毒素，测定方便，可以反映大、中分子清除水平。

1. 评价指标

（1）临床指标：症状指标如食欲、体力等，体征指标如水肿、血压等，干体重指标（干体重的准确评价），血液生化指标如血肌酐、尿素氮、电解质、酸碱平衡，营养指标如血清白蛋白等，影像学检查如心脏超声检查等。

（2）尿素清除指标：URR、单室 Kt/V（single-pool Kt/V，spKt/V）、平衡 Kt/V（equilibrium Kt/V，eKt/V）和每周标准 Kt/V（standard Kt/V，std-Kt/V）。

（3）β_2-MG 下降率测定；URR、spKt/V、eKt/V、std-Kt/V 均反映透析对于小分子毒素的清除，β_2-MG 相对分子量为 11.8kD，对流清除能力大于弥散清除能力，

β_2-MG 的下降率测定反映了中、大分子溶质清除效率。越来越多的证据显示，使用高通量透析膜透析或增加对流的透析模式可有效清除与体内慢性炎症和心血管疾病密切相关的大、中分子毒素，并改善高危患者预后。因此，在有限的医疗资源范围内，应尽量开展高通量透析，尤其对高危患者，高通量透析可降低其并发症的发生率及死亡率。

2. 充分性评估及其标准

充分性评估及其标准参照 2021 年版的《血液净化标准操作规程》，具体如下。①患者自我感觉良好。②透析并发症较少，程度较轻。③患者血压和容量状态控制较好。透析前血压 < 160/90mmHg 且 > 120/70mmHg，透析间期体重增长不超过干体重 5%。④血电解质和酸碱平衡指标基本维持在正常范围内。⑤营养状况良好。⑥血液透析溶质清除较好。小分子溶质清除指标单次血液透析 URR ≥ 65%，spKt/V ≥ 1.2；目标值为 URR ≥ 70%，spKt/V ≥ 1.4。

二、尿素清除率测定

Kt/V 主要是根据尿素动力学模型（UKM），通过测定透析前后血尿素氮水平并计算得出的。Kt/V 可用于量化透析质量，制定 HD 治疗方案。目前常用的是 URR、spKt/V、eKt/V 和 std-Kt/V，其中，spKt/V 可通过正规的血液测的 UKM 精准测算，故应用较广。

1. URR 与 Kt/V 密切相关

URR（%）=［（透前血尿素氮 – 透后血尿素氮）/ 透前血尿素氮］×100

目前认为，由 URR 推算 Kt/V 误差较大，两者之间并非严格直线关系，无法确切测量 HD 剂量。

2. spKt/V

spKt/V=–ln［透后血尿素氮 / 透前血尿素氮 –0.008× 治疗时间（h）］+（4–3.5× 透后血尿素氮 / 透前血尿素氮）×（透前体重 – 透后体重）/ 透后体重

3. eKt/V

血管通路不同，计算公式不同。

动静脉内瘘 eKt/V 计算公式如下。

eKt/V=spKt/V×［1–0.6/ 治疗时间（h）］+0.03

中心静脉置管 eKt/V 计算公式如下。

eKt/V=spKt/V×［1–0.47/ 治疗时间（h）］+0.02

4. Kt/V 评价标准

残存肾尿素清除率（residual renal urea clearance，Kru）计算公式如下。

$$CL_{UREA}（mL/min）= [尿液尿素（mg/dL）× 尿量（mL）] / [尿量收集时间（min）$$
$$× 0.9 × 血清尿素（mg/dL）]$$

当 Kru < 2mL/（min·1.73m²）时，每周 3 次透析患者应达最低要求 spKt/V 为 1.2（或 eKt/V 为 1，不包括 Kru），相当于 std-Kt/V 为 2；如每次透析时间少于 5 小时，需达到 URR65%，目标值是 spKt/V 为 1.4（或 eKtV 为 1.2，不包括 Kru），URR70%。当 Kru ≥ 2mL（min·1.73m²）时，spKt/V 的最低要求可略降低，目标值应该比最低要求高 15%。

为保证透析充分，要求无残余肾功能、每周 3 次透析患者每次透析时间最少不能小于 3 小时，每周透析时间需 10 小时以上。

不同残肾功能和透析频率对 spKt/V 的最低要求见表 7-6。

表 7-6　不同残肾功能和透析频率对 spKt/V 的最低要求

透析次数 /（次·周⁻¹）	Kru < 2mL/（min·1.73m²）	Kru ≥ 2mL/（min·1.73m²）
2	不推荐	2
3	1.2	0.9
4	0.8	0.6
6	0.5	0.4

注：一般不推荐每周 2 次透析，除非 Kru > 3mL（min·1.73m²）。

5. 血标本的采集

准确的采血是精确评价患者 Kt/V 的前提。根据患者血管通路及抽血时间的不同，操作方法如下。

透析前采血方法如下。①动静脉内瘘：从静脉端内瘘穿刺针处直接抽血。②中心静脉置管：透前先抽取 10mL 血液并丢弃后，再抽血样送检，避免血液标本被肝素封管液等稀释。

为排除透析时及透析后尿素反弹等因素影响血尿素氮水平，要求在透析即将结束时，采取如下抽血方法。①首先设定超滤速度为 0，然后减慢血流速度至 50mL/min 维持 10 秒，停止血泵，于 20 秒内从动脉端抽取血标本；或首先设定超滤速度为 0，然后减慢血流速度至 100mL/min，15~30 秒后，从动脉端抽取血标本。②首先设定超滤速度为 0，然后将透析液设置为旁路，血流以正常速度运转 3~5 分钟后，从血路管任何部位抽取血标本。

注意：应在血标本抽取后即刻分离血清和血细胞，避免血标本中尿素、钾离子等从细胞内释放至血浆内而影响检测结果的准确性。

6. Kt/V 监测频率

建议至少每 3~6 个月评估 1 次 Kt/V；对于病情不稳定的患者，建议每月评估 1 次。有条件的血液透析室，建议开展在线 Kt/V 监测，以实时观察透析充分性，更为准确地评估存在通路再循环患者的 Kt/V。

7. Kt/V 不达标原因

Kt/V 不达标，应寻找原因，并根据原因予以纠正。

（1）血流速度：血流量不足将影响透析充分性，一般要求每分钟血流量至少达体重的 4 倍。血流速度从 200mL/min 升至 300mL/min，可增加溶质清除率至少 15%。①因透析并发症等原因，减慢了血流速度。②血管通路因素导致血流量难以达到透析处方要求，虽设定血流量较高，但很大部分为再循环血流（无效血流）。

（2）治疗时间未达到透析处方要求：尿素的清除总量与透析时间长短有关。

（3）透析器效率：应对透析器进行分析及检测，透析器效率可能因以下原因存在问题。①透析器内凝血。②透析器选择不合适，如选择了小面积或尿素转运面积系数（Mass transfer urea coefficient，KoA）小的透析器。③透析器说明书上的清除率数据高于实际清除性能。

（4）血标本采集不规范：可影响 Kt/V 的估算。如怀疑血液检测有问题，应再次抽血重新检测，或送检其他单位。抽取的血样应尽快送检，否则会影响检测结果。

（5）其他：①透析液流速设置错误。②错误关闭了透析液（透析液旁路透析）。③患者机体内尿素分布异常，如心功能异常患者外周组织中尿素蓄积量增大。

8. 透析处方调整

①保证透析中血流量达到处方要求。②保证每次透析时间。③合理选用透析器。④规范采血，以确保准确评估 Kt/V。⑤至少 3 个月检测评估 1 次血管通路，检测其血流量及再循环情况。⑥治疗中严密监测透析管路和透析器凝血，以及各种压力监测结果、各种透析参数设置是否正确等。

三、保障透析充分的具体措施

①加强宣教，提高患者治疗依从性，及时调整透析方案，防止患者透析过程中发生不适，提高舒适度，以保证完成每次设定的透析时间及每周透析计划。②要求透析间期控制水钠摄入，透析间期体重增长不超过干体重的 5%，每日体重增长不超过 1kg。优化超滤，定期评估和调整干体重。③加强患者饮食指导，定期进行营养状况评估和

干预。④通过调整透析时间和透析频率、采用生物相容性和溶质清除性能好的透析器、调整透析参数等方式保证血液透析对毒素的有效充分清除。⑤通过改变透析模式，如进行血液透析滤过治疗及应用高通量透析等方法，提高血液透析对中、大分子毒素的清除能力。⑥定期对贫血、钙磷和骨代谢异常等尿毒症合并症或并发症进行评估，及时调整治疗方案。

目前我国血液透析质量有待提高，除社会经济因素外，医护人员透析实际水平也是影响透析充分性和患者生活质量的重要因素，必须重视血液透析充分性评价，不断掌握新技术、新方法，提高血液透析质量，实现最佳预后。

【参考文献】

［1］王质刚.血液净化学［M］.4 版.北京：北京科学技术出版社，2016.

［2］王海燕，赵明辉.肾脏病学［M］.4 版.北京：人民卫生出版社，2020.

［3］中国医师协会肾脏病医师分会血液透析充分性协作组.中国血液透析充分性临床实践指南［J］.中华医学杂志，2015，95（34）：2748-2753.

［4］Locatelli F，Martin-Malo A，Hannedouche T，et al.Effect of membrane permeability on survival of hemodialysis patients［J］.J Am Soc Nephrol，2009，20（3）：645-654.

［5］Maduell F，Moreso F，Pons M，et al.High-efficiency postdilution online hemodiafiltration reduces all-cause mortality in hemodialysis patients［J］.J Am Soc Nephrol，2013，24（3）：487-497.

［6］陈香美.血液净化标准操作规程［M］.1 版.北京：人民卫生出版社，2021.

［7］Lowrie EG，Li Z，Ofsthun N，et al.The online measurement of hemodialysis dose（Kt）：clinical outcome as a function ot body surface area［J］.Kidney Int，2005，68：1344-1354.

［8］National Kidney Foundation.KDOQI Clinical Practice Guidelines and Clinical Practice Recommendations for 2006 Updates：Hemodialysis Adequacy，Peritoneal Dialysis Adequacy and Vascular Access［J］.Am J Kidney Dis，2006，48（Suppl 1）：S1-S322.

［9］Kramer H，Yee J，Weiner DE，et al.Ultrafiltration Rate Thresholds in Maintenance Hemodialysis：An NKF KDOQI Controversies Report［J］.Am J Kidney Dis，2016，68（4）：522-532.

（马娉娉）

第十一节　血液透析急性并发症及处理

在血液透析过程中或在血液透析结束时，发生的与透析治疗本身相关的并发症称为急性透析并发症。作为透析工作者应该尽量减少这些并发症，以便提高患者透析质量。

一、低血压

透析中低血压（intra-dialytic hypotension，IDH）指血液透析过程中收缩压下降≥20mmHg，平均动脉压下降≥10mmHg，并出现需要进行医学干预的临床症状或体征。IDH发生率为20%～40%，不仅影响患者生活质量，而且与高死亡率明显相关。

（一）发病机制

透析初期，IDH的原因主要是体外循环血量增大，血管收缩反应性低下，引起有效循环血量不足，常见于年老体弱及血流动力学不稳定的患者。溶质清除血浆渗透压降低，导致细胞外液进入细胞内；超滤过多，血浆再充盈率下降，有效循环血量降低导致IDH，这种情况往往发生在透析中后期。IDH还可能由于超滤脱水过快（为了达到干体重等），血容量不足导致。其他导致IDH的原因包括自主神经病变、服用降压药、器官缺血时腺苷迅速释放、透析中进食、心律失常或心包积液、透析液钠浓度过低、透析中血液与透析膜反应等。

（二）症状性低血压的紧急处理

发生症状性低血压时，应立即停止超滤，患者采用仰卧位或头低足高位，适当减慢血流。迅速补充容量，给予等渗盐水100～250mL，可使患者临床症状缓解，同时给予患者吸氧治疗。对症状较重的患者，可给予高渗盐水、高渗葡萄糖及白蛋白等。应考虑患者有无心肌损伤或心包疾病，必要时停止透析。

（三）预防

血液透析中低血压应以预防为主，预防措施包括患者因素及透析方案调整。

1.患者因素

（1）严格控制透析间期体重增长：严格控制水、钠摄入量，是控制体重增加过度的最有效措施，透析间期体重增加应<1kg/d 或<3% 干体重。

（2）评估干体重：干体重过低可导致透析中低血压反复发生，应仔细询问病史，进行体格检查，测量心胸比，可考虑应用生物电阻抗、超声测量下腔静脉宽度等方法，客观评估患者容量状态。

（3）调整降压药：对易发生低血压者，嘱患者透析当天停用降压药物。

（4）纠正贫血及补充肉碱：严重贫血可引起外周血管扩张，贫血纠正后有助于降低低血压的发生率。透析患者体内肉碱缺乏，透析后给予左旋卡尼汀 1g，可在改善患者血管平滑肌功能及整体状况的同时，减少透析低血压的发生。

（5）合理应用米多君（midodrine）：米多君作为选择性肾上腺素 α_1- 受体激动剂，直接作用于小动脉及静脉容量血管，使血管收缩，外周血管阻力增高，促进静脉回流，心排出血量增加，从而升高血压。米多君可以减少 IDH 的发生率，可使透析过程中最低血压水平升高，不良反应小，耐受性好。

（6）危险因素治疗：透析患者常合并缺血性心脏病、心衰、糖尿病、高龄等，这些情况导致 IDH 发生率增加，应加强对患者原发病及共病的防治。

2. 透析方案调整

（1）透析中禁食：透析中进食可引起血管扩张和胰岛素分泌增加，刺激迷走神经，增加胃肠血流量，加重低血压。

（2）高钠透析：低钠透析易发生低血压，高钠透析可引起口渴。可根据血浆钠浓度与血容量关系的原理，透析初期调高透析液钠浓度，钠浓度在透析最后 1 小时下降，结束时可达到正常水平。透析液钠浓度增加，能有效防止透析中血浆渗透浓度显著下降，使液体从细胞内液进入细胞外液，维持有效循环血量。

（3）序贯透析：先行单纯性超滤，然后进行透析，可以清除大量液体。序贯透析时，血浆渗透压下降较少且缓慢，对血流动力学影响较小。

（4）低温透析及恒温透析：低温透析能改善容量血管和阻力血管反应性，维持血流动力学稳定。恒温透析是在整个透析过程中保持患者体温不变，有研究证实，恒温透析可以稳定有低血压倾向患者的血压，减少 IDH 发生率。

（5）改变透析模式：心功能差或高龄的患者，可考虑使用血液透析滤过（HDF）或短时持续血液滤过（CVVHF6~8 小时），改善透析过程中低血压反复发生的情况。

目前，IDH 仍是一个重要临床问题，根据患者个体病理生理确定有效预防 IDH 的方案，可以提高患者透析质量并最终降低死亡风险。

二、失衡综合征（Disequilibrium Syndrome，DS）

DS 是发生于透析过程中或透析结束后早期，以脑电图异常及全身和神经系统症状为特征的一组病症。DS 诱发因素：①高血压；②首次透析；③透析前有中枢神经系统症状；④高效透析。

（一）发病机制

透析清除血液中小分子物质后，血浆渗透压降低，脑组织中尿素等物质不能很快经血脑屏障弥散入血浆，导致脑组织渗透压高于血浆渗透压，水分进入脑组织，进而引起继发性脑水肿。

（二）临床特点

临床上 DS 分脑型和肺型两种，前者多见，后者少见但不容忽视。

1. 脑型 DS

脑型 DS 多发生在首次透析的 2~3 小时，透析前血浆尿素氮水平很高，则发生 DS 的可能性很大。脑型 DS 常有恶心、呕吐、头痛、血压升高、焦躁、嗜睡等症状，严重者伴有抽搐、扑翼样震颤、昏迷，甚至死亡。患者脑电图可有变化，表现为脑波强度异常增加。

2. 肺型 DS

某些尿毒症患者在透析前无明显肺水肿和心衰，但在第 1 次或第 2 次透析结束后 4~6 小时出现呼吸困难逐渐加重、不能平卧，甚至发绀、大汗淋漓等症状，发生急性肺水肿。早期肺部可无啰音，重者肺部可闻到或大或小的水泡音，如不及时采取有效措施，患者可死于急性左心衰竭。如果患者透析前有心衰、心肌病变或伴有明显的低蛋白、低钠血症或严重容量负荷糖尿病，透析后更容易发生肺型 DS。

（三）预防与救治

最简单的预防 DS 的办法是缩短透析时间，增加透析频率。对于严重水肿、酸中毒、血尿素氮过高或首次透析患者，不宜采用大面积或高效透析器。透析液钠浓度以 140~150mmol/L 为宜，不宜应用低钠透析液来纠正患者的高钠状态。DS 呈自限性，轻度 DS 可用高渗葡萄糖或 3% 生理盐水 40mL 静脉推注。严重者应停止透析，静脉滴注 20% 甘露醇 250mL。癫痫样发作时，可静脉注射地西泮 5~10mg，5~10 分钟重复 1 次，或给予苯巴比妥类药物。

三、肌肉痉挛

透析肌肉痉挛发生率为 10%~20%，发生原因尚不清楚，可能与超滤过快、低氧血症、继发性红细胞 2,3- 二磷酸果糖降低及 PH 升高有关，与低钠、无镁透析液和有效循环血量减少关系尤为密切。肌肉痉挛虽非致命性疾病，但会使患者十分痛苦。痉挛多见于足部、腓肠肌和腹壁，呈疼痛性痉挛，常常迫使患者提前结束透析治疗。

发生肌肉痉挛时，首先降低超滤速度，通常输入生理盐水 100~200mL，或注入 10% 氯化钠 10~20mL，或用高张葡萄糖使症状缓解。对经常发生痉挛者要考虑是否调整其干体重。提高透析液钠浓度也可减少肌肉痉挛的发生率。此外，肌肉痉挛的发生与血液净化方法有关，碳酸盐透析、序贯透析和血液滤过均可减少肌肉痉挛的发生。左旋肉碱缺乏被认为是造成肌肉痉挛的原因之一，适当补充左旋肉碱能改善患者状况。

四、首次使用综合征（First-Use Syndrome，FUS）

FUS 又称透析器反应，指使用新透析器在短时间内产生变态反应，因大量血液与透析器、消毒剂、透析液接触所致。FUS 分为 A、B 两型。A 型 FUS 患者的血清抗环氧乙烷 IgE 抗体滴度显著升高，故与透析器、血液管道消毒所用环氧乙烷有关。B 型 FUS 的发生原因目前不完全清楚，可能由于透析膜生物不相容性或透析器内含毒性物质激活补体所致。

1. A 型 FUS

A 型 FUS 的发生率为 0.04%，是透析中罕见的严重并发症，多数在透析开始 5~30 分钟发生。轻者有胸痛、皮肤瘙痒、鼻过敏、眼部水肿、腹绞痛或腹泻、血压下降等症状；重者出现呼吸困难、全身烧灼感、胸腹剧痛、血压下降、休克等症状，偶有心脏骤停甚至死亡。轻者给予一般对症治疗就可以缓解；重者应立即停止透析，体外循环血液不宜再回输给患者，给予患者吸氧治疗，以及抗组胺、糖皮质激素及肾上腺素等药物治疗，禁用环氧乙烷消毒的透析器。如患者出现呼吸、心脏骤停，必须立即行心肺复苏术。

2. B 型 FUS

B 型 FUS 较 A 型常见，发生率为 3%~5%。表现为透析开始后 1 小时内，出现胸痛和（或）背痛等非特异性反应，通常不严重，多见于使用铜仿膜或其他纤维素膜透析器者，而采用聚丙烯腈膜、聚砜膜、聚甲基丙烯酸甲酯膜或聚碳酸膜透析器者不发生或很少发生。透析器重复使用、新透析器使用前充分冲洗等，可减少首次 FUS 的发生率。

五、心律失常

透析过程中心律失常的发生率为 50% 左右，原因包括冠心病、心衰、心包炎、严重贫血、电解质（钾、钙、镁）异常、酸碱平衡紊乱、低氧血症、低碳酸血症、低血压及药物影响等。

（一）心律失常的分类

1. 心动过缓和房室传导阻滞（AVB）

透析患者窦性心动过缓少见，AVB 相对多发，高血钾是造成 AVB 最常见的原因，钾对心肌有抑制作用，常引起室性早搏、AVB、室性心律及室颤，有致命危险。治疗措施除尽早透析外，如患者存在代谢性酸中毒，还需纠正酸中毒，因为随着酸中毒的纠正，钾离子可以进入细胞内。血钙升高、转移性钙化影响心脏传导系统也是造成 AVB 的原因。

2. 室上性心律失常

透析患者室上性心律失常的发生率为 32.4%，主要为心房扑动和心房纤颤，多与低血钾有关。通常透析液含钾 2~2.5mmol/L，如果患者有 1000mL/ 日以上尿量，则透析中后期容易发生低血钾。如果患者近期饮食差，或伴有恶心、呕吐等症状，则发生低血钾的概率较大。低血钾使心率加快，甚至致心房纤颤。慢性透析患者常有左心室肥厚，如并存冠心病，则在透析中由于血容量的突然变化、生物相容性差导致的低氧血症或低血压均可诱发心律失常。

3. 室性心律失常

透析患者室性心律失常的发生率为 27.2%，频发室性早搏患者可有心悸或轻度血流动力学异常，也可出现致命性室性心律失常，如室性心动过速或室颤，这是透析患者常见的猝死原因。

（二）心律失常治疗

维持性透析患者需要治疗的心律失常包括复发性房性心动过速、频发性室性早搏伴复发性室性心动过速和缓慢性心律失常。上述心律失常的治疗往往是复杂的，包括使用药物、电转复和安装起搏器等，必要时要多学科会诊。

六、心包疾病

慢性透析患者常发生心包疾病，原因多与透析不充分、水钠潴留有关，还可能与感染，特别是巨细胞病毒感染有关，或有其他不明原因。

心包疾病如心包炎，在发病前可有上呼吸道感染症状，如胸痛、咳嗽气短，听诊有时可听到心包摩擦音。心包积液渗出的患者常伴浮肿、肝大，在透析中容易产生低血压，由于长期透析使用肝素，一般患者的血液都有不同程度的肝素化，所以积液多数为血性，而且随时有发生心脏压塞的可能。

实验室检查对诊断心包积液很有帮助，心包积液的胸部 X 线显示心脏呈烧杯样增大，超声心动图是诊断心包积液的首选方法。出现心脏压塞三联征——血压下降、心音低钝遥远、颈静脉怒张，要做好紧急心包穿刺引流的准备。

七、心脏骤停或心源性猝死

透析患者突然死亡的发生率为 1.4%～13%，心血管事件是猝死的首要原因。原因包括①严重溶血引起高钾血症，或体内缺钾仍然用低钾透析液，导致严重心律失常。②心力衰竭、急性肺水肿。③出血性心脏压塞。④超滤过多，血压突然下降或其他原因所致的循环功能衰竭，未及时发现。⑤空气栓塞。⑥维持性 HD 患者原有低钙血症，透析中快速注入含枸橼酸的血液，加重低钙血症引起心肌抑制。⑦脑出血、颅内血肿、脑血管意外等。⑧严重透析失衡综合征。⑨睡眠呼吸暂停综合征。

严重贫血、心脏扩大、心力衰竭的患者，在透析过程中突感胸闷，往往主诉"全身说不出的难受"，如伴有心动过速或过缓，呼吸急促或不规则，血压下降，在静脉壶内血液颜色变暗红等，应及时停止透析，寻找原因。患者心脏骤停时，按心肺复苏流程处理。

八、出血

维持性透析患者自发性出血发生率增加，常有胃肠道出血、硬膜下血肿、脑出血、蛛网膜下腔出血、泌尿系统出血、后腹膜血肿、血性胸腔积液、血性渗出性心包炎和眼底及自发性眼前房出血等。尿毒症患者血小板功能障碍，容易出血，但充分透析可以其改善血小板功能。体内肝素化常是出血的直接诱因，也是引起血性胸腔积液、血性心包积液和眼底出血的重要因素。

（一）胃肠道出血

尿毒症患者消化道溃疡发病率比正常人高，加上透析过程肝素化，胃肠出血发生率较高。有些胃肠出血患者未发现溃疡，但胃镜可见贫血性弥漫性炎症，常伴有广泛点状出血。对胃肠出血患者除给予常规内外科治疗外，在透析中还要采取小分子肝素、体外肝素化或用无肝素化透析方案。

（二）硬膜下血肿

慢性透析患者硬膜下血肿发生率为3%。透析患者需接受抗凝治疗，当头部外伤或高血压患者出现颅压增高，并伴有头痛和某些神经系统症状，类似于失衡综合征时，应考虑硬膜下血肿。发生硬膜下血肿时应采取体外肝素化透析、腹膜透析或无肝素化透析方案。根据患者病情，可考虑手术探查，清除血肿。

（三）脑出血、蛛网膜下腔出血

高血压患者在肝素化治疗中容易发生脑出血或蛛网膜下腔出血，患者如有血管畸形或动脉硬化，更容易发生上述并发症。体外肝素化透析也可能导致出血加重，故伴有颅压增高者使用腹膜透析较适宜，血液透析会增加颅压。

九、空气栓塞

目前使用的血液透析机具有完善的空气监测装置，故血液透析中发生致死性空气栓塞的机会很少。但是，空气栓塞是血液透析中致命的并发症之一，若处理不当，可以导致患者死亡，从事血液净化的医务人员对此都应知晓。

（一）空气栓塞常见原因

①泵前的管道破损。②透析液内有气体扩散至血液内。③肝素泵漏气。④空气捕捉器倾倒。⑤回血时，气体被驱入体内。⑥连接管路或溶解动静脉内瘘血栓时，空气进入体内。

（二）临床表现

空气栓塞的临床表现因空气多少、栓塞部位而不同，并与患者体位有关。少量空气呈微小泡沫进入血液，可溶解于血或由肺排出，不出现任何症状。若气泡较大，进入速度较快，如一次进入5mL以上时，可发生明显空气栓塞症状，出现胸痛、咳嗽、呼吸困难、烦躁、发绀、神志不清等症状。若一次快速进入 100~300mL 空气，可造成患者死亡。若患者取卧位，空气进入右心房和右心室，可导致急性肺动脉高压；气泡流至左心，可引起心、脑动脉系统空气栓塞；如患者处于坐位时，进入体内的空气可不经过心脏而直接进入脑静脉系统，引起脑栓塞。

（三）空气栓塞治疗

空气栓塞治疗极为困难，一旦发生空气栓塞要立即夹住血液管道，患者取左侧卧位，保持头低脚高位 20 分钟或以上，使气体停留在右心房，并逐渐扩散至肺部，吸纯氧（面罩给氧），右心房穿刺抽气，注射脱水剂及地塞米松。气体未抽出前，禁止心脏按压。或采用高压氧舱治疗，通过氧气的压力和物理作用，降低血管通透性，保护血脑屏障的完整性，减轻脑水肿，同时可以避免白细胞与受损伤的内皮细胞发生黏附，以免进一步加重脑损伤。透析结束回血时，应集中精力，禁用空气回血，以防空气误入体内。

十、溶血

血液透析中发生的急性溶血，是一种少见但非常严重的并发症，可以导致患者死亡。常见原因：①透析液温度过高。②透析液配比失误，致渗透压过低。③消毒剂残留。④透析膜破裂，引起较多的透析液进入血液。⑤透析液用水中氯胺、硝酸盐、铜离子等含量过多。⑥异型输血。

急性溶血的临床表现多样，包括高血压、呼吸困难、背部疼痛、静脉回流血呈深红葡萄酒色、血细胞比容明显下降、血液离心后血浆呈粉红色。发现溶血伴高钾血症者，应立即停止透析。透析管道及透析器中的血液切勿回输体内，并给予患者吸氧、输血治疗，及时处理高钾血症。患者病情稳定后，应尽快重新开始透析。

【参考文献】

［1］王质刚，史振伟.血液透析肺型失衡综合征发生机制的探讨［J］.临床肾脏病杂志，2002，1（2）：116-119.

［2］Yu AS，Levy E.Paradoxical cerebral air embolism from a hemodialysis catheter［J］. Am J Kidney Dis，1997，29：453-455.

［3］Ely EW，Hite RD，Baker AM，et al.Venous air embolism from central venous carheterization：a need for increased physician awareness［J］.Crit Care Med，1999，27：

2113-2117.

［4］Ward MK，Shadforth M，Hil AV，et al.Air embolism during hemodialysis［J］.Br Med J，1971，3：74-78.

［5］Kyriaz is J，Glotsos J，Bilirakis L，et al.Dialysate calcium profiling during hcmodialysis：use and clinical implications［J］.Kidney Int，2002，61：267-287.

［6］Alappa n R，Cruz D，Abu-Alfa AK，et al.Treatment of severe intradialytic hypotension with the addition of high dialysate calcium concentration to midodrinc and/or cool Dialysate［J］.AmJ Kidney Dis，2001，37：294-299.

［7］Kumar VA，Craig M，Depner TA，et al.Extended daily dialysis：a new approach to renal replacement for acute renal failure in the intensive care unit［J］.Am J Kidney Dis，2000，36：294-300.

［8］Okada K，Abe M，Hagi C，et al.Prolonged protective effect of short daily hemodialysis against dialysis-induced hypotension［J］.Kidney Blood Press Res，2005，28：68-76.

［9］Jefferies HJ，Burton JO，McIntyre CW.Individualised dialysate temperature improves intradialytic haemodynamics and abrogates haemodialysis-induced myocardial stunning，without compromising tolerability［J］.Blood Purif，2011，32：63-68.

［10］Mitka M.Trials to address efficacy of midodrine 18 years after it gains FDA approval［J］.JAMA，2012，307：1124-112.

［11］Hampl H，Paeprer H，Unger V，et al.Hemodynamics during hemodialysis，sequential ultrafiltration and hemofiltration［J］.J Dial，1979，3：51-71.

［12］Bright R.Tabular view of the morbid appearances in 100 cases connected with albuminous urine：with observations［J］.Guy Hosp Rep，1836，1：380-400.

［13］Renfrew R，Buselmeier TJ，Kjellstrand CM.Pericarditis and renal failure［J］.Annu Rev Med，1980，31：345-360.

［14］Alpert MA，Ravenscraft MD.Pericardial involvement in end-stage renal disease［J］.Am J Med Sci，2003，325：228-236.

［15］Hakim RM，Breillatt J，Lazarus JM，et al.Complement activation and hypersensitivity reactions to dialysis membranes［J］.N Engl J Med，1984，311：878-888.

［16］Parnes EL，Shapiro WB.Anaphylactoid reactions in hemodialysis patients treated with the AN69 dialyzer［J］.Kidney Int，1991，40：1148-1152.

［17］陈香美.血液净化标准操作规程［M］.1版.北京：人民卫生出版社，2021.

[18] 黎磊石，刘志红．中国肾脏病学［M］．1 版．北京：人民军医出版社，2008.

[19] Pegues DA，Beck-Sague CM，Woollen SW，et al.Anaphylactoid reactions associated with reuse of hollow-fiber hemodialyzers and ACE inhibitors［J］. Kidney Int，1992，42：1232-1237.

[20] Ferrario M，Raimann JG，Thijssen S，et al.Effects of dialysate glucose concentration on heart rate variability in chronic hemodialysis patients：results of a prospective randomized trial［J］. Kidney Blood Press Res，2011，34：334-343.

（靖永胜）

第十二节　血液透析慢性并发症及处理

血液透析是一种不完全性肾脏替代治疗，不能完全纠正尿毒症的代谢紊乱和清除体内蓄积的毒性物质。因此，在治疗过程中经常遇到一些仅靠血液透析不易和无法解决的问题，而且随着患者存活时间延长，还会产生新的并发症。正确诊断和处理这些并发症，对降低透析患者的发病率和病死率，提高患者生活质量具有重要意义。

一、高血压

高血压是一般人群心血管病的重要危险因素。在一项涉及 2535 例终末期肾脏病患者的研究中发现，高血压患病率在 80% 以上，其中仅 30% 左右患者血压能够得到良好控制。2009 年中华医学会肾脏病分会流行病学调查显示，CKD5 期高血压患病率为 91%，控制率为 33.1%。因此，透析患者血压管理是心血管危险因素管理的重要环节。

（一）透析高血压诊断

血液透析相关高血压，是指在透析充分的状态下，患者透析前平均动脉压（MAP）> 106mmHg，收缩压 > 140mmHg 和（或）舒张压 > 90mmHg。其中部分患者联合应用 3 种或 3 种以上降压药，血压仍不能控制在正常水平，称"难治性高血压"。有研究发现，透析前血压 > 140/80mmHg 者与血压正常者相比，1 年和 2 年生存率低，透析后血压与心血管病变（CVD）病死率之间存在 U 形曲线关系，收缩压 > 180mmHg 或 < 110mmHg，舒张压 > 90mmHg，都与 CVD 病死率增高有关。

（二）发病机制

血液透析相关高血压的发病机制为心排血量增加，或者外周血管阻力增加，或者两者共同作用导致透析患者血压持续升高。

1. 容量超负荷

维持性血液透析患者几乎无残余肾功能，如果不能控制水钠摄入，透析不能有效清除体内多余水分可使水钠失衡，细胞外液及体液容量增加，心排血量增多，外周血管阻力增高，从而导致血压升高，这也是导致难治性高血压的重要原因。

2. 肾素－血管紧张素系统（RAS）活跃

有 5%~10% 患者经充分透析后，已达到干体重，高血压仍控制不佳，脱水越多血压反而更高，行双肾切除阻断 RAS 轴后，血压则得到控制，这部分患者高血压与 RAS 活性增强有关。特别是血管紧张素 Ⅱ（Ang Ⅱ）可导致血管平滑肌收缩，促进神经末梢释放去甲肾上腺素，导致血管平滑肌细胞增生，长期作用使血管对降压药反应性降低，血管顺应性亦降低，加重收缩期高血压和血管损伤，致使局部缺血，血管紧张素转换酶抑制剂（ACEI）及血管紧张素 Ⅱ 受体拮抗剂（ARB）均可使血压下降。

3. 交感神经系统活性增强

慢性肾功能衰竭患者常有自主神经系统功能异常，反射弧压力感受器受损，即对正常压力反射感受阈值增高，传入神经阻滞。维持性血液透析患者交感神经系统活性增强，血浆去甲肾上腺素水平升高及神经肽 γ 浓度增加。交感神经活性增强与血管阻力、血压升高有关。

4. 动脉僵硬度增加

维持性血液透析患者主动脉及大动脉弹性下降，由于长期血管钙化及纤维化，使血管的硬度增加、动脉顺应性随之下降，导致脉压差增大，收缩压升高，而收缩压增高又可加重动脉硬化及损伤，形成恶性循环。

5. 内皮细胞功能紊乱

合并高血压的透析患者内皮素水平较血压正常透析患者高。内皮来源的血管扩张因子和血管收缩因子之间的不平衡，参与透析患者高血压的发生。由于细胞内降解和肾脏清除减少，CKD 患者存在高循环水平的不对称二甲基精氨酸（ADMA），后者为内源性 NO 合成酶抑制剂，其积累导致 NO 生成减少。

6. 促红细胞生成素的使用

促红素在改善贫血的同时会增加循环内皮素 -1 水平及收缩效应，增加血管对血管紧张素 Ⅱ、去甲肾上腺素刺激的收缩反应，提高血液黏度，导致血压升高。

7. 睡眠呼吸暂停

睡眠呼吸暂停在透析患者中非常普遍，容量超负荷可能是其发生的主要原因。当患者卧位时，其体内过多的水分从腿部转移到颈部软组织，增加咽部和上呼吸道阻力，导致睡眠呼吸暂停和夜间低氧血症发生。后者与血压昼夜节律紊乱、夜间高血压相关。

（三）治疗

大多数维持性血液透析患者的高血压是容量依赖性的，调整钠和水的平衡，对控制高血压十分重要。80%以上的血液透析患者通过降低血容量，不用降压药物，也可使血压恢复正常。但仍有部分患者对超滤不耐受，或进水过多而达不到干体重，血压难以控制。对此，必须改善生活方式，选择合适的透析方案，调整超滤程序及降压药物，这些措施有助于降低心血管并发症。

1. 合理生活方式

透析患者应减少饮食中盐的摄入，控制水的摄入，控制透析间期体重增长（保持正常体重），做适当的体力活动，使体重指数维持在合理范围内。限盐的降压治疗效果通常在盐敏感个体（如 CKD 患者）中更为明显，因此，透析患者每日饮食中钠摄入量不应超过 65mmol（1.5g 钠或 4g 氯化钠）。

2. 确保干体重达标

正确评估干体重、达到干体重目标是控制高血压的重要措施。一般干体重定义为通过缓慢渐进达到的患者能耐受的最低透析后体重，此时患者既无低血容量，也无水分潴留，感觉舒适。MHD 患者一次超滤达到干体重，血压不一定达标，需要保持干体重数周至数月后才能达标。需要注意的是，衡量容量状态的下肢水肿程度，与反映血管内容量的客观指标（如下腔静脉直径、血容量监测或血浆量生物标记物）并无直接相关性，临床中要注意客观评价干体重。

3. 调整透析方案

透析时长的确定不仅是为了达到最佳尿素清除指数，也是为了使患者始终处于最佳容量负荷状态，因此患者至少要接受每周 3 次，每次 4 小时的透析时长。同时，选择合适的透析方式和超滤模式至关重要。根据患者情况设定个体化透析处方，如血液滤过、血液透析滤过、序贯透析等，或采用低温透析、低钙透析等。也可选择不同的超滤模式（如钠曲线、超滤曲线设定），在安全范围内最大限度超滤，使患者达到合理干体重，从而有效控制患者高血压。

4. 药物治疗

透析患者高血压并非完全与容量相关，达到干体重后也不能使所有患者的血压降至正常，而且在干体重情况下，容量负荷降至临界水平，严重影响透析患者正常生活，故临床上许多患者还必须借助药物控制血压。

（1）β 受体阻滞剂：通过阻滞心脏、大血管及交感神经末梢的肾上腺素能受体，抑制心肌收缩，减慢心率，使心排血量减少，降低血压。β 受体阻滞剂具有多种临床治疗作用，包括抗心律失常、抗心绞痛、抗高血压和预防猝死等，所以在维持性血液透析患者中得到广泛应用。美托洛尔（商品名倍他乐克）主要经肝脏排泄，无须调整剂量；阿替洛尔主要以原形经肾脏排泄，透析患者需调整给药剂量和给药间期。

（2）ACEI 与 ARB：二者是维持性血液透析患者常用的降压药物，对于 RAS 活性增强的患者尤为适用。ACEI 及 ARB 可逆转左心室肥厚，改善充血性心力衰竭，改善内皮细胞功能及减轻氧化应激。绝大多数 ACEI 经透析清除，这可能也是某些患者在透析过程中血压逐渐升高的原因，应注意调整药物剂量。主要不良反应是高钾血症、顽固性咳嗽和中性粒细胞减少。ARB 这类药物主要通过肝脏代谢，透析患者无需调整药物剂量。此类药物也无咳嗽和血管性水肿的不良反应。由于不影响缓激肽系统，故 ARB 也不会导致变态反应。

（3）钙通道阻滞剂（CCB）：通过阻滞钙通道，对心脏与外周血管产生不同的效应。钙通道阻滞剂可减轻左心室肥厚，改善舒张功能，并可能有延缓动脉硬化和改善糖代谢的作用，而且不影响血脂、PTH 及维生素 D 的代谢。钙通道阻滞剂主要在肝脏代谢，不被透析所消除，故无须调整剂量。

（4）利尿剂：如呋塞米等，但应用必须谨慎，因为只有大剂量才有降压作用，而且对听神经有毒性，故尿量 < 500mL/24h 者禁用。

（5）作用于中枢的药物：此类药物主要作用于中枢的交感神经，通过激活脑组织的 α_1 肾上腺素能受体而抑制交感神经兴奋，从而降低全身外周血管阻力，导致血压下降，常应用于难治性高血压。

（6）α_1 受体阻滞剂：此类制剂具有拮抗儿茶酚胺 α_1 受体的作用，可以扩张动静脉血管，减少外周阻力和平均动脉压，主要应用于难治性高血压。此类药物主要在肝脏代谢，由胆汁排出，仅少量自肾脏排出，一般不需要调整剂量。

（7）血管扩张剂：此类药物直接作用于血管平滑肌，使动脉平滑肌松弛，引起动脉扩张，从而降低总外周阻力。由于此类药物能反射性引起交感神经兴奋，需要联合应用抗交感神经药物。血管扩张剂是治疗难治性高血压的二线药物，也常在高血压危象时使用。硝普钠对动脉和静脉平滑肌均有直接扩张作用，可使心脏前后负荷降低，心排血量改善，对心力衰竭有益。主要应用于高血压危象治疗，开始按体重 0.5μg/（kg/min）用药，根据治疗反应以 0.5μg/（kg/min）递增，逐渐调整剂量，注意药物应在避光下应用。

5. 难治性高血压的外科及器械治疗

透析患者合并难治性高血压，经上述治疗无效，可考虑外科及器械干预，包括肾脏交感神经射频消融（RDN）、颈动脉窦电刺激、肾动脉栓塞术等技术。

高血压作为透析患者最常见的并发症，与患者心血管事件及全因死亡密切相关，有效控制血压对改善患者预后极为重要，临床医生要对患者的血压管理加强重视。

二、心血管并发症

心血管疾病是慢性肾功能衰竭和透析患者最常见和最严重的并发症。我国约有50%的透析患者死于心脑血管疾病，心脑血管疾病是此类患者死亡的第一位原因。透析患者心血管疾病出现的年龄明显低于正常人，且一旦形成，病情进展迅速。透析患者心血管疾病的主要表现为动脉粥样硬化造成的缺血性心脏病，以及心肌病变导致的左心室功能和结构异常，病变发展至晚期可出现心力衰竭、心肌梗死、心律失常、透析中低血压，进而危及生命。

（一）心力衰竭

我国血液透析患者心力衰竭发生率较高，占心血管疾病的30%~46%，是血液透析最常见的死亡原因，我国患者透析开始的时间多较晚，多数患者在透析前已存在心脏扩大和心力衰竭。

1. 病因

（1）高血压：透析患者发生心力衰竭近30%是顽固性高血压所致，透析不充分、透析后血压未控制或反而加重，诱发"干性"肺水肿，导致高血压。

（2）容量负荷过大：多发生于刚开始接受透析的和较年轻的患者，或因某些因素透析不规律的患者。这些患者，多数并不了解控制水摄入的重要意义，个别年轻人对饮食不能自控，常暴饮暴食，透析间期体重的增加常超过干体重的5%。

（3）动静脉内瘘：因动静脉分流量大，加重了心脏负荷，久之可导致心衰。

（4）肾性贫血：长期贫血使心肌缺氧，致心肌功能减退；由于机体代偿使心率加快，心排血量增加，久之心脏负荷过重、心肌缺氧而导致心功能不全。

（5）动脉粥样硬化：慢性肾功能衰竭并发高血压及透析后发生的高脂血症，均可加速动脉粥样硬化的进展。动脉粥样硬化可导致患者在透析过程中因心肌梗死而死亡。

（6）电解质紊乱及酸中毒：透析患者因电解质紊乱，心肌动作电位及心肌兴奋性改变，导致心律失常及心力衰竭。高钾血症和低镁血症时，心肌兴奋性受抑制，出现房室传导阻滞，心率减慢。低钙血症可使 Q-T 间期延长。酸中毒时，血 pH 下降，心肌收缩力受抑制，导致钾离子自细胞内向细胞外转移，加重高钾血症。

2. 防治

心力衰竭的防治包括去除病因、减少心脏负荷。对容量负荷过度、水肿的患者，应限盐、限水，并进行透析超滤，以减少血容量，减轻心脏负荷，改善心功能。急性心力衰竭时，除采取一般的治疗措施外，对容量负荷过重者，还应单纯超滤脱水 1~2L，再行血液透析。血液滤过、血液透析滤过清除心房利钠肽比血液透析快，对血流动力学影响小，脱水效果好，可有效地消除毒素，并消除毒素对心肌的抑制作用，故适用于心力衰竭患者。

控制血压是预防心力衰竭的重要措施之一，脱水可使血压下降，无效者应积极使用降压药物治疗。严重贫血时，应使用 EPO 或低氧诱导因子抑制剂以改善心肌缺氧状态，有利于改善心功能。及时纠正电解质紊乱及酸碱失衡，对控制心律失常和增加心脏收缩力均有效。

洋地黄类强心药主要应用于慢性心力衰竭。肾功能减退时，洋地黄排泄减少。此外，洋地黄与体内血浆蛋白结合率高，结合后因分子量大，不易经透析排出，故易在体内蓄积中毒。洋地黄类强心药对部分左心室扩张、收缩功能不全的血液透析患者有效，宜选快速短效制剂。地高辛、毛花苷 C、毒毛花苷 K 等药物起效快，与血浆蛋白结合率低，必要时可少量应用。为防药物中毒，用药过程中应监测患者血药浓度，以便调整剂量。

对舒张功能不全引起的心力衰竭首选 ACEI，如卡托普利、依那普利、雷米普利，或具有肝、肾双通道代偿排泄的福辛普利，以减轻心脏前后负荷，加快左心室松弛速度。对其不能耐受者可酌情用 ARB。长效二氢吡啶类钙通道阻滞剂如缓释硝苯地平、氨氯地平等亦可选用。透析期间出现急性心力衰竭时，可给予硝酸甘油稀释后静脉滴注，自 12.5~25μg/min 开始，根据临床征象及血流动力学参数调整药物剂量。

此外，对诱发心力衰竭的其他因素，如心动过速、心内膜炎、全身性感染、肺炎及动静脉瘘分流量大等，应及时处理。

（二）心包炎

心包炎是透析患者的常见并发症之一。以往认为，"透析患者一旦出现心包摩擦音，即敲响丧钟"，足以说明其严重性。维持性血液透析患者心包炎的发生率为 10%~15%，因出血性心包炎致死者占全部死因的 5.5%~6%。

1. 发病机制

透析患者的心包炎按发生时间和透析治疗开始先后的关系，分为尿毒症性心包炎和透析性心包炎两类。尿毒症性心包炎是体内代谢毒物（如尿素、肌酐、尿酸及中分子物质）及水钠潴留所致，病理表现为纤维素性心包炎合并肉芽肿形成。此类心包炎多于开始透析后 2~3 周好转。透析性心包炎多见于透析治疗 3 个月后，此时患者血尿素氮、肌酐、尿酸浓度均已下降，因此多表现为血性心包积液，此类心包炎病因至今尚未完全阐明。有学者认为可能与透析不充分、病毒感染、结核病、血小板功能和凝血机制障碍有关。透析时，应用肝素会加重出血倾向，更易出现出血性心包积液，甚至发生心脏压迫。由于透析患者血中 PTH 浓度升高，导致血钙升高，钙沉积于心包会导致心包缩窄。

2. 临床表现

透析患者的心包炎与一般心包炎无明显差异。早期和轻度心包炎多无胸痛。当患者感到心前区刺痛或有挤压感时，心前区可闻及心包摩擦音，患者常伴心力衰竭症状。X 线检查见心脏向两侧扩大；重者出现心包积液，心包摩擦音消失，心音减弱，患者不能平卧，颈静脉怒张，心脏向两侧扩大，肝肿大，脉压差减小，并出现奇脉；心电图示低电压及 ST-T 改变。超声心动图检查有助于心包积液的诊断。

3. 治疗

经严格限盐、限水和加强透析，多数患者心包炎症状可缓解，心包积液可消失。这类患者需强化透析数周，以充分排出水分和毒素。透析时，减少肝素用量，采用小剂量肝素或无肝素透析。超滤不宜过快、过多。有大量心包积液时需穿刺抽液。抽液后，可注入不吸收的糖皮质激素氟泼尼松，5~10mg/kg。反复出现大量积液时可置管引流，以免反复穿刺。对于亚急性或慢性缩窄性心包炎，可考虑心包开窗术。也有学者提出，心包炎可以暂时改用 CAPD、血液透析滤过或 CVVH 治疗，还有学者提出血液灌流和血液透析联合应用。这些技术的优点是减少了出血的风险，无容量急剧改变，不会发生低血压，且对中分子物质清除效果好。

（三）心律失常

心律失常在维持性血液透析患者中相当常见，有报道称，房性或室性期前收缩、窦性心动过速和心房颤动等在透析患者中的发生率为 50%。

1. 原因

心律失常的原因很多，除冠心病、心包炎、左心室肥厚和原发性疾病引起的心肌病外，其他主要原因主要是电解质紊乱，其中以钾、钙和镁的异常所致的心律失常最为多见。慢性心律失常通常与心脏器质性病变有关。血液透析过程中也易出现心律失常，因为透析可使钾离子浓度降低，而钙离子浓度升高。此外，在透析过程中抗心律失常药物被清除，导致血药浓度降低。

2. 临床表现

维持性血液透析患者心律失常的临床表现与非血液透析患者一样，借助心电图可以明确诊断。

3. 治疗

血液透析患者的心律失常应根据不同病因和心律失常类型进行分别处理。首先应针对潜在性心脏病变治疗，然后考虑药物治疗。高钾血症所致的高度房室传导阻滞，宜用乳酸钠静脉注射或滴注，给予葡萄糖酸钙，并立即透析治疗，但血钾不宜降得过低。维持性血液透析患者可采用低钾透析液，透析间期可能发生低钾血症，应注意调整。透析过程中应避免过多、过快脱水，血钾不应低于 3.5mmol/L。抗心律失常药物要进行相应调整，地高辛、普鲁卡因胺剂量为非透析患者的 25%，奎尼丁为 50%~75%，而盐酸胺碘酮（别名乙胺碘呋酮）、利多卡因、维拉帕米、普萘洛尔、苯妥英钠等剂量不变，但仅限急诊用药。严重贫血者应用 HIF-PHI、EPO 或输血。严重的心律失常应立即停止透析，缓慢回血，顽固性心律失常不耐受血液透析者，尤其是有严重器质性心脏病变的患者，应考虑 CAPD。

（四）缺血性心脏病

缺血性心脏病临床没有明显症状，也可表现为心绞痛或心肌梗死，典型缺血性心脏病通过症状、心电图及血清心肌酶谱检查不难诊断。值得注意的是不典型患者，诸如缺乏胸痛主诉或疼痛部位不典型，以休克、心律失常或急性心力衰竭为突出表现者。透析患者的缺血性心脏病一般由冠状动脉粥样硬化引起管腔狭窄、阻塞导致，但 27% 的血液透析患者有其他原因，如高血压、糖尿病、钙磷沉积等致微小冠状动脉病变，左心室肥厚引起冠状动脉贮备减少及心肌细胞生物能量异常等。终末期肾脏病患者开始透析时，约 1/3 有心绞痛和（或）心肌梗死。缺血性心脏病危险因素除高血压、糖尿病、高脂血症外，还有左心室扩张、左心室向心性肥厚、左室收缩功能障碍和低蛋白血症等。目前认为，一般防治心血管病的措施也可以应用于血液透析患者，包括控制血压、调整血脂、控制血糖、补充肉碱、服用阿司匹林、戒烟及坚持每天 30 分钟的适度体力活动。

三、免疫功能异常与感染

透析患者感染、肿瘤发生率较高。感染和肿瘤逐渐成为严重影响透析患者生存的重要并发症之一，其主要与透析患者的免疫功能异常有关。

（一）机制

慢性肾功能衰竭特别是尿毒症患者存在着严重的免疫功能缺陷，尤其是细胞免疫功能缺陷，这与淋巴细胞寿命缩短、淋巴细胞总数减少、淋巴细胞的转化被抑制及 T 细胞活性被抑制有关。患者易感染部位为呼吸道、血液、泌尿道和肠道，除细胞免疫功能低下外，还表现为吞噬细胞吞噬作用减弱。由于结合 C5a 的能力下降，患者吞噬细胞的趋化反应能力降低，Fc 受体功能部分受损，这使需 Fc 受体激活的 IgG 介导的吞噬微生物及激发氧依赖的杀伤作用减弱。另外，还表现为补体旁路激活、白细胞脱颗粒作用减少，以及单核－巨噬细胞活化及部分细胞因子、黏附分子表达增加等。

导致慢性肾功能衰竭患者免疫功能缺陷的原因及可能的机制如下。①患者血清中大量代谢产物和毒性物质潴留，特别是中分子物质，它能抑制 T、B 淋巴细胞功能，使淋巴细胞转化反应能力及白细胞趋化反应能力降低。②患者常同时存在贫血、营养不良、代谢性酸中毒、维生素缺乏等使机体抵抗力下降的因素。③慢性肾功能衰竭患者体内往往缺乏锌和硒，这可能也是其容易感染的原因之一。锌是 T、B 淋巴细胞构成的必要元素之一，缺锌可使患者免疫功能降低，导致机体抵抗力减弱。硒可促进淋巴细胞抗体的产生，提高肺泡中谷胱甘肽过氧化酶的活性，加强中性粒细胞的吞噬功能。

（二）细菌感染

血液透析患者易继发感染，感染以细菌感染为主。除免疫缺陷外，血液透析患者并发感染还与下列因素有关：①老年、糖尿病和系统性红斑狼疮等患者感染发生率高，约占血液透析感染者的 41.7%。②严重贫血可直接影响血液透析患者的免疫功能，导致感染率升高。③维生素 B_6 缺乏可影响多形核细胞的吞噬活性和淋巴细胞活性，从而诱发感染。④狼疮性肾炎、血管炎性肾损害及肾移植后使用激素和免疫抑制剂，造成机体的免疫功能低下，导致感染易发。

1. 感染途径

动静脉内瘘反复穿刺，体外循环，透析器复用消毒不严，透析液污染，肌肉、皮下注射和留置导管，以及医院或透析中心的交叉感染，为感染的主要途径。

2. 治疗

（1）血管通路感染：内瘘、异种血管移植、人造血管及留置导管，均可并发不同的感染。目前多不主张预防性用药，一旦感染尽早全身应用敏感抗生素，是有效的治疗措施。

（2）菌血症：指致病菌由局部侵入血流，感染常来源于血管通路、胃肠道、泌尿生殖道、呼吸道、皮肤、胆道等。致病菌多为金黄色葡萄球菌，细菌性心内膜炎、骨髓炎、化脓性关节炎和脓毒性肺栓塞为菌血症的常见并发症。血管通路感染常并发葡萄球菌菌血症，应按心内膜炎治疗。大多数早期确诊的菌血症患者长期抗生素治疗，可预防并发心瓣膜感染。

（3）肺部感染：尿毒症所致的肺部病变，使这类患者易发生肺部感染，其致病菌与正常人群肺部感染致病菌相仿，病原学的诊断对治疗具有指导意义。可以应用 β-内酰胺类、喹诺酮类和大环内酯类抗生素。

（4）尿路感染：由于血液透析患者尿量减少，故泌尿系统感染发生率增高，临床表现为膀胱炎和上尿路感染者，抗生素静脉滴注应持续 3 周以上。化脓性膀胱炎应局部冲洗，并应用局部抗生素。单用抗生素不能治愈者，须外科手术去除感染源。

（三）结核

血液透析患者因细胞免疫功能低下，同时合并有营养不良、贫血等，是结核菌感染的高危人群，其中肺外结核较多见，约占 61.2%。

1. 实验室检查

常规检查可见红细胞沉降率增快。由于慢性肾功能衰竭及血液透析患者迟发型超敏反应低下，93.6% 患者结核菌试验可呈阴性反应，痰、支气管清洗液、浆膜腔液的细菌学检查阳性率也仅为 29.6%。对血清、浆膜腔液及尿液行结核菌 –DNA（PCR 法）检查，可提高检出率。有报道指出，血清及浆膜腔积液中抗结核菌纯蛋白衍生物抗体（PPD–lgG）诊断结核感染的特异性和敏感性较高，具有重要的临床诊断价值。

2. 诊断

血液透析患者的结核还应具备下列一项及以上表现：①连续 2 次以上检出病原菌。②病理学证实为结核。③不明原因发热超过 4 周，正规抗生素治疗无效，抗结核治疗后 14 天内出现明显疗效。④血清或浆膜腔液抗 PPD–lgG 阳性。

3. 治疗

结核分枝杆菌感染的预后，取决于能否早期诊断和治疗。由于肾功能减退影响抗结核药物的排泄，血液透析增加部分抗结核药物的消除，因此，必须对血液透析患者抗结核药物治疗方案加以调整。目前常用的方案是开始 2 个月用异烟肼、利福平联合吡嗪酰胺，后续异烟肼和利福平持续用 4 个月。异烟肼、乙胺丁醇可被透析清除，前者血液透析 5 小时可消除总量的 73%，应在透析后给药；透析不影响利福平的药动学，常规剂量为 450mg/d，血液透析可清除吡嗪酰胺，宜在血液透析前 24 小时给药。

（四）病毒感染

透析患者易发生病毒感染，除呼吸道病毒感染外，透析患者（尤其是血液透析）还易发生血源性病毒感染。

1. 乙型肝炎病毒感染

在基因重组促红细胞生成素问世前，透析患者常因肾性贫血较重而频繁输血，加之当时对血源的肝炎病毒检测不力，血液透析患者乙型肝炎病毒感染率较高，现在这一情况已获得很大改善。

血液透析操作无法避免患者血液暴露，因此对乙型肝炎患者进行透析很易污染环境。此时，其他人（包括其他透析患者及血液透析中心工作人员）可通过污染的注射器（采血或注射）或自身破损皮肤及黏膜（接触污染源）感染乙型肝炎病毒。

透析患者的急性肝炎症状常很轻（甚至无症状），不出现黄疸，但是由于患者免疫功能低下，很难产生足量中和抗体（抗 HBsAb）杀灭病毒，因此易于转变为慢性病毒携带者，成为传染源。

血液透析中心应积极预防乙型肝炎病毒扩散，透析患者及透析中心工作人员要接种乙型肝炎疫苗；透析患者及工作人员需定期检查血清乙型肝炎病毒抗原及抗体（必要时应查病毒 DNA）；在透析中心内划区建立乙型肝炎患者隔离透析室。尽管尚无证据证实，复用透析器是造成乙型肝炎传播的原因，但是复用透析器清洗过程中应小心避免交叉感染，HBsAg 阳性患者最好不进行透析器复用。

2. 丙型肝炎病毒感染

血液透析患者丙型肝炎病毒感染途径与乙型肝炎病毒相似，虽然丙型肝炎患者血中病毒滴度较低，且丙型肝炎病毒在外界环境中生存力较弱，但是在血液透析环境中易造成传播。

透析患者丙型肝炎感染的临床表现与一般人无明显差异，绝大多数患者无明显症状，仅血清转氨酶增高。与乙型肝炎病毒感染相似，急性肝炎患者易转成具有传染性的慢性病毒携带者。

可参考前述乙型肝炎预防措施来预防丙型肝炎扩散，但是，由于丙型肝炎疫苗至今尚未制成，因此，加强预防措施，并为患者和工作人员定期检验丙型肝炎病毒抗体及病毒 RNA 极为重要。

3. 庚型肝炎病毒（HGV）感染

HGV 是一种肠道外传播病毒，血液透析患者是该病毒感染的高危人群，有较高的感染发生率。HGV可经输血、注射、血液透析过程相互交叉感染，并在患者之间传播，但对其是否具有致病性，目前尚无统一的认识。

4. 人类免疫缺陷病毒（HIV）感染

血液透析患者 HIV 感染的概率高于正常人群，而且有上升趋势。HIV 阳性的血液透析患者可无症状。对无临床证据的血液透析患者，需要定期进行 HIV 常规筛查。HIV 阳性的患者首选家庭透析，针对此类患者，腹膜透析是否优于血液透析尚无定论，隔离基本按 HbsAg 阳性隔离流程处理。

四、慢性肾脏病矿物质和骨异常（CKD-MBD）

近年来，越来越多的资料证明，钙磷代谢紊乱及继发性甲状旁腺功能亢进，可以导致血管钙化和增加心血管事件风险，与透析患者并发症患病率及病死率密切相关，因此将此并发症称为慢性肾脏病矿物质和骨异常，取代以往的肾性骨营养不良及肾性骨病的概念。

（一）定义

CKD-MBD 是由慢性肾脏病所致的矿物质及骨代谢异常综合征，可出现以下一项或多项临床表现：①钙、磷、PTH 或维生素 D 代谢异常。②骨转化、矿化、骨量、骨线性生长或骨强度异常。③血管或其他软组织钙化。

（二）发病机制

在 CKD4 期或 5 期早期，机体成纤维细胞生长因子 23（FGF23）、骨化三醇、PTH 相互作用以维持血钙、血磷正常水平。随着疾病进展，低骨化三醇水平、低血钙、高血磷引起甲状旁腺激素分泌增加，使甲状旁腺功能亢进症恶化。当患者进入 CKD5 期和透析阶段，机体自身调节失衡，FGF23 及 PTH 水平过度升高，骨化三醇水平降低，从而发生高磷血症、低钙血症。

（三）分类及临床表现

正常情况下骨骼可以进行协调的转换，成骨细胞合成骨基质，蛋白发挥矿化作用，同时破骨细胞促进骨质吸收，从而保持骨骼健康。CKD-MBD 会出现骨异常，根据骨骼转换速率，可将骨异常分为四种类型。

1. 高转化骨病

高转化骨病病理上称为纤维性骨炎（osteitis fibrosa），是由于 PTH 持续升高而导致的。高转化骨病以成骨细胞、破骨细胞增殖活跃导致骨形成和吸收增加及骨髓纤维化为特征，其严重程度与 PTH 升高的程度及持续时间大致成正比。严重病例中非矿化骨增加，致使骨骼易发生骨折。严重的高转化骨病主要的症状表现为骨和关节的不适，关节周围的转移性钙化可能导致急性关节炎或疼痛和僵硬。

2. 低转化骨病

低转化骨病包括骨软化（osteomalacia）和无动力性骨病（adynamic bone disease）两种。

骨软化指新形成的类骨质矿化缺陷。在无肾衰竭的人中，维生素 D 缺乏是导致骨软化最常见的原因。对于透析患者而言，如果出现低骨量和频繁的骨折则需考虑此病的可能。在透析患者中，骨软化最早在铝蓄积的患者中发现，因为铝可阻止骨的矿化，同时抑制 PTH 的分泌。目前透析患者很少长期使用含铝的磷结合剂，因此，铝诱发的骨软化大幅减少，骨软化的原因多是铁负荷过多。

无动力性骨病以成骨细胞和破骨细胞数量减少，以及四环素标记骨形成减少或缺失为特征。与骨软化不同，无动力性骨病表现为骨质厚度正常或减少，iPTH < 100pg/mL，血清骨特异性碱性磷酸酶下降，偶见血清离子钙水平的轻度升高。无动力性骨病的形成原因不明，但与持续的低 PTH 水平有很大的相关性。最初认为无动力性骨病没有临床症状，无须治疗，目前发现无动力性骨病较高转换骨病更易发生骨折。无动力性骨病多与高钙血症（骨骼不能缓冲血钙）及血管和其他脏器钙化相关。

3. 混合性骨病

混合性骨病同时具有高转化及低转化骨病的特点，这类患者通常具有较高的 PTH 水平，骨质的形成和矿化受损。在过去，此类情况多见于铝中毒的患者。

4. 骨质疏松

很多患者透析前骨密度已提示有骨质疏松。常规治疗骨质疏松的药物有双膦酸盐、选择性或非选择性雌激素、维生素 D，如果 PTH 持续低水平，应选择特立帕肽（Forteo）。针对透析患者，上述药物的有效性和安全性尚未验证，因此在透析患者中使用上述药物需要谨慎。

（四）治疗

1. 内科治疗

（1）控制高磷血症：控制高磷血症是 CKD-MBD 治疗的关键，合理控制血磷水平，有利于维持血磷和血钙之间的正常稳态。KDIGO 指南对于 CKD3~5 期非透析患者，建议血磷维持在 0.87~1.45mmol/L；对于 CKD5 期透析患者，建议血磷维持在 1.13~1.78mmol/L。控制高磷血症的具体措施如下。①建议选择磷吸收率低、磷 / 蛋白质比值低的食物，限制摄入含有大量磷酸盐添加剂的食物。限制饮食中的磷为 800~1000mg/d。②应用透析清除磷。血液透析每次能清除大约 800mg 磷，无论透析前的血磷水平如何。高通量透析器、表面积大的透析器及血液透析滤过能够增加磷的清除。③磷结合剂在血磷控制中扮演着重要的角色，其与胃肠道中的磷形成不可溶性复合物，或与磷结合于树脂中。即使采用了限制饮食磷摄入量和充分的血液透析措施，仍有大约 90% 透析患者需要持续口服磷结合剂治疗。磷结合剂大体可分为 2 种，分别是含钙磷结合剂（碳酸钙、醋酸钙）和不含钙磷结合剂（司维拉姆、碳酸镧等）。

（2）优化血钙水平：①低钙血症。尿毒症患者由于其肠道吸收钙每日在 500mg 以下，因此体内钙是负平衡，肠道吸收减少主要与活性维生素 D 缺乏、严重的甲状旁腺功能亢进及使用钙敏感受体激动剂有关。这些患者应长期给予碳酸钙或醋酸钙，透析患者应维持透析液中适当的钙浓度。②高钙血症。可因过度使用含钙磷结合剂导致，或因维生素 D 受体激动剂促进了肠道钙的吸收导致。PTH 低水平的患者血钙易处于高值，这反映了患者存在低动力性骨病及骨骼缓冲钙的能力低下。甲状旁腺功能亢进者在不使用口服钙剂及活性维生素 D 的情况下很少引起高血钙。这些患者应该停用含钙的磷结合剂及活性维生素 D，必要时使用密盖息降低血钙水平。

（3）优化 PTH 水平：控制血磷和血钙后，如果 iPTH 仍然没有达到目标值，可采用活性维生素 D 及其类似物及拟钙剂等药物治疗，iPTH 严重升高且不能通过上述措施控制者，需要采用甲状旁腺手术治疗。

如果 PTH 低于正常值，可以减少抑制 PTH 分泌的药物（比如维生素 D 受体激动剂或者西那卡塞）或适当降低血钙（使用低钙透析液或者避免使用含钙的磷结合剂）。

临床常用活性维生素 D 及其受体激动剂降低 PTH 水平，包括骨化三醇、帕立骨化醇、多西骨化醇等。此类药物均有促进肠道吸收磷的作用，推荐在血磷控制良好的继发性甲状旁腺功能亢进患者中使用。

钙敏感受体激动剂（拟钙剂）与甲状旁腺的钙敏感受体结合，使腺体对离子钙反应增强，抑制 PTH 分泌，因此降低血钙会有轻微的降磷作用。在使用传统治疗方法（纠正低血钙、控制高血磷及使用活性维生素 D 及其类似物治疗）无法将 iPTH 控制在目标范围时，建议 CKD5 期患者可选择性使用拟钙剂。西那卡塞是目前临床可用的唯一制剂，单次剂量后 2~4 小时最大 PTH 降幅为 6%~80%，2/3 的服用患者 24 小时 PTH 降幅为 30%~50%，主要不良反应是恶心、呕吐和皮疹。

2. 超声介入治疗

彩色多普勒超声不能检出正常人甲状旁腺的大小，但继发性甲状旁腺功能亢进发生时间较久时，甲状旁腺体积增大，可被彩色多普勒超声检出。超声介入治疗主要应用经皮注射无水酒精疗法（percutaneous ethanol injection therapy，PEIT），PEIT 可作为良性囊性甲状腺结节的首选治疗方法。具体措施是，在超声引导下，把针插入肿大腺体内，使针尖在腺体中央，缓慢注入 90％乙醇和 1％利多卡因混合液（注入量应小于 80％腺体体积，以免涌出腺体）。PEIT 可使甲状腺实体组织出现凝固坏死，坏死组织被机体吸收，从而达到原位根除或损毁结节的目的。目前报道 PEIT 的有效率大约为89％，并且无严重并发症。PEIT 治疗的有效性与肿大的腺体数量有关。大于 0.5cm 的单个甲状旁腺结节治疗效果、维持时间和复发情况指标最佳。该方法近期效果虽然令人满意，但远期效果不能与甲状旁腺切除术相比，对于严重的 SHPT，不推荐该治疗方法。

3. 手术治疗

SHPT 中甲状旁腺手术切除的指征是：①经过充分内科治疗，包括控制血磷及骨化三醇治疗，但症状进行性加重的严重纤维性骨炎。②有高水平的 PTH，并伴有下列任意项目，包括已排除其他原因的持续性高钙血症；严重的瘙痒；尽管控制血磷水平，但软组织钙化持续存在；特发性弥散性皮肤坏死（钙化防御）；关节炎、关节周围炎、自发性肌腱破裂。

手术方式有三种：①甲状旁腺次全切除；②甲状旁腺全切联合前臂种植；③甲状旁腺全切，前臂不种植甲状旁腺组织。

甲状旁腺切除数小时后会发生低血钙，特别是术后第一天最明显，严重程度取决于骨纤维化的程度（可以根据术前血清 AKP 水平及骨活检结果预测）。除给予口服钙剂（2~4g/d）外，还需要大剂量静脉钙（0.5~5g/d）和静脉骨化三醇用于维持血钙水平。

五、贫血

贫血是血液透析患者常见的并发症之一，可显著增加心血管事件及死亡风险，严重影响血液透析患者的生活质量。正确判断血液透析患者贫血的病因，规范贫血的评估与监测，合理使用抗贫血药物治疗，是血液透析患者贫血治疗的重要内容。

（一）诊断

年龄 > 15 岁非妊娠女性 Hb < 120g/L，妊娠女性 Hb < 110g/L，男性 Hb < 130g/L

可诊断为贫血。0.5~5 岁儿童 Hb < 110g/L，5~12 岁儿童 Hb < 115g/L，12~15 岁儿童 Hb < 120g/L 可诊断为贫血。

（二）原因

①内源性红细胞生成素（EPO）缺乏。②铁缺乏。③微炎症状态。④尿毒症毒素。⑤继发性甲状旁腺功能亢进。⑥透析不充分。⑦血液透析失血。⑧合并其他疾病引起的贫血。

（三）治疗

补充促红细胞生成素是贫血最主要的治疗手段。一般情况下，血红蛋白低于 100g/L 时应开始治疗，治疗目标是使血红蛋白达到 110~130g/L，可皮下或静脉给药。起始剂量皮下给药者 80~120U/（kg·w），静脉给药者 120~150U/（kg·w），分 2~3 次使用。剂量调整依血红蛋白的变化进行，如每月增加 > 30g/L 或已达标，则用量减少 25%。维持剂量约为起始量的 2/3。在促红细胞生成素治疗的同时应补充铁剂，首选静脉补铁。

低氧诱导因子脯氨酰羟化酶抑制剂（hypoxia-inducible factor prolyl hydroxylase inhibitors，HIF-PHI）是一种治疗肾性贫血的新型小分子口服药，其可以促进内源性 EPO 产生和 EPO 受体表达；增加肠道铁转运蛋白和骨髓转铁蛋白受体表达，促进肠道对铁的吸收和骨髓对铁的利用；下调铁调素水平，促进单核 – 巨噬细胞系统内铁释放，改善铁的利用，从而促进红细胞的生成。目前临床使用的 HIF-PHI 为 Roxadustat（罗沙司他）。临床研究结果显示，HIF-PHI 可以有效治疗透析前 CKD 患者、血液透析和腹膜透析患者的肾性贫血，并且可减少临床上铁剂的使用，ESAs 低反应和合并微炎症状态的患者使用 HIF-PHI 可提高 Hb 水平。

六、营养不良

营养不良是慢性肾脏病患者（尤其是透析患者）中比较常见的情况，又称为蛋白质能量消耗（protein energy wasting，PEW）。大约有 1/3 的腹膜透析及血液透析患者发生 PEW，PEW 后果严重，可使患者的死亡率和住院率增加，减缓伤口愈合，增加感染的易患性，导致患者身体不适甚至难以恢复工作。

（一）原因

1. 营养摄入减少

饮食控制过于严格、胃排空延迟和腹泻、间断发作的疾病和住院治疗、药物引起的消化不良（磷结合剂、补铁药）、腹膜透析糖负荷加大、透析不充分、经济困难、由于疾病状况无法获取足够的食物、牙齿不好或严重的胃肠疾病影响进食、神经系统疾病导致进食或吞咽困难、抑郁症等都会导致营养摄入减少，进而导致 PEW。

2. 营养丢失增多

胃肠道失血（100mL 血含 14~17g 蛋白质）、透析中氮质物质的丢失（血液透析每次丢失 6~8g 氨基酸；腹膜透析每天丢失 8~10g 蛋白质），大量蛋白尿等都会导致营养丢失增多，进而导致 PEW。

3. 蛋白质分解代谢增多

间断发作的疾病和住院治疗，其他的内科合并症包括糖尿病、心血管疾病、感染、代谢性酸中毒（促进蛋白质分解代谢）、内分泌功能失调，以及激素（如甲状旁腺素、可的松、胰高血糖素）的使用等都会导致蛋白质分解代谢增多，进而导致 PEW。

（二）评价指标

1. 病史及饮食评价

病史及饮食评价包括：仔细询问患者有无恶心、呕吐、食欲缺乏和近期体重的改变，询问患者在透析日和非透析日的饮食，以了解他们摄取蛋白质、脂肪和碳水化合物的情况。

2. 营养不良筛查工具

目前有很多不同的营养不良筛查工具，如营养不良统一筛查工具（Malnutrition Universal Screening Tool，MUST），迷你营养评估（Mini Nutritional Assessment，MNA），营养不良筛查工具（Malnutrition Screening Tool，MST），需回答关于体重减少的 2 个问题和关于食欲的 1 个问题，然后计算得分，若得分大于 2，则需进一步进行营养不良的评估。

3. 营养不良评估工具

（1）人体成分测量：①体重和体重指数（BMI）。BMI= 体重（千克）/ 身高（平方米），指数小于 $18.5kg/m^2$，提示有营养不良风险。②人体测量。腰臀比和肱三头肌皮褶厚度可反映人体脂肪和肌肉含量，低于正常范围 25% 以下，被认为存在营养不良。③生物阻抗。根据患者在接受一个不断变化的电流时机体所产生的电阻和电抗值来进行计算分析，以判断患者营养状态的方法。④双能 X 线吸收法（DEXA）。目前用于精确测定人体软组织成分，包括脂肪和非脂肪组织。

（2）主观综合性评估（SGA）：是临床上有效反映透析患者营养状况的指标，具有可重复性，评估结果与透析患者的预后明显相关。临床常用改良的 SGA 法、透析营养评分、营养不良炎症评分、Geriatric 营养风险指数等评估营养不良。

4. 实验室检查

（1）血清白蛋白及前白蛋白：透析患者出现低白蛋白血症时需要进行体格检查，饮食询问和检测 C- 反应蛋白。

（2）透析前血清尿素氮水平（SUN）：透析前血清尿素氮水平反映了尿素生成和排泄的平衡情况。对于进行常规透析的患者，若透析前血清尿素氮水平低于 50mg/dL，则通常是由于蛋白质摄入不足所致。

（3）尿素氮排出量（UNA）：正氮平衡时，尿素氮的排出与摄入相等。尿素氮排出量（urea nitrogen appearance，UNA）过去称为"蛋白分解代谢率"，有公式可通过测量血清尿素氮水平计算出尿素氮的排出量。

（4）总蛋白氮显现率（PNA）：据尿素氮排出量（UNA）可以计算总蛋白氮显现率（protein equivalent of total nitrogen appearance，PNA）。PNA 根据体重进行标准化校正后得到标准化总蛋白氮显现率（nPNA）。nPNA 用克每千克体重每 24 小时 [g/（kg·24h）] 表示。

（三）透析患者饮食推荐

肾脏病患者的饮食应该个体化，个体化内容包括饮食习惯、口味、价格和合并疾病。应该避免过于严格的营养定量限制，以免导致患者营养摄入不足。医务人员应该定期评价患者对饮食的顺从性，通常每月评估 1 次。

1. 能量

K-DOQI 指南建议：所有年龄小于 61 岁的透析患者，热量摄入为 35kcal/（kg·d），年龄大于 61 岁的患者，热量摄入为 30~35kcal/（kg·d）。其中 30kcal/（kg·d）适用于久坐的血液透析患者，而其他患者热量摄入为 35kcal/（kg·d），这样可以保持正氮平衡并且防止蛋白质分解。

2. 营养物质

①蛋白质：按平均理想体重计算，血液透析患者蛋白质摄入量应为 1.2g/（kg·d），其中 50% 应为高生物质量蛋白质。②脂肪：透析患者血脂水平应控制在一定范围内，LDL-C < 100mg/dL（2.6mmol/L），三酰甘油 < 500mg/dL（5.7mmol/L）。由脂肪提供的热量不超过每日总热量的 25%~35%，其中饱和脂肪提供的热量不超过总热量的 7%，多价不饱和脂肪不超过 10%，单价不饱和脂肪不超过 20%，这样有助于防止甘油三酯和胆固醇浓度升高。③碳水化合物：由于腹透液中的葡萄糖可以提供 300~400kcal 的能量，而在腹膜透析或血液透析患者中，高甘油三酯血症和葡萄糖耐量异常的患者多

见，因此对于这类患者，应适当减少碳水化合物的摄入。

3. 水、钠

对钠和水的限制应个体化，具体取决于患者的体液状态、血压情况及患者残余肾功能的状况。健康成人饮食限制钠摄入量为 2.3g/d 或 100mmol/d。对于老年患者和慢性肾脏病患者，饮食限制钠摄入量应为 1.5g/d 或 65mmol/d。血液透析的患者，液体的摄入量应该控制在每天 1~1.5L，腹膜透析的患者，由于是透析持续进行的，超滤量可达到每天 2.5L，所以饮食控制通常不如血液透析患者严格。

4. 电解质及微量元素

有中等程度残余肾功能的患者通常需要轻度限钾（每天 4g 或每天 100mmol），血液透析患者则需要比较严格地限制钾的摄入（每天 2g 或每天 50mmol），以防出现高钾血症。正常人钙的摄入量为每天 1g，透析患者因为缺乏维生素 D 和对维生素 D 的作用有抵抗，饮食中钙的需要量应该增加，但是，透析患者应用钙和维生素 D 易导致严重的高钙血症，所以必须严密监护。非尿毒症患者饮食中磷的摄入量通常为每天 1~1.8g。透析患者需限制磷的摄入为 0.6~1.2g，以保持血磷的水平在 4.5~5.5mg/dL；透析患者如果每天不补充维生素可能会出现水溶性维生素缺乏，原因包括摄入减少、药物或尿毒症毒素干扰维生素吸收、机体新陈代谢改变或透析过程中丢失。

（四）营养不良治疗

1. 治疗原则

尽可能纠正导致营养不良的可逆因素，进行充分的透析是治疗营养不良的关键。

2. 患者治疗时机

①食欲降低或口服减少；②饮食蛋白摄入（DPI）< 1.2g/（kg·d），饮食热量摄入 < 30kcal/（kg·d）；③血清白蛋白水平 < 3.8g/dL，前白蛋白水平 < 28mg/dL；④体重呈持续下降 > 5% 的理想体重或透析后体重，时间 > 3 个月；⑤营养指标恶化；⑥ SGA 评估为 PEW。

3. 营养物质补充

（1）口服补充：是最经济有效、最接近人体生理的提供营养的方式。选择口服营养补充剂应根据患者特殊的营养需要进行，还要考虑价格、味道、乳糖耐受性，以及血清和营养补充剂钠、钾、磷的浓度。在每次透析中使用口服营养液，能在短时间内改善 SGA，长期使用可以提高白蛋白和前白蛋白水平，进而改善患者的预后。

（2）血液透析中静脉高营养（intradialytic total parenteral nutrition，IDPN）：适用于存在营养不良而且不能通过胃肠道消化吸收足够食物的血液透析患者。有研究证实，

IDPN 治疗可以降低治疗前血清白蛋白水平低于 3.4g/dL 患者的死亡率。

（3）通过外周静脉补充胃肠道外营养：不能通过胃肠道摄取足够热量的营养不良住院患者，每天可以通过外周静脉补充大约 1500kcal 热量，再加上口服碳水化合物的能量及从腹膜透析或血液透析中吸收的能量，通常能够满足机体代谢需要。

（4）完全胃肠外营养（total parenteral nutrition，TPN）：用于有严重营养不良，且不能通过口服、腹腔内注射氨基酸或 IDPN 获得足够营养的患者。TPN 中 50%~70% 的非蛋白质热量由葡萄糖提供，葡萄糖中约 70% 为右旋葡萄糖，可以减少输液量。

（5）其他治疗：包括使用生长激素和合成类激素、锻炼、使用促进食欲药物和抗微炎症状态的药物治疗。加强锻炼可以使透析患者血糖、血胰岛素和血脂水平降低至正常水平。

七、透析患者心理问题与社会关爱

透析患者可能接受血液透析、间歇性腹膜透析（IPD）、持续不卧床腹膜透析（CAPD）及持续性循环式腹膜透析（CCPD）治疗，而这些治疗方法要依赖各种导管、机器设备及医护人员，并且在疗程上属于"持久战"，故导致患者的生活质量严重下降，也有很大可能导致患者出现心理问题。当然，患者对疾病的心理反应取决于发病前的个性、家庭及友人支持的程度，以及基础疾病的病程等。心理问题影响着患者的生活质量，透析质量也直接影响患者的生活质量，可见，心理问题与康复之间的关系是十分密切的。

（一）常见心理问题

1. 抑郁心理

透析患者中抑郁是最普遍的心理问题，抑郁通常是对现实生活、外来威胁及理想毁灭的反应。临床表现包括四组特征：①抑郁心境、悲观、失愉快感。②自我评价下降、自责、无用感。严重者会萌生自杀之念。③睡眠障碍、食欲下降、性欲下降。④社交退缩，活动减少。此类人群自杀的风险较大，应引起足够的重视。

2. 焦虑恐惧心理

透析患者中焦虑也是较常见的心理反应，尤其是首次透析的患者，他们往往表现出对透析成败的担忧，以及透析对身体不良反应的恐惧。

3. 痴呆和精神错乱状态

痴呆和精神错乱状态可能与基础或并发的疾病（如甲状腺功能减退、甲状旁腺功能亢进、败血症或低血糖）、神经系统疾病（如脑血管疾病、神经梅毒或硬膜下血肿）、治疗或营养药品的使用、饮酒或戒酒及透析过程有关。

4. 不合作心理

慢性疾病容易使患者产生愤怒情绪，导致患者对治疗不配合，进而导致治疗效果不理想或治疗失败。

5. 孤独心理

大部分患者由于疾病的关系脱离原有的工作，不能正常进行社会交往活动，担心受到冷落、鄙视，进而产生孤独心理。

6. 盲目无知心理

有些患者对自己的疾病不了解，也不听医务人员的解释，不相信自己的病情，常常要求用昂贵的药，或盲目相信偏方土方，自行中断透析，可能导致全身水肿、心功能衰竭，甚至死亡。

（二）治疗

1. 预防

常见心理问题的预防有许多工作可做。透析方式必须最适合患者个性和生活环境。无人护理的患者必须选用能够自理的透析方式或早期行肾移植。过去史提示发生心理问题风险很高的患者需要密切监护。

2. 心理治疗

心理治疗包括个体心理治疗、小组治疗及身体锻炼。

3. 药物治疗

透析患者心理问题的治疗主要以药物治疗为主。ESRD 患者最佳的药物选择和剂量调整取决于药物是否经肝、肾（或两者均有）途径代谢，是否经腹膜透析或血液透析清除。

（1）抗焦虑药：焦虑状态和反复惊恐发作应采用精神疗法和心理脱敏疗法，配合药物治疗。使用短效苯二氮䓬类药物，如劳拉西泮、阿普唑仑也可能有益。而会产生药理学活性代谢产物的苯二氮䓬类药物如甲氨二氮䓬（利眠宁）、地西泮（安定）对透析患者应避免使用，如果长期使用，会导致活性药物血浓度升高，导致嗜睡。

（2）抗抑郁药：在治疗透析患者抑郁症状中发挥重要的作用。选择性 5- 羟色胺重吸收抑制剂及其他新型抗抑郁药物的出现，增加了抑郁的治疗手段。这些药物（如氟西汀、舍曲林、帕罗西汀、奈法唑酮及文拉法辛）具有较好的特性，其抗胆碱能作用很小或没有，无镇静剂作用，不良反应少，很大的剂量患者也能耐受。

（3）锂：完全经肾脏清除，不与蛋白质结合，分子量小且可完全经透析清除，在肾脏完全失功情况下，血液透析结束后一次使用 600mg，可在透析间期维持稳定的血药浓度。

（4）镇静剂：有时为了控制患者精神症状需使用镇静剂，主要用于先前存在的（功能性）精神疾病，以及痴呆或谵妄、脓毒血症、透析不充分、血管疾病及内分泌性疾病等引起的精神症状。镇静剂最大剂量不得超过肾功能正常患者的 2/3。

（三）医护关爱

1. 建立良好医护关系

医护人员应具有良好的专业知识和娴熟的交流技巧，运用丰富的临床经验和广博的知识，赢得患者的尊重和信任，从而建立良好医患关系。

2. 耐心疏导，消除患者抑郁心理

对于存在抑郁心理的患者，医护人员应有的放矢地疏导，经常与患者交谈、沟通，帮助他们正确对待疾病，克服悲观心理，保持最佳心态。通过心理干预，使患者改变对疾病的认识，从而以积极态度面对现实，建立新的心理平衡，树立战胜疾病的信心与勇气。对于重度抑郁的患者，要严防自杀，密切观察，专人守护。

3. 过硬的专业技能

为减轻患者紧张焦虑的情绪，应不断提高专业技能，熟练掌握各项透析技术，提供高品质的透析服务，以期达到"无症状"透析，从而减轻患者对长期透析治疗的恐惧心理，提高治疗的依从性。

4. 健康指导

根据血液透析患者的心理特征和他们对疾病的认识，通过办宣传栏、发放健康教育册、举办肾友会及建立微信公共平台等多种健康宣传途径，使患者掌握有关疾病的知识，合理饮食，自我调节情绪，通过健康教育来降低患者的焦虑、抑郁状态。

5. 家庭及社会支持

超过一半的 ESKD 患者肾脏替代治疗后无法继续工作，患者往往因家庭经济、医疗费用、家庭关系等情况认为自己是家庭、社会的负担。医护人员应积极争取社会特别是患者家庭的支持配合，使患者在心理上获得良好的寄托和支持，树立乐观向上的精神。

总之，随着血液透析技术的日益成熟，血液透析的治疗理念和目标均发生了很大变化。血液透析的目标已经由维持患者基本生存、延长生命，转变为提高生命质量，促进患者回归社会。研究新的技术，有效治疗血液透析远期并发症，提高患者生活质量，是提高血液透析治疗水平及患者社会回归率的基础，这需要全社会的关心及医护人员的共同努力。

【参考文献】

[1] Agarwal R.The controversies of diagnosing and treating hypertension among hemodialysis patients [J]. Semin Dial，2012，25（4）：370-376.

[2] Agarwal R，Satyan S，Alborzi P，et al.Home blood pressure measurements for managing hypertension in hemodialysis patients [J].Am J Nephrol，2009，30（2）：126-134.

[3] 黎磊石，刘志红.中国肾脏病学 [M].1版.北京：人民军医出版社，2008.

[4] Mailloux LU.Hypertension in chronic renal failure and ESRD：Prevalence，pathophysiology，and outcomes [J]. Semin Nephrol，2001，21（2）：146-156.

[5] Henrich WL.lntradialytic hypotension：a new insight to an old problem [J].Am J Kidney Dis，2008，52（2）：209-210.

[6] NKF-K/DOQI.K/DOQI clinical practice guidelines for cardiovascular disease in dialysis patients [J].Am J Kidney Dis，2005，45（4 Suppl 3）：S1-153.

[7] Locatelli F，Bommer J，London GM，et al.Cardiovascular disease determinants in chronic renal failure：clinical approach and treatment [J].Nephrol Dial Transplant，2001，16（3）：459-468.

[8] Burke SW，Solomon AJ.Cardiac complications of end-stage renal disease [J].Adv Ren Replace Ther，2000，7（3）：210-219.

[9] Lau WL，Ix JH.Clinical detection，risk factors，and cardiovascular consequences of medial arterial calcification：a pattern of vascular injury associated with aberrant mineral metabolism [J].Semin Nephrol，2013，33（2）：93-105.

[10] Allo M.Dialysis-catheter related bacteremia：treatment and prophylaxis [J].Am J Kidney Dis，2004，44（5）：779-791.

[11] Agarwal SK.Hemodialysis of patients with HCV infection：isolation has a definite role [J].Nephron Clin Pract，2011，117（4）：c328-c332.

[12] Kallen AJ，Jernigan JA，Patel PR.Decolonization to prevent infections with Staphylococcus aureus in patients undergoinghemodialysis：a review of current evidence [J].Semin Dial，2011，24（5）：533-539.

[13] Kubin CJ，Ellman TM，Phadke V，et al.Incidence and predictors of acute kidney injury associated with intravenous polymyxin B therapy [J].J Infect，2012，65（1）：80-87.

［14］陈香美.血液净化标准操作规程［M］.1 版.北京：人民卫生出版社，2021.

［15］Fukagawa M，Driieke TB.Introduction：expanding concepts of chronic kidney disease-mineral and bone disorder（CKD-MBD）［J］.Kidney Int（2011），2013，3（5）：419.

［16］Ketteler M，Elder GJ，Evenepoel P，et al.Revisiting KDIGO clinical practice guideline on chronic kidney disease-mineral and bone disorder：a commentary from a Kidney Disease：Improving Global Outcomes controversies conference.［J］.Kidney lnt，2015，87（3）：502-528.

［17］Iseki K，Kohagura K.Anemia as a risk factor for chronic kidney disease［J］.Kidney Int Suppl，2007（107）：4-9.

［18］Mercadal L，Coudert M，Vassault A，et al.L-camitine treatment in incident hemodialysis patients：the multicenter，randomized，double-blinded，placebo-controlled CARNIDIAL trial［J］.Clin J Am Soc Nephrol，2012，7（11）：1836-1842.

［19］蒋朱明，吴蔚然.肠内营养［M］.北京：人民卫生出版社，2002.

［20］Dwyer JT，unniff PJ，Maroni BJ，et al.The hemodialysis pilot study：nutrition program and participant characteristics at baseline.The REMO Study group［M］.J Ren Nutr，1998，8（1）：11-20.

（靖永胜）

第八章

血液净化其他技术

随着现代血液净化技术的不断发展，对尿毒症生理病理机制的研究不断深入，血液净化的模式更加多元化，并逐渐应用于临床，取得了良好的治疗效果。多数患者在接受常规血液透析治疗后，尿毒症症状缓解，但仍有严重贫血、周围神经病变和继发性甲状旁腺功能亢进等症状，这些与中、大分子毒性物质清除不充分有关。通过增加透析次数和透析器膜面积，采用生物相容性好的高分子透析器，可使患者的症状明显改善。

目前应用较为广泛的血液净化技术有血浆置换、血液灌流、血液滤过、连续性肾脏替代治疗等。血浆置换可以特异性地清除致病因子，改善药物及毒物中毒，尤其对与蛋白质、血脂结合的毒素，清除效果更佳，目前用于急进性肾小球肾炎和各种重症或难治性自身免疫性疾病。血液灌流可以弥补血液透析对中、大分子的清除能力，二者搭配，可以更好地防治透析并发症，如失眠、皮肤瘙痒、顽固性高血压、肾性骨病等。血液滤过通过对流方式清除中、大分子毒素，与透析相比血流动力学更加稳定。连续性肾脏替代治疗在危重患者治疗中发挥了独特优势，能有效清除循环中的炎性介质，是抢救危重患者的重要治疗措施之一。每一种血液净化方式都各有其特点，且适用于不同疾病或不同疾病状态，现对其介绍如下。

第一节　血浆置换

1914 年，Abel 等最早提出血浆清除法，此后，随着血浆清洗技术的不断进步，20 世纪 60 年代，间断性血细胞分离机开始问世，20 世纪 70 年代末又研制出膜式血浆分离装置。随着医学技术的不断发展，血浆清除技术日益完善。血浆置换（plasma exchange，PE）是临床常见的血液净化疗法，将血液引出至体外循环，通过膜式或离心式血浆分离方法，经过血浆分离器，分离血浆和细胞成分，去除致病性血浆或选择性地去除血浆中的某些致病因子，然后将细胞成分、净化后的血浆及所需补充的置换液输回体内。血浆置换术能对患者血浆中的细胞因子、自身抗体、免疫球蛋白、免疫复合物、炎症介质、尿毒症毒素等致病因子进行快速清除，对免疫系统进行调节，清除封闭性抗体，促使细胞免疫功能恢复，改善网状内皮细胞的吞噬功能，进而缓解病情（图8-1、图8-2）。

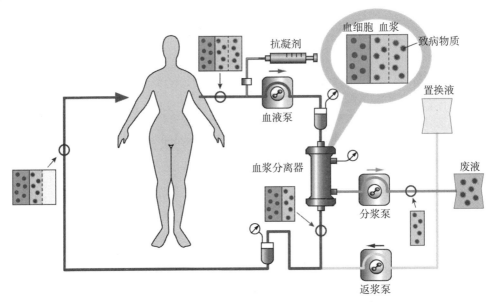

图 8-1　单纯血浆置换

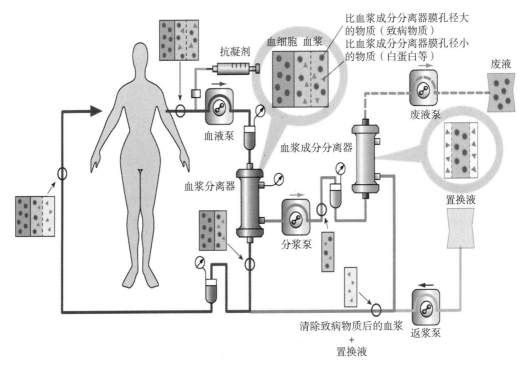

图 8-2　双重血浆置换

一、分离方法

患者的血浆通过血浆分离器膜被清除（免疫复合体、IgA、IgG、IgM、胆固醇、白蛋白、纤维蛋白原、尿素、各种电解质、血浆蛋白结合物等），同时用新鲜血浆或白蛋白溶液取代滤出的血浆。血浆分离技术主要有两种，分别为膜式与离心式，二者的比较见表8-1。

表 8-1　膜式与离心式血浆分离技术比较

方式	优点	缺点
膜式	无细胞丢失	血流量 > 50mL/min
	无须枸橼酸抗凝	需要更大的静脉通路
	适合多串膜分离技术	清除效果受滤过系数影响
离心式	清除效果彻底	丢失细胞
	可进行细胞分离	枸橼酸可导致低血压、低血钙、心律失常等
	外周静脉可做血管通路	价格昂贵

二、置换液种类

临床上通常用4%~5%白蛋白溶液、新鲜冷冻血浆、晶体液或血浆代用品作为血浆置换的置换液。

白蛋白溶液和新鲜冷冻血浆优缺点比较见表8-2。

表 8-2　白蛋白溶液和新鲜冷冻血浆优缺点比较

置换液	优点	缺点
白蛋白溶液	无病毒传染危险	有时会发生低血压、过敏反应
	可在室温下保存	易导致凝血障碍
	过敏反应少见	免疫球蛋白丢失
	无须ABO血型相配	浓度快速升高可伴随肺水肿
新鲜冷冻血浆	含凝血因子	可能导致病毒传播、过敏反应、溶血反应
	含免疫球蛋白	枸橼酸可导致低钙血症
	含补体	需ABO血型配对和解冻
	含有益因子	
	不会发生凝血障碍	

三、血浆置换的置换量常用计算方法

计算方法一：PV 为血浆容量（mL）；Hct 为红细胞压积（%）；b 为常数，男性 1530，女性 864；c 为常数，男性 41，女性 47.2；W 为体重。

$$PV=（1-Hct）（b+cW）$$

计算方法二：

$$PV=0.0645×体重（kg）×（1-Hct）$$

计算方法三：

$$循环血量 = 体重（kg）×70mL$$

$$循环血浆量 = 循环血量 ×[（1-Hct）×0.91]$$

计算方法四：人体血浆量为 35~40mL/kg 体重，若患者 Hct 正常，则取 35mL/kg 体重，若患者 Hct 低于正常，则取 40mL/kg 体重。

四、抗凝

①普通肝素：首剂 0.5~1mg/kg，维持 10~20mg/h，结束前 30 分钟停止，依据患者凝血状态调整。②低分子肝素：60~80U/kg，治疗前 20~30 分钟静脉注射，无须维持剂量。③其他：枸橼酸、阿加曲班等。

五、注意事项

①一般采用新鲜冷冻血浆或血浆加白蛋白。②联合使用血浆数不少于总量的一半。③联合使用，血浆先输白蛋白后输，减少再循环血浆置换出去的量，保证体内凝血因子含量。④有严重出血及凝血障碍，宜采用全血浆提高凝血因子。⑤输血浆可能出现过敏反应，建议提前静脉注射地塞米松 5mg 预防过敏。

六、相关并发症及管理

血浆置换过程中常见的并发症有低血压、过敏反应、低钙血症等，一旦出现并发症应立即给予处置，若出现过敏性休克、肺水肿等应立即停止置换，并进行相应的处置。

1. 过敏反应

为避免过敏反应，在治疗前，可给予患者糖皮质激素类药物或抗组胺药物预防，

若在血液置换过程中患者出现皮肤瘙痒、皮疹、发热、畏寒、气促等，可减慢或暂停血浆泵速，予抗过敏药及吸氧治疗，待患者情况稳定后继续，严重者会出现过敏性休克，应立即停止置换，进行吸氧抗休克治疗。

2. 低钙血症

使用新鲜血浆或枸橼酸抗凝的患者易出现低钙血症，可在治疗前、治疗时给予患者口服或静脉输注钙剂，预防低钙血症的发生。应严格控制血流速度，避免枸橼酸盐输入过快导致的血清游离钙急剧下降。

3. 低血压

血浆置换中滤出过快，补充液补充过缓，致体外循环血量增多，或胶体渗透压降低，可导致患者出现低血压症状，因此应根据患者具体情况选择合适的滤器，控制血流速度。如体外循环血量超过患者血容量的10%，可以用血浆或白蛋白液预冲管路，尽量避免使用晶体置换液，以防胶体渗透压下降。

4. 高钾血症

血浆中含有大量钾离子，可引起高钾血症，故置换后可给予患者排钾利尿剂推注或者口服，如呋塞米。但白蛋白中不含钾，每置换一个血浆量，血钾浓度可降低25%，易导致心律失常，尤其对于低钾血症患儿，每升白蛋白中应加入适当的钾，以防止低钾血症加重。

5. 感染

操作过程中应注意无菌观念，避免菌血症；多次血浆置换，尤其是以白蛋白作为置换液时可致免疫球蛋白丢失，造成低丙种球蛋白血症；有些患者可能同时应用免疫抑制剂，导致白细胞降低，从而使感染机会增加。因此每2~3次白蛋白置换后，可静脉输注免疫球蛋白或使用一次血浆作为置换液。

6. 药物清除

血浆置换过程中可清除与血浆蛋白相结合的药物，结合率越高、分布容积越小的药物清除率越高。置换后基本不清除的药物如糖皮质激素类，清除较少的药物如免疫抑制剂、氨基糖苷类等，置换后必须补充的药物如普萘洛尔、特洛新等。建议药物在置换后服用。

七、临床应用进展

1. 血栓性血小板减少性紫癜

血栓性血小板减少性紫癜（thrombotic thrombocytopenic purpura，TTP）为一组较

少见的微血管血栓－出血综合征，临床上常表现为三联征（微血管病溶血性贫血、血小板减少、神经精神异常）或五联症（微血管病溶血性贫血、血小板减少、神经精神异常、发热、肾脏损伤）。因 TTP 患者体内存在超大量的血管性血友病因子（VWF），其血浆 ADAMTS13S 水平通常很低，故行血浆置换效果较好。TTP 病情险恶，没有血浆置换疗法时，患者的病死率可达 90% 以上，运用血浆置换后，病死率降至 10%~20%，因此，血浆置换已成为 TTP 最主要的治疗措施。

2. 溶血性尿毒症综合征

溶血性尿毒症综合征（heomlytic uremic syndrome，HUS）为血管内溶血的微血管病，以溶血性贫血、血小板减少和肾脏损害为主要特点，早期透析指征包括严重高钾血症（K > 6.5mmol/L）、药物难以纠正并伴有高血钾的心律失常、严重水负荷过重合并肺水肿、氮质血症伴脑病或 BUN > 53.55mmol/L、持续少尿或无尿 24 小时以上，是否行血浆置换治疗要根据患者年龄和病因决定。血浆置换一般在确诊后 24 小时内开始，每天交换一次（1.5 倍血浆容量，60mL/kg），至少持续 5 天；当 PLT > 100×10^9/L，裂体细胞 <2% 持续 2 天时，改成隔天一次；最后改为每周两次。在补体阻断治疗之前，血浆置换疗法不能改善 HUS 潜在的病理，且复发率高，预后欠佳，必须尽早采用免疫抑制疗法。

3. Ⅰ 型新月体肾炎

Ⅰ 型新月体肾炎又称为急进性肾炎，是一组病情发展急骤，以血尿、蛋白尿、水肿、高血压为主要临床表现，短期内可出现少尿、无尿、肾功能急剧下降，可合并肺出血的肾小球肾炎的总称。病理免疫荧光表现为 IgG 及 C_3 沿肾小球毛细血管袢呈线样沉积，光镜表现为 50% 以上的肾小球有大量新月体形成，血清抗体 GBM 阳性。可采用单膜或双重滤过血浆置换，如采用单膜血浆置换，通常每日或隔日置换 1~2 个血浆容量，病情稳定可延至每周 2~3 次，一般连续治疗 5~14 次，直至血清抗 GBM 抗体转阴或危及生命的肺出血停止。

4. 新月体型 IgA 肾病

新月体型 IgA 肾病是 IgA 肾病（IgA nephropathy，IgAN）的一个罕见类型，新月体型 IgA 肾病患者的预后极差。血浆置换是一种治疗抗肾小球基底膜病和血管炎引起的新月体型肾炎的有效方法，IgA 肾病患者体内产生半乳糖缺乏的 IgA，进而诱导循环中抗聚糖自身抗体的形成，半乳糖缺乏的 IgA 与抗聚糖自身抗体结合形成致病性的免疫复合物，最终免疫复合物在系膜区沉积，启动肾小球损伤，采用血浆置换可以快速清除相应致病性免疫复合物，目前已有研究显示，血浆置换治疗对新月体型 IgA 肾病有效。美国血液净化协会（International Society for Apheresis，ISFA）临床指南于 2019 年推荐对新月体型 IgA 肾病行血浆置换治疗。但近期，北京大学第一医院通过多中心、回顾性队列，研究常规免疫抑制治疗基础上联合血浆置换是否有助于改善新月体型 IgA 肾病预后（这是迄今为止见到的最大样本量的血浆置换治疗的队列研究），结果显示，血浆置换治疗并不能减少 IgA 肾病患者肾衰竭的风险，不支持对新月体型 IgA 肾病在强化免疫抑制治疗基础上进一步加用血浆置换治疗。

5. ANCA 相关性血管炎

ANCA 相关性血管炎（AAV）是一组累及中小血管的自身免疫性疾病，起病急骤，可累及肾、肺、皮肤和关节等全身多个器官及系统。若这些并发症未得到及时有效的治疗，最终可进展至 ESRD，甚至死亡。近年来，血浆置换治疗逐渐应用于临床，最新指南指出，建议 ESRD 中风险或高风险，或需要透析的 AAV 成人患者接受免疫抑制剂联合血浆置换治疗，而不是仅用免疫抑制剂治疗；对于伴有肺出血的 AAV 患者，若没有肾脏的受累，建议仅用免疫抑制治疗，无需血浆置换。

八、总结

血浆置换作为现代化血液净化的重要手段之一，其特点在于不仅可以清除体内的小分子、中分子及大分子的代谢毒素（尤其对与蛋白结合的毒素有显著作用），还可以补充体内所缺乏的白蛋白、凝血因子等必需物质。但在应用血浆置换的过程中，要注意血流动力学的稳定及出血等并发症的发生。

【参考文献】

［1］Raina R，Krishnappa V，Blaha T，et al.Atypical hemolytic uremic syndrome：An update on pathophysiology，diagnosis，and treatment［J］.Ther Apher Dial，2019，23（1）：4–21.

［2］戴艺萍，阮一平，洪富源.非典型溶血性尿毒症治疗的研究进展［J］.罕少疾病杂志，2022，29（7）：1–4.

［3］Roccatello D，Ferro M，Coppo R，et al.Report on intensive treatment of extracapillary glomemlonephritis with focus on cresentic IgA nephropathy［J］.Nephrol Dial Transplant，1995，10（11）：2054—2059.

［4］王梓，张军军，左力，等.血浆置换治疗新月体型 IgA 肾病的有效性分析：多中心队列研究［J］.北京大学学报（医学版），2022，54（5）：1038–1046.

［5］罗杰，陈小青，杨枫，等.血浆置换治疗 ANCA 相关性血管炎严重肾损害效果观察［J］.人民军医，2021，64（7）：630–632，653.

[6] 何旭，夏正坤. 伴器官损害或威胁生命的 ANCA 相关性血管炎的治疗进展及挑战 [J]. 中国全科医学，2021，24（23）：2891-2897.

（王丽君）

第二节　血液滤过

血液滤过（hemofiltration，HF）是一种比血液透析更接近正常肾小球滤过生理的肾脏替代疗法，主要通过模仿正常人肾小球滤过和肾小管重吸收原理，将患者的血液引入具有良好的通透性并与肾小球滤过膜相当的半透膜滤器中，可以实现对中大分子质量毒素的有效清除。其以弥散和对流方式清除血液中过多的水分和溶质，达到治疗目的（图 8-3）。

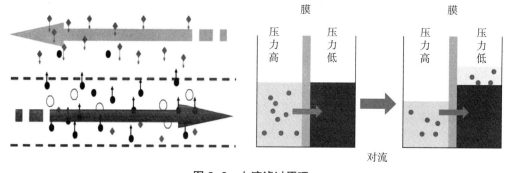

图 8-3　血液滤过原理

一、血液滤过装置

目前应用的血液滤过机器是 HDF 机器，HDF 机器除具有常规的透析机功能外，还增加了血滤的功能，即可以在一个相同的透析滤器中同时进行弥散和对流两种模式。HF 膜由生物学上与血液相容的物质（血液相容性生物材料）所制作，可以使水电解质及代谢产物顺利通过，具有高水分通透性和高溶质滤过率，能有效地清除小分子代谢产物，而且不易吸收蛋白，物理性能高度稳定（图 8-4、图 8-5）。

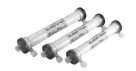

图 8-4　高通量合成膜透析器

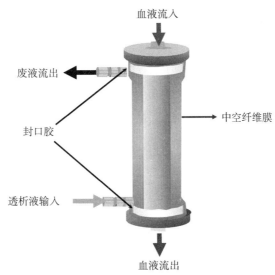

血液流入

废液流出

封口胶

透析液输入

中空纤维膜

血液流出

图 8-5　血液滤过器结构

为了保证 HF 每次治疗的水和电解质平衡，所需的置换液成分应与细胞外液一致。常用的几种置换液配方和成分详见表 8-3。

表 8-3　常用置换液配方和成分

名称	Na$^+$	K$^+$	Cl$^-$	Ca^{2+}	Mg^{2+}	乳酸	醋酸	葡萄糖	渗量浓度
Henderson	140	4	101	1.75	0.75	44.5		1.5	
Quellhorst	143	2	117	1.87	0.75	33.75		1.5	
Screicher	140		111	2	1		35		
Gambro Ⅰ	140	2	101	1.62	0.75	45		1.5	300
Gambro Ⅱ	135	2	109	1.87	0.75	33.75		1.5	290
Gambro Ⅲ	135		106	1.87	0.47	33.75		1.5	286

注：Na$^+$、K$^+$、Cl$^-$、Ca^{2+}、Mg^{2+}、乳酸、醋酸单位为 mmol/L；葡萄糖单位为 g/L；渗量浓度单位为 mOsm/（kg·H$_2$O）。

二、治疗方式的选择

通常每次 HF 治疗 4 小时，建议血流量 > 250mL/min。

1. 前稀释置换法

前稀释置换法（置换液在滤器之前输入）具有的特点是血流阻力小，滤过率稳定，残余血量少，可减少滤器纤维和透析膜的堵塞，不易凝血，不易形成滤过膜上的蛋白覆盖层（不增加蛋白结合毒素的清除），可减少血细胞与透析膜的接触、自由基的产生等，提高生物相容性。前稀释置换法所需置换液量较大，为 50~70L/ 次。患者需要做无肝素血液滤过时，建议选择此方式。

2. 后稀释置换法

后稀释置换法（置换液在滤器之后输入）的特点是置换液用量较前稀释置换法少，清除量较前稀释置换法高，对中大分子物质清除率高，但当患者处于高凝状态时容易导致滤器凝血，增加血液黏度和渗透压。后稀释置换法所需置换液为 20~30L/ 次，一般患者可选此置换法，但有高凝状态的患者不宜选用此方法。

3. 混合稀释法

混合稀释法（置换液在滤器前及后输入）的特点是清除效率较高，滤器不易堵塞，能增加蛋白结合毒素的清除等。可在血流量不佳或者出血情况下使用混合稀释法，此法对于红细胞压积高的患者较实用。

三、适应证

HF 适用于急性肾损伤和慢性肾功能衰竭的患者，特别是伴有以下情况不能耐受血液透析治疗的患者：①常规透析易发生低血压、顽固性高血压。②药物难以纠正的严重休克或低血压。③常规透析不能控制的体液过多和心力衰竭。④严重继发性甲状旁腺功能亢进。⑤尿毒症精神病变、尿毒症心包炎、心血管功能不稳、多器官功能障碍综合征及病情危重。

一些研究认为，通过血液滤过对流治疗，可以防止炎性反应的发生，有效清除 β_2 微球蛋白和减少淀粉样变，减少腕管综合征的发病率；对于高脂血症患者，HF 能清除中分子量的脂肪蛋白酶抑制因子，使血清三酰甘油水平下降，另外 HF 还可以更好地保护残存肾功能，维持心血管稳定，预防由低血压导致的肾缺血损害。

四、禁忌证

HF 无绝对禁忌证，但出现如下情况时应慎用：①患者处于濒危状态，存在药物难以纠正的严重休克或低血压。②患者存在精神障碍不能配合血液净化治疗。③患者有严重心肌病导致的心力衰竭。④患者有严重心律失常。

五、相关并发症

1. 技术因素导致的并发症

若 HF 机没有高度精确的自动化容量平衡装置，全靠人工操作，很难做到超滤和补液速度达到持续稳定的平衡，血容量不足就会产生低血压，血容量过多会增加心脏负荷。

HF时需要输入大量的置换液，如果置换液被细菌污染，患者还可出现发热和败血症。

2. 白蛋白丢失

高通量透析膜的应用，导致患者白蛋白容易丢失，尤其是使用后稀释置换法。

3. 缺失综合征

高通量血液透析能增加可溶性维生素、蛋白、微量元素和小分子多肽的丢失，因此，在进行高通量血液滤过时应及时补充营养。

血液滤过时需要输入大量置换液，如无菌操作不当，或置换液质量有问题，患者极易发生寒战、发热。

少数患者在首次进行血液滤过时，会出现头昏、胸闷及全身不适等非特异性症状，偶有心动过速，可能与进行血液滤过的同时体内某些有用物质被清除有关，暂时减少血流量，减少置换量可减轻症状，患者经过数次HF治疗后多会适应。

六、临床应用进展

1. 急性肾损伤

对于急性肾损伤的危重患者，尤其是合并中毒感染、败血症或者各种系统性炎症反应综合征的患者，HF具有更好的治疗效果。通过HF的对流作用能更好地清除因多脏器功能衰竭所形成的大量中分子炎性物质。除此之外，对于合并AKI的多脏器功能衰竭的危重患者，间断高容量前稀释血液滤过治疗模式能显著降低死亡率。高容量血液滤过治疗AKI合并脓毒症患者，能有效改善其血流动力学，改善内皮细胞功能，平衡内环境稳态，恢复免疫状况，降低死亡率。连续高容量血液滤过治疗可以改善AKI重症患者免疫功能，但治疗过程中氨基酸的丢失及代谢会影响患者血清游离氨基酸水平，从而影响患者的免疫功能。在AKI危重症患者的治疗过程中，补充足够氨基酸可以提高患者血清游离氨基酸水平，改善患者蛋白合成，而不加重患者的氮质血症。

2. 急性重症胰腺炎

急性重症胰腺炎患者早期胰腺内胰酶被激活，从而引起局部炎症，激活炎症因子，导致胰腺组织水肿、自身消化的现象，甚至并发急性呼吸窘迫综合征。高通量血液滤过是治疗急性重症胰腺炎的一种有效的方法，能够有效抑制炎症细胞，清除炎症因子，维持电解质和酸碱平衡，稳定血流动力学，提高治疗成功率。有研究表明，利用血浆置换联合血液滤过治疗急性重症胰腺炎，可以改善患者血常规、血糖、白细胞、血淀粉酶、纤维蛋白酶原、白细胞介素-6、白细胞介素-8等指标，表明血浆置换联合血液滤过临床疗效显著，能提高患者的存活率，缩短病程，改善预后。

3. 不宁腿综合征

不宁腿综合征是一种感觉运动障碍疾病，主要临床表现为夜间睡眠时双下肢出现极度不舒适感，迫使患者不断地移动下肢或下地行走。尿毒症不宁腿综合征是透析患者常见的神经系统病变，目前治疗首选多巴胺受体激动剂，如普拉克索，其次为抗癫痫药，如加巴喷丁。通过血液滤过、血液透析联合血液灌流，可以增强中、大分子毒素的清除，在一定程度也能够减轻患者不宁腿综合征的症状。近期有学者通过对透析患者不宁腿综合征的研究发现，对存在不宁腿综合征的透析患者开展血液滤过＋血液灌流＋加巴喷丁综合治疗效果显著，可有效改善患者睡眠质量及不宁腿综合征症状，提升个人生活质量。

4. 尿毒症脑病

尿毒症脑病又称肾性脑病，是一种因急慢性肾功能衰竭而导致中枢神经系统受到损伤的疾病。该疾病的临床表现较为复杂，主要表现为水电解质失衡，此外患者体内的毒素也会出现蓄积等情况，影响患者正常的脑部血液循环，造成患者各种临床症状，早期表现为疲劳、头晕、头痛、记忆丧失等，晚期会伴有严重的并发症，如嗜睡、昏迷等，是威胁肾内科患者的主要症状之一。有研究表明，血液滤过治疗尿毒症脑病，其临床治疗总有效率远高于传统的血液透析治疗方法，同时血液滤过能够更好的对患者体内的 β_2-MG 等物质进行清除，改善患者的精神状态，具有较高的临床推广价值。

七、总结

血液滤过对中、大分子尿毒症毒素清除效果较好，在控制尿毒症神经系统症状、继发性甲状腺功能亢进、贫血等并发症方面优于血液透析，且对血流动力学影响小，生物相容性较好，低血压及失衡综合征发生率较血液透析低，有助于清除中、大分子质量毒素。但血液滤过单位时间内超滤量的限制和相对较短的透析时间，限制了相对小分子质量毒素的清除效率，对小分子毒素的清除效果不如血液透析。

【参考文献】

［1］赵景宏. 血液透析滤过：选择前稀释还是后稀释［J］. 肾脏病与透析肾移植杂志，2016，25（4）：354-355.

［2］陈育青，Bernard Canaud. 血液透析滤过的技术及应用现状［J］. 中国血液净化，2021，20（10）：649-653.

［3］柴雪琴. 对急性重症胰腺炎患者进行高通量血液滤过治疗及针对性护理的效果分析［J］. 中国急救医学，2018，38（2）：219.

［4］姜小梅，刘鹏程，马琴，等.内源性再输注血液透析滤过在血液透析不宁腿综合征中的应用［J］.重庆医学，2022，51（4）：563-568.

［5］郭成龙，张晓娜.探讨加巴喷丁联合血液透析滤过和血液灌流在尿毒症血液透析患者不宁腿综合征中治疗的临床效果［J］.中国保健营养，2022，32（18）：64-66.

［6］卢可栋.血液透析滤过在治疗尿毒症脑病中的效果观察及有效率影响研究［J］.健康必读，2021（3）：1-2.

（王丽君）

第三节　血液灌流

血液灌流（hemoperfusion，HP）是一种过滤血液的方法，可将患者血液从体内引到体外循环系统，通过体外循环灌流器中的吸附剂颗粒（活性炭或合成树脂等材料）清除外源性和内源性毒性物质、药物及体内待清除的代谢产物，以达到净化血液的目的，具有有效吸附较大分子量和（或）高蛋白结合亲和力的分子的独特能力。近年来，随着新型灌流器的研发及技术进展，除药物或毒物中毒外，血液灌流在重症感染、严重肝衰竭、终末期肾脏病、各种自身免疫性疾病等多种临床严重疾病的抢救与治疗方面发挥了更为广泛的应用（图 8-6）。

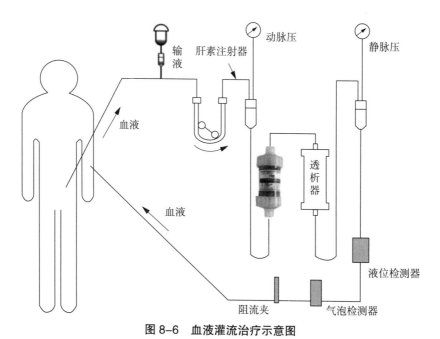

图 8-6　血液灌流治疗示意图

一、血液灌流材料

吸附剂是血液灌流技术的核心，直接决定了血液灌流的有效性，这就要求吸附剂材料具有良好的血液相容性、稳定的物理化学性质和优异的机械强度。由于材料决定了吸附剂的结构和功能，因此材料的开发就显得尤为重要。近年来，针对不同病症，越来越多的新型吸附材料被研制出来，并有望应用于血液灌流。各式各样的血液灌流吸附剂材料见图 8-7。

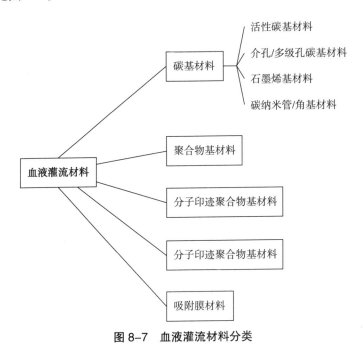

图 8-7　血液灌流材料分类

二、适应证

维持性血液透析患者出现以下临床表现时，建议开始行血液灌流治疗。

1. *严重尿毒症相关皮肤瘙痒*

维持性血液透析患者改良 Duo 氏瘙痒评分 > 12 分或 VAS 评分 > 8 分，建议开始行 HP 治疗，每 2 周 1 次或 2 次。

2. *严重尿毒症相关睡眠障碍*

匹兹堡睡眠质量指数 ≥ 10 分的维持性血液透析患者，建议开始行 HP 治疗，每周 1 次。若匹兹堡睡眠质量指数 > 5 分，< 10 分，建议每两周 1 或 2 次。

3. 蛋白质能量消耗

改良定量主观整体评估（MQSGA）评分＞20分，或营养不良炎症评分（MIS）＞18分的维持性血液透析患者，建议开始行 HP 治疗，每周1次。

4. 微炎症状态

排除感染、恶性肿瘤病史、风湿免疫疾病活动期等，超敏 C－反应蛋白持续＞3mg/L，C－反应蛋白持续＞8mg/L，IL-6持续≥16.2pg/mL，TNF-α 持续≥41.22pg/mL 的维持性血液透析患者，建议开始行 HP 治疗，每周1次。

5. 严重继发性甲状旁腺功能亢进

存在经药物治疗不能控制的严重继发性甲状旁腺功能亢进，全段甲状旁腺激素持续＞600pg/mL 的维持性血液透析患者，建议开始行 HP 治疗，每周1次。

6. 严重高 β_2－微球蛋白血症

血 β_2-MG 持续＞30mg/L，或合并腕管综合征等透析淀粉样变的维持性血液透析患者，建议开始行 HP 治疗，每周1~3次。

7. 难治性高血压

充分透析、干体重达标的 MHD 患者，在使用3种或以上不同类型降压药物，且每种药物均达到最大剂量或最大耐受量的情况下，透析前收缩压仍持续＞160mmHg，建议开始行 HP 治疗，每周行1~2次。

8. 不宁腿综合征

不宁腿综合征严重程度量表评分≥11分的维持性血液透析患者，建议开始行 HP 治疗，每周1次。

9. 尿毒症周围神经病变

肢端麻木，感觉异常或迟钝，肌张力或腱反射减弱或消失，周围神经电生理检查显示累及神经≥2条的维持性血液透析患者，建议开始行 HP 治疗，每周1次。

注：未出现透析相关并发症的患者，建议每2周行1~2次 HP 治疗，以预防透析远期相关并发症的发生。

三、治疗方式

①治疗模式：HP 有3种血液净化方式，分别是 LFHD、HFHD 和 HDF。②治疗时间：建议每次 HP 的治疗时间为2~2.5小时。③血流量：HP 联合血液透析或血液滤过时，建议血流量控制在150~250mL/min 之间。④组合方式：在治疗进行至2~2.5小时，需卸除 HP 装置，继续行血液透析治疗，或血液透析治疗结束前的2~2.5小时安装 HP

装置，再进行组合式治疗，这两种组合治疗方式对患者的甲状旁腺激素、血 β_2-MG、1L-1、IL-6、TNF-α 和 FGF-23 清除效果显著。

四、相关并发症及管理

1. 生物相容性

HP 过程中可出现寒战、发热、胸闷、呼吸困难、白细胞或血小板计数一过性减少（血小板计数常在 24~48 小时内恢复正常）等并发症，出现并发症应立即行吸氧、静脉注射地塞米松等处理，如经上述处理后，患者症状仍未缓解，应立即停止 HP 治疗。

2. 吸附剂颗粒栓塞

HP 治疗中，若患者出现血压下降、胸闷、进行性呼吸困难等症状，应明确患者是否存在吸附剂颗粒栓塞，一旦出现吸附剂颗粒栓塞现象，应立即停止治疗，予吸氧或高压氧舱治疗，同时积极对症处理。

3. 低血压

HP 治疗初期，血容量减少、治疗过程中超滤过多或发生过敏反应，均可导致低血压的发生，需积极预防低血压，对低血压早发现、早处理，必要时提前终止 HP 治疗。

4. 空气栓塞

HP 治疗患者发生空气栓塞的表现为咳嗽、胸闷气短、突发呼吸困难，严重者可发绀、血压下降，甚至昏迷。空气栓塞出现的原因与管路相关。一旦发生空气栓塞，必须立即停止 HP 治疗，患者采取左侧卧位，头低脚高位；予患者吸氧或气管插管等心肺支持治疗；如空气量较多，有条件者可予右心房或右心室穿刺抽气。

5. 不建议行 HP 治疗的情况

患者血小板计数 $< 60 \times 10^9$/L，白细胞计数 $< 4 \times 10^9$/L，低血压（透析前血压 $< 90/60$mmHg），活动性出血，或血流动力学、生命体征不稳定等，不建议行 HP 治疗。

五、临床应用进展

1. 新型冠状病毒感染

新型冠状病毒感染是由 SARS-CoV-2 引起的一种传染性疾病。重症新型冠状病毒感染患者的 IL-2R、IL-6、IL-10、IL-2、IL-7、GCSF、TNF-α 等多种细胞因子水平均显著升高，IL-6 水平较高的患者死亡率也高于其他患者。当血液通过含有吸附剂颗粒（活性炭或树脂）的灌流器时，目标分子可从血液中被移除，因此 HP 治疗可降低新型冠状病毒感染患者的 IL-6 和 IL-8 水平，降低患者的死亡率，改善重症患者的呼吸窘迫症状，降低 CRP。

2. 急性中毒

HP 已经成为急性中毒抢救中最重要的抢救手段之一，在抗癫痫药物（如苯妥英、苯巴比妥、卡马西平）、有机磷农药中毒中具有重要作用。HP 具有较高的蛋白质结合能力，有利于毒性物质的去除。采用 HP 对中毒患者进行治疗，可以有效抑制或减少肺组织对毒性物质的摄取和吸收。

3. 尿毒症

尿毒症患者由于肾功能衰竭，导致血液中残留、累积大量的毒素。其体内除有肌酐、尿素、尿酸等小分子毒素外，还有一类相对分子量小于 500Da 毒素，容易与蛋白结合形成大分子复合物，因此这类毒素被称为蛋白结合尿毒症毒素。血液透析可有效清除小分子水溶性毒物，但对患者体内的甲状旁腺素（PTH），β_2-MG 等中、大分子毒素和蛋白结合类毒素的清除有限。随着透析时间的延长，中、大分子毒素和蛋白结合类毒素在体内不断积蓄，继而引发顽固性高血压、顽固性皮肤瘙痒、睡眠障碍、心血管疾病、营养不良和骨关节病变等尿毒症相关并发症，需要协同 HP 治疗提高血液净化效果。HP 通过吸附作用可以清除蛋白结合毒素和中大分子毒素，改善维持性血液透析患者严重尿毒症相关的并发症，能提高透析患者的生活质量和生存率，减少维持性血液透析患者远期并发症的发生。

4. 高脂血症性急性胰腺炎

急性胰腺炎是胰酶被激活后出现的炎症反应，包括胰腺组织水肿、出血甚至坏死等，临床表现为发热、恶心、呕吐、上腹部疼痛等急性反应。血清三酰甘油水平升高导致的急性胰腺炎被称为高脂血症性急性胰腺炎（HLAP）。血液灌流除对炎性因子及其他大分子毒素吸附特异性强外，还对脂溶性物质的吸附效果好，有研究用 HA-330 型灌流器对 HLAP 患者进行 HP 治疗，结果发现患者的血脂、血清淀粉酶和脂肪酶水平明显下降，认为 HP 治疗在降低并发症发生风险方面起着重要作用。但另有研究显示，单次的 HP 治疗 HLAP 存在血脂和炎性因子反弹问题，只有每 24~48 小时进行一次 HP 治疗才能达到满意的效果。虽然 HP 能够有效吸附中、大分子毒素，但在治疗过程中不能有效地纠正水、电解质和酸碱平衡，故临床上常将 HP 与其他血液净化模式联用。

六、总结

HP 在清除中、大分子毒素方面展现了不可替代的优势，HD 联合 HP 治疗可有效改善透析相关并发症（皮肤瘙痒、肾性贫血、继发性甲状旁腺功能亢进等），弥补了 HD 治疗的局限性。近年来 HP 在重症感染、终末期肾脏病、严重肝衰竭及各种自身免疫性疾病等危重病抢救与治疗上也得到了广泛应用。相信随着 HP 技术的不断发展，将研制出更安全有效的特异性吸附材料，使 HP 更好地服务于临床。

【参考文献】

［1］ElhagSay ed，Rivas Nancy，Tejovath Sreedevi，et al.Chronic Kidney Disease-Associated Pruritus：A Glance at Novel and Lesser-Known Treatments ［J］. Cureus，2022，14（1）：3-4.

［2］上海市医学会肾脏病专科分会，陆玮，谢芸.血液灌流在维持性血液透析患者中的临床应用上海专家共识［J］.上海医学，2021，4（9）：621-627.

［3］Memish Z A，Faqihi F，Alharthy A，et al.Plasma exchange in the treatment of complex COVID-19 related critical illness：controversies and perspectives ［J］. International Journal of Antimicrobial Agents，2020，57（2）：106-273.

［4］Mahesh C，Nagalakshmi N，Sivaparvathi Karanam，et al.Hemoperfusion in the management of acute poisoning ［J］. Journal of Dr NTR University of Health Sciences，2020，9（4）：250-252.

［5］陈晓婉，麦文霞，麦秋君，等.血液灌流在高脂血症型胰腺炎中的应用研究 ［J］.吉林医学，2020，41（4）：925-926.

［6］Hui L，Zeng A，Zhang X，et al.Evaluation of the therapeutic effect of hemopurification in hyperlipidemic severe acute pancreatitis ［J］. Int J Clin Exp Med，2019，12（1）：1004-1010.

（王丽君）

第四节　连续性肾脏替代治疗

连续性肾脏替代治疗（continuous renal replacement therapy，CRRT）是一组体外血液净化的治疗技术，是所有连续、缓慢清除水分和溶质治疗方式的总称。传统 CRRT 应持续治疗 24 小时以上，但临床上可根据患者的治疗需求灵活调整治疗时间。其清除溶质的主要方式为弥散、对流和吸附。不同的治疗模式清除的原理不同，其中血液透析以弥散为主，血液滤过以对流及吸附为主，小分子物质以弥散清除效果为好，中、大分子以对流和吸附清除效果为好。所以需根据临床需要选择合适的治疗模式。

一、CRRT 机型

1977 年，Kramer 创造了连续性动静脉血液滤过技术，世界第一台连续性肾脏替代治疗机器的发明使终末期肾脏病患者的生存率得到了极大提高。1988 年，南京总医院（今中国人民解放军东部战区总医院）引进全国第一台 CRRT 机 Prisma，至此，CRRT 技术在我国进入快速发展时期，其中金宝（PrismaFlex）、费森尤斯（Multifiltrate）、贝朗（Diapact）、百特（Aquaius）、旭化成（ACH-10）等 CRRT 机在临床中常见（图 8-8）。

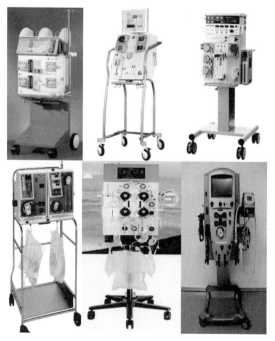

图 8-8　CRRT 常见机型

二、模式的选择

CRRT 溶质的清除主要方式有弥散、对流及吸附 3 种方式，不同的治疗模式清除机制不同。

1. CVVH 模式

CVVH 模式无需使用透析液，通过对流原理清除大、中、小分子溶质，使血浆中的水分从滤器膜滤除，依靠对流清除溶质超滤流量较高，必须给予置换液以免容量不足，超滤流量为 20~25mL/（kg·h）。

2. CVVHD 模式

CVVHD 模式需要使用透析液，主要通过弥散原理清除溶质，对小分子溶质的清除明显，超滤流量为 2~8mL/（kg·h）。

3. CVVHDF 模式

CVVHDF 模式采用对流加弥散方式，可清除炎症介质，适用于脓毒症患者。CVVHDF 模式需使用置换液来维持血容量正常，所用置换液量由目标净容量决定。

4. SCUF 模式

SCUF 模式可用于治疗单纯液体过剩，清除过多液体。SCUF 可清除的溶质很少，因此对尿毒症或高钾血症患者无用。其能安全清除高达 8L/d 的水分，无需置换液和透析液。与 CVVH 模式相比，SCUF 模式超滤流量低，因没有使用透析液，不会扩散清除溶质，对溶质的清除具有局限性。血流量通常为 100~200mL/min，超滤流量为 2~8mL/min。

三、抗凝剂的选择

为了维持滤器功能的完整性及血管通路的有效性，延长管路、滤器的使用寿命，减少管路凝血导致的血液成分丢失，临床中常用普通肝素、低分子肝素、枸橼酸等抗凝方法，具体见表 8-4。

表 8-4　常见抗凝剂的应用

抗凝方式	原理	半衰期	用法
普通肝素	相对分子量2000~25000Da，与抗凝血酶Ⅲ结合发挥抗凝作用	血浆半衰期90分钟，肾功能不全患者半衰期可延长至 3 小时	使用肝素盐水（100mg/1000mL）预冲，首量 10~30mg，追加 5~10U/kg/h
低分子肝素	相对分子量4000~6000Da，拮抗凝血因子发挥抗凝作用	血浆半衰期3.5 小时，肾功能不全患者半衰期可延长至 7~8 小时	首量 15~25U/kg，维持 5U/kg

续表

抗凝方式	原理	半衰期	用法
阿加曲班	分子量508Da，第二代为直接凝血酶抑制剂	血浆半衰期15~30分钟，肾功能不全患者半衰期可延长至35分钟	首量100μg/kg，追加0.5~1μg/kg/min（根据APTT时间调整剂量），肝衰竭患者减少剂量
枸橼酸	与钙离子（Ⅳ因子）结合，发挥抗凝作用	血浆半衰期数分钟	滤器前输入，枸橼酸浓度3~5mmol/L，引血前开始泵入追加

四、适应证

1. 肾脏疾病适应证

（1）重症急性肾损伤：血流动力学不稳定，需要持续清除过多水或毒性物质，可由AKI合并严重电解质紊乱、酸碱代谢失衡、心力衰竭、肺水肿、脑水肿、急性呼吸窘迫综合征、外科手术后严重感染等导致。

（2）慢性肾脏病并发症：如合并急性肺水肿、尿毒症脑病、心力衰竭、血流动力学不稳定等。

2. 非肾脏疾病适应证

非肾脏疾病适应证包括多器官功能障碍综合征、脓毒血症或感染性休克、急性呼吸窘迫综合征、挤压综合征、乳酸菌中毒、急性重症胰腺炎、体外循环的手术、慢性心力衰竭、肝性脑病、药物或毒物中毒、严重容量负荷、严重的电解质和酸碱代谢紊乱、肿瘤溶解综合征、热射病等。

五、禁忌证

CRRT无绝对禁忌证，但患者存在以下情况时应慎用。①无法建立合适的血管通路。②难以纠正的低血压。③恶病质，如恶性肿瘤伴全身转移。④严重心肌病变而不能耐受透析治疗。⑤颅内出血及颅内压增高。⑥活动性出血或严重凝血障碍。⑦药物难以纠正的严重休克。

六、临床应用进展

1. 脓毒血症

脓毒血症是重症急性肾损伤最常见的病因，全身炎症反应综合征在脓毒血症的发生发展中发挥关键作用，也是导致急性肾损伤等多脏器功能障碍的重要发病机制。连续性肾脏替代治疗是脓毒血症 –AKI 最主流的血液净化法，具有稳定血流动力学、改善炎症状态、控制容量平衡、稳定内环境等优势。有研究表明，CRRT 能提高脓毒血症 –AKI 患者肾脏的远期存活率，并推荐 20～35mL/kg/h 为优选治疗量。近年来，随着生物材料等相关技术的发展，以及对脓毒症认识的不断更新，一些生物相容性优秀，能吸附内毒素、炎症介质及细胞因子的吸附柱或血滤膜（如多黏菌素 B 吸附柱、Cytosorb 吸附柱、高截留膜材、oXiris 膜材等），逐渐用于救治脓毒血症患者，可以明显改善脓毒血症患者预后。Fealy N 等研究指出，CRRT 时，不同血流量对于肌酐和尿素氮的清除效果无明显差别，但低肌红蛋白与治疗时间短会影响肌酐和尿素氮的清除效果。另有研究比较了前稀释、后稀释及混合稀释这三种方法对脓毒血症的疗效，结果显示，前稀释可以延长滤器使用寿命及缩短患者住院时间，后稀释可以更好地清除有害物质，而混合稀释在一定程度上综合了两者的优势，既延长了滤器的使用寿命，又保证了有害物质的清除。

2. 肝肾综合征

进展至肾衰竭的肝肾综合征患者可应用 CRRT，可选择连续性静脉 – 静脉血液滤过（CVVH），此方法最常用于等待肝移植或有希望改善肝功能的患者。但是 CRRT 并不能提高肝肾综合征患者的生存率。在非移植适应证患者（特别是肝肾综合征患者）中，是否应用 CRRT 一直存在争议，最近对无肝病危重症患者进行的随机对照试验显示，早期应用 CRRT 对患者生存期无延长作用，所以应该在患者有临床依据的情况下应用 CRRT。另有研究证实，CRRT 期间，使用普通肝素或低分子肝素抗凝治疗，患者出血风险较大，若使用 0.9% 氯化钠溶液反复冲洗则会引起血流动力学不稳定，应用局部抗凝（肝素 + 鱼精蛋白）模式的 CRRT 治疗肝肾综合征，能够改善患者凝血功能指标，加速患者康复，提高治疗安全性，而且更经济实用，值得临床推广与应用。

3. 新生儿遗传代谢疾病

遗传代谢性疾病患儿的毒性代谢物累积可引起急性代谢危象甚至死亡，CRRT 可快速降低血氨，治疗新生儿遗传代谢疾病。正常血氨 ≤ 35μmol/L，高浓度的血氨则可能产生毒性作用，当血氨升高超过 200μmol/L 时将导致神经系统损伤。应用 CRRT 后，患儿的血氨水平可显著下降。CVVHD 模式降低血氨水平50% 的平均时间约为 1.7 小时，而 CVVH 模式则需要 2～14.5 小时；与 CVVHD 模式相比，腹膜透析对氨的清除要慢得多，腹膜透析对高氨血症患儿效果有限。对患儿来说，CRRT 优于传统的血液透析和腹膜透析，其血流动力学更稳定。儿童高氨血症管理共识推荐，高氨血症患儿行 CRRT 时，CVVHD 为一线治疗模式。

4. 糖尿病乳酸酸中毒

乳酸酸中毒为一种常见的疾病并发症，2 型糖尿病者并发乳酸酸中毒的比例较高，乳酸酸中毒被认为是糖尿病患者临床死亡的主要的原因之一。一旦糖尿病患者合并乳酸酸中毒，机体内环境将出现紊乱，炎症因子升高，如未得到及时救治，可能诱发多器官功能障碍，严重威胁患者生命安全。连续性肾脏替代技术的临床应用，可有效提高机体主动清除血乳酸的能力，改善末梢循环功能，维持心脑血管等重要脏器功能，降低炎症因子。CRRT 治疗过程中使用的碳酸氢盐置换液，可以纠正酸中毒，使阴离子间隙降低，起效迅速，作用时间长，效果稳定。糖尿病患者合并乳酸酸中毒应使用 CVVH 模式治疗，其对血流动力学影响小，几乎不影响血浆渗透压，可以避免因渗透压、血容量短时间内大幅度变化造成的机体重要脏器功能灌注不足，并且在治疗过程中还可随时根据生化结果、患者的生命体征等进行参数调整，更好地维持患者血流动力学的稳定。

七、总结

CRRT 作为一种新技术，与传统的血液透析相比，它能持续、缓慢地清除水、溶质和炎症介质，血流动力学更稳定，在急性肾衰竭、急性坏死性胰腺炎、多脏器功能障碍综合征等多种急危重症的救治中发挥着独特的作用，是现代危重症领域的重大进展技术。CRRT 已成为各种危重病救治中最重要的支持治疗措施之一，相信在不久的将来，这项技术会造福更多的患者。

【参考文献】

［1］Ronco C.Evolution of Technology for Continuous Renal Replacement Therapy：Forty Years of Improvements［J］.Contrib Nephrol，2017，189：114.

［2］Karkar A，Ronco C.Prescription of CRRT：a pathway to optimize therapy［J］.Annals of intensive care，2020，10（1）：1-10.

［3］Romagnoli S，Ricci Z，Ronco C.CRRT for sepsis-induced acute kidney injury［J］.Current opinion in critical care，2018，24（6）：483-492.

［4］Zhang Z，Maddukuri G，Jaipaul N，et al.Role of renal replacement therapy in patients with type 1 hepatorenal syndrome receiving combination treatment of vasoconstrictor plus albumin［J］.Journal of critical care，2015，30（5）：969-974.

［5］杨玉佩，张刘会，高业兰 .3 种稀释方式在连续静脉 - 静脉血液滤过治疗中的

应用比较［J］.中国血液净化，2022，21（3）：186-190.

［6］Zhang Z，Maddukuri G，Jaipaul N，et al.Role of renal replacement therapy in patients with type 1 hepatorenal syndrome receiving combination treatment of vasoconstrictor plus albumin［J］.Journal of critical care，2015，30（5）：969-974.

［7］吉登亮，谢良冬，谢宝昌，等.基于血液流变学探讨局部抗凝在肝肾综合征患者 CRRT 的临床运用［J］.当代医学，2020，26（30）：8-10.

［8］Wentworth J M，Oakey H，Craig M E，et al.Decreased occurrence of ketoacidosis and preservation of beta cell function in relatives screened and monitored for type 1 diabetes in Australia and New Zealand［J］.Pediatric Diabetes，2022，23（8）：23-25.

［9］Osgood M，Muehlschlegel S.Point：should continuous venovenous hemofiltration always be the preferred mode of renal replacement therapy for the patient with acute brain injury？ Yes［J］.Chest，2017，152（6）：1109-1111.

［10］Raina R，Bedoyan J K，Lichter-Konecki U，et al.Consensus guidelines for management of hyperammonaemia in paediatric patients receiving continuous kidney replacement therapy［J］.Nature Reviews Nephrology，2020，16（8）：471-482.

［11］冯国徽.连续性肾脏替代疗法联合血液灌流治疗老年糖尿病合并多器官功能衰竭的效果分析［J］.糖尿病新世界，2021，20（16）：3-4.

［12］王光权，李翠.两种肾脏替代疗法治疗老年乳酸酸中毒患者的疗效比较［J］.中国老年学杂志，2021，37（2）：448-450.

（王丽君）

第九章

腹膜透析疗法

腹膜透析（peritoneal dialysis，PD）是一种不同于血液透析的透析方式，透析时不用人造滤过膜，而是用人体的腹腔和包围腹腔的腹膜进行透析，腹膜上有许多小孔，血内的毒素和其他物质可以通过这些小孔进入腹腔。PD 在 20 世纪 20 年代才开始应用于临床。20 世纪 60 年代，Baxter 公司在美国生产了第一个商用的瓶装腹膜透析液，加拿大生产了袋装腹透液；20 世纪 80 年代，由于 CAPD 技术的发展和 Y 形连接管的应用，腹膜炎发病率减少，PD 患者增加。PD 在我国起步较晚，近年来有较大发展，中国医师协会肾脏内科医师分会 2022 年学术年会公布的中国大陆地区透析数据显示，截至 2021 年底，中国大陆地区登记在透 PD 患者 126372 人。

与血液透析相比，PD 有设备简单、成本费用低、时间安排自由、能居家治疗等优点，因此得到越来越广泛的应用。PD 作为居家治疗方式，更适宜发展中国家，特别是中国这样一个地域辽阔、ESRD 患者众多的人口大国。PD 技术在我国有巨大的发展空间。由于人口老龄化趋势明显加快及慢性病的发病率快速增长，尿毒症患者的数量增长迅速。作为尿毒症患者治疗方法之一的 PD，应用前景十分广阔。

随着技术进展，现代 PD 具有适用人群广泛、保留残余肾功能、更好的移植预后等优势，是临床实践和技术创新的结晶，是透析治疗发展过程中的必然产物，与传统的 PD 相比，现代 PD 明显提升了患者的生存率和满意度，甚至部分临床结果优于血液透析。

（刁亚军）

第一节　腹膜透析的原理

腹膜透析利用腹膜作为透析膜，通过灌入腹腔的透析液与腹膜另一侧毛细血管内的血浆成分进行溶质和水分的交换，清除体内潴留的代谢产物及过多的水分，同时通过透析液补充机体所必需的物质。不断更新透析液，反复透析，能达到肾脏替代治疗的目的。PD 几乎与血液透析同时正式进入临床，至今已有 100 多年历史。然而这一技术从诞生之初就面临着腹膜炎的挑战，以至于长期以来被认为是血液透析的辅助治疗，只有那些不适合做血液透析的终末期肾功能衰竭患者，才会考虑做腹膜透析。1979 年，连续不卧床腹膜透析（CAPD）出现之后，人们对腹膜透析的认识开始逐渐改变，在世界范围内腹膜透析人数逐年增多。特别是 20 世纪 90 年代后，腹膜透析技术日趋成熟，腹膜炎已不再是困扰腹膜透析的临床难题。近年来的多中心大规模研究证明，腹膜透析在终末期肾功能衰竭患者的治疗中具有不可替代的地位，已成为早期透析的最佳选择。可以预见到，CAPD 在整个终末期肾脏病的替代疗法中，会占据越来越重要的地位。

一、腹膜的解剖及生理特点

腹膜是薄而光滑的浆膜，覆于腹、盆腔壁的内面和腹、盆腔脏器表面，分别称为壁腹膜与脏腹膜，两层相互延续、移行，共同围成一个不规则的潜在性腔隙，称为腹膜腔。男性腹膜腔为一封闭的腔隙；女性腹膜腔则借输卵管腹腔口，经输卵管、子宫、阴道与外界相通。腹膜的总面积达 $2.2m^2$，主要由间皮细胞及间皮下结缔组织构成，后者富含大量的细胞成分，以及淋巴管及小血管。

1. 间皮细胞

间皮细胞呈单层排列，覆盖整个腹腔，厚约 0.5μm，形成一道机械防御屏障，避免间皮下组织的暴露及微生物的侵袭。在正常静息状态下，细胞表面无开放的孔道。数个间皮细胞相连，构成腹膜间皮细胞间孔，此间孔与淋巴管相连，使腹腔与淋巴管相通。间皮细胞不仅是一道机械屏障，其本身还具有分泌和再生功能，通过其结构上的特点转运溶质及液体，并能产生一些炎性介质参与宿主的防御系统。

2. 基膜

基膜是位于间皮细胞下的一层薄薄的疏松结缔组织，主要由 Ⅳ 型胶原、糖蛋白及蛋白多糖等组成，对间皮层起支撑作用。基膜也是一道天然的屏障，可以选择性地阻止基膜下结缔组织中成纤维细胞与间皮细胞接触，但不影响其他类型细胞（如巨噬细胞、白细胞）穿过基膜。此外，基膜对腹膜损伤后的修复起重要作用。若间皮细胞受损，周围的基膜可以在损伤细胞的边缘形成新的支架，使周围完好的间皮细胞沿支架移行至受损区，直至创面修复。若基膜受损，间皮细胞会因失去支撑支架而无法按原样修复基膜。

3. 结缔组织

结缔组织位于间皮细胞及其疏松层之下，主要为细胞外基质等大分子物质组成的一层复杂的网络结构层。主要成分有纤连蛋白、弹性蛋白、胶原及水化凝胶组成的葡萄糖胺聚糖等。结缔组织中还可以见到许多不同口径的血管、淋巴管及其他细胞成分，如成纤维细胞、巨噬细胞及柱状细胞等，是维持腹膜正常生理功能的重要介质及场所。

4. 腹膜血管

腹膜血管的除具有吸收营养物质和从组织中带走代谢产物功能外，一些小血管（如直径为 5~6μm 的毛细血管及直径为 7~20μm 的毛细血管后静脉）还具有物质交换功能。

近年来，在腹膜毛细血管及腹膜毛细血管后静脉的内皮细胞中发现一种物质——跨膜通道蛋白 1（aquaporin-1，AQP-1），其主要参与调节膜通道水的转运，故又称水通道蛋白 1，这种蛋白仅存在于内皮细胞表面，间皮细胞及其他细胞中尚未发现 AQP-1 的存在。

5. 淋巴管

脏腹膜和壁腹膜均有呈网状分布的淋巴管参与腹腔的液体转运。在正常状态下，这些部位的淋巴管仅转运少量液体（正常人每天引流 50mL 左右），而大量的透析液是经膈肌下胃底部的特殊淋巴管（直径约 2.25μm）转运。

二、腹膜的物质转运功能

腹膜的物质转运过程包括弥散、对流和重吸收。

1. 弥散

小分子物质通过分子运动从浓度高的一侧经过腹膜到达浓度低的一侧，最后在膜的两侧达到平衡，该过程称为弥散。所以，将透析液灌入腹腔内，如果血中某种溶质的浓度高于腹腔内透析液的浓度，而腹膜又能透过，那么该溶质（如尿素氮、肌酐等）就会弥散进入透析液内。反之，腹透液中浓度较高的物质（如 HCO_3^-、葡萄糖）可以弥散进入血液，经过一段时间的透析，患者血中可透过的溶质会与透析液内的成分十分接近。透析液内的电解质组成与正常人体细胞间液的组成相似，故透析后蓄积体内的代谢废物得以从血液中清除，而对机体有用的物质则可从透析液补充至体内，使患者的血电解质恢复或接近正常生理状态。

2. 对流

在腹膜两侧渗透压梯度的作用下，水分子的跨膜移动和血液中的中、大分子物质随着水分子的跨膜移动进入透析液的过程称为对流。

在溶质和水转运的过程中，有一种特殊的现象，称为筛现象，即在对流过程中，溶质伴随分子跨半透膜转运时，部分溶质的转运受阻或滞后的现象。因溶质的分子量不同，电荷不同，其筛系数也不同，患者之间存在个体差异，腹膜的超微孔仅允许水分子通过，从而导致筛现象。

3. 重吸收

腹腔内液体回流到血液主要通过两条途径，分别是跨毛细血管重吸收及淋巴回流。腹腔回流液体中少部分经膈下腹膜上的终末淋巴管开口回流进入体循环，多数重吸收进入腹膜局部淋巴系统和毛细血管。小分子溶质主要通过弥散和对流进行双向转运，但大分子溶质（分子量 > 20kD）从腹膜微循环转运到腹腔后，很少被毛细血管重吸收，大部分以对流方式进入淋巴管，然后再回到静脉循环。

【参考文献】

［1］Z J Twardowski.History of Peritoneal Access Development［J］. The International Journal of Artificial Organs，2006，29（1）：2-40.

［2］van den Wall Bake AW，Kooman JP，Lange JM，et al.Adequacy of peritoneal dialysis and the importance of preserving residual renal function［J］. Nephrol Dial Transplant，2006，21 Suppl 2：34-37.

［3］Szeto CC，Wong TY，Chow KM，et al.Are peritoneal dialysis patients with and without residual renal function equivalent for survival study？ Insight from a retrospective review of the cause of death［J］. Nephrol Dial Transplant，2003，18：977-982.

［4］Lam MF，Tang C，Wong AK，et al.ASPD：A Prospective Study of Adequacy in Asian Patients on Long Term，Small Volume，Continuous Ambulatory Peritoneal Dialysis［J］. Peritoneal Dialysis International，2006，26（4）：466-474.

［5］Montenegro J，Saracho RM，Martinez IM，et al.Long-term clinical experience pure bicarbonate peritoneal dialysis solutions［J］. Perit Dial Int，2006，26：89-94.

（刁亚军）

第二节　腹膜清除率及影响因素

腹膜透析的基本原理是利用腹膜作为半透膜，将代谢废物和过多的液体持续地从患者的血液排出到腹膜透析液中。大量研究表明，溶质和水的转运功能是决定腹膜透析患者预后的主要因素。

腹膜的溶质转运主要有弥散和对流两种方式。溶质的弥散转运率由腹膜对溶质的弥散渗透性、有效膜面积，以及腹膜、血液溶质浓度梯度差决定。小分子溶质几乎全部以弥散方式转运。

一、影响腹膜溶质弥散的因素

影响腹膜溶质弥散的因素包括有效腹膜表面积、腹膜的通透性、溶质的浓度梯度、透析液交换量、腹透液停留时间、腹膜毛细血管的血流量等。

1. 有效腹膜表面积

有效腹膜表面积由腹膜充盈的毛细血管数目决定。在正常状态下，腹膜毛细血管并非全部开放，其充盈量仅占腹膜表面积的25%。当发生心力衰竭、高血压、腹膜血管收缩及腹膜硬化时，有效腹膜表面积减少。

2. 腹膜的通透性

腹膜对溶质的转运，除与内皮细胞及血管基膜的机械屏障有关以外，还与腹膜内在的通透性有关。大量研究表明，腹膜毛细血管内溶质的弥散是具有分子大小选择性的，这种选择性是由腹膜上的孔系数决定的。

3. 溶质的浓度梯度

血液与腹透液中某溶质的浓度梯度越大，扩散速度越快；反之，梯度越小，速度越慢。当腹膜两侧溶质浓度达到动态平衡时，浓度梯度为0，这样反复更换腹透液，使血液中高浓度的溶质不断被弥散清除，可以排除积蓄的尿素氮、肌酐等毒素，纠正酸碱和电解质紊乱。

4. 透析液交换量

透析液交换量越大，体内某些溶质的清除率就越高。但透析液交换次数过于频繁，会使透析液与腹膜的接触时间减少，继而影响溶质的弥散。当透析液交换 > 3.5L/h 时，会影响小分子溶质的清除。

5. 腹透液停留时间

一般腹透液停留 30~60 分钟清除效果最好，之后随溶质浓度下降，清除效果也逐渐减退。

6. 腹膜毛细血管的血流量

腹膜毛细血管平时仅开放 25%，当各种原因导致循环血量下降时，腹膜毛细血管可以通过自身调节，保持一定的有效血液充盈量，以确保溶质的清除。

7. 其他

其他影响腹膜溶质弥散的因素有透析液温度、腹膜血管的收缩、腹膜炎反复发作等。透析液温度可以导致腹膜血管的收缩与舒张，间接地影响溶质的清除。腹膜血管收缩时，溶质清除量下降，反之则增加。腹膜炎反复发作，可以引起腹膜增厚，从而影响水和溶质的转运量。

二、影响腹膜溶质对流的因素

影响腹膜溶质对流的因素包括渗透剂浓度梯度、有效膜面积、静水压梯度、渗透剂的反射系数、胶体渗透压梯度等。

1. 渗透剂浓度梯度

目前，腹透液的渗透剂大多使用葡萄糖。由于葡萄糖逐渐弥散进入血液循环及超滤导致透析液的稀释，腹膜两侧的葡萄糖浓度梯度在透析过程中逐渐下降。患者如果存在高血糖，也会导致浓度梯度下降。腹透液中糖的浓度越高，超滤效果越好。净超滤在透析开始时达到高峰，随着透析过程中葡萄糖逐渐被吸收，腹透液浓度逐渐下降，脱水作用逐减。当糖吸收量和晶体渗量趋向平衡时，超滤停止，之后水分和溶质可通过膈肌下小孔、淋巴管及跨膜晶体渗量梯度再回吸收入血液。糖吸收量取决于葡萄糖浓度及腹膜通透功能，在与晶体渗量达到平衡之前，若超滤量大于液体回吸收量，则腹腔内透析液的容量会继续增加。故在渗量平衡时，将腹腔内透析液放出，可获得该周期的最佳超滤量。如果血中蛋白质正常，尿素氮等代谢废物仅轻度升高，则含糖 1.5% 的透析液 [354.8 mOsm/（kg·H_2O）] 通常不能超滤出太多水分。由于血液胶体渗量、血尿素氮浓度、毛细血管内流体静压和毛细血管通透性等的个体差异较大，有些患者可能有超滤。增加透析液内的葡萄糖，可增加透析液和血液的渗量梯度差，提高超滤能力。由此可见，渗透浓度越高的透析液超滤作用越强。但高浓度的葡萄糖对腹膜有毒性作用，长期应用 4.25% 葡萄糖进行透析，会增加腹膜的阻力系数，影响腹膜通透性，可导致腹膜硬化、超滤功能衰竭。使用新型渗透剂如 icodextrin，可使渗透剂浓度梯度达最大化。

2. 有效膜面积

增加灌入液量可以增加有效腹膜面积，从而增加对流。

3. 静水压梯度

通常毛细血管静水压（20mmHg左右）大于腹腔内静水压（7mmHg左右）有利于超滤。水负荷过重患者静水压梯度较大，脱水状态的患者静水压梯度较低。腹腔内液体量过大或患者取坐位或立位时，腹腔内压力增高。

4. 腹膜对水的通透性

由于患者的腹膜结构差异，腹膜对水的通透性也存在个体差异。

5. 渗透剂的反射系数

渗透剂的反射系数是反映渗透剂从透析液弥散进入血循环的一项指标，一般介于0~1之间，值越低，说明渗透剂向血循环弥散越快，超滤越不容易维持。葡萄糖的反射系数是0.03，所以称不上是理想的渗透剂。多糖制剂葡聚糖的反射系数接近1。

6. 胶体渗透压梯度

胶体渗透压驱使水保存在血循环内。低白蛋白血症患者胶体渗透压下降，超滤增加。

三、影响重吸收的因素

影响重吸收的主要因素包括腹腔内静水压、淋巴重吸收的效率等。

1. 腹腔内静水压

腹腔内静水压越高，液体重吸收越多。患者坐位时，腹腔内压力最高，立位其次，卧位最低。腹腔内液体量也会影响腹腔内静水压。

2. 淋巴重吸收的效率

淋巴重吸收的效率存在显著的个体差异，可能与呼吸频率和深度、肠蠕动、横隔的纵隔淋巴管开放状态等有关。此外，一些药物可通过作用于支配神经影响腹膜孔的开放状态，从而影响重吸收。

【参考文献】

［1］Brown EA，Davies SJ，Rutherford P，et al.Survival of functionally anuric patients on automated peritoneal dialysis：the European APD Outcome Study［J］. J Am Soc Nephrol，2003，14（11）：2948-2957.

［2］Brimble KS，Walker M，Margetts PJ，et al.Meta-analysis：peritoneal membrane transport，mortality，and technique failure in peritoneal dialysis［J］.J Am Soc Nephrol，2006，17（9）：2591-2598.

［3］赵楠，董捷.腹膜透析患者腹膜功能评估方法的进展［J］.中国血液净化，2019，18（9）：591-594.

［4］Krediet RT，Lindholm B，Rippe B.Pathophysiology of peritoneal membrane failure［J］.Perit dial int，2000，20（Suppl 4）：S22-42.

（刁亚军）

第三节　腹膜透析的适应证与禁忌证

腹膜透析（PD）可以用于各种需要清除毒素、毒物或水分的临床情况。作为一种简便、经济、有效的肾脏替代治疗方式，PD 被越来越多的患者采用，已经成为临床上重要的肾脏替代治疗方法之一。

一、适应证

（一）慢性肾功能衰竭

近年来，因慢性肾功能衰竭而需要透析的患者数以每年 10% 以上的速度增长。由于受肾源的限制，透析疗法是目前治疗慢性肾功能衰竭患者的主要方法，透析包括 HD 和 PD。20 世纪 70 年代早期，临床已广泛应用间歇性 PD 作为维持性透析疗法，患者通常每周透析 30~40 小时。20 世纪 70 年代末，间歇性 PD 逐渐改为持续不卧床腹膜透析（CAPD）。由于间歇性 PD 不能维持充分透析，目前已弃之不用。CAPD 是治疗慢性肾功能衰竭的主要透析方式。国内外的相关研究均表明，CAPD 可以有效地缓解尿毒症症状，改善贫血和控制血压。

CAPD 治疗慢性肾功能衰竭有许多优点，具体如下。①每天 24 小时持续透析，可以维持机体内环境稳定，CAPD 不同于 HD，不会引起透析前后血液代谢产物和容量负荷的明显波动，患者往往自我感觉良好，不发生透析失衡综合征。② CAPD 的疗效与 HD 相似，与 HD 相比更安全和简便。③患者可自行治疗，无需别人帮助，可以自由活动，这不仅为患者生活提供了便利，无需依赖机器维持生命，也会给患者心理带来积极影响。④ CAPD 费用较 HD 低廉，适合我国国情。⑤循环动力学改变不大，特别适宜糖尿病、严重高血压、心血管疾病及老年患者。

在我国，PD 是终末期肾脏病患者治疗的首选方案，特别是高龄、伴心血管并发症、糖尿病及动静脉内瘘失败的患者。这些患者应用 PD，有维护心血管功能、建立和保持透析通道通畅、无需使用抗凝剂等优点。对儿童患者，维持性透析以 CAPD 为好，因 CAPD 为家庭透析，能使患儿继续完成学业。大量观察表明，PD 对残余肾功能的保护优于 HD。在下列情况发生时，PD 应为慢性肾功能衰竭的首选方案，以保护残余肾功能，甚至恢复部分肾功能。①难以控制的高血压；②心力衰竭；③严重的肾病综合征；④快速进展的肾功能衰竭；⑤止痛药性肾病或非甾体类抗炎药物性肾病；⑥慢性尿路梗阻；⑦胆固醇栓塞；⑧等待肾移植手术者。

（二）急性肾功能衰竭

急性肾功能衰竭是以肾小球滤过率（GFR）迅速下降（自数小时到数周）和代谢紊乱（含蛋白质、水、电解质、酸碱等）为特征的临床综合征，涉及临床多个科室，发病率高。

急性肾功能衰竭的治疗包括纠正水和电解质失衡及清除体内毒素。PD 治疗急性肾损伤始于 20 世纪 70 年代，其治疗资料以散发病例报道为主，之后，连续肾脏替代治疗逐步取代了 PD 在此领域的位置。2008 年以后是腹膜透析治疗急性肾损伤的复兴时期，不同国家和地区对自动化腹膜透析方案进行了多样化尝试。PD 治疗急性肾功能衰竭的优点如下。①技术简单，并已被广泛推广，不需要体外循环设备，许多基层医院均可开展，较 CBP 简单，可在 ICU 进行。②在血流动力学不稳定的患者中仍可清除大量液体。有效清除体液，有助于胃肠外营养的供给。③溶质清除缓慢，不会急剧改变内环境，因此很少出现失衡综合征。④酸碱紊乱和电解质失衡容易纠正。⑤建立透析通路简单，特别是针对儿童，在特殊情况下急性肾功能衰竭患者可选用一定硬度的腹透透析管或单袖套管，置腹透透析管可在床边进行。⑥无需动、静脉穿刺及抗凝，故有出血倾向、手术后、创伤及脑出血患者较适合 PD。⑦生物相容性好，可从腹透液中补充能量。⑧剂量易调整。⑨更为重要的是，PD 对肾脏的保护作用显著优于 HD。

笔者认为，PD 治疗急性肾功能衰竭具有独特的优势，特别是对血流动力学不稳定、有出血或出血倾向、血管通路建立困难的患者。

（三）其他

1. 药物中毒

急性药物中毒时，对于具有血液透析禁忌证或无条件进行血液透析的患者，腹膜透析具有独特的优势。对于生物毒素导致急性肾损伤的患者，腹膜透析能清除毒素、代谢产物及多余的水分。

2. 充血性心力衰竭

充血性心力衰竭伴明显水肿者，利尿剂和洋地黄治疗无效时，可通过 PD 清除过多的液体，改善临床症状和体征，减轻肺充血。待心功能改善、对利尿剂有反应时可以停止腹膜透析，而对于心力衰竭难以改善的患者可以考虑维持性腹膜透析。

3. 急性胰腺炎

急性胰腺炎时，许多潜在的毒性物质如胰蛋白酶、激肽释放酶、酯酶、激肽、前列腺素等从胰腺释放到腹腔，这些毒性物质吸收入血后可产生严重的并发症，如低血压、休克、出血等，腹膜透析可在其吸收入血前将其清除。

4. 肝功能衰竭

腹膜透析可以清除内源性毒素，对顽固性腹水也有一定的疗效。腹膜透析应用于肝衰竭的优点如下：无需抗凝，不会加重出血；血流动力学稳定，不易发生低血压；引流腹水可以缓解腹胀症状。

5. 银屑病

银屑病多种疗法治疗无效者，可考虑 PD。半数以上银屑病患者使用 PD 后症状可显著改善或完全缓解，而 HD 效果不佳，可能是因为 PD 能清除某些分子量较大的物质。PD 对银屑病的疗效相当肯定，已被双盲对照临床研究所证实。

6. 其他

另外，亦有报道将腹膜透析应用于经腹腔营养治疗、精神分裂症、多发性骨髓瘤等患者。这些应用尚有待进一步研究。

二、禁忌证

随着腹膜透析技术的不断发展，越来越多的 ESRD 患者接受腹膜透析治疗。在腹膜透析适应人群扩充的同时，其相对禁忌证也较以前有所缩减。在既往腹腔手术史和多囊肾人群中，腹膜透析已成为首选的替代治疗方式。

（一）绝对禁忌证

在临床实践中，仅有＜1%的ESRD竭患者可能存在腹膜透析的绝对禁忌证，具体如下。

①已证实的腹膜功能丧失或广泛的腹部粘连：因腹腔感染或腹腔内肿瘤广泛腹膜转移，或既往反复多次的腹盆腔手术史，可导致广泛的腹部粘连或腹膜纤维化，限制腹膜透析液的流量，从而导致腹膜透析不充分和腹膜透析技术失败。②不可修补的腹部机械缺损：腹部存在腹股沟斜疝或直疝、脐疝、腹壁疝、膈疝、胸腹瘘、膀胱外翻等情况，可在外科修补同时置入腹透管。但若机械缺损无法修补，或多次修补后复发，不建议行腹膜透析治疗。③腹壁皮肤广泛感染、严重烧伤或其他皮肤病急性期：此时不建议行PD治疗，若病情好转或痊愈，可以再择期行PD置管术。④有严重精神障碍和认知功能障碍，失明、上肢残障等患者：除非有家属或照顾者负责其长期PD操作，否则不建议其进行PD治疗。

（二）相对禁忌证

①新近腹部手术者：最好在腹部手术3天后行PD。但若因病情迫切，在仔细缝合各层组织切口的情况下，腹部手术后也可行PD。输入腹透液量不大，切口缝合良好，一般不会出现漏液。②腹部外科引流管：常提示腹腔内有炎症，不仅会引起腹透液漏出，而且易并发腹膜炎。③全身性血管疾病：如系统性血管炎、全身性硬皮病、严重动脉硬化等，可降低PD效能。④不能摄入足量的蛋白质和热量者：不宜行维持性PD。⑤妊娠晚期或腹内有巨大肿瘤患者：由于该类患者腹腔容积明显缩小，导致透析效果不好。⑥局限性腹膜炎：不宜进行PD，以免炎症扩散。⑦肠遭口术或尿路遭口术：两者可增加腹腔感染的风险，因此应避免PD。但可行PD，关键是将腹透透析管的皮肤出口与造瘘口隔开。⑧炎性或缺血性肠病或反复发作的憩室炎：肠道微生物穿过黏膜发生腹膜炎的概率较大。⑨腹壁疝：因腹透液致腹腔内压增高，可使腹壁疝加重，或促使CAPD患者出现腹壁疝。此时需暂时改为低容量PD或HD，行疝修补术后再行CAPD。

（三）自我透析禁忌证

行动不便，有严重精神障碍，手指残废及高龄伴手震颤、视力差者，均不适合自我透析。

目前腹膜透析在肾病领域的应用范围越来越广，相对禁忌证也逐渐减少，随着置管及腹膜透析技术的进步，腹膜透析的相对禁忌证正在被逐步攻克。在急性肾损伤患者中，腹膜透析的优势逐渐被大家熟知，在部分偏远地区，腹膜透析可能成为救治急性肾损伤患者的主要手段。

【参考文献】

［1］MEHROTRA R，CHIU YW，KALANTAR-ZADEH K，et al.Similar outcomes wiih hemodialysis Nperitoneal dialysis in patierus with end-srage renal discasc［J］. Arch Intem Med，2011，171（2）：110-118.

［2］YEATES K，ZHU N，VONESH E，et al.Hemodialysis and peritoneal dialysis are associaicd with similar outcomes for end-stage rcnal disease treatment in canada［J］. Ncphrol Dial Transplauu，2012，27（9）：3568-3575.

［3］沈元丽，王莹.腹膜透析治疗慢性肾功能衰竭16例分析［J］.慢性病学杂志，2010，12（8）：906-907.

［4］Ll PK，CHOW KM.Peritoneal dialysis-first policy made successful：Perspectives and actions［J］.Am J Kidncy Dis，2013，62（5）：993-1005.

［5］GABRIEL DP，CARAMORI JT，MARTIN LC，et al.Continuous peritoneal dialysis compared with daily hemodialysis in patients wirh acute kidney injury［J］.Pcm Dial Int，2009，29（Suppl 2）：S62-S71.

［6］BLAKE PG.A renaissance for PD in acute kidney injury［J］.Perit Dial Int，2012，32（3）：237.

（刁亚军）

第四节　腹膜透析置管

腹膜透析是 ESRD 患者替代治疗中的一个重要治疗手段，成功的腹膜透析置管术是保证替代治疗顺利进行和减少相关并发症的关键。行腹膜透析置管术必备的条件是选择合适的腹膜透析管，置管后必须具有适当的灌入及流出率，且在皮肤处应有防止感染的措施（图 9-1）。

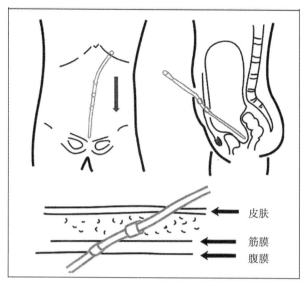

图 9-1　腹膜透析置管术

一、腹膜透析管

腹膜透析管（简称腹透管）应具备的基本条件如下。①能长期留置于腹腔内。②透析液出入引流通畅，具有良好的透析效果。③对机体无刺激性，无组织的不良反应。④不易发生移位、滑脱、漏液，不易导致大网膜包裹、纤维蛋白形成，不易诱发感染。

腹膜透析管可分为临时腹透管和永久腹透管。

1. 临时腹透管

临时腹透管即紧急腹透管，有相同的基本结构，一根直或轻度弯曲的、相对坚硬的长管。管的末端侧方有许多孔，可用一根细金属探针或柔韧的导丝在腹透管内滑动，以引导腹透管的置入。由于没有涤纶套来防止细菌的侵入，故腹膜炎发生率高，长时间使用也有肠穿孔的风险。因此，如果需要延长透析时间，须在另一部位置入新的永久腹透管。

2. 永久腹透管

永久腹透管即慢性腹透管，由一个硅橡胶和一个或两个涤纶套组成，像临时腹透管一样，永久腹透管的末端也有许多小孔。常用的永久腹透管介绍如下。

Tenckhoff 管是目前国内外使用最广泛的永久腹透管，采用优质医用硅胶制成，因在原材料中加入 X 线不易穿透的物质，故置入腹腔后能够通过 X 线观察其所在位置。透析管全长约 35cm，管外径 4.9mm，内径 2.6~3mm。Tenckhoff 管分为腹腔段、皮下段和体外段 3 部分，腹腔段是指管置入腹腔的部分，长 15~20cm，在末端 7~10cm 长的管壁上有 4 行直径为 0.9mm 的小孔，孔间相距 5mm；皮下段是指管位于皮下隧道内的部分，长 5~7cm，两端各有一涤纶套紧紧黏附于管壁外，约 10mm 长，0.9mm 厚；体外段是指管暴露于体表的部分，长度为 10~20cm。

Tenckhoff 管有多种类型，以适应不同的临床需要，临床上常用的有直型和卷曲型两种。直型分为单涤纶套 Tenckhoff 管和双涤纶套 Tenckhoff 管，卷曲型为卷曲型双涤纶套 Tenckhoff 管。治疗急性肾功能衰竭时，短期使用的 Tenckhoff 管无涤纶套或只有一个涤纶套。Tenckhoff 管对人体组织无刺激性，透析效果良好，置入后 10~14 天纤维组织长入涤纶套内形成屏障，封闭皮下隧道，可以防止漏液及感染，固定良好，可以长期使用。Tenckhoff 管存在的问题有单向阻滞、大网膜包裹等，偶尔有管端移位、漏液、出口处感染的发生。标准的直式 Tenckhoff 和卷 lltI Tenckhoff 管在临床上被广泛使用，尚未出现较其功能更佳的腹膜透析管。

Tenckhoff 管类型见图 9-2、图 9-3。

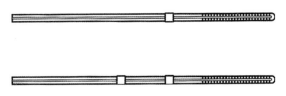

图 9-2 单涤纶套 Tenckhoff 管和双涤纶套 Tenckhoff 管

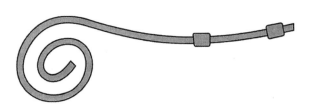

图 9-3 卷曲型双涤纶套 Tenckhoff 管

Toranto western hospital 管（TWH 管）是在 Tenckhoff 管基础上改进而成的腹透管。TWH 管的末端有两个扁平的圆形硅胶片，厚 1mm，直径 28mm，以腹透管为圆心，其余结构与 Tenckhoff 管基本相同。此结构的改进（加上两个硅胶片）除继承 Tenckhoff 的优点外，还有利于腹透管在腹腔内的固定，使之不易发生管端的移位、漂浮，减少了单向阻滞的发生率。

Swan Neck 管在两个涤纶套之间设计了固定弯曲，使管子的两端均朝向下方，因形似鹅颈，故又称鹅颈管。该导管的最大优点是皮肤隧道出口处向下，有利于局部分泌物的引流，降低了隧道感染的概率，同时有利于腹膜外涤纶套的放置。腹透管腹腔段的尖端向下，降低了移位的机会。涤纶套中间固定弯曲，也减少了弹性作用，有利于保持涤纶套的外周压力，从而大大地减少了隧道感染的概率。目前，Swan Neck 管是临床上使用最为广泛的永久腹透管（图 9-4）。

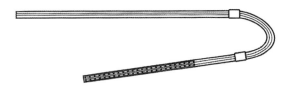

图 9-4　Swan Neck 管（鹅颈管）

临床常用的永久腹透管还有 Coil 式管（卷曲管）、Column disc 管（柱盘管或淋浴器型管）、Valli 管（椭圆球管）、Gore-Tex 管等，这些腹透管都是在 Tenckhoff 管的基础上加以改进而来的。

3. 腹透管的选择

腹透管的选择常与置管方法相关。目前，双涤纶套的 Tenckhoff 管和鹅颈管临床运用较为广泛。儿童腹透管也分上述类型，临床常用的是单涤纶套和双涤纶套的 Tenckhoff 管，且长度一般较成人短。在临床应用中主要根据儿童身高、体重等做出选择。儿童也可选择自动腹膜透析机进行腹膜透析治疗。

二、腹透管的置入方法

腹透管的置入方法包括手术切开置管、导丝引导下盲穿置管，以及经腹腔镜置管（微套管 / 腹腔镜技术）。

手术切开置管的优点在于手术过程直接可见。缺点是切口较其他方法大，腹膜透析管周围的损伤较大，术后伤口愈合缓慢，且出血增加。

导丝引导下盲穿置管的优点是所需设备相当简单。缺点是如果将腹膜透析管置入肠管之间而不是游离的腹腔内，将导致引流障碍，另外约有 1% 的患者有肠穿孔或血管损伤的风险。

微套管 / 腹腔镜技术的优点是可以直视 Tenckhotf 管末端在腹腔内的情况。在腹腔内存在粘连情况时，微套管 / 腹腔镜技术可以明显提高置管的成功率。该技术使用了直径较小的微套管，可以减少腹膜透析液渗漏的可能。缺点是通常需要全身麻醉和人工气腹，费用较高。

手术切开置管过程论述如下。

1. 术前准备

（1）选择合适的患者，并对其进行术前宣教。

（2）备皮。

（3）术前在患者皮肤上标明出口的位置，出口的选择应考虑是否适合患者操作，标记时，应让患者保持坐位，避开腰带、瘢痕和皮肤皱褶，出口位置不应高于外切口位置。

（4）术前排空患者膀胱以免手术误伤。

（5）可于术前 1 小时常规使用第一代头孢菌素。

2. 手术步骤

导管置入手术分为穿刺法置管术和切开法置管术。穿刺法置管术即切开皮肤后，用金属套管针直接穿刺腹膜，然后拔出针芯，将导管植入的手术。该手术主要用于急诊手术患者，不适合肥胖或腹腔内有粘连的患者。由于操作是在非直视下进行的，极易引发肠穿孔、出血、透析液渗漏、引流失败及感染等并发症。目前临床应用最普遍的是切开法置管术。具体操作方法如下。

（1）切开皮肤，分离腹壁脂肪后，锐性分离腹直肌前鞘，推开肌肉，充分暴露腹膜后切一小口。

（2）于切口边缘下约 0.5cm 处行连续性外翻缝合，缝合时注意不要伤及腹腔内器官（主要为肠管和大网膜），缝合完毕后松开三把止血钳并将缝线两端固定待扎。

（3）根据患者的身高、经济条件选择腹透管的种类（直管、猪尾管、鹅颈管等）。于腹透管内插入钢导丝，至腹透管远端前 0.5~1cm，沿腹膜后大网膜前紧贴腹壁将腹透管缓慢插入，至膀胱底部时患者可能有尿意，稍改变方向指向膀胱直肠窝或子宫直肠窝继续插入，有落空感，此时患者一般有便意，拔出导丝，可用 60mL 注射器注入带肝素的生理盐水 50mL 后放出，查看水流线，若水流线呈连续性线样流出，则提示置管位置良好。

（4）导管放置后，荷包结扎封闭腹膜。深层涤纶套应放在腹直肌下方，而不应与腹膜固定在一起，以免引起漏液。

（5）沿皮下引出透析导管，导管出口应朝下。直管的出口位置在左侧腹平脐线或脐上约 1cm 处，距外涤纶套约 2cm。先局麻出口处皮肤与皮下，将隧道针连接于腹透管外出口处，于腹透管腹直肌前鞘左上方向出口处行皮下隧道穿刺，方向一般是先稍向上，后往下作一小弧形，目的是避免腹透管于腹直肌前鞘出口处有较大的张力而导致张力性腹透管移位（漂管）。皮下涤纶套距皮肤出口约 2cm。

（6）依次缝合腹壁各层。

3. 术后护理

（1）术后给予患者抗生素预防感染，如术后 12 小时可静脉注射第一代头孢菌素。

（2）应用敷料或胶布固定导管，在术后 2 周内尽量不移动导管。

（3）减少腹内压，防止渗漏，术后可用少量液体冲洗导管，直至引流液体清亮。若有浑浊或蛋白凝块，可以加用少量肝素于导管内避免堵管。

（4）鼓励患者早期下床轻微活动，防止漂管。

（5）可于手术后立即或 2 周后正式开始透析，视患者腹部胀痛情况，确定每次交换的液体量（一般为 800~2000mL）。

（6）保持伤口干燥、清洁，无特殊情况无需频繁更换敷料，以免引起切口污染及导管移动。

三、腹膜透析置管术的围手术期处理

1. 腹膜透析置管后的处理

临时腹透管置入腹腔后就可以使用。每天可进行 4~8 次的交换，每次透析液剂量从 500mL 开始，逐渐过渡至 1000mL，最后为 2000mL。

在围手术期，每周可适当使用含 1000 单位肝素的腹膜透析液注入和引流，以免纤维蛋白或血凝块阻塞腹膜透析管，并减少大网膜粘连的可能。适度限制患者的运动量，以降低腹膜内压力，并指导患者在围手术期避免行导致腹壁紧张的动作，如咳嗽等，以降低发生渗漏的可能。

在紧急情况下，围手术期腹膜透析方案取决于患者的临床状况。可以小剂量多次频繁透析，由于患者往往处于卧床状态，腹膜透析导致的腹内压的增高也可以有所限制，腹膜透析液渗漏的情况并不常见。

永久腹膜透析管置入后，对于需要尽早透析的患者，应立即行小剂量频繁透析；对于状态相对较好的患者，可以置管两周后开始腹膜透析治疗。每次交换的腹膜透析液剂量可以先从小剂量开始，再逐渐增加至治疗的期望水平，以保证患者可以耐受。可以采用自动化腹膜透析治疗，并通常为夜间间断式腹膜透析（NIPD）模式，在夜间的 8 个小时内进行 3~5 次交换，晨起将透析液引流出，保持日间干腹状态。

2. 腹膜透析管的护理

腹膜透析置管术后外口及切口的护理基本遵循外科手术常规。在术后的 10 天内，外口及切口需用敷料覆盖，如果敷料渗血应及时更换，应避免不必要的更换，应用透气的无菌敷料覆盖术口，保持术口干燥。应教育患者尽可能地避免腹膜透析管在外口部位发生牵拉移动，避免伤口愈合延迟或合并感染。应在腹膜透析管近外口处，用胶布将腹膜透析管与皮肤固定。6个月后，患者可以不必使用敷料，定期清洁消毒即可。

在培训患者时，应强调洗手的正确方法。如果患者存在鼻腔内金黄色葡萄球菌，则可能导致外口感染相同的细菌，可以在鼻腔内使用莫匹罗星乳膏控制细菌，由此预防腹膜透析管路的相应感染。培训时还应向患者强调要定期观察外口及隧道处是否有感染迹象。如果外口预后良好，腹膜透析患者可以在术后数周后开始淋浴。淋浴后应立即将外口部位擦干。通常不推荐患者游泳及泡澡，如果泳池水细菌计数较高，会增加外口感染的概率。

【参考文献】

[1] STRIPPOLI GF，TONG A，JOHNSON D，et al.Catheter type，placement and insertion techniques for preventin8 pcritonitis in peritoneal dialysis patiaus [J]. Cochranc Databasc Syst Rcv，2014，（4）：CD004680.

[2] HAGEN SM，LAFRANCA JA，IJZERMANS JN，et al.A syC tiC rcvicw and meta-analysis of che influence of pcriconcal dialysis cathetcr type on complication rate and cacheter survival [J]. Kidney Int，2014，85（4）：920-932.

[3] 林沛鸿，曲廖准，唐小玲，等.B超引导下经皮穿刺腹膜透析置管术与开放外科腹膜透析置管术的比较 [J].广东医学，2022，43（9）：1165-1171.

[4] 邱潇，杨立川，李孜.不同腹膜透析置管方式在发生导管功能障碍比较的网状Meta分析 [J].中国循证医学杂志，2019，19（6）：680-686.

[5] 张志宏，俞雨生.经皮穿刺腹膜透析置管术的临床应用 [J].肾脏病与透析肾移植杂志，2018，27（6）：576-580.

[6] HWANG C，DAVIDSON 1，SANTARELLI S，et al.Pcritoneal dialysis access：opcn versus laparoscopic surgical techniques [J]. J Vasc Access，2013，14（4）：307-317.

[7] FIGUEIREDO A，GOH BL，JENKINS S，et al.Intemational Sociery for Peritoneal Dialysis.Clinical practice guidclincs for pcritoncal acccss [J]. Pcrit Dial Int，2010，30（4）：424-429.

[8] CRABTREE JH.Selected best demonstrated practices in peritoneal dialysis access [J]. Kidney Int Suppl，2006，（103）：S27-S37.

（刁亚军）

第五节　腹透液

腹透液作为腹膜透析中的一个重要的组成部分，不仅要求其无菌、无毒及符合肾功能衰竭患者的生理特点，更要求其与人体有非常好的生物相容性。只有这样，才能使腹膜较好地维持通透性，保持良好的透析质量，以达到延长肾功能衰竭患者长期生存的目的。腹透液主要由电解质、缓冲碱及渗透剂三部分组成，常用的腹透液成分配置论述如下。

一、电解质的组成

1. 钠

透析液中钠浓度（130~132mmol/L）略低于人血浆钠浓度（135~145mmol/L），因为肾功能衰竭患者多合并有水钠潴留，这样可以更好地纠正患者的钠潴留。最近，还有多种低钠透析液问世，与常规透析液不同的是，腹透液中钠含量较低（钠含量分别为 98 mmol/L、109 mmol/L、118mmol/L），这些低钠透析液可以在很短时间内纠正患者的水钠潴留，故特别适用于并发严重水肿的腹膜透析患者。

2. 钾

正常人血钾浓度为 3.5~5.5mmol/L，尿毒症患者大多数血钾水平较高，故透析液中大多无钾或者含低钾（钾浓度低于 2mmol/L），以利于钾的弥散清除。通常情况下，使用 2L 透析液每天交换 4 次，可排出约 30mmol 钾，加上患者的残余肾单位及肠道排泄，可使患者维持钾平衡。若患者在透析过程中出现低血钾，可食用含钾食品或口服补钾剂，或将氯化钾注射液加入腹透液，以维持钾平衡。

3. 钙

常用腹透液的钙浓度为 1.75mmol/L，比正常人血液中的钙离子浓度（1.15~1.29mmol/L）稍高，这样在腹膜透析治疗中，钙离子可由透析液向血液中弥散，提高患者血钙水平，有利于维持钙平衡。但是长期应用，或患者同时应用活性维生素 D 等，会导致高钙高磷血症。目前认为，运用低钙透析液治疗，能有效地防止高钙血症的发生，降低钙磷乘积。因此，NKF-K/DOQI 推荐腹透液中的钙离子浓度为 1.25mmol/L。目前，已有多种商品化的低钙透析液供应。

4. 镁

常用腹透液中镁离子浓度通常为 0.25~1.25mmol/L。早期标准腹透液的镁离子浓度为 0.75mmol/L，CAPD 患者应用这种标准腹透液时，常使血清中镁离子浓度增高，虽然这并不会引起毒性水平的高镁血症，但高血镁与肾性骨性营养不良、心血管疾病等相关，仍应注意。

5. 氯

常用腹透液的氯离子浓度为 96~102mmol/L，与血浆氯离子浓度（98~106mmol/L）大致相同。

二、缓冲剂

目前主要有三种不同的缓冲剂用于控制腹膜透析患者的酸中毒，分别是醋酸盐、乳酸盐和碳酸氢盐缓冲剂。我国腹膜透析缓冲剂以乳酸盐缓冲剂为主，目前碳酸氢盐、乳酸盐缓冲剂均已在我国上市应用。

1. 醋酸盐缓冲剂

在慢性肾功能衰竭时，醋酸盐控制代谢性酸中毒的效果与乳酸盐一样好，但是，其主要缺点是经常引起灌液时腹痛，以及硬化性腹膜炎，而后者会导致超滤明显减少，因此醋酸盐缓冲剂目前已经不用。

2. 乳酸盐缓冲剂

乳酸盐缓冲剂是常用的控制酸中毒的缓冲剂，较为安全。商用的乳酸盐缓冲剂，乳酸盐浓度有 35mmol/L 和 40mmol/L 两种，乳酸盐进入机体后需要在肝脏代谢为碳酸氢盐，进而发挥缓冲作用，因此不适合应用于肝功能障碍、乳酸盐中毒的患者。很多研究表明，乳酸盐除可以对腹腔内的免疫系统功能产生明显的抑制作用外，还可以对心血管系统产生抑制作用，如导致低血压、心血管系统功能异常及心肌收缩力减弱等。因此，如果长期使用这类缓冲剂，即使是在没有感染的情况下，透析液本身或通过与白细胞之间的相互作用，也可以对腹膜的生理功能产生重要影响，影响患者的透析质量。

3. 碳酸氢盐缓冲剂

与其他缓冲剂相比，碳酸氢盐能在更为生理的条件下控制酸中毒，是一种生理性的理想缓冲剂。但是常用的缓冲剂是乳酸盐而非碳酸氢盐，因为在储存期间，碳酸氢盐与钙可能形成沉淀（形成碳酸钙）。目前，随着新的多室腹透液系统的应用，已经有将碳酸氢盐与乳酸盐两室存放的中性腹透液上市，并初步运用于临床。

4. 丙酮酸盐缓冲剂

丙酮酸盐缓冲剂是一种乳酸盐或碳酸氢盐的替代缓冲剂，目前显示其具有腹膜保护作用，临床尚未使用。

三、渗透剂

渗透剂是腹膜透析产生超滤作用的重要成分之一。理想的腹透液渗透剂除无毒无刺激作用外，还应符合以下要求：①超滤作用强并维持时间长。②不易向血液中扩散。③对腹膜组织不产生影响。④不易在体内蓄积。

当前腹膜透析所用的渗透剂品种单一，目前市场上使用的渗透剂以葡萄糖为主。

1. 葡萄糖

葡萄糖的摩尔质量为 180g/mol，是应用最早且仍在广泛应用的渗透剂。1.36%、2.26% 和 3.86% 的无水葡萄糖，分别相当于 1.5%、2.5% 和 4.25% 的含水葡萄糖，形成的渗量为 346~478mOsm/（kg·H$_2$O），可产生不同的超滤作用。葡萄糖作为透析液的渗透剂，虽然价格便宜和安全，但缺点也非常突出，具体如下。①超滤作用维持时间短。由于葡萄糖可以被腹膜吸收，故其渗透作用很难维持，一般在灌入腹腔后 3~4 小时，其超滤作用消失。②高渗透压。一般来说，为维持一定的超滤作用，透析液中葡萄糖含量普遍较高，这种高渗透浓度的透析液也可以对腹膜间皮细胞及其免疫系统产生明显抑制作用。③糖基化终末产物（AGEs）。透析液中的葡萄糖在体内被分解后，可以产生大量的 AGEs，并蓄积在体内，对机体产生不利的影响。有研究认为，AGEs 形成后可以与腹膜下结缔组织蛋白及血管基膜成分结合，导致血管基膜及腹膜增厚。所以，很多研究立足于寻找一些更加符合人体生理需求且不良反应较少的物质，作为透析液的渗透剂。

2. 氨基酸

氨基酸摩尔质量为 75~214g/mol，用于腹透液中的氨基酸混合物的平均摩尔质量约 100g/mol，较葡萄糖分子量小。搭配在溶液中，解离后带负电荷，与腹膜的负电荷相互排斥，因此吸收率低于葡萄糖。终末期肾脏病患者体内的水、电解质及酸碱平衡失调，营养不良发生率较高，用氨基酸透析液代替葡萄糖渗透剂，通过腹腔补充丢失的氨基酸及蛋白质，有利于改善腹膜透析患者的氮平衡。1.1% 的氨基酸透析液在腹腔内存留 6 小时后，大约有 90% 的氨基酸被吸收入血，可额外提供 13~20g 的氨基酸。氨基酸作为渗透剂替代葡萄糖，可减少腹膜与葡萄糖的接触，而且其酸碱度较高（pH6.2），更接近生理水平，可以减少腹膜刺激。此外，氨基酸渗透剂中不含葡萄糖，无葡萄糖降解产物产生。事实上，在腹膜透析液中加入氨基酸的主要目的，并不是为了提高渗透压以增强超滤，而是为了改善慢性肾功能衰竭透析患者的氨基酸代谢及营养问题。有学者研究，氨基酸透析还可以改善患者的脂质代谢紊乱。患者一般对这种渗透剂具有较好的耐受性。氨基酸渗透剂的不足，在于其可能会引起高氮质血症和轻度酸中毒。

3. 甘油

甘油是一种摩尔质量为92g/mol的小分子糖醇，是中性脂肪的组成部分，其代谢过程不需要胰岛素的参与，能参与糖类的代谢。含甘油的渗透剂pH高于葡萄糖腹透液，具有更好的生物相容性。甘油产生的渗透压高于葡萄糖，但因其分子量小，更容易通过腹膜吸收，总的超滤作用仍低于葡萄糖腹透液。因此要达到同样的超滤量，甘油浓度需高于葡萄糖，热量负荷也大于葡萄糖。目前，甘油渗透剂的临床适应证较窄，主要用于不能适应葡萄糖腹透液的糖尿病患者。近年来，有人将甘油与葡萄糖相混合作为透析液的渗透剂，以此减少渗透剂中的葡萄糖含量。

4. 多聚糖

多聚糖是由淀粉水解后产生的一种分子较大的低聚糖分子，摩尔质量为20000g/mol，约为葡萄糖的100倍。多聚糖可以在腹腔内长时间地（12小时）维持渗透压浓度，在腹膜增厚引起的超滤功能衰竭时仍能维持有效的超滤作用。多聚糖渗透剂对毒素的清除率与葡萄糖渗透剂相同，但产热较少，很少引起血糖升高；由于是等渗溶液，且较少形成葡萄糖降解产物，故较葡萄糖腹渗透剂的生物相容性更好。目前，已有商品化的多聚糖渗透剂问世。其中Baxter公司生产的含多聚糖腹膜透析液ExtrancalR在国内已正式进入临床。临床前瞻性观察表明，每天使用1次多聚糖透析液，未发现有任何不良反应。从超滤作用的角度看，多聚糖无论是超滤作用的维持时间还是超滤量，均较葡萄糖优越。因此，有人建议对于超滤不良的CAPD患者或APD患者，当白天需要"干腹"状态时，可采用多聚糖腹膜透析渗透剂，发挥其超滤时间较长的作用。但是，在并发腹膜炎状态下，由于腹膜充血肿胀，腹膜孔径堵塞，不宜使用多聚糖透腹渗透剂。

葡萄糖与多聚糖腹透液腹膜透析时腹腔内容量变化见图9-5。

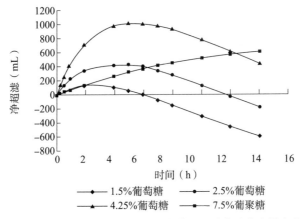

图9-5 葡萄糖与多聚糖腹透液腹膜透析时腹腔内容量变化

5. 多肽

多肽是由血清乳蛋白或纤维水解而成的，它能够提供氨基酸，改善患者的营养状态，超滤功能也强于氨基酸渗透剂。1986 年，Klein 等首先报道了将多肽作为渗透剂应用于腹透液研究。含多肽的腹透液可以提高透析液渗透浓度，增强超滤作用，同时多肽可以很快被血浆中的蛋白水解酶分解成氨基酸。

总之，未来透析液中的渗透剂将向超滤作用维持时间长，腹膜的刺激反应小的方向发展。目前将碳酸氢钠混合入渗透剂的中性腹透液已经完成临床试验，即将大范围应用于临床。以后，将在临床上减少使用以葡萄糖为主要渗透成分的腹透液，推广应用以大分子物质多聚糖为主，以少量的葡萄糖或氨基酸成分相混合的腹透液。

【参考文献】

［1］WANHOLDER RC，LAMEIRE NH.Osmotic agents in peritoneal dialysis［J］. Kidney Int Suppl，2010，56：S86-S91.

［2］Francesca Tentori，et al.Mortality Risk for Dialysis Patients With Different Levels of Serum Calcium，Phosphorus，and PTH：The Dialysis Outcomes and Practice Patterns Study（DOPPS）［J］.American Journal of Kidney Diseases，2008，52（3）：519-530.

［3］赵慧萍，王梅不同钙离子浓度透析液在腹膜透析患者中的应用［J］.中华肾脏病杂志，2011，27（10）：791-793.

［4］宋聪聪，郭福燕，冉蕾，等.腹膜透析患者血镁与营养指标及死亡率的关系［J］.国际移植与血液净化杂志，2019（1）：5-11.

［5］蔡士铭，赵慧萍，王梅.终末期肾脏病透析患者血镁水平异常的研究进展［J］.中华肾脏病杂志，2019（1）：59-63.

［6］WILLIAMS JD，TOPLEY N，CRAIG KJ，et al.Bicarbonate and bicarbonate/lactate peritoneal dialysis solutions for the treatment of infusion pain［J］. Kidney Int，1998，53（4）：1061-1067.

［7］吴毅泰，吴兆龙，周方强，等.丙酮酸盐腹透液保护中性粒细胞一氧化氮的生成［J］.上海医学，2002（1）：46-49.

［8］罗兴均，钟和英，冉然，等.丙酮酸盐替代乳酸盐腹膜透析液腹腔复苏对失血性休克家兔肠黏膜屏障的影响［J］.重庆医学，2017，46（35）：4904-4907.

［9］魏辉平，陈红，钟爱民，等.复方氨基酸加入腹透液改善腹透超滤的探讨［J］.中国医药导报，2007，98（36）：250.

［10］Tien N，Chen HC，Gau SL，et al.Diagnosis of bacterial pathogens in the dialysate of peritoneal dialysis patients with peritonitis using surface-enhanced Raman spectroscopy [J]. Clin Chim Acta, 2016; 461: 69-75.

[11] 郭红霞, 唐雯. 新型腹膜透析液的研究进展 [J]. 中国血液净化, 2020, 19 (6): 403-405.

[12] 王奕, 江薇, 刘峰, 等. 新型腹膜透析液影响患者临床预后的 Meta 分析 [J]. 肾脏病与透析肾移植杂志, 2014, 23 (6): 533-538+547.

（刁亚军）

第六节　腹膜透析技术

腹膜透析是尿毒症的有效治疗方法, 然而在我国大部分地区, PD 的临床应用受到一定限制, 随着医疗保障体系的改善, 目前开展腹膜透析的地区越来越多, 因为腹膜透析有多种方式, 患者可以根据自身情况选择个体化方案, 以达到充分透析。

一、腹膜透析方式

（一）分类

1. 根据是否依靠机器操作分类

所有需要依靠腹膜透析机进行操作的腹膜透析统称为自动化腹膜透析（APD）。与 APD 相对应的则是手工操作的腹膜透析。根据需要, 我们也可以将 APD 与手工腹膜透析相结合。

2. 根据治疗是否持续分类

腹膜透析可 24 小时持续进行, 包括手工的持续不卧床腹膜透析（CAPD）, 和夜间依靠机器腹膜透析而白天保持腹透液存腹状态的持续循环式腹膜透析（CCPD）。

腹膜透析也可间断进行, 称为间断腹膜透析（IPD）, 手工或机器操作均可。夜间依靠机器腹膜透析而白天干腹称为夜间间断腹膜透析（NIPD）, 反之为白天间断腹膜透析（DIPD）。

3. 其他特殊类型

其他特殊类型包括 APD 中的潮式腹膜透析（TPD）, 持续流式腹膜透析（CFPD）。

（二）常见腹膜透析方式的特点

目前，我国最常用的腹膜透析方式是手工操作的 IPD 和 CAPD。APD 因机器昂贵，使用率在不同国家和地区存在很大差异。

手工 IPD 和 CAPD 的优点是操作无需患者卧床，也不固定场所，可在任何洁净避风的地方进行。但患者每日需换液操作数次，若不能遵从无菌原则，会增加感染风险，因此需加强患者培训。

1. 手工 IPD

（1）特点：手工 IPD 可以根据患者病情及生活习惯，设定每日透析总量、换液次数、存腹时间和透析液葡萄糖浓度。与机器 IPD 相比，手工 IPD 虽不能对透析液进行自动加温，但灵活度高，便于实施，被广泛采纳。

由于这种方法非 24 小时持续治疗，透析液与腹膜接触时间较短，对中、小分子物质及水钠清除均有一定限度，故需掌握适应证。

（2）适应证：①有残余肾功能，不需要 24 小时持续腹膜透析治疗；采用 IPD 方案可达到充分透析。②腹透置管术后，作为 CAPD 治疗的过渡方式。③因腹膜高转运而夜间存腹负超的患者，可行手工 IPD，保持夜间干腹。④因患者自身情况，如疝气、胸腹瘘、心力衰竭等，白天或夜间不能耐受长时间持续存腹，或因经济原因不能接受持续透析者。

（3）注意事项：①需要定期评估临床症状和透析充分性指标，调整透析处方。②个别患者放空腹透液有轻微不适，可少量透析液留腹。

2. CAPD

（1）特点：CAPD 始于 1975 年，是全世界最常使用的腹膜透析方式。目前我国均采用 Y 形接口的双联（双袋）系统，这个系统包括透析液袋、空袋、管路和辅助设备（连接短管和预充满碘伏的碘伏帽），整个系统是无菌的，操作步骤非常简单，可以明显降低腹膜炎的发生率。CAPD 为 24 小时持续治疗，接近正常肾脏生理特点，每日对中、小分子物质及水钠清除总量均优于 IPD，是维持腹膜透析患者，尤其是残余肾功能丢失者的首选治疗方式。CAPD 同样可以根据患者病情及生活习惯，设定每日透析总量、换液次数、存腹时间和透析液葡萄糖浓度。

（2）适应证：除一些仅能采用 IPD 的病例外，CAPD 几乎适用于所有维持腹膜透析患者。

（3）注意事项：① CAPD 是一种灵活而符合人性的治疗方式，可个体化制定处方，每日腹透液灌入总量及每袋存腹时间可有较大差异。同样需要定期评估临床症状和透析充分性指标，调整透析处方。②个别患者CAPD有不适主诉，如腹胀、食欲不佳、反酸、夜眠差等，需具体分析，查明原因。一旦怀疑与透析液灌入量有关，或腹透液长期存腹时负超明显，需要改变腹膜透析方式或调整处方。

3. APD

APD泛指所有利用腹膜透析机进行腹膜透析操作的腹膜透析形式。相较CAPD而言，APD在降低腹膜透析操作污染、调整腹膜透析交换时间和透析量、提高患者生活质量方面具有潜在优势，因而在发达国家得到较广泛的应用。最新数据显示，发达国家使用APD平均比例达42.4%，明显高于发展中国家的15.8%。目前我国使用APD的患者逐年增多，主要集中在北京、上海、广州等大城市，因为机器价格昂贵，在中小城市应用较少。随着我国经济水平的增长，腹膜透析患者对正常社会角色和生活自由度的需求增高，APD的使用率可能大幅度增加。

（1）分类：① IPD又分为NIPD、DIPD。经典的NIPD方案，常常连续进行4~6个循环，每个循环存腹2~3小时，总治疗时间8~12小时，需要灌入腹透液8~12L，干腹约12小时或更长。这种高灌入量便于在夜间较短的治疗时间内，达到满意的溶质清除。但是，和CAPD相比，虽然IPD可达到满意的水分清除，但对小分子和中分子溶质的消除分别减少了20%和50%。适用于腹膜高转运或腹腔内压力增大致并发症的患者。② CCPD与CAPD相反，CCPD短期交换在夜间自动进行，而在白天进行留腹透析。自动透析机每晚做3~5次循环，每次2~3小时，在最后一次循环时，透析机程序可设定末袋透析液留腹。通过增加夜间交换次数、每次交换灌入量和白天存腹量，CCPD可满足较高的透析总量需求，从而弥补IPD的不足，甚至可达到比CAPD更好的溶质和水分清除量。适用于依靠CAPD溶质清除不能达标的腹膜低转运者。③ TPD综合了间歇及持续腹膜透析的特点，即通过腹腔保存一定的透析液残余量而产生不间断的溶质清除，第一次灌入患者腹腔内的透析液容量称为总灌入量，超滤的准确预测对确保腹腔内的残存量是很重要的。如果超滤量估计过高，残存量会逐渐减少以至消失，相反，残存量会逐渐增高，导致患者腹部不适。

低流量的溶质清除，NIPD比TPD好；在高流量时，当溶质的清除达到平台期，NIPD因进出液体花费较多时间而导致清除下降。TPD的适应证同NIPD。CAPD与TPD结合适合无尿患者或腹膜低转运患者。

（2）适用人群：理论上，所有CAPD患者均可行APD治疗（经济因素排除在外），尤其是以下患者。①需要坚持学习或工作的腹膜透析患者，尤其是儿童、年轻人。②因动作不协调或视力障碍，不能自行手工腹膜透析者，尤其是需要他人照料的老年人。③常规CAPD不能满足溶质和水分清除者。APD特别适用于腹膜高转运者。④腹腔容积小或耐受压力有限者，如多囊肾、腹疝无法修补、严重胃食管反流或胃轻瘫者。

目前，APD应用于新进腹透管植入术后的腹膜透析患者，亦获得较好的临床疗效。

二、充分透析

（一）充分透析的概念

绝对充分透析在理论上并不存在，现有的血液透析或腹膜透析技术均不能达到正常或接近正常肾脏完成的生理功能。相对充分透析，是指在满足患者基本营养需求的前提下，机体内环境适应一定毒素水平而达到的相对稳态。临床上，达到相对稳态、充分透析的患者可表现为（但不仅限于）以下方面：①无尿毒症临床症状（恶心、呕吐、乏力、皮肤瘙痒、失眠等）。但要注意，有时临床症状并不一定和尿毒症相关，还要仔细查找病因；此外，尿毒症症状轻重和个体敏感性有关，不一定和病情严重程度成正比。②食欲和营养状态良好，体力如常。③容量负荷、高血压控制佳。④无代谢性酸中毒和钙磷代谢失衡。⑤心血管病等慢性并发症减少或消失。⑥生活质量好，能通过维持透析达到长期生存。

目前对达到充分透析目标的溶质清除率没有公认的标准，近年一般采用以下原则评估：对于CAPD和APD患者，每周尿素清除指数（Kt/V）最小目标值为2，校正肌酐清除率最小目标值为60L（高转运及高平均转运）或50L（低转运及低平均转运）。也有许多学者认为这些目标值过高，提出CAPD患者每周尿素清除指数最小目标值可为1.7。

饮食管理与充分透析饮食管理是达到充分透析的重要前提。当透析患者摄入总氮和丢失氮达到动态平衡，就是处在氮平衡状态，该状态患者血尿素氨水平稳定，营养状态维持良好。反之，如果不能监控患者的饮食量和结构，机体可能累积过多代谢废物，出现透析不充分，或摄入不足、相对过度透析。当腹膜透析患者每日饮食蛋白质摄入为0.8~1.2g/kg时，要每周Kt/V为1.7~2，机体可达到氮平衡状态。

充分透析的益处是延缓患者死亡，使患者长期生存。这意味着，对任何一个反映透析充分性的指标，均应在长期随访中验证其对生存率的预测价值。

尽管充分透析时机体有上述各方面表现，但相对稳态本身难以被评估。因此，学者试图用溶质的绝对清除量，即每周Kt/V和校正CCr来代表这种稳态。这一概念的转换具有实用性。其前提是，当饮食摄入控制在一定范围时，溶质的绝对清除率间接反映稳态。

（二）充分透析目标值

1. 溶质清除

小分子溶质清除的绝对值常用来反映透析充分性，尽管这种评估方法并不理想，但较为实用，被广泛采用。尿素和肌酐就是代表性的小分子溶质，每周 Kt/V 和校正 CCr 是常用的透析充分性指标。①每周 Kt/V 和校正 CCr 的测定：根据国际腹膜透析学会相关指南，应在腹膜透析开始后第 1 个月检测首次透析充分性，此后至少每 4 个月应检测 1 次。腹膜透析开始 1 个月内可能存在腹膜转运状态不稳定，不宜检测；有腹膜炎者需在腹膜炎治愈 4 周后进行。②每周 Kt/V 和校正 CCr 目标值的界定：2001 年，美国肾脏病基金会（NKF）发布了关于改善肾脏病和透析生存质量的临床指南，对 CAPD 和 APD 患者，每周 Kt/V ≥ 2，校正 CCr ≥ 60L/1.73m^2（高转运及高平均转运）及 50L/1.73m^2（低转运及低平均转运）。

如何达到每周 Kt/V 和校正 CCr 目标值呢？①腹膜透析处方的调整：不同个体具有不同腹膜表面积和腹膜转运功能，需要设定不同的透析处方；同一个体随着透析时间延长，腹膜转运功能也会发生变化，应不断调整透析处方。②残余肾功能的保护：残余肾功能对小分子溶质清除有重要的贡献，残肾 GFR 为 1mL/（min·1.73m^2），约等于每周肌酐清除率 10L。持续进展的残余肾功能丧失不能为持续增加的透析剂量所补偿。CANUSA 研究也显示，患者的生存在很大程度上取决于残余肾功能而不是单纯的溶质清除率。

保护残余肾功能的措施包括：避免过多使用高糖透析液，避免超滤过多导致低血压，避免肾毒性药物（如氨基糖苷类抗生素、非甾体抗炎药）的应用，谨慎使用造影剂，使用 ACEI 类药物控制血压和肾小球囊内压，预防腹膜透析相关的腹膜炎。

2. 液体清除

液体清除和容量负荷的关系：充分透析的目的是维持机体的容量平衡，液体清除的绝对值并不能反映容量平衡。但正如小分子溶质清除值被作为透析充分性的指标一样，一些学者也将液体清除量作为透析充分性的指标。这种概念转换并不恰当，但又有一定的临床实用性。水分清除作为透析最主要的目的之一，仍是临床医师及患者监测的主要目标。

三、透析处方的制定及调整

腹膜透析和血液透析治疗原理存在根本的不同，因此腹膜透析处方的制订有其独特性。腹膜透析的独特性一是溶质清除和水分清除密切相关；二是其透析膜是人体内固有的腹膜，每一个体的腹膜面积、血流量和腹膜转运特性都相对固定。

（一）初始透析处方的制定

初始透析处方制定的基本原则是，制定初始处方前，需要明确患者的体表面积和残余肾功能，选择经验透析方案，4周后根据腹膜平衡实验（peritoneal equilibration test，PET）和透析充分性检测结果，给予调整。目前部分选择足量透析，部分选择递增式透析，两者各有优势。

（二）透析处方的调整

（1）单次透析液量：随着透析液量增大，尿素、葡萄糖和肌酐这三种溶质的MTAC均明显增加，尿素的增加最为明显，透析交换量1~2L时，MTAC上升明显，2~3L时，仅增加10%左右，所以大部分患者常规选择2L透析交换量，以达到最高的MTAC值。注意，体格小的患者单次透析可以根据腹腔容量选择适当容量的透析液。

（2）透析液总剂量：随着透析液量的增加，透析液与腹膜的接触面积加大，小分子溶质的清除率增加，两者呈线性关系。同时，增加透析液总量时，维持透析液和血液之间的葡萄糖浓度梯度，可增加透析时的净超滤量。不利的是，透析液总量增加时葡萄糖吸收量也随之增加，将增加高血糖、高血脂和腹膜硬化的风险。

（3）透析液浓度：透析液浓度增加主要带来超滤量的增加，同时经水对流的溶质清除也相应增加。但是，葡萄糖吸收量增加可增加高血糖、高血脂、腹膜硬化等风险。合理限制水盐摄入可避免过多使用高糖透析液。葡聚糖透析液可和4.25%葡萄糖透析液达到相同超滤，但不增加糖负荷。

（4）存腹时间：缩短存腹时间可能增加超滤，存腹时间过短，则影响溶质清除率，尤其是存腹时间<2小时。增加透析次数和透析总剂量可能弥补其不足。

（5）透析方式：不同的透析方式对溶质和水分的清除均有不同的效果，大部分CAPD患者可达到充分透析。对于部分CAPD透析不充分者，可采用APD或CCPD。也可参照腹膜平衡试验结果，结合透析充分性评价结果，选择不同的透析方式。高平均转运者可做标准CAPD或CCPD。低平均转运和低转运作者可做大剂量的CAPD，少数患者是高转运类型，可选择手工或机器IPD方式。当任何一种腹膜透析方式均不能达到满意的溶质或水清除效果时，可考虑联合血液透析或转为血液透析治疗。

四、腹膜平衡试验

如何评估腹膜通透性及如何根据腹膜的通透性调整透析治疗的方案，一直以来是 PD 界研究的热点之一。1987 年，Twardowski 等提出用腹膜平衡试验（PET）评估患者的腹膜转运特性，以及根据特定条件下测定的腹透液与血肌酐浓度比（D/PCr）和透析前后腹透液中葡萄糖浓度比（D/D0），将腹膜的转运特性分为四类，即低转运、低平均转运、高转运和高平均转运。标准的 PET 按下列方法进行：①行 PET 前一晚，放出腹透液，然后注入 1 袋（2L）新的腹透液，留存腹腔 8~12 小时；②患者取站立位，放出隔夜留腹的腹透液，放出时间不超过 25 分钟；③患者取平卧位，10 分钟内放入腹腔 2L 腹透液，每放入 400mL 时，身体向两侧转动；④将腹透液注入腹腔后的时间定为 0 时，腹透液停留 2 小时，从腹腔中放出 200mL 腹透液，取其中 10mL，将余下的 190mL 放回腹腔；⑤在整个 4 小时的腹透液停留过程中，患者可取坐位或站位，并可自由走动；⑥ 120 分钟（2 小时）时抽血；⑦停留 4 小时后，患者取坐位，将全部腹透液放出。放液时间不超过 20 分钟，取腹透液 10mL，并记录总引流量。

将上述血标本（血清）和透出液送检，测定尿素氮、肌酐和葡萄糖浓度，计算葡萄糖的 Dt/D0，肌酐和尿素氮的 D/P。值得注意的是，肌酐的测定常受腹透液中葡萄糖的影响，因此，需要进行校正。

标准的 PET 需要患者来医院检查，并且需要投入一定的护理量，临床上也常用快速 PET 来判断腹膜的功能。快速 PET 即在腹透液留腹 4 小时时，取透出液和血标本，而不需要取 0 时及 2 小时的透出液标本。根据 4 小时的透出液肌酐和血肌酐的浓度比（D/P），腹膜转运功能可分为四种，具体见表 9-1。

表 9-1　腹膜转运类型与腹膜平衡试验结果

转运类型	D/PCr	透出液葡萄糖浓度（mmol/L）	超滤量（mL）
低转运	0.34~0.49	52.5~67.4	2651~3226
低平均转运	0.50~0.64	40.2~52.4	2369~2650
平均值	0.65	40.1	2368
高平均转运	0.66~0.81	27.9~40	2085~2367
高转运	0.82~1.03	13.9~27.8	1580~2084

注：D/PCr 为透出液和血肌酐的浓度比。

PET 检查时应注意：① PET 检查标准化。② PD 开始后 6 周内，应行 PET，若出现难以解释的超滤或溶质清除改变，应重复 PET。③高转运患者预后较差，这可能与超滤失败、容量负荷过度、腹透液大量蛋白丢失及其他尚不清楚的原因有关。④对于高转运患者，应特别注意其体内水负荷、血清白蛋白及营养状态。若容量负荷过度，可考虑改为 APD；若情况仍无改善，应考虑改为 HD。

　　每种透析方式都有各自的特点，不同的患者适合不同的透析方式，患者行腹膜透析可以在不同透析方式之间相互转换或相互联合，以寻求适合个体的方案，达到充分透析的目的。

【参考文献】

［1］JAIN AK，BLAKE P，CORDY P，et al.Global trends in rates of pcritoncal dialysis［J］.J Am Soc Ncphrol，2012，23（3）：533-44.

　　［2］JOHNSON DW，HAWLEY CM，MCDONALD SP，et al.Supcrior survival of high transportcrs trcated with automated versus continuous ambulatory periconeal dialysis［J］.Nephrol Dial Transplant，2010，25（6）：1973-1979.

　　［3］杨莉丽，刘珍华，邹敏.自动化腹膜透析在新置管腹膜透析终末期肾衰竭患者中的应用观察［J］.中国老年保健医学，2022，20（2）：146-147+150.

　　［4］PERL J，BARGMAN JM.The imponance of residual kidncy function for patients on dialysis：a cmical review［J］.Am J Kidney Dis，2009，53（6）：1068-1081.

　　［5］TAM P.Peritoneal dialysis and preservation of residual reral function［J］.Perit Dial Int，2009，29（Suppl 2）：108-110.

　　［6］SHARMA AP，BLAKE PG.Should "fluid removal" beused as an adcquacy target in peritoneal dialysis［J］.Perit Dial Int，2003，23（2）：107-108.

　　［7］吕晶.递增式腹膜透析的经验分享［J］.肾脏病与透析肾移植杂志，2022，31（3）：254-255.

（刁亚军）

第七节　腹膜炎

　　腹膜透析相关性腹膜炎（peritoneal dialysis-associated peritonitis，PDAP）是 PD 患者常见的严重并发症。随着医疗技术的不断提升，PDAP 发生率稳步下降，但仍是全球PD 患者入院和死亡的主要原因。由 PDAP 导致的患者病死率高达 8.6%，治疗失败率高达 25%。此外，腹膜炎会导致技术失败、住院，给患者带来痛苦与不方便。值得注意的是，腹膜炎是腹膜透析治疗失败最常见的原因，约占总原因的 30%。对于成功的腹膜透析中心来说，预防感染非常重要。当前的国际腹膜透析协会（ISPD）建议：理想状态下，每个 PD 中心都应该每月监测一次感染率，最少每年一次。

致病菌可以通过以下途径导致腹膜炎，包括经透析管腔、经出口处 – 皮下隧道、经阴道 – 子宫 – 输卵管达盆腔，以及因肠道细菌易位、血中细菌随血流至腹腔导致。临床上最常见的感染途径是在腹透液交换过程中的污染。既往腹膜炎多由革兰阳性菌介导，随着透析连接管路的改进，由革兰阴性菌引起的腹膜炎日渐突出。目前，在许多透析中心，革兰阴性菌是引起腹膜炎最常见的病原菌。因腹透液质量问题及透析操作过程消毒液进入透析管路引起的无菌性化学性腹膜炎，现已十分罕见。

一、临床表现

PDAP 的临床表现取决于许多因素，如致病菌的种类和致病力、是否合并透析管感染、腹腔局部的防御功能、诊断是否及时和治疗是否有效等。细菌性腹膜炎的症状常在细菌侵入腹腔后 12~24 小时出现，透出液浑浊是最早出现和最常见的症状（发生率 95%），甚至可在腹痛之前出现。其特点为突然而并不是逐渐出现的浑浊，透出液中的细胞数一般 > 50 个 /mm^3，透出液为轻度浑浊；透出液中的细胞数 > 100 个 /mm^3，则可见明显浑浊。除腹膜炎外，其他一些原因也可引起透出液浑浊，鉴别诊断见表 9-2。

表 9-2　透出液浑浊的鉴别诊断

鉴别诊断
细菌培养阳性的感染性腹膜炎
无细菌生长的感染性腹膜炎
化学性腹膜炎
嗜酸性粒细胞增多的引流液
血性腹水
恶性肿瘤（罕见）
乳糜引流液（罕见）
干腹时取样

腹痛亦是 PDAP 的常见症状。PDAP 的腹痛多为急性发作，开始为轻度、局限性的腹痛；若未及时治疗，腹痛会逐渐加剧。也可表现为腹部轻微隐痛、腹部不适或有烧灼感等。有学者报告，表皮葡萄球菌所致 PDAP 者一般腹痛较轻，而金黄色葡萄球菌、革兰阴性菌所致 PDAP 者腹痛较重。少数患者可仅有腹痛而无透出液浑浊，应注

意识别。少数患者可伴有恶心、呕吐，部分患者会出现发热，少数会出现寒战，脓毒血症者极为罕见。数天后，患者可出现腹胀和胃肠功能障碍。CAPD 时，一直畅通的腹透管突然梗阻，应警惕腹膜炎。腹膜炎的症状和体征不具高度特异性，须将透出液送实验室检测以协助诊断。

二、实验室检查

（1）透出液常规检查：腹膜炎时透出液蛋白含量和白细胞数均增加，腹腔滞留 4~6 小时后的透出液检查，正常白细胞数 < 100/mm^3，单核细胞 > 50%。腹膜炎时，白细胞数常 > 100/mm^3，以中性粒细胞为主（中性粒细胞百分比 > 50%）。须注意的是，透出液细胞数与腹透液存留腹腔时间的长短有关。短透析周期的患者，如接受 APD 的患者，腹透液存留腹腔时间较 CAPD 的患者短。此时，应以中性粒细胞百分比，而不是以白细胞的绝对计数来诊断腹膜炎。即使白细胞绝对数不足100/mm^3，只要中性粒细胞百分比 > 50%，即为腹膜炎的有力证据。患者腹腔内没有腹透液时出现腹痛（疑为腹膜炎时），可灌入 1L 腹透液，并存留腹腔至少 1~2 小时，然后检查透出液是否浑浊，并送检细胞计数、分类和细菌培养。此时，白细胞分类（由于存留腹腔时间短）比白细胞绝对计数更有诊断价值。

（2）涂片：取透出液 50~100mL 离心，取沉渣行革兰染色。本法阳性率虽低，仅9%~37%，但方便、快速，对早期治疗有指导作用。革兰染色可以显示酵母菌，并借此指导抗真菌治疗和拔管。经验性治疗不依赖于革兰染色结果。

（3）细菌培养：临床上出现可疑的腹膜炎征象，应立即行透出液细菌培养。正确的病原菌培养技术对于确定致病菌极其重要。致病菌培养和药敏试验，不仅有助于指导选择抗生素，而且可以明确致病菌的类型和协助判断感染的来源。国际 PD 学会推荐以下方法判断。将 50mL 透出液在 3000g 下离心 15 分钟，在离心后的沉淀物中加入3~5mL 无菌等渗盐水后再悬浮，并分别将其接种到固体培养基和标准血培养基中，培养假阴性率为 5% 以下。固体培养基应在需氧、微需氧和厌氧的环境中孵育。若没有大量液体的离心设备，可在血培养瓶中直接注入 5~10mL 透出液，这种方法培养的假阴性率为 20%。若患者已经接受抗生素治疗，清除标本中存在的抗生素可提高培养阳性率。确定致病菌的速度是重要的。浓缩的方法不仅有利于寻找致病菌，而且可减少细菌培养所需时间。快速的血培养技术，可进一步加快细菌的分离和鉴别。大多数 24 小时后培养可见到阳性结果，75% 以上的患者常在 3 天内确诊。

三、诊断

CAPD 患者腹膜炎的诊断，ISPD 指南建议，必须具备下列 3 项中的 2 项。①有腹膜炎症状和体征，尤其是腹痛、发热和（或）透出液浑浊。②透出液常规检查示白细胞 > 100/mm³，且中性粒细胞百分比 > 50%，后者更有意义。③透出液革兰染色或细菌培养找到致病菌。

诊断腹膜炎时要排除一些干扰因素，包括①腹腔内活动性炎症，如活动性结肠炎、阑尾炎、女性盆腔炎等，存在这些炎症时，中性粒细胞也明显升高。②腹腔脏器损伤，如肠梗阻、胃穿孔、腹壁疝嵌顿等。③感染性腹泻。④嗜酸性粒细胞增多性腹膜炎引流液亦见浑浊，细胞数 > 100/mm³，但中性粒细胞 < 50%，嗜酸性粒细胞 > 20%，多次细菌学检查无致病菌，患者无症状，原因未明，可能是因腹膜的过敏性或化学性损害导致。⑤女性患者的月经期或近期盆腔检查者，也会出现透出液细胞数增多，中性粒细胞增多。

有下列情况之一，为疑诊腹膜炎。①数个透析周期后，透出液仍然浑浊。②不明原因的局部或整个腹部疼痛、压痛。③不明原因的发热。④透出液中的白细胞数增加。⑤迟发性腹膜透析管引流不畅。

四、治疗

CAPD 强调及早治疗，以提高疗效，减少腹膜炎的不良后果。要在明确致病菌之前就开始初始治疗。对于有腹痛和（或）发热，且伴透出液浑浊者，在透出液送检后，应立即给予治疗。

现在革兰阳性球菌仍是世界范围内 PDAP 的主要病因。但近年来革兰阴性杆菌腹膜炎的比例增加，其中以大肠杆菌最常见。革兰阴性杆菌引起的腹膜炎通常感染程度更为严重且预后不良，其中假单胞菌具有很高的抗生素耐药率及较强的毒力成分，很容易导致 PD 失败。

1. 经验性抗生素的选择

ISPD 指南建议，在留取足够的生物样本后，应及早开始腹腔或全身经验性抗生素治疗，原则上需要同时覆盖革兰阳性菌和革兰阴性菌，但方案应是个体化的，推荐的经验性抗生素方案包括针对革兰阳性菌的一代头孢菌素或万古霉素联合针对革兰阴性菌的三代头孢菌素或氨基糖苷类抗生素，也可单独使用头孢吡肟作为替代方案。就给药途径而言，只要抗生素的相容性和稳定性允许，腹腔内注射抗生素应为首选的给药途径，除非患者有全身脓毒症表现。抗生素腹腔给药后需要考虑腹腔的吸收率、药物的血液有效浓度、残余肾功能的排泄率等因素。2019 年的一项 RCT 研究提示，在残余尿量大于 100mL 的患者中应用头孢类抗生素，负荷剂量和维持剂量均应提高 25%。氨基糖苷类抗生素采取每日一次腹腔内间断给药与持续给药方式，两种给药方式已被证实治疗的成功率和复发率无显著差异。考虑到这类抗生素的肾毒性、耳毒性，疗程应尽可能不延长。需要说明的是，所有抗生素的使用剂量依据均来自临床经验而非药代动力学研究，且绝大多数研究均在 CAPD 患者中进行而非 APD。各种常用抗生素的剂量在表 9-3、表 9-4 中给予了详细的推荐。

表 9-3 治疗腹膜炎的腹腔局部应用抗生素剂量建议

抗生素类别	间断 *（每天 1 次交换，间隔至少 6 小时）	持续 #（所有交换）
氨基糖苷类		
阿米卡星	2mg/kg	NA
庆大霉素	0.6mg/kg	NA
奈替米星	0.6mg/kg	NA
妥布霉素	0.6mg/kg	NA
头孢菌素类		
头孢唑林	15mg/kg（长时留腹）20mg/kg（短时留腹）	LD500mg/L，MD125mg/L
头孢吡肟	1000mg	LD500mg/L，MD125mg/L
头孢哌酮	ND	LD500mg/L，MD62.5~125mg/L
头孢噻肟	500~1000mg	ND
头孢他啶	1000~1500mg（长时留腹）20mg/kg（短时留腹）	LD500mg/L，MD125mg/L
头孢曲松	1000mg	ND
青霉素类		
青霉素 G	ND	LD50000unit/L，MD25000unit/L
阿莫西林	ND	MD150mg/L
氨苄西林	4g	MD125mg/L
氨苄西林 / 舒巴坦		LD1000mg/500mg，MD133.3mg/66.7mg
哌拉西林 / 他唑巴坦	ND	LD4g/0.5g，MD1g/0.125g
替卡西林 / 克拉维酸	ND	LD3g/0.2g，MD300mg/20mg/L
其他		

抗生素类别	间断 *（每天 1 次交换，间隔至少 6 小时）	持续 #（所有交换）
阿兹曲南	2g	LD500mg/L，MD125mg/L
环丙沙星	ND	MD50mg/L
克林霉素	ND	MD600mg/bag
达托霉素	300mg	LD100mg/L，MD20mg/L
磷霉素	4g	ND
亚胺培南 / 西司他丁	500mg 交替交换	LD250mg/L，MD50mg/L
氧氟沙星	ND	LD200mg/L，MD25mg/L
多黏菌素 B	ND	MD30mg/bag
奎诺普斯汀 / 达尔福纯	25mg/L 交替交换 [b]	ND
美罗培南	500mg（APD 长时留腹） 1000mg（CAPD 短时留腹）	MD125mg/L
可可碱	15mg/kg，1/5d	LD400mg/bag，MD20mg/L
万古霉素	15~30mg/kg，1/5~7d（CAPD） 15mg/kg，1/4d（APD）	LD20~25mg/kg，MD25mg/L
抗真菌药物		
氟康唑	IP150~200mg，1/24~48h（首选口服途径）	ND
伏立康唑	IP2.5mg/kg（首选口服途径）	ND

注：LD 代表负荷剂量；MD 代表维持剂量；ND 代表无资料；IP 代表腹腔注射；mg/bag 代表毫克每包；d 代表天；h 代表小时。

表 9-4　治疗腹膜炎的全身应用抗生素剂量建议。

药物	剂量
抗生素	
阿莫西林	po，500mg，Tid
环丙沙星	po，500~750mg，Qd po，750mg，Bid（CCPD）
克拉霉素	po，250mg，Bid
大肠杆菌素	Ⅳ，LD300mg，（危重症患者），然后减至 60~200mg/d
达巴万星	Ⅳ，单次 1500mg，＞30min
达托霉素	Ⅳ，4~6mg/kg，1/48h
厄他培南 [a]	Ⅳ，500mg，Qd
左氧氟沙星	po，250mg，Qd 或 500mg，1/48h

续表

药物	剂量
利奈唑胺	Ⅳ/po，600mg，Bid，持续 48h，然后减至 300mg，Bid
莫西沙星	po，400mg，Qd
利福平	Ⅳ/po，450mg，Qd（BW＜50kg），600mg，Qd（BW≥50kg）
替卡西林/克拉维酸	Ⅳ，3g/0.2g，1/12h
替加环素	Ⅳ，LD100mg，然后 50mg，1/12h
甲氧苄啶/磺胺甲恶唑	po，160mg/800mg，Bid
抗真菌	
两性霉素 B 脱氧胆酸盐	Ⅳ，0.75~1mg/kg/d，＞4~6h
两性霉素 B（脂质体）	Ⅳ，3~5mg/kg/d
阿尼芬净	Ⅳ，LD200mg，然后 100mg，Qd
卡泊芬净	Ⅳ，LD70mg，然后 50mg，Qd
氟康唑	po，LD200mg，然后 100mg，Qd
氟胞嘧啶	po，1g，Qd
艾沙康唑	Ⅳ/po，LD200mg，Q8h（48h），然后 200mg，Qd
米卡芬净	Ⅳ，100mg，Qd
波沙康唑	po，片剂，LD300mg，Q12h，应用两次，然后 300mg，Qd
伏立康唑	po，200mg，Q12h

注：po 代表口服；Ⅳ 代表静脉注射；Q 代表一次，如 Q12h 代表 12 小时一次；Qd 代表每天一次；Bid 代表每天两次；Tid 代表每天三次。

2022 年，ISPD 指南不建议将 CAPD 的抗生素剂量外推至 APD，因为一方面 APD 的药物清除更多，另一方面血清和透析液药物浓度不足 24 小时，所以抗生素半衰期缩短。APD 患者腹膜炎治疗的主要问题在于剂量不足，特别是一些时间依赖性的抗生素，因此建议抗生素使用的剂量应超过其最小抑菌浓度（minimum inhibitory concentration，MIC）的 50%。存腹时间应足够使抗生素被吸收，但是这方面的研究有限，有关万古霉素的药代动力学研究表明，合理的存腹时间为 4~6 小时。对于是否有必要将 APD 转换为 CAPD，ISPD 指南并不推荐。

2. 依据细菌培养结果调整抗生素

在初始治疗 24~48 小时后，可依据细菌培养的结果调整抗生素。

（1）凝固酶阴性葡萄球菌：在许多 PD 中心，凝固酶阴性葡萄球菌，特别是表皮葡萄球菌是常见致病菌，通常源于接触污染，对抗生素治疗反应好，且很少与管路感染相关。大多数表皮葡萄球菌腹膜炎患者疼痛轻微，可以在门诊治疗。对于耐甲氧西林菌的感染宜选用万古霉素作为经验性治疗，疗程一般为 2 周，尽量避免因药物剂量不足导致的腹膜炎复发。应观察和纠正腹膜炎患者 PD 技术操作，以防止其腹膜炎再发。

表皮葡萄球菌腹膜炎复发常提示管路腹内段有生物膜形成，最好的治疗方法是更换腹透管。治疗后引流液清亮，可在抗生素治疗后拔管，并同时再置入新的腹透管。

（2）链球菌和肠球菌：25% 的链球菌腹膜炎之前有呼吸道、皮肤、消化道或泌尿道感染。大多数链球菌腹膜炎经腹腔用头孢唑林 2 周可取得较好疗效。链球菌和肠球菌引起的腹膜炎常导致严重的腹痛。可在每次交换的腹透液中加入氨苄西林 125mg/L，联合氨基糖苷类抗生素治疗肠球菌腹膜炎。若细菌对庆大霉素耐药率不高，联合庆大霉素有益。因为肠球菌来自胃肠道，但也可能为接触污染，因此要观察和指导患者的 PD 技术操作。链球菌和肠球菌性腹膜炎也可能来自外口和隧道感染，因此要仔细检查外口和隧道。

（3）金黄色葡萄球菌：金黄色葡萄球菌腹膜炎患者常有剧烈腹痛，需要住院治疗。此菌常通过导管侵入腹腔，因而须仔细检查外口和隧道，若腹膜炎合并外口感染，且致病菌相同，一般对药物治疗反应差，往往需要拔管。而且拔管后需停止一段时间（至少 2 周）再考虑 PD。耐甲氧西林的金黄色葡萄球菌感染，必须使用万古霉素，这种感染治疗起来更加棘手。万古霉素腹腔使用剂量为 1~30mg/kg，最大剂量是 2~3g。对于体重 50~60kg 患者的经典方案是每 5 天腹腔给药 1g。金黄色葡萄球菌腹膜炎主要发生在有金黄色葡萄球菌导管感染史的患者中。在鼻腔、皮肤或腹透导管出口处常有金黄色葡萄球菌定植的患者，发生金黄色葡萄球菌腹膜炎的风险高。鼻腔培养阳性也增加金黄色葡萄球菌腹膜炎的风险。

近期住院史是甲氧西林耐药的一个主要危险因素。如果透析液中分离出耐甲氧西林的金黄色葡萄球菌（MRSA），应该加用利福平治疗，并将头孢菌素更换为万古霉素。为避免治疗不充分，应监测治疗药物浓度，残余肾功能较好的患者可能需要更频繁的万古霉素应用。不幸的是，MRSA 腹膜炎总是难以治疗，往往需要拔除导管。此类感染往往与换液操作中的污染相关，建议进行操作的再培训和考核。

（4）培养阴性的腹膜炎：培养阴性可能是各种技术误差或其他原因导致的。要询问患者在标本留取前是否已经使用过抗生素，这可能是培养阴性的主要原因。若培养 3 天无细菌生长，重复细胞计数及分类。若在上述初始经验治疗方案的基础上，重复细胞计数显示感染没有控制，应采用特殊培养技术来分离少见腹膜炎致病菌，包括脂质依赖的酵母菌、分枝杆菌、军团菌、生长缓慢的细菌、弯曲杆菌、真菌、支原体和肠道病毒等。

（5）铜绿假单胞菌：铜绿假单胞菌腹膜炎通常比较严重，常与管路感染相关。若管路感染和腹膜炎同时存在，或之前有管路感染，必须拔管。抗生素治疗要持续至患者改为 HD 后 2 周。

（6）单一革兰阴性菌：若分离出单一的革兰阴性菌，如大肠埃希杆菌，应选用敏感、安全和方便的抗生素。可选用头孢菌素，如头孢他啶或头孢吡肟。当致病菌被生物膜包裹时，药物敏感性明显下降。革兰阴性菌感染的治疗失败率明显高于革兰阳性菌感染。单一革兰阴性菌腹膜炎可能是由于接触污染、外口感染或是肠源性感染，比如便秘、结肠炎或细菌跨肠壁移位。

（7）多种微生物：多种肠道致病菌引发的腹膜炎，可能是由于腹部的疾病所致，如坏疽性胆囊炎、局部肠缺血、阑尾炎或憩室病。治疗常用甲硝唑联合氨苄西林、头孢他啶或氨基糖苷类抗生素。部分需拔管，特别是剖腹手术证实为腹部疾病时，抗生素可经静脉给药。

多种革兰阳性菌引起的腹膜炎，较多种肠道细菌引起的腹膜炎更常见，预后较好。大多数致病菌源于污染和管路感染，要求观察、分析和指导患者 PD 技术操作，仔细检查外口。由污染引起的多种微生物腹膜炎，通常抗生素治疗有效，而无需拔管，除非导管本身是感染的来源。

（8）真菌：此种腹膜炎常十分严重，是导致患者死亡的原因。真菌性腹膜炎的初始治疗是两性霉素 B 联合氟胞嘧啶。国际 PD 学会推荐对确诊真菌性腹膜炎者应迅速拔管，白念珠菌和副念珠菌是最常见的真菌。白念珠菌的首选抗真菌治疗药物通常是氟康唑，而其他念珠菌有时需要棘白菌素或伏立康唑。

（9）分枝杆菌：由结核分枝杆菌或非结核分枝杆菌引起腹膜炎，典型症状是发热、腹部疼痛和（或）透出液浑浊。以下情况要考虑分枝杆菌腹膜炎。①抗生素治疗无效；②临床症状迁延；③复发性腹膜炎，而普通细菌培养阴性。

结核分枝杆菌腹膜炎的治疗方案基于终末期肾脏病肺外结核的治疗经验。利福平和异烟肼作为基本治疗药物应持续给药 12 个月，但二者缺乏最佳剂量的证据，暂按照常规抗结核剂量使用。

结核分枝杆菌腹膜炎患者是否需拔除导管目前仍有争议。有学者认为这类患者应该拔管，并且应在抗结核治疗 6 周后重新置管，但也有一些不拔管且治疗成功的报道。

3. 疗程

PDAP 的疗程主要取决于临床疗效。PDAP 经初始抗生素治疗后，临床症状应该在治疗后 72 小时内改善。合适抗生素治疗 4~5 天后，若引流液仍浑浊，则定义为难治性腹膜炎，应该拔管。凝固酶阴性葡萄球菌腹膜炎和培养阴性腹膜炎，抗生素治疗至少持续在引流液清亮后 1 周，总疗程不少于 14 天。金黄色葡萄球菌、革兰阴性菌和肠球菌腹膜炎，通常病情严重，国际 PD 学会建议疗程为 3 周（拔除或不拔除导管）。

我们的经验是：大多数腹膜炎患者，初始治疗 48h 内往往症状缓解，透出液转清，此种情况下疗程 10 天。一旦确诊为铜绿假单胞菌腹膜炎、真菌性腹膜炎，应立即拔管；若情况不允许，也可停止 PD，待患者临床症状改善后再拔管。

五、难治性腹膜炎

PDAP 经合适的抗生素治疗 5 天，腹膜炎症状和体征不改善，可诊断为难治性腹膜炎。难治性腹膜炎可能与下列因素有关。①抗生素选用不合理或剂量不足。②伴隧道感染。③腹腔内脓肿或肠道穿孔。④细菌在腹腔巨噬细胞中生存。⑤细菌在腹膜透析管内繁殖。

拔管可减少难治性腹膜炎的并发症和死亡率，并有利于保护腹膜以备将来再次 PD。倘若致病菌和既往腹膜炎致病菌相同，应强调更换 PD 管。治疗腹膜炎的首要目的，是实施最佳治疗和保护腹膜，而不是挽救导管。延长难治性腹膜炎疗程会延长住院时间、损害腹膜，甚至导致患者死亡。难治性腹膜炎和真菌性腹膜炎无法在拔管同时重新置管。拔管和重新置入新 PD 管之间的理想间隔时间尚不清楚，依据临床经验推荐间隔时间为 2~3 周。

六、复发性和再发性腹膜炎

PDAP 复发是指停用抗生素后 4 周内重新出现同一致病菌引起的腹膜炎，其原因与难治性腹膜炎相似，一般宜选用前次治疗方案，无效时应拔管。复发性和再发性腹膜炎是腹膜衰竭的主要原因。约 15% 的 PD 相关腹膜炎会出现复发或再发性腹膜炎，其结果往往是延长住院时间、增加治疗费用、需要拔管和转为血液透析。

再发、复发、重现、难治性的概念及鉴别见表 9-5。

表 9-5 再发、复发、重现、难治性的概念及鉴别

再发	上一次腹膜炎治疗完成后 4 周内再次发生，但致病菌不同
复发	上一次腹膜炎治疗完成后 4 周内再次发生，致病菌相同
重现	上一次发作治疗完成后 4 周之后再次发作，致病菌相同
难治性	合适的抗生素治疗 5 天后，引流液未能转清亮

七、硬化性腹膜炎

长期 PD 可能导致腹膜硬化（peritoneal sclerosis）。腹膜硬化包括不同程度的腹膜

改变，通常可分为两种：一种为腹膜单纯硬化（simple sclerosis），是长期 PD 常见的并发症；一种为硬化性腹膜炎（sclerosing peritonitis）或硬化性包裹性腹膜炎（sclerosing encapsulating peritonitis），一般少见，但病情严重。硬化性腹膜炎是腹膜硬化快速进展，伴炎性细胞浸润、腹膜钙化和典型血管改变的疾病。既往研究认为，硬化性包裹性腹膜炎大多与腹膜炎反复发作或反复使用大量高浓度葡萄糖腹透液有关。

1. 原因

硬化性腹膜炎小部分由腹膜单纯硬化发展而来，大部分为原发，与腹膜单纯硬化无关。腹膜炎反复发作或腹透液的生物相容性差可能是导致硬化性腹膜炎的主要因素。一些抗生素也可引发硬化性腹膜炎，包括万古霉素、妥布霉素、两性霉素 B。金黄色葡萄球菌及真菌（尤其是后者），是致硬化性包裹性腹膜炎的危险因素。许多硬化性腹膜炎找不到任何原因，可能因素如下。①为全身结缔组织病的一部分，如腹膜纤维化、纵隔纤维化。②遗传素质。总之，硬化性腹膜炎病因及发病机制是多因素的，任何腹膜受刺激均可造成这一综合征，然而仅有一小部分患者受刺激后发展成为硬化性腹膜炎，遗传基因的易感性可能是硬化性腹膜炎的基础。

2. 临床表现

硬化性腹膜炎会导致腹膜功能丢失，腹膜的功能改变与形态改变并不一定有关联，可能有形态改变，但腹膜对水和溶质的清除功能尚正常。硬化性腹膜炎的临床表现包括厌食、恶心、腹泻、便秘、腹胀、发热、体重下降、腹痛、腹部肿块、完全或不完全肠梗阻、出血性胸腔积液或腹水等。硬化性腹膜炎也可能起病隐匿，没有明确的肠道症状，也有患者可以急性发作，以肠梗阻为主要表现。

3. 诊断

即使是严重的腹膜炎，普通 X 线片及造影检查也可以呈阴性。提示为硬化性腹膜炎的表现可有小肠襻扩张伴液平面，腹膜和小肠壁钙化，有时可见肠壁增厚。硬化性腹膜炎造影检查的征象为通过延迟、肠蠕动障碍、不同程度的肠梗阻伴部分肠襻强蠕动、小肠襻分离。除常见的梗阻和包裹性腹水外，超声检查特异性改变为典型小肠壁增厚。CT 能提供更清楚的肠梗阻、包裹性腹水、钙化和肠壁增厚的证据。组织活检为有创性检查，但可以准确测定硬化厚度，获得可靠的诊断依据，并可直接了解炎症程度和范围，为是否选择抗生素治疗提供参考。

4. 治疗

①拔管：硬化性腹膜炎一经诊断，应立即拔管，退出 PD。经此治疗部分患者症状可明显改善，可能是无腹透液非生理性刺激后，病情得以缓解。②全胃肠外营养：使胃肠道休息，期待肠梗阻自然缓解，为既往硬化性包裹性腹膜炎的主要治疗方法。但

长期胃肠外营养，可导致机体免疫功能低下，出现感染，甚至脓毒症致患者死亡。因此，需要寻找更有效的治疗方法。③免疫抑制剂：1993 年，Junor 等报道在肾移植后，常规应用免疫抑制剂及糖皮质激素，可以改善硬化性包裹性腹膜炎。此后即有糖皮质激素和（或）免疫抑制剂，如环磷酰胺、硫唑嘌呤或秋水仙碱成功治疗硬化性腹膜炎的报道。硬化性包裹性腹膜炎患者服药后腹水消失、肠蠕动恢复。然而，在 CT 观察中仍可见肠道包裹，提示肠梗阻有可能复发。糖皮质激素和其他免疫抑制剂应在症状出现后尽早应用，并且应注意严格控制药物剂量，以免诱发感染。经糖皮质激素和其他免疫抑制剂治疗，硬化性包裹性腹膜炎症状无改善者，应选择手术治疗。④手术治疗：可以考虑选择性腹膜切除，肠粘连松解术伴部分腹膜切除或部分肠切除，但术后死亡率高达 60%。

硬化性腹膜炎死亡率为 20%～93%，因此，需要更加有效的治疗手段。

5. 预防

硬化性腹膜炎预后较差。硬化性腹膜炎一旦形成，即使停止 PD，改为 HD 或进行肾移植，仍会出现硬化性包裹性腹膜炎症状。目前的预防方法有：①应用生物相容性更好的腹透液。②避免腹腔内给药（抗生素除外）。③积极治疗腹膜炎。④定期评估腹膜转运功能和超滤功能。⑤定期进行 X 线或超声检查。⑥腹透液中 TGF-β 水平增高，预示硬化性腹膜炎的发生。

【参考文献】

［1］PIRAINO B.Perironitis as a complication of peritoneal dialysis［J］.J Am Soc Nephrol，1998，9（10）：1956-1964.

［2］OREOPOULOS DG，TZAMALOUKAS AH.Peritoneal dialysis in the nexi millewium［J］.Adv Rcn Replace Thcr，2000，7（4）：338-346.

［3］SZETO CC，WONG TY，LEUNG CB，et al.Imponance of dialysis adcquacy in mortality and morbidity of chinesc CAPD patients［J］.Kidncy Int，2000，58（1）：400-407.

［4］Nochaiwong S，Ruengorn C，koyratkoson K，et al.A Clinical Risk Prediction Tool for PeritonitisAssociated Treatment Failure in Peritoneal Dialysis Patients［J］.Scientific Reports，2018，8（1）：1-11.

［5］Mehrotra R，Devuyst O，Davies SJ，et al.The Current state of peritoneal dialysis［J］.J Am Soc Nephrol，2016，27（11）：3238-3252.

［6］侯世会，杨杰，何娅妮，等.腹膜透析相关性腹膜炎的诊治进展［J］.临床肾

脏病杂志，2022，22（9）：779-783.

［7］Li PKT，Chow KM，Cho Y，et al.ISPD peritonitis guideline recommendations：2022 update on prevention and treatment［J］.Perit Dial Int，2022，42（2）：110-153.

［8］Li PKT，Szeto CC，Piraino B，et al.ISPD peritonitis recommendations：2016 update on prevention and treatment［J］.Perit DialInt，2016，36（5）：481-508.

［9］Al Sahlawi M，Bargman JM，Perl J.Peritoneal dialysisassociated peritonitis：suggestions for management and mistakes to avoid［J］.Kidney Med，2020，2（4）：467-475.

［10］Li PKT，Szeto CC，Piraino B，et al.ISPD peritonitis recommendations：2016 update on prevention and treatment［J］.Perit Dial Int，2016，36（5）：481-508.

［11］Zeng Y，Jiang LS，Lu Y，et al.Peritoneal dialysis-related peritonitis caused by gram-negative organisms：ten-years experience in a single center［J］.Ren Fail，2021，43（1）：993-1003.

［12］Hwang TY，Kim MG，Oh SW，et al.Pathogens of peritoneal dialysis peritonitis：trends from a single-center experience over 15 years［J］.Kidney Res Clin Pract，2020，39（2）：221-227.

［13］Wang HH，Huang CH，Kuo MC，et al.Microbiology of peritoneal dialysis-related infection and factors of refractory peritoneal dialysis related peritonitis：a ten-year single-center study in Taiwan［J］.J Microbiol Immunol Infect，2019，52（5）：752-759.

［14］Dos Santos ACML，Hernandes RT，Montelli AC，et al.Clinical and microbiological factors predicting outcomes of nonfermenting gram-negative bacilli peritonitis in peritoneal dialysis［J］.Scientific Reports，2021，11（1）：12248.

［15］田娜，周启明，余学清，等.2022版国际腹膜透析协会腹膜透析相关性腹膜炎防治指南更新重点内容［J］.中华肾脏病杂志，2022，38（10）：938-944.

［16］Kitrungphaiboon T，Puapatanakul P，Chuengsaman P，et al.Intraperitoneal cefepime monotherapy versus combination therapy of cefazolin plus ceftazidime for empirical treatment of CAPD associated peritonitis：a multicenter，open label，noninferiority，randomized，controlled trial［J］.Am J Kidney Dis，2019，74（5）：601-609.

［17］Fish R，Nipah R，Jones C，et al.Intraperitoneal vancomycin concentrations during peritoneal dialysis- associated peritonitis：correlation with serum levels［J］.Perit Dial Int，2012，32（3）：332-338.

［18］PIRAINO B，PERLMUTTER JA，HOLLEY JL，et al.Staphylococcus aureus pcritonitis is associarcd with Staphylococcus aureus nasal carriage in peritoneal dialysis paticnts［J］. Perit Dial Int，1993，13 Suppl 2：S332-S334.

［19］WANTEN GJ，VAN OOST P，SCHNEEBERGER PM，et al.Nasal carriage and peritoniLis by Scaphylococcus aureus in patienrs on continuous ambulatory pemoneal dialysis：a prospective study［J］. Pent Dial Int 1996，16（4）：352-356.

［20］Sami Akbulut.Accurate definition and management of idiopathic sclerosing encapsulating peritonitis［J］. World Journal of Gastroenterology，2015，21（2）：675-687.

［21］Ebru Oran，et al.Encapsulating peritoneal sclerosis as a late complication of peritoneal dialysis［J］. Annals of Medicine and Surgery，2015，4（3）：205-207.

（刁亚军）

第八节　腹膜透析其他并发症

腹膜透析除腹膜炎外，还有许多其他并发症，比如与腹透管相关的并发症、与腹腔压力相关的并发症、腹膜超滤衰竭等。

一、早期与腹透透析管相关的并发症

1. 出血

一般情况下，开放性手术置管后常可见淡血性腹透液，但严重出血很少见，血多自手术切开部位流入腹腔，灌洗后出血逐渐减轻。尿毒症患者有出血倾向，故出血不止者，须行剖腹止血。其他出血部位包括手术切口、隧道及其出口，可以采取局部压迫止血和药物止血。

2. 渗漏

渗漏多见于老年、肥胖、糖尿病和长期应用糖皮质激素而导致腹壁松弛者；也可见于既往曾经置管和有正中切口的患者；或由手术技术不佳及置管后立即透析，灌入腹透液量过大导致。一般手术10天后开始CAPD很少发生渗漏。因此，最好提前置管。必须紧急透析时，患者应多卧床、少活动，并采用小容量透析。若发生渗漏，应暂停PD，改为HD过渡；无法或禁忌HD时，宜改为小剂量间歇性PD，有条件最好采用APD。无效时，须重新手术缝合。

3. 导管堵塞

发生导管堵塞的原因和防治措施见表 9-6。

表 9-6　发生导管堵塞的原因和防治措施

原因	预防 / 治疗
肠管压迫	导泻
充盈膀胱压迫	排空膀胱
血凝块	冲洗出血块，注射器推注等渗盐水、肝素等，给予尿激酶
网膜包裹	切除部分网膜
多发粘连	松解粘连，改为 HD
隧道内导管扭结	手术矫正

4. 移位

PD 管移位主要表现为灌入腹透液正常而引流障碍。移位常发生在术后 2 周内，腹部 X 线平片显示导管尖端移出盆腔。置管时，要注意导管出口方向。若导管隧道段是直形，无自然的鹅颈型弯曲，应避免人为使导管出口向下。若直管出现移位，可考虑在严格消毒及在 X 线透视下，用导丝插入 PD 管内复位。亦可通过灌肠并加压冲洗促使管复位。若导管尖端呈卷曲形或直管复位失败，应手术重新置管，固定导管末端或在腹腔镜下复位。

5. 疼痛

疼痛常位于导管尖端附近，有些由于灌注腹透液过快，对肠管产生喷射效应导致；有些发生在引流即将结束时，由于抽吸作用对肠管产生牵拉导致，常见于采用直管或卷曲管位置过深。选择导管及置管时，要加以注意，刚开始透析时须减慢注入液速度，在允许的情况下，放液时腹腔内保留少量液体。一般 1~2 周或数周左右，患者可适应这种喷射效应，疼痛缓解。其他导致疼痛原因，如腹透液温度过高和（或）pH 过低，以及某些药物、高糖腹透液等化学性刺激。碱化腹透液或腹透液中加入利多卡因，可减轻疼痛。

二、出口处感染

诸多因素可引起出口处感染。出口处感染是指出口处出现脓性分泌物，伴或不伴腹透管周围皮肤红肿。为了区分出口处感染的程度，目前依据临床性状将感染分为 5 类，即急性感染、慢性感染、可疑感染、良好出口和极好出口，详见表 9-7，或按表 9-8 的评分系统对出口处进行评估。

表 9-7 导管外口的评价

急性感染	出口处出现疼痛、红肿，皮肤充血部位直径大于 PD 管直径 2 倍以上，皮肤变硬，有脓性或血性引流物和外生性肉芽组织，窦道表皮收缩，炎症持续时间 < 4 周
慢性感染	窦道内渗液，肉芽组织长出外口或在窦道内异常生长，外口可被肉芽组织覆盖，有较大的硬壳或血痂，可无疼痛、红肿和皮肤变硬，炎症持续时间 > 4 周
可疑感染	窦道内渗液，外口周围和窦道内肉芽组织轻度增生，引流物黏稠，每天结痂 1 次，常无疼痛和皮肤变硬，皮肤充血部位直径大于 PD 管直径 2 倍以上
良好出口	窦道内潮湿、无渗液，窦道内可见肉芽组织，并部分被上皮覆盖，引流物黏稠，2 天以上结痂 1 次，外口颜色呈淡橘红色
极好出口	外口形成 6 个月以上，窦道内完全由上皮覆盖，窦道内干燥，偶有潮湿和少量黏稠分泌物，7 天以上结痂 1 次，外口颜色正常或微黑

表 9-8 出口处评分系统

	0 分	1 分	2 分
肿胀	无	仅限于出口，< 0.5cm	> 0.5cm 和（或）隧道
痂	无	< 0.5cm	> 0.5cm
发红	无	< 0.5cm	> 0.5cm
疼痛	无	轻微	严重
分泌物	无	浆液性	脓性

出口处评分 4 分或 4 分以上者为感染，即使仅有脓性分泌物，也可以诊断为感染。4 分以下可能合并感染，也可能没有合并感染。

外口创伤是指出口位置的皮肤、窦道表面或肉芽组织的完整性受到破坏，它是导致外口感染的重要原因。外口感染常见病原菌有金黄色葡萄球菌、表皮葡萄球菌、铜绿假单胞菌和肠道杆菌，也可见真菌感染。

外口感染的预防包括避免外口创伤，注意制动。鼻腔金黄色葡萄球菌携带者，可鼻腔内使用莫匹罗星软膏；手术中选择涤纶材料的双涤纶套管，置入前用等渗盐水充分浸泡；控制窦道长度为 1cm 左右；使用莫匹罗星软膏或庆大霉素软膏等护理出口处。

应对脓性分泌物进行细菌培养。革兰阳性菌感染，可口服耐 β - 内酰胺酶青霉素或第一代头孢菌素如头孢氨苄。要防止滥用万古霉素，以防由此出现耐药菌株。革兰阳性菌出口处和隧道感染，应避免常规使用万古霉素，仅耐甲氧西林金黄色葡萄球菌感染时需使用万古霉素。愈合缓慢或特别严重的金黄色葡萄球菌出口处感染，可联合使用利福平（600mg，每天一次），切忌单独使用利福平。

连续不卧床腹膜透析患者抗生素腹腔内给药的推荐剂量具体见表 9-9。

表 9-9 连续不卧床腹膜透析患者抗生素腹腔内给药的推荐剂量

类别	药名	间断 *	持续 # （mg/L）
氨基糖苷类	阿米卡星	2mg/kg	LD25，MD12
	庆大霉素	0.6mg/kg	LD8，MD4
	奈替米星	0.6mg/kg	LD8，MD4
	妥布霉素	0.6mg/kg	LD8，MD4
头孢菌素类	头孢唑林	15mg/kg	LD500，MD125
	头孢吡肟	1g	LD500，MD125
	头孢噻吩	15mg/kg	LD500，MD125
	头孢拉定	15mg/kg	LD500，MD125
	头孢他啶	1000~1500mg	LD500，MD125
	头孢唑肟	1000mg	LD250，MD125
青霉素类	阿洛西林	ND	LD500，MD250
	氨苄西林	ND	MD125
	苯唑西林	ND	MD125
	萘夫西林	ND	MD125
	阿莫西林	ND	LD250~500，MD50
	青霉素	ND	LD50000U，MD25000U
喹诺酮类	环丙沙星	ND	LD50，MD25
其他	万古霉素	15~30mg/kg，1/5~7d	LD1000，MD25
	氨曲南	ND	LD1000，MD250
抗真菌药物	两性霉素	NA	1.5
复方抗生素	氨苄西林/舒巴坦	2g，1/12h	LD1000，MD100
	亚胺培南/西司他丁	1g，2/d	D500，MD200
	奎奴普丁/达福普汀	25mg/L 隔袋 1 次	

注：有残余肾功能（尿量 > 100mL/d）患者药物剂量，依经验应增加 25%。ND 为无数据；NA 为没有应用；LD 为负荷剂量；MD 为维持剂量；* 为每天 1 次腹腔给药，即仅在 1 次更换的腹透液内加入抗生素；# 为 1 天中给药，每次更换腹透液时均加入抗生素。

在局部没有触痛、脓性分泌物和水肿的情况下，只需加强局部护理和局部使用抗生素乳膏。出口处严重感染，可以在口服抗生素的同时，每天用高渗性盐水纱布覆盖 2 次。操作步骤：将纱布用生理盐水浸湿，缠绕在导管周围 15 分钟，每天 1~2 次。对外口感染发展至腹膜炎的患者，或是外口感染并发相同细菌感染的腹膜炎患者，通常需要拔管。拔管要果断，避免腹膜炎迁延不愈和复发。但凝固酶阴性葡萄球菌性腹膜炎是个例外，此类腹膜炎通常比较容易控制。

铜绿假单胞菌出口处感染治疗困难，通常需联合使用两种抗生素，并延长疗程。推荐首选口服喹诺酮类药物，如果感染迁延或复发，则应加用第 2 种抗假单胞菌药物，如经腹腔给予头孢他啶。抗生素治疗必须持续到外口处组织完全正常，疗程至少 2 周。若恰当抗生素和足够疗程仍不能控制感染时，需在抗生素治疗下更换腹透管。

隧道感染表现为隧道表面皮肤充血、水肿，并有明显的触痛，隧道周围形成蜂窝织炎，按压后外口处可有血性和（或）脓性分泌物溢出，甚至自行溢出。隧道感染一旦发生，常常会导致腹膜炎，后者往往需要拔管，并联用抗生素治疗。

三、与透析相关的非感染并发症

（一）与腹腔内压力增高有关的并发症

1. 疝

在长程腹膜透析中可发生多部位疝气，包括腹股沟疝（直疝和斜疝）、脐疝、腹壁疝、腹透管周围疝，股疝、半月线疝、肠壁嵌顿疝、大网膜疝、膀胱膨出、子宫脱垂、阴道后穹隆疝等。其中，脐疝和腹股沟斜疝最为常见，且患者多为男性。

不同部位的疝气需要和相关部位的疾病相鉴别。如脐疝和腹壁疝均表现为腹壁局部膨出，需要和腹壁或腹腔内包块鉴别。脐疝和腹壁疝通常在站立或腹内压增高时更加突出，腹腔内包块则相反，而和腹壁包块的区别可借助 B 超。腹股沟斜疝则需要和睾丸鞘膜积液及其他睾丸疾病鉴别，同样可借助 B 超。和渗漏一样，CT 腹膜成像同样对腹股沟疝气的确诊有帮助，可确定是肠内容物还是腹透液进入了阴囊。

疝气的处理原则：①尽量避免腹内压增高的因素。②疝囊带有助于减轻疝气程度，用于轻度的脐疝、腹壁疝和腹股沟疝等。③减少每次灌入量，腹透液存腹期间尽量卧位，可采取自动化腹透机。④择期行疝气修补术，尤其对疝口小的患者应尽早安排。所有患者，一旦发生疝嵌顿应急诊手术。

建议疝气修补术后 1 周停止腹膜透析，或酌情血液透析过渡。1 周后腹透液从低剂量开始，2~3 周逐渐增加至原透析方案。目前亦有手术后立即开始腹膜透析治疗的病例。

2. 腹透液漏

糖尿病、低白蛋白血症（＜ 30g/L）、开始腹膜透析时机偏早（＜ 2 周）是腹膜透析早期导管相关并发症尤其是腹透液渗漏的独立危险因素。可以表现为大阴唇、阴囊、阴茎水肿，导致患者十分痛苦。腹透液可以通过睾丸鞘膜突进入阴囊，或通过腹壁的薄弱部位（先天性或后天手术损伤）进入外阴部位，导致阴囊积液和阴囊周围组织的水肿。女性发生率低于男性。原因一方面与男性鞘状突结构有关；另一方面可能是大阴唇水肿临床表现较阴茎水肿隐蔽。

生殖器水肿的机制：①腹透液从导管置入处渗漏进入腹壁疏松组织。此时患者生殖器水肿与腹壁水肿往往同时出现。②腹透液通过鞘状突进入阴囊、阴茎，致使周围组织水肿，男性儿童患者易发生。若肠管与腹透液一起通过鞘状突，可形成腹股沟疝。实际上，阴囊水肿也是一种隐匿的腹股沟疝。

腹透液可通过缺损的腹膜进入腹壁软组织，形成水肿。体格检查时，患者取立位，可以发现腹壁形状不均匀，若腹透液渗漏至皮肤浅表，可见腹壁苍白而潮湿，皮肤表面可见到皮带及 PD 管所致的皮肤压痕，较原来明显和加深。

放射性核素扫描对腹壁水肿和生殖器水肿的诊断价值高。经腹透液注入腹腔锝硫化物胶体后，患者取立位并向前倾斜，以促进含放射性核素的腹透液渗漏，然后行腹部 γ 扫描，可以成功鉴别并判定渗漏部位是腹壁还是鞘状突。步行后延迟扫描，有助于发现渗漏部位。

CT 扫描也有助于诊断渗漏及生殖器水肿的原因。如将泛影葡胺加入腹透液中，采用大容量腹透液，以提高腹内压，可提高诊断的敏感性。CT 扫描可以显示，含造影剂的腹透液经前腹壁下行聚集于阴囊内，或造影剂在鞘状突呈细线状下行聚集于生殖器，进入阴囊。CT 扫描还可以区分睾丸鞘膜积液与经过鞘膜囊形成的阴囊壁水肿。

腹壁和生殖器水肿治疗：患者卧床，有症状需抬高阴囊。必要时，可行 APD。腹壁渗漏患者，可中断 PD1~2 周或转为夜间 PD，白天干腹，一般 2 周后渗漏处伤口愈合，大多数患者可重新 CAPD。无效者，可手术修补破损部位，亦可考虑改为 HD。

3. 胸腔积液

腹腔压力增高相关的胸腔积液，其发生机制为先天或后天膈肌缺陷。和腹壁及腹透管渗液不同的是，胸腔积液完全可以发生于长程腹膜透析治疗的任何时期。胸腔积液多数发生胸腔在右侧，可能与左侧膈肌被心脏和心包绕有关。腹腔压力增高相关的胸腔积液，其症状可急可缓，与膈肌缺陷范围大小有关。但多数患者都会感到突然胸憋和气短。

发生机制：腹透液可自膈肌的薄弱区进入胸膜腔，与鞘状突相似，膈肌腱部分薄弱区实际上并不少见。不同胸腔积液患者胸膜缺陷程度不同，先天性胸腹腔存在变通的患者常在第一次注入腹透液时就出现胸腔积液；而有的患者则在 PD 数月甚至数年后才出现胸腔积液，此类患者胸膜腔与腹腔之间原来可能存在薄弱组织相隔，当腹内压反复增高或腹膜炎损伤两腔之间的屏障后，出现胸腔积液。

极少数患者腹透液可进入心包腔而形成心包积液，这可能源于既往心包穿刺导致腹腔、心包腔存在通路。

诊断：少量胸腔积液可无症状，仅常规胸部 X 线检查发现胸腔积液，而大量胸腔积液可引起呼吸窘迫。

出现气促时，胸腔积液往往被误诊为充血性心力衰竭，患者常改用高渗腹透液，以增加超滤，此时反而引起腹内压更高，导致更多腹透液进入胸膜腔，患者主诉换高渗腹透液后呼吸困难加重，提示有胸腔积液的可能，特别是超滤较原来减少的患者，尤应引起注意。

体格检查可发现胸腔积液体征：如下肺叩诊音为实音，呼吸音减弱等。胸部 X 线检查发现胸腔积液多为右侧，须注意排除其他原因引起胸腔积液，如局部肺实质性病变、充血性心力衰竭、胸膜炎等。若患者在初始 PD 时就出现大量右侧胸腔积液，则强烈提示胸腹腔存在交通。如 CAPD 数月后才出现胸膜腔积液，则需要与体液超负荷或其他原因引起的胸腔积液相鉴别。

胸腔积液原因不明时，可行胸腔穿刺以协助诊断。若发现胸腔积液性质为腹透液，即穿刺液中糖浓度高于 40mmol/L，而蛋白浓度低，则支持胸腹瘘的诊断。有学者指出，腹透液引起的胸腔积液，积液中可检出右旋乳酸盐，而其他原因所致的胸腔积液右旋乳酸盐阴性，是一种有效区分胸腔积液是否为腹透液的方法。但许多实验室并不具备检测右旋乳酸盐的设备，因此，检测葡萄糖浓度仍是鉴别胸腔积液是否为腹透液简单而经济的方法。也可在腹腔中注入亚甲蓝（别名美蓝）1 支后，若胸腔积液变蓝，则考虑存在胸腹腔交通。但亚甲蓝可引起化学性腹膜炎。此外，含亚甲蓝的胸腔积液可能因颜色极淡而难以察觉，从而出现假阴性。

放射性核素扫描有助于诊断胸腹瘘，可在常规量腹透液中注入 $(1.11\sim3.70)\times10^8$Bq 锝标记的聚合蛋白或锝硫化物胶体，嘱患者活动，以促进放射性核素与腹透液混合，并提高腹内压，然后进行核素扫描，以观察核素是否向上进入胸腔。一般在开始几分钟就可观察到上述表现，但也可能 6 小时后扫描才能发现异常。这种方法并非绝对可靠，部分患者放射性核素扫描未发现胸腹瘘，外科手术探查仍发现患者胸膜存在缺陷。

治疗：一旦确诊，应根据患者病情轻重采取相应措施。轻者症状不明显，减少每次灌入量，并在腹透液存腹期间尽量采取坐位，个别患者可能自愈（后天性膈肌缺损）。而有明显症状的患者应立即停止腹膜透析，必要时胸腔穿刺放液以缓解症状；同时，明确缺损部位后行膈肌异常通道修补术，或胸膜固定术（滑石粉、氧四环素、自体同源血液和抑肽酶纤维蛋白胶等），其间血液透析过渡。

4. 腰背痛

CAPD 患者腰背痛发生率较高。这是因为腹腔中注入了腹透液，直立时可改变脊柱的弯曲度。腹部肌肉组织松弛的患者，腹透液潴留于腹腔内，可使腹部前突，重心前移，腰部脊柱前凸更加明显。

许多 PD 的患者为高龄，而且患病多年后营养状况差。一些患者曾服用糖皮质激素或曾行腹部手术，导致腹部肌张力下降，可引起脊柱明显前凸。此外，老年尿毒症患者往往有腰椎间盘的退行性变、椎体间连接强直、脊柱前移及骨质疏松等，故腹透液存留于腹腔时，腹肌张力减退及脊柱本身病变等综合因素，可引起严重腰背痛。脊柱两侧竖脊肌痉挛、坐骨神经受压、脊柱后突关节病变等也常引起腰背痛。腹透液容量增大，会导致疼痛更加明显。

治疗：包括训练腰部肌肉，采用适当的姿势站立、弯腰，以减轻背部压力；必要时可使用骨骼肌松弛剂或镇痛剂，以缓解症状。若长期腰背痛需进一步检查病因，可行脊柱 X 线检查，了解脊柱结构。透析方案应改为 APD，可适当降低腹透液容量；若需要大容量透析，宜在晚上进行。

（二）胃肠道并发症

许多腹膜透析患者主诉腹胀、呃逆，可能与腹内压增加有关。腹内压升高，食管贲门连接处压力升高，则发生食管反流及痉挛。一项研究采用测压仪测量食管压力及蠕动情况，发现注入 1.5~2.5L 腹透液后，食管内压及食管下段括约肌压力并无升高。另一项研究将有恶心、呕吐、上腹胀症状的 CAPD 患者，与无症状的 CAPD 患者进行对照，发现前组食管下段括约肌压力下降，认为 PD 时腹内压升高，食管下段括约肌张力减弱及胃排空延迟，均为食管反流症状的因素，腹透液在小网膜囊中积聚，会加重症状。

治疗：应少食多餐，避免摄入降低食管张力的食物，如酒、巧克力，减少腹透液容量，使用 H_2 受体阻滞剂及质子泵抑制剂、促胃肠动力药常常有效，如多潘立酮（吗丁啉）、西沙必利及红霉素等。

PD 时，PD 管长时间压迫，可引起肠坏死，从而出现肠穿孔。小肠穿孔不仅可出现于仅行腹透管置管术而尚未行 PD 的患者，也可出现于已行 CAPD 的患者。此外，也可出现与腹透管无关的空肠坏死。

PD 相关的其他胃肠道并发症包括缺血性肠炎，可能与低血压导致肠道血运减少有关。1 例 6 岁血压正常的 PD 患儿出现缺血性肠炎，改为 HD 后病情好转，表明 PD 本身可引起局限性肠黏膜出血。有报道认为，胃肠道黏膜下血管出血与使用高渗葡萄糖腹透液有关。

空气进入腹腔（也称气腹），可表现为膈肌下出现游离气体，非 PD 患者 X 线检查出现此征象，提示胃穿孔，需剖腹探查。PD 时，空气可随腹透液进入腹腔，特别是 APD 患者，所以部分患者偶会出现气腹，多数患者并无特殊不适，也可表现为轻度腹痛、上腹部及肩部持续性疼痛。空气可吸收，往往无需特别处理。若出现少量气体，同时伴有腹痛，必须排除肠穿孔、胃穿孔，不要武断地认为是因腹透液注入时将空气带入所致。

（三）其他急性腹部并发症

1. 血性腹水

血性腹水在 PD 患者中并不少见，发生率约 6.1%。血性腹水的原因很多，月经引起的血性腹水常见，预后良好，月经规则的 CAPD 妇女，可反复出现血性腹水。育龄妇女月经周期排卵时，也可出现血性腹水，主要是卵泡破裂释放卵细胞所引起的出血。

非月经引起的血性腹水患者，应仔细查找病因。许多外科疾病可引起腹腔出血，如胆囊炎、脾破裂、胰腺炎，此时患者常出现腹痛、腹部压痛，同时有血性透出液，应立即外科诊治。甲状旁腺功能亢进致使腹膜钙化、肿瘤侵犯浆膜、原发性及转移性肝肿瘤、凝血功能障碍、多囊肾、纤维结肠镜检查术后血肿破裂渗入腹腔、肾结石患者体外震波碎石术后等都有可能导致血性腹水。

处理：通常不需要停止 PD，出血可自行停止。患者腹腔内出血可引起 PD 管内凝血，因此，可在腹透液中加入肝素 500~1000U/L，以防血液凝固堵塞 PD 管。此种处理并不会加重出血或导致全身凝血异常。用不加热的腹透液快速交换，可有助于迅速止血。因为低温腹透液可使腹腔血管收缩止血。反复出血可引起患者极度恐惧，应告知育龄期妇女，PD 过程之中可能出现血性腹水。

2. 乳糜腹水

腹透液中可出现高三酰甘油的乳糜液，称为乳糜性腹水。腹透液呈现牛奶样乳白色，有时被误诊为腹膜炎。

进食富含脂肪的食物后，长链脂肪酸与乳糜液混合进入淋巴循环。所以，乳糜腹水往往在摄取脂肪后间歇出现，中链三酰甘油不进入淋巴管，因此应避免进食长链三酰甘油，仅进食中链三酰甘油，可治疗乳糜腹水。乳糜腹水是由于淋巴液从肠管回流至淋巴管受阻所致。淋巴回流完整性受到破坏的最常见因素是新生物，特别是淋巴瘤。

3. 急性胰腺炎

急性胰腺炎不常见，临床表现类似腹膜炎。因此，在疑诊腹膜炎患者经适当抗生素治疗无效时，应考虑为本病。透出液可呈棕黄色，透出液中淀粉酶 > 50U/L，CT 扫描可发现胰腺病变。急性胰腺炎的治疗与非透析患者相同，无须停止 PD。

4. 超滤衰竭（UFF）

UFF 是长期 PD 的一个严重并发症。据统计，腹膜超滤能力丧失，在 PD 第 1 年时发生率为 2.6%，第 3 年时为 9.5%，6 年以后 > 30%。也有不少学者认为真正 UFF 的发生率可能还要高。日本学者报道，透析 8 年以上的患者，半数以上可发生 UFF。

诊断：当 PD 患者水盐控制能力较好，但出现持续性水肿、体液超负荷时，应考虑 UFF。目前，国际上以 2 个标准诊断 UFF：① 4.25% 葡萄糖腹透液，4 小时交换，净超滤量 4 小时 < 400mL；②每天应用 4.25% 葡萄糖腹透液 2~3 次或以上，仍不能稳定地维持干体重，存在水肿。

发生机制：目前认为形成 UFF 的机制包括：①腹膜有效表面积和通透性增加；②腹膜的有效表面积和通透性降低；③腹膜的淋巴重吸收率增高；④跨腹膜细胞转运孔道功能选择性受损。其中绝大多数源于腹膜有效表面积和通透性增加。

我们近年研究发现，大多数 UFF 的发生可能与患者不恰当地使用高浓度葡萄糖腹透液有关。因此，UFF 的发生率、产生原因和机制及如何预防，尚有待更多的研究。

5. 硬化性腹膜炎

长期 PD 可能导致腹膜硬化（peritoneal sclerosis）。腹膜硬化包括不同程度的腹膜改变，通常可分为两种：一种为腹膜单纯硬化（simple sclerosis），是长期 PD 常见的并发症；一种为硬化性腹膜炎（sclerosing peritonitis）或硬化性包裹性腹膜炎（sclerosing encapsulating peritonitis），一般少见，但病情严重。硬化性腹膜炎是指腹膜硬化快速进展，伴炎性细胞浸润、腹膜钙化和典型血管改变。既往研究认为，硬化性包裹性腹膜炎患者大多与腹膜炎反复发作或反复使用大量高浓度葡萄糖腹透液有关。

原因：仅一部分由腹膜单纯硬化发展而来，大部分硬化性腹膜炎为原发，与腹膜单纯硬化无关。腹膜炎反复发作或腹透液的生物相容性差，可能是导致硬化性腹膜炎的主要因素。一些抗生素也可引发硬化性腹膜炎，包括万古霉素、妥布霉素、两性霉素 B。金黄色葡萄球菌及真菌等，尤其后者，是致硬化性包裹性腹膜炎最危险的因素。有学者证实，普萘洛尔、阿替洛尔等 β 受体阻滞剂与特发性硬化性腹膜炎有关。硬化性腹膜炎也可以是下列肿瘤的伴随现象，如胃癌、卵巢癌、卵巢畸胎瘤、胰腺癌、淋巴瘤、肾癌等。许多硬化性腹膜炎找不到任何原因，可能因素包括①硬化性腹膜炎为全身结缔组织病的一部分，如腹膜纤维化、纵隔纤维化；②遗传素质。总之，硬化性腹膜炎病因及发病机制为多因素，遗传基因的易感性，可能是硬化性腹膜炎的基础。

临床表现：首先是腹膜功能丢失，也可以没有明显腹膜功能改变。有学者观察 16 例硬化性腹膜炎患者，其中 13 例在硬化性腹膜炎诊断前有溶质或水清除障碍。功能改变与形态改变并不一定有关联，可能有形态改变，但水和溶质清除功能尚正常。硬化性腹膜炎症状包括厌食、恶心、腹泻、便秘、腹胀、发热、体重下降、腹痛、腹部肿块、完全或不完全肠梗阻、出血性胸腔积液或腹水等，也可以起病隐匿，没有明确的肠道症状，也有患者可以急性发作，以肠梗阻为主要表现。

诊断：即使是严重的腹膜炎，普通 X 线片及造影检查也可以呈阴性。提示为硬化性腹膜炎的表现可有小肠襻扩张伴液平面，腹膜和小肠壁钙化，有时可见肠壁增厚。硬化性腹膜炎造影检查的征象为通过延迟、肠蠕动障碍、不同程度肠梗阻伴部分肠襻强蠕动、小肠襻分离。除常见的梗阻和包裹性腹水之外，超声检查特异性改变为典型小肠壁增厚。CT 能提供更清楚的肠梗阻、包裹性腹水、钙化和肠壁增厚的证据。组织活检为有创性检查，但可以准确测定硬化厚度，获得可靠的诊断依据，并可直接了解炎症程度和范围，为是否选择抗生素治疗提供参考。

治疗：①硬化性腹膜炎一经诊断，应立即拔管，退出 PD。部分患者拔管后症状明显改善，可能是无腹透液非生理性刺激后，病情得以缓解。②全胃肠外营养。使胃肠道休息，期待肠梗阻自然缓解，为既往硬化性包裹性腹膜炎的主要治疗方法。但长期胃肠外营养，机体免疫功能低下，可出现感染，甚至严重感染、脓毒症致患者死亡。因此，需要寻找更有效的治疗方法。③免疫抑制剂。1993 年，Junor 等报道在肾移植后，常规应用免疫抑制剂及糖皮质激素，可以改善硬化性包裹性腹膜炎。此后即有糖皮质激素和（或）免疫抑制剂（如环磷酰胺、硫唑嘌呤或秋水仙碱）成功治疗硬化性腹膜炎的报道。硬化性包裹性腹膜炎患者服药后腹水消失、肠蠕动恢复。然而，在 CT 观察中仍可见肠道包裹，提示肠梗阻有可能复发。糖皮质激素和其他免疫抑制剂应在症状出现后尽早应用，并且应注意严格控制药物剂量，以免诱发感染。糖皮质激素及免疫抑制剂应用的剂量和时间尚待进一步研究。经糖皮质激素和其他免疫抑制剂治疗，硬化性包裹性腹膜炎症状无改善者，应选择手术治疗。④手术治疗。可以考虑选择性腹膜切除，肠粘连松解术伴部分腹膜切除或部分肠切除，但术后死亡率高达 60%，尤其是肠吻合术。近年来，一些学者提出应积极进行全肠粘连松解术。Kawanishi 等报道了 12 例成功地进行了手术治疗的硬化性包裹性腹膜炎患者，并发现 PD 时间较短（61~130 个月）的患者，硬化性包裹性腹膜炎发作时炎症轻微，虽肠壁覆盖僵硬的包裹，但包膜与肠浆膜的界限清楚，全肠粘连松解术容易施行。PD 时间较长（130~176 个月）的患者，由于肠管浆膜与硬化包膜之间界限不清，可能导致松解不完全，全肠粘连松解术施行困难，且易破坏肠壁。肠管浆膜与硬化膜界限不清，提示有可能出现肠浆膜组织变性，这些患者的远期预后需要进一步观察。

有学者认为，硬化性包裹性腹膜炎出现明显症状，通过糖皮质激素、其他免疫抑制剂或胃肠外营养治疗无效者，应积极行全肠粘连松解术，手术中应避免肠吻合及损伤肠管。PD 时间长及腹膜有钙化者，外科手术要格外慎重。

其他治疗方法有腹腔注射环磷酰胺、胆碱（choline）、黄体酮（progesterone）、他莫昔芬（tamoxifen）。有慢性感染表现或组织学改变的硬化性腹膜炎患者，可考虑抗生素治疗。根据 Guido 的经验，在退出 PD 和拔管前给予一个疗程的腹腔内抗生素（同腹膜炎）。拔管后转入 HD，联合激素和环磷酰胺治疗，以后可改为激素联合硫唑嘌呤治疗。

硬化性腹膜炎死亡率为 20%~93%，因此，需要更加有效的治疗手段。

预防：硬化性腹膜炎预后较差。硬化性腹膜炎一旦形成，即使停止 PD，改为 HD或进行肾移植，仍会出现硬化性包裹性腹膜炎症状。有学者观察了 12 例 CAPD 患者，这些患者因超滤衰竭、难治性腹膜炎、低蛋白血症、管路相关性感染等原因而停止PD，改为 HD 治疗后 1 周到 29 个月，因临床出现症状，诊断为硬化性包裹性腹膜炎，提示一旦硬化性腹膜炎形成，病变会逐渐发展。因此，硬化性腹膜炎的预防非常重要。目前的预防方法如下。①应用生物相容性更好的腹透液。②避免腹腔内给药（抗生素除外）。③积极治疗腹膜炎。④定期评估腹膜转运功能和超滤功能。⑤定期进行 X 线或超声检查。⑥腹透液中 TGF-β 水平增高，预示硬化性腹膜炎的发生。⑦有学者建议在置入和拔除 PD 管时，应做腹膜活检，如厚度 > 40μm 时，应退出 PD。⑧大鼠动物实验证实，腹腔内注射奥曲肽或多聚糖胺，可以对腹膜起保护作用。

【参考文献】

［1］杨光，彭红霞，王芳，等.清洁灌肠联合快速加压冲管治疗腹透管移位临床疗效观察［J］.现代医院，2019，19（3）：432-433+436.

［2］张文贤，刘伯英，肖艳美，等.腹透管入腹下位切口套扎固定纠正难治性飘管移位的技术管理应用［J］.中国卫生产业，2016，13（6）：26-28.

［3］杨琼琼，余学清.腹膜透析相关感染的防治指南［J］.中华肾脏病杂志，2018，34（2）：139-148.

［4］沈芳媛，包蓓艳.腹膜透析患者合并腹股沟斜疝术后早期恢复腹透治疗体会［J］.中国现代医生，2014，52（28）：149-150+153.

［5］叶静，黄永刚，郭自成，等.Lichtenstein 手术治疗腹膜透析患者腹股沟疝的临床效果［J］.中华疝和腹壁外科杂志（电子版），2020，14（6）：598-600.

［6］黄翠红，黄丽彬，黄锦鹏，等.腹膜透析置管早期导管相关并发症的危险因素分析［J］.医学理论与实践，2022，35（22）：3835-3837.

[7] 顾闻，李明，邓跃毅，等. 胸腔闭式引流法动态观察胸水葡萄糖浓度协助诊断腹膜透析相关胸腹瘘 3 例病例报告 [J]. 临床肾脏病杂志，2020，20（4）：345-347.

[8] 白娇，刘荣波，钟慧. CT 腹膜腔造影在诊断持续非卧床腹膜透析合并胸腔积液中的价值 [J]. 中国血液净化，2017，16（2）：117-120.

[9] 郅淑文，范元硕，陈爽，等. 腹膜透析并发胸腔积液行亚甲蓝试验的方法探讨 [J]. 全科护理，2016，14（17）：1791-1792.

[10] 赵晶，崔文鹏，刘美君，等. 腹膜超滤衰竭的危险因素及防治进展 [J]. 中国中西医结合肾病杂志，2020，21（7）：647-649.

（刁亚军）

第九节　腹膜透析饮食及其他管理

一、腹膜透析患者饮食管理

腹膜透析患者每日要从腹透液中丢失部分营养物质，如蛋白质、氨基酸、水溶性维生素、微量元素和电解质等，如长期不注意饮食的科学摄取，可能会出现营养不良问题。因而，科学饮食对腹透患者来讲是很重要的一个环节。合理的饮食结构，对于肾脏病的维持和改善是有一定意义的。

1. 优质高蛋白质饮食

腹膜透析时，蛋白易丢失。为了满足人体肌肉、各种酶、血细胞等的代谢需要，以及维持人体抗病能力，必须保证足够蛋白质的摄入量。即要求患者蛋白质的摄入量为 0.8~1.2g/（kg·d），如 60kg 的患者，每天的蛋白摄入量应在 48~72g。摄入的蛋白质要以优质蛋白质为主，如鱼、瘦肉、牛奶、鸡蛋等含必需氨基酸丰富的动物蛋白。尽量少摄入植物蛋白，如花生、豆类及其制品，因其含非必需氨基酸多。但应注意的是，蛋白质较高的食物磷也较高，如鱼、肉等。腹膜透析患者每天需要摄入高蛋白质才能保证足够的营养，但应尽量少进食高磷的食物，如口蘑、茶叶、花生、海带、紫菜、全脂奶粉、动物内脏等，并且餐中嚼服磷结合剂（如碳酸钙）。然而，蛋白质摄入量不是越多越好。尿毒症患者蛋白质摄入过高，不但不能得到与其相应的氮平衡改变和血清白蛋白浓度上升，反而会导致恶心、呕吐、食欲不好、乏力等消化道症状及高磷血症，这是因为体内毒素水平过高，透析不能充分清除之故。

2. 低脂饮食

要尽量避免吃含有大量脂肪的食物，如奶油、肥肉、全脂牛奶等，热量应保持为 146~176kJ/（kg·d）。为避免腹膜透析患者超体重，患者应计算理想体重和体重指数（BMI）。根据我国最新的衡量体质的指标，BMI 计算公式如下。

$$BMI= 体重（kg）/ 身高（m）^2$$

BMI < 18.5kg/m² 偏瘦，BMI 为 18.5~23.99kg/m² 正常，BMI 为 24~27kg/m² 超重，BMI > 28kg/m² 肥胖。患者应根据自己的体重，调整饮食结构，保持体重指数在正常范围，保持理想体重，防止偏瘦、超重或肥胖。

3. 低盐饮食

盐是氯化钠，钠摄入增加，患者会感到口渴，液体摄入增加，造成体内水和钠潴留，引起高血压、心力衰竭、肺水肿等临床症状。对于少尿和无尿的腹膜透析患者，钠摄入量应限制在每天 2g。避免食用含钠高的食物，如咸猪肉、泡菜、火腿、咸菜、梅菜、榨菜等，而且酱油、豉油、味精、蚝油及各种现成酱料等高钠调味品也应尽量少用。可用胡椒粉、醋、糖、五香粉、八角、葱、姜、蒜、辣椒等低钠调味品增加菜的色、味。如果患者进食含钠高的食品，将导致过多的液体潴留在体内，这时可用高渗透析液加强超滤。但长期使用高渗透析液会加快腹膜的老化，影响患者的远期透析效果，所以最好限制含盐饮食的摄入。

4. 进食适量含钾高的食物

腹膜透析患者高血钾不常见，因腹透液是不含钾的液体。每次交换透析液都有一部分钾被排入透析液中，会容易发生低钾血症，需要进食高钾饮食或给予钾制剂。含钾高的食物有蘑菇、红枣、香蕉、橘子、柚子、西红柿、牛奶、土豆、橘子、巧克力、坚果等。

5. 补充适当的维生素及微量元素

腹膜透析时有水溶性维生素的丢失，可进食富含 B 族维生素和维生素 C 的食物，如新鲜蔬菜、水果等。因为蔬菜和水果的代谢产物多为碱性，有利于尿毒症的治疗。

6. 低磷饮食

透析患者因肾功能衰竭不能将磷排出体外，易发生高磷血症。高磷血症可以导致继发性甲状旁腺功能亢进、肾性骨病及软组织钙化等，表现出骨脆而易折、皮肤瘙痒难忍等症状。经口摄取的磷过多是造成高磷血症的原因之一，富含蛋白质高的食物往往含磷也高，因此要求患者不吃或少吃零食、动物内脏和含磷高的水果，并且餐中嚼服磷结合剂。多吃富含膳食纤维的食物，如苋菜、芹菜或适量的魔芋等，可以保持大便通畅，减少磷的吸收。含磷高的食物有坚果、茶叶、菇类、动物内脏、虾米（虾皮）、豆类、芝麻酱等。相对含磷少的食物有新鲜蔬菜、新鲜水果、酸牛乳、新鲜牛乳、湿海带、鸡肉、鸡蛋等。

7. 控制液体出入量平衡

饮水量应根据每日的腹透出量和尿量来决定，如腹透出量和尿量之和在 1500mL 以上，患者无明显高血压、水肿等，可正常饮水。少尿或无尿患者饮水量要少些。每日摄入的水分计算公式如下。

每日摄入的水分 =500mL+ 前 1 天的尿量 + 前 1 天的腹膜透析净脱水量

如患者摄入的水分过多可引起高血压、组织水肿、心力衰竭。如发生肺水肿，可引起呼吸困难。还有一个简便的办法，患者在医生帮助确定干体重后，每天晨起，固定时间排空大小便，这时候称体重并记录，观察每天的变化可以得知液体出入是否平衡。

8. 中医药治疗和调理消化道症状

恶心、呕吐、食欲差、腹胀、大便干或溏等消化道症状是腹膜透析患者的常见问题，常见原因为腹透液压迫、毒素刺激、肠系膜水肿等。中医药治疗时，按患者症状和舌苔脉象进行辨证施治，给予健脾和胃、通腑降浊、行气导滞、温中散寒等中药治法，可以起到有效效果。研究结果证实，中药干预治疗能有效改善腹膜透析患者的中医证候，纠正肠道功能障碍，维持蛋白营养状态和有效超滤，保护残余肾功能，总有效率为 44.83%。中医药治疗需要在医生的指导下进行。部分患者还可以采用振腹疗法和艾灸、热敏灸、足浴、穴位敷贴、耳穴压豆等综合调理。有条件的患者，可以练习太极拳。散步和快走也是调理脾胃的办法之一。

二、其他管理问题

1. 容量状况

腹膜透析患者中普遍存在容量负荷，有研究表明，腹膜透析患者容量负荷比例高于血液透析患者，容量负荷是导致腹膜透析患者左心室肥厚、心力衰竭及急性心血管事件高发的最主要原因。在随访时，要尽可能利用现有的评估手段，检出容量负荷，及时给予干预，包括临床症状，体重变化，血压，中心静脉压，体表水肿情况，胸部 X 线显示的心胸比例，生物电阻抗测定的细胞外液、细胞内液和总体水，血液中测定的生物标记物（心房利钠肽）等。值得注意的是，血压和容量状况并不完全呈正相关，如果单靠血压判断容量负荷或容量不足，会导致误诊。在一些疑难病例中，采取包括血压在内的以上多种方法综合评估，是一种更好的选择。

2. 外口观察

外口护理技术及腹膜透析操作检查是门诊随访的必备内容。经验表明，腹膜透析患者年老、腹部皮肤松弛造成外出口皮褶长，自我观察存在一定困难，应充分利用门诊机会进行外口评估。在良好的光源下观察外口，必要时使用手电筒、放大镜及棉签等用具。应仔细观察导管外口，如外口的外面观和内面观有无红肿、渗液、结痂、肉芽肿形成及按压痛。

既往研究表明，外口护理不当和固定技术不佳是造成外口损伤或感染的重要原因。同时，违反腹透换液的无菌原则是导致腹膜炎的独立预测因素。虽然所有患者在新人腹膜透析时均接受过规范专科护理和腹膜透析换液技术培训，但因换液操作污染引起感染的现象仍然比比皆是。这提示我们，在长期的门诊随访中，要由腹膜透析专职护士进行这两项技术的再培训，不断强调和同化正确的操作方法，纠正错误之处。近期，有部分医院实行远程视频技术指导居家腹膜透析患者换液操作的措施，能够大大提高患者的操作水平，减少并发症。

3. 营养评估

和门诊随访的其他内容相比，多数腹膜透析中心并未把营养评估和调整视作常规。这与专科营养师缺乏、对医护人员培训不足，以及相关诊疗内容未纳入居家医疗收费项目等有关。但是，我们知道，有关腹膜透析溶质和水分清除的充分性概念，都是在一定饮食营养摄入的基础上达到的体内的一种动态平衡状态。从这个意义上讲，没有饮食和营养评估，就无法给定合理的透析治疗方案。

4. 贫血和钙磷代谢紊乱的控制

维持合理的血红蛋白、血钙、血磷及甲状旁腺激素水平，是预防腹膜透析患者心血管并发症和严重肾性骨病的重要措施，是提高患者活动耐力和生活质量的重要前提。

5. 血糖监测及糖尿病足评估

糖尿病肾病，或伴有糖尿病的 ESRD 患者正在逐年增长，已经构成透析患者的主力军，腹膜透析医护人员应充分估计这一人群带来的挑战。这一人群常常合并心脑血管病和视网膜病变，自理能力及活动耐力差，再加上久病所致的社会家庭支持度下降，均导致其生活质量及生存率显著低于非糖尿病的透析患者。

6. 服药依从性

门诊随访是了解腹膜透析患者对常用药物的依从性的好机会，帮助患者记录调整用药情况，定期检查患者的实际用药情况。查看患者的依从性，还有助于我们了解患者服用药物的不良反应及耐受性。

【参考文献】

[1] 姜晨，杨波，范淑芳，等.中药干预腹膜透析肠功能障碍的疗效观察[J].天津中医药，2014，31（8）：462-465.

[2] 徐莹，骆素平，王平，等.腹膜透析患者正常和感染外出口的评估与护理[J].中国血液净化，2008，7（4）：224-226.

[3] 徐莹，董捷，路潜.腹膜透析患者外出口护理现状及其依从性的影响因素分析[J].中国血液净化，2011，10（6）：342-345.

[4] DONG J，CHEN Y.Impact of the bag exchange procedure on risk of peritonitis[J].Perit Dial Int，2010，30（4）：440-447.

[5] 陈元，杨彬，甘红兵，等.腹膜透析相关腹膜炎致病菌与全面操作回顾的关系[J].中国血液净化，2008（5）：282-283.

[6] 蔡亚娟，汪艳艳.利用远程视频技术指导居家腹透患者换液操作的实践及探讨[J].医院管理论坛，2022，39（9）：90-93.

（刁亚军）

第十章

肾移植的内科问题

慢性肾脏病进入终末期，如不能及时替代肾功能，患者的死亡风险较高。肾移植（Renal Transplantation）是终末期肾脏病最理想的治疗方法，患者将获得较高的生命质量，能从事正常的生活和工作。随着肾移植技术的不断完善，各种新型免疫抑制剂的广泛使用，使肾移植受肾者长期生存率提高。当然肾移植除单纯的外科手术问题外，还有不少内科问题需解决，本章就其内科问题做简要讨论。

第一节 历史回顾与现状

《列子·汤问》中记载了这样一个故事，在公元前 4 世纪，卢、赵两人得了怪疾，求治于扁鹊，扁鹊在麻药下为二人交换心脏，从而治愈疾病。据说这是人类最早的器官移植思想。但在 20 世纪之前，医学界并未做过任何有关肾移植的科学讨论。1902 年，维也纳医生 Ulmann 首次进行了动物（羊和犬）的肾移植，以后陆续有不少学者做了类似的研究。法国医生 Carrel 在 1902—1912 年对肾移植做出了较大贡献，他在动物身上做了大量的血管吻合研究，为后来肾移植技术奠定了基础。在其后的 10 余年中，这一工作进展不大，其一是因为移植肾功能的研究进展较慢，其二是因为移植肾排异的机制不明。

1936 年首次开展了人类同种肾移植。1950 年 6 月，美国芝加哥 Little Company of Marry 医院完成了临床上第一例异体移植案例。患者是一位因患多囊肾而肾功能衰竭的中年妇女，供肾者是一位死于胃肠道出血的妇女，二人血型均为 AB（当时未有组织相容性的配型）。术后不久移植肾就恢复功能，术后 5 天，患者血液生化指标就有改善。尽管当时还没有免疫抑制药物可供使用，移植肾的功能仍维持了 9 个月。剖腹探查发现，移植肾萎缩变小，显然是发生了慢性排斥反应。1952 年 Michon L 在法国巴黎首创了活体亲属肾移植。1954 年 Marray 在同卵孪生之间做肾移植获得成功，患者术后生活了 8 年，主刀医生也因此获得 1990 年的诺贝尔生理学或医学奖。1959—1962 年，跨入了免疫抑制时代，首先应用全身放射疗法，在巴黎和波士顿应用硫唑嘌呤使非孪生兄弟间的肾移植获得了成功。60 年代中期，规律性的透析获得成功，使移植前患者身体情况大大改善，当移植肾排异失去功能，患者又可安全地回到透析，继续成活。在 Hamburger Dausset 的努力下，20 世纪 60 年代中期开展了供受者间的组织配型，大大减少了超急排异的发生率。至 20 世纪 70 年代末，学者们提出 HLA-DR 位点的重要性，同年 Calne 将环孢素（cyclosporin A）应用于临床，使肾移植存活率显著增高。后续肾移植手术不断优化，免疫抑制剂亦不断发展，肾移植存活率逐渐提高，目前我国肾脏移植术后 1 年、3 年肾存活率分别为 97.9%、92.65%，达到国际较先进水平。

20 世纪 60 年代以来，由于免疫抑制剂的应用、对组织相容性（histocompatibitily）的认识，以及外科技术的进步，肾移植在全球相继开展。为了总结经验，改进技术，提高疗效，许多国家和地区成立了肾移植登记机构，这些机构定期召开学术会议，报告肾移植人数，保存肾移植患者的术前术后各项检查数据和预后转归记录，积累了十分重要的资料，大大推动了肾移植的发展。

肾移植是我国临床开展最早、例数最多、技术最成熟的器官移植。我国肾移植技术始于 20 世纪 60 年代，前期发展较为缓慢，改革开放以来，肾移植事业得到迅速发展。与此同时，人们对尸肾与活体肾的医学和伦理上的思考也逐渐深入。直至 20 世纪末，器官库的瓶颈效应使尸肾移植在数量上达到增长极限，活体肾移植再次成为发展的新动力。我国首例亲属活体肾移植于 1972 年 12 月由中山医学院附属医院外科施行，受肾者存活 1 年余。华中科技大学同济医学院于 1990 年开始开展活体肾移植，并于 1990 年施行中国大陆首例经遗传学证实的同卵孪生姐妹间移植。从 2010 年开始，我国试行公民死亡后自愿遗体捐献的模式，每年的遗体捐献数量都在大幅度增长。目前我国器官移植供体都来源于这种模式。2015 年，中国肾脏疾病年度科学报告的研究数据显示，共有 25472 名患者等候接受肾脏移植，中位等候时长为 17.5 个月。2015 年，只有 5151 名患者从名单中移除，其中 88.7% 成功接受了肾脏移植手术。2020 年 11 月 30 日，来自中国肾移植科学登记系统的数据显示，2020 年前 11 个月我国共完成肾移植总数 9930 例次，其中公民死亡后捐献（donation after citizens'decease，DCD）肾移植 8535 例次，活体肾移植 1395 例次。目前 DCD 来源的肾移植效果满意，DCD 来源的人、肾 1 年存活率分别为 97.8%、96.9%，短期效果要优于国外 2017 年器官资源共享网络报道的 96%、93%。我国肾移植领域专家众多，近些年发表了较多的研究报告，受到了国际肾移植领域的重视和肯定。

【参考文献】

［1］广州中山医学院附属医院外科.同种异体肾移植 1 例临床报道［J］.新医学，1974，5：593.

［2］林正斌，曾凡军，刘斌，等.同卵孪生姐妹间肾移植一例报告［J］.中华器官移植杂志，2000，21：33-34.

［3］陈大进，黄洪锋，陈江华.2020 年肾移植领域相关研究进展［J］.中华医学信息导报，2021，36（2）：6.

（刘迎迎）

第二节 肾移植的选择与准备

一、肾移植受肾者的选择

肾移植是 CRF 最理想的治疗方法，因此，凡是 CKD 发展至终末期，均可用肾移植治疗。但临床常受各种原因，如患者病情、病因、年龄及肾源等条件限制，并非所有终末期肾脏病患者都适宜做肾移植，严格选择肾移植受肾者是提高肾移植存活率的一个重要因素，临床上应从较多的 CKD 患者中选择合适的患者，一般从以下几个方面考虑。

1. 时机

肾移植的最佳时机尚不确定。对于有移植意向且没有已知禁忌证的患者，当估计肾小球滤过率 < 30mL/（min·1.73m^2）时，应转诊至移植中心。虽然暂时无需肾替代治疗，但早期转诊可以有充足的时间接受全面评估，以及处理移植的相对禁忌证。理想状态下，应在患者需要透析之前进行移植。有研究报道，如果患者在需要维持透析之前接受了首次移植，则患者和移植物的生存情况均会改善。2005 版加拿大移植协会（Canadian Society of Transplantation，CST）的共识指南建议，除非患者的肾小球滤过率 < 20mL/（min·1.73m^2），且有证据表明肾功能在 6~12 个月出现不可逆的进行性恶化，否则不应进行肾移植。

2. 原发病种类

肾移植的适应证为各种原因导致的 ESRD，主要包括以下方面。

（1）肾炎：肾小球肾炎是肾移植最常见的适应证。但对于一些移植后有复发倾向的原发性肾病，多数学者主张推迟移植，在病情稳定的非活动期进行肾移植。这些原发疾病包括：①膜性肾病。②IgA肾病。③膜增生性肾小球肾炎。④局灶节段性肾小球硬化症（FSGS）。⑤抗GBM肾病。除肾小球肾炎以外，肾移植中与肾炎相关的适应证还包括慢性肾盂肾炎、慢性间质性肾炎、血管炎性肾炎、进行性系统性硬化性肾炎。

（2）遗传性疾病：①遗传性肾炎，如Alport综合征。②多囊肾，存活率低于原发性肾小球肾炎、慢性肾盂肾炎和慢性间质性肾炎，其原因是患者平均年龄较高。③肾髓质囊性变性。

（3）代谢性疾病：①糖尿病肾病。近年来，这类疾病患者的肾移植数字呈明显上升趋势，建议这类患者最好从腹膜透析过渡到移植，这样可以避免血液透析肝素化时引起的眼底出血，且年轻糖尿病患者做肾移植的存活率并不比其他病种低，而年老患者选择透析比移植效果更好。②原发性高尿酸血症。由于肾移植术后受肾者仍然存在草酸代谢障碍，复发率极高，不宜接受单纯的肾移植治疗，肝肾联合移植可取得良好疗效。③胱氨酸肾病。④法布雷病。⑤肾淀粉样变性。⑥痛风性肾病。

（4）泌尿道阻塞性疾病：该病及时纠正，存活率较高。

（5）血管性肾病：①高血压肾病。②肾血管性高血压。③小动脉肾硬化。根据近年来的报道，血管性肾病移植后复发较少。

（6）中毒性肾病：①镇痛剂肾病。②阿片类药物相关性肾病。③重金属中毒。此类移植效果较差。

（7）全身性疾病：①系统性红斑狼疮肾炎。②溶血尿毒综合征。

（8）肿瘤：①肾胚胎瘤。②肾细胞瘤。③骨髓瘤。此类患者肾移植1年内复发率较高，在治愈肿瘤1年之后进行肾移植效果较好。

（9）先天性畸形：①先天性肾发育不全。②马蹄肾。

（10）急性不可逆肾功能衰竭：①双侧肾皮质坏死。②急性不可逆肾小管坏死。

（11）其他：如严重肾损伤、神经源性膀胱、Denys-Drash综合征等。

3. 年龄

随着移植外科技术的进步和器官捐献工作的广泛开展，供肾者的年龄范围较宽泛，小至出生数小时，大至70岁以上。同时，肾移植受肾者的年龄范围也不断扩大，目前报道的受肾者，年龄最小6个月，最大80岁。肾移植术前应综合考虑供受肾者的年龄、原发病和身体状况。受肾者年龄一般以4~70岁较为合适。

4. 受肾者健康状况

在选择肾移植受肾者时要注意其以下方面的健康状况。

（1）消化性溃疡：必须详细了解受肾者有无消化性溃疡病史，做好消化道的检查，如发现有溃疡，应予治愈。因为肾移植后，需应用糖皮质激素和其他免疫抑制剂，这些药物有可能引起消化道的溃疡、出血，甚至穿孔，从而增加受肾者的死亡率。有消化道溃疡的患者，肾移植后应给予抗溃疡和保护胃黏膜的药物，以预防复发。

（2）心血管状态：尿毒症患者往往有心血管系统的合并症，经透析治疗，其高血压、心衰等心血管合并症大多可以被控制。但有5%左右的患者经充分透析，仍不能纠正高血压，可能是血浆内肾素水平增高的原因，如果做肾移植，建议移植前摘除病肾。

（3）感染灶：有活动性感染病灶不可做肾移植。移植前必须详细检查患者呼吸道、泌尿道有无感染灶存在，如细菌培养阳性应抗生素治愈；有结核病史者应证明已愈。仔细检查受肾者腹透管周围、动静脉瘘管处有无感染，如存在感染，需采取措施治愈。

（4）肝炎病史：维持性血液透析患者的乙肝发病率和表面抗原携带率都很高。活动性肝炎患者不宜做肾移植。HBsAg阳性虽不列为肾移植禁忌证，但转为慢性活动性肝炎者相对较多，术后长期应用免疫抑制剂常可促进HBV的复制，加重肝脏损害，死于肝衰竭者并不少见。国外资料显示，HBsAg阳性3年以上肾移植存活率远较阴性者低，且死于肝脏疾病者也较阴性者高5倍。一般认为，HBsAg转阴后和肝酶正常6个月以上方可行肾移植术。丙型肝炎的临床意义基本同乙型肝炎。总之，在选择有肝炎病史的受肾者时应慎重。

（5）下尿路解剖和功能异常：尿路狭窄、挛缩膀胱、神经源性膀胱等导致尿路梗阻、排尿不畅，如在肾移植前无法纠正，术后必然会影响移植肾功能的恢复。

（6）恶性疾病：多数非转移肿瘤，治愈2年后无复发者可考虑做肾移植。但黑素瘤和乳腺癌要慎重，数年后仍有复发的可能。

（7）过度肥胖或严重营养不良：除极端肥胖的受肾者外，肥胖几乎不影响受肾者移植肾的存活率。但应当告知患者，肥胖者术后伤口感染、切口裂开、疝形成等发生率升高。

（8）酗酒或药物成瘾：这类患者应参加物质依赖疗法项目进行治疗，并要求在移植前6个月内没有任何该类物质的摄入。

（9）严重周围血管病变：慢性肾病患者很容易发生周围血管病变，尤其是伴有糖尿病的患者，应仔细筛查是否存在髂动脉病变和腹主动脉瘤。

5. 肾移植绝对禁忌证

（1）肝炎病毒复制期：所有等待肾移植的尿毒症患者均应定期检查病毒血清学状况和肝功能情况。对于乙型肝炎表面抗原（hepatitis B surface antigen，HBsAg）或抗-丙型肝炎病毒（hepatitis C virus，HCV）抗体阳性的患者，在等待期间应定期检查病毒复制情况和肝功能，最好同时行肝穿刺活组织检查来评估肝硬化的程度和进展。如乙型肝炎病毒（hepatitis B virus，HBV）DNA 阳性或乙型肝炎 e 抗原（hepatitis B e antigen，HBeAg）阳性，伴肝功能异常，提示病毒复制活跃，传染性强，近期应禁止移植，应进行抗病毒、护肝支持治疗，待病毒复制减少且肝功能稳定后再择期进行肾移植。如 HCV-RNA 阳性伴肝功能异常，应以同样的措施处理。已确诊肝硬化的患者可考虑肝肾联合移植。

（2）近期心肌梗死：对于冠状动脉粥样硬化性心脏病（冠心病）、心肌梗死的患者不宜马上做肾移植。有明显症状的冠心病患者应先行冠状动脉造影评估，必要时行经皮冠状动脉成形术或冠状动脉搭桥手术后再接受肾移植。

（3）活动性消化性溃疡：患有消化性溃疡并有消化道出血者不适宜做移植手术，溃疡治愈后 3~6 个月方可考虑肾移植。

（4）体内有活动性慢性感染病灶：如获得性免疫缺陷综合征（acquired immuno deficiency syndrome，AIDS）、活动期结核病、泌尿系统感染及透析管路感染等患者，禁行肾移植术。

（5）未经治疗的恶性肿瘤：术前应筛查恶性肿瘤，恶性肿瘤已发生转移或发病 2 年以内的患者禁行肾移植术。对于低度恶性肿瘤已治疗的尿毒症患者，经随访 2 年无复发者方可考虑移植。恶性程度较高的肿瘤，如乳腺癌、结肠癌或黑色素瘤等需要随访 5 年以上无复发方可考虑移植。

（6）各种进展期代谢性疾病：如高草酸尿症等，不宜接受单纯的肾移植治疗，需肝肾联合移植方可取得良好疗效。

（7）伴发其他重要脏器终末期疾病：如心、肺、肝衰竭等（器官联合移植除外）。

（8）其他：有尚未控制的精神病，以及一般情况差，不能耐受肾移植手术者，禁行肾移植术。

二、供肾者的选择

慢性肾脏病的发病率逐年增加，而肾源短缺一直是影响肾移植的重要问题，至 20 世纪末，器官库尸体肾数量已达到增长极限，活体肾移植再次成为发展的新动力，目前应用活体肾最多的是美国。无论是活体肾还是尸体肾，均需认真筛选。

（一）活体肾

1. 亲属肾

首例成功的活体肾移植是同卵双生供体，未经配型也可长期存活。因此最好的亲属供肾者是患者同卵双生的兄弟姐妹，但这种机会很少。HLA 型相匹配的其他兄弟姐妹也可选择，其次是患者的父母或子女。较远的有血缘关系的亲戚，如果 HLA 相对匹配也可考虑。

2. 非亲属肾

过去认为非亲属供肾的肾移植，其效果无异于尸体肾移植，但自从应用了供肾者特异性输血，其存活率有所提高。活体肾有充分的时间做组织配型和其他有关检查。在尸体肾缺乏的情况下，非亲属供肾是可以考虑的。

3. 活体供肾者的选择及其他问题

（1）活体捐献的法律及伦理问题：活体肾脏捐献应符合 1991 年世界卫生组织颁布的《人体器官移植指导原则》及中华人民共和国国务院 2007 年颁布的《人体器官移植条例》，基本原则包括捐献器官的自愿原则、器官非商业化原则、捐献器官的公平原则、最小伤害原则及保护未成年人利益原则等。

活体供肾者必须年满 18 周岁，器官接受人限于配偶（仅限于结婚 3 年以上或者婚后已育有子女者）、直系血亲或者三代以内旁系血亲，或因帮扶等形成亲情关系（仅限于养父母和养子女之间的关系、继父母与继子女之间的关系）的人员。活体供肾者必须具备完全民事行为能力，并且完全出自供肾者的意愿，应在无任何压力和勉强的情况下做出捐赠决定，任何存在商业动机的活体供肾肾移植都是法律明令禁止的，也是器官移植界强烈反对的。活体肾脏捐献的行为应经过有肾脏移植资质的医疗机构和伦理委员会的审批，并上报省级卫生行政部门，获得许可后方可临床实施。

（2）活体供肾者的评估：活体肾移植供肾者医疗评估的首要目的是确保供肾者捐赠肾脏的适合性，最核心的是供肾者的安全性问题，应以捐赠者的安全和日后健康为第一原则。评估内容应包括供肾者的全身状况的医学评估、心理健康方面及真实捐献意愿的评估。供肾者年龄以 1~55 岁较为适宜，以 19~30 岁为佳；年龄大取肾术就有一定的危险性，且随年龄增长，肾小球硬化增多，肾功能逐渐减退。此外，有高血压病史和家族史，1 型糖尿病家族史，或有肾结石、血尿、蛋白尿史，有泌尿系解剖学上异常，有全身慢性疾病，过度肥胖，HIV 抗体阳性者等，均不宜供肾。

（3）供肾近期和远期危险性：据美国 28 个移植中心报道，8193 名活体供肾者中，有 5 例死亡与取肾手术有关，死因有肺血管栓塞、心肌梗死、术后肝炎等。远期并发症主要是高血压和蛋白尿。25% 的供肾者于供肾 10 年后发生高血压，与普通人群发病率差异不大。17% 的供肾者于供肾 10 年后发现尿蛋白大于 150mg/d，个别达 500mg/d 以上，但非进行性发展，适当限制蛋白饮食可避免或延迟肾功能损害。

4. 实验室检查

实验室检查的目的是排除有潜在疾病的供肾者。首先，要做心、肝、肾功能检查，同时要排除糖尿病和肾脏疾病，还有必要做以下检查：梅毒血清学检查、HBsAg、HIV 抗体、胸部 X 线、肾动脉造影、肺功能、HLA 分型、细胞毒交叉实验。

（二）尸体肾

尸体供肾移植也称同种异体尸体肾移植，指移植肾来源于尸体的同种肾移植，是我国肾移植的主要肾来源。尸体捐献标准根据供体死亡判定的类型可分为脑死亡捐献（DBD）与心脏死亡捐献（DCD）。DBD 指包括脑干在内全脑功能完全、不可逆转地停止后进行器官捐献。DCD 指人在心脏死亡后进行的器官捐献，分为可控制型和不可控制型，前者指器官获取组织有计划地撤掉生命支持设备，供肾者循环停止，开始获取器官；后者指心肺复苏失败，心搏骤停在不可控制的情况下发生，或者供肾者在前往医院的途中死亡。

对于器官捐献而言，脑死亡判定结果决定了医疗处置的原则。非脑死亡或未确定脑死亡的患者以抢救生命为目的。判定为脑死亡后，治疗方向和重点转变为维护捐献器官功能，保证血液氧合及各脏器的充分灌注，为捐献过程做准备。从发病到脑死亡，再发展为心脏死亡的过程往往伴随着内环境紊乱及器官功能受损，因此良好的供肾者维护和捐献前对供肾者全身状况及供肾功能的评估是必不可少的。

尸体供肾者一般要求年龄不超过 50 岁；生前无全身微生物感染；ABO 血型相同或相容；淋巴毒试验低于 10%。尸体肾的使用须有肾提供者在生前申明死亡后捐献脏器，生前没有不同意捐献者，死后可由家属决定是否捐献。尸体供肾扩大了供肾来源，随着供肾切取技术、器官保存技术及免疫抑制措施的不断完善，尸体肾移植效果不断提高。

我国现阶段公民逝世后器官捐献分为三大类：①中国一类（C-Ⅰ），国际标准化脑死亡器官捐献，即 DBD 案例。经过严格医学检查后，各项指标符合脑死亡国际现行标准和国内最新脑死亡标准，由认证专家明确判断为脑死亡；家属完全理解并选择按脑死亡标准停止治疗、捐献器官；同时获得案例所在医院和相关领导部门的同意和支持。②中国二类（C-Ⅱ），国际标准化心脏死亡器官捐献，即 DCD 案例。DCD 包括 Maastricht 标准分类中的 M-Ⅰ ～ Ⅴ 类，其中 M-Ⅰ、M-Ⅱ、M-Ⅲ、M-Ⅴ 几乎没有争议，但成功概率较小，其器官产出对医疗技术、组织结构及运作效率的依赖性极强。M-Ⅲ 所面临的主要问题是"抢救与放弃"之间的医学及伦理学争论，需要用具有法律效力的、权威性的医学标准、共识或指南来保证其规范化实施。③中国三类（C-Ⅲ），中国过渡时期脑-心双死亡标准器官捐献（donation after brain death awaiting cardiac death，DBCD），即虽已完全符合 DBD 标准，但鉴于对脑死亡法律支持框架缺位，现依严格程序按 DCD 实施。这样做实际上是将 C-Ⅰ 类案例按 C-Ⅱ 类处理，既类似 M-Ⅳ 类，又不同于 M-Ⅳ 类（M-Ⅳ 为非计划性、非预见性脑死亡后心脏停搏）。

尸体肾来源证据级别及推荐等级见表 10-1。

表 10-1 尸体肾来源证据级别及推荐等级

推荐意见	证据级别	推荐等级
所有被诊断为脑死亡并维持机械通气的患者在医学上都是潜在的器官捐献者	1a	推荐
所有被诊断为心脏死亡的患者在医学上都是潜在的器官捐献者	1a	推荐
我国现阶段公民逝世后器官捐献的三大分类是终末期肾脏病肾脏移植的主要供肾者来源	1a	强烈推荐

三、肾移植前受肾者的准备

施行肾移植手术必须选择最适当的时机，保障受肾者可以经受外科损伤和并发症、高剂量皮质激素及免疫抑制剂治疗等不利条件。因此，受肾者在手术前做适当的准备是十分必要的。

1. 充分透析治疗

充分血液透析或腹膜透析治疗，可有效地清除体内过多的水分和尿毒症毒素，纠正水、电解质紊乱和酸中毒，明显地减轻尿毒症症状，能减轻或消除心、肺、肝等重要脏器的合并症，使患者恢复正常活动，这对于患者能够耐受肾移植手术及免疫抑制剂的治疗有很大帮助。自从 CAPD 问世以来，用腹膜透析做移植前准备者也逐渐增多。透析的种类不同并不影响肾移植的成活率。有作者认为，在某种意义上，腹膜透析优于血液透析，血液透析时全身肝素化，易导致新鲜手术伤口出血。一般情况下，血液透析至少 30 次，腹膜透析要有 3 个月的准备阶段，有人认为透析 2 年以上者移植肾存活率较高。透析期间血肌酐维持在 353.6~618.8μmol/L。若有高血压伴心脏扩大者则容易发生心力衰竭，除限制水分和钠盐，使用降压药物外，必要时可进行超滤去除体内过多的水分。移植前要使心胸比基本正常。血液透析者肾移植前 24~36 小时要加透析 1 次，确保患者干体重，以及水、电解质在正常范围。如为腹膜透析患者，一般不需增加透析次数。

2. 纠正贫血及输血

透析不能纠正患者的贫血状态，严重的贫血可影响肾移植的准备，因此肾移植术前患者的血红蛋白最好能维持在 87g/L 以上。此外，输血对移植肾存活的影响历来有不同的意见。1973 年，有人发现有输血史的患者肾移植后移植肾的存活时间延长，因此术前输血被认为是环孢素 A（CsA）时代以前提高肾存活率的最主要的因素。Oplez 调查了 240 个肾移植中心发现：无论应用 CsA 与否，术前输血者较非输血者移植肾 1 年存活率仅提高不到 5%。因此，Oplez 认为输血在现代已无积极意义。输全血可致群体反应性抗体（panel reactive antibodies，PRA）阳性比例增加，应慎重，因为 PRA 阳性使超急排斥反应和频繁的急性排斥反应发生率明显增加，是移植肾丢失的主要原因之一。

3. 一般对症治疗

一般对症治疗包括加强饮食治疗，给予富含营养、易于消化的食物，积极治疗高血压，改善心功能状态，清除感染病灶等。

4. 病肾切除

国内外多不强调移植前常规切除双侧病肾，把切除双肾的绝对指征限制在以下条件：①经有效透析疗法及降压药物治疗后仍难以控制的持续性严重高血压。②反复发作的肾盂肾炎伴有梗阻、反流、结石。③肾脏恶性肿瘤。④巨大多囊肾妨碍移植手术。⑤肾小球基膜抗体阳性的肾小球肾炎，包括肺出血 – 肾炎综合征等。但近来有人主张，若病情稳定，血清中抗体转阴后不一定先做病肾切除。相对适应证为双侧肾静脉血栓形成和严重蛋白尿。

5. 脾脏切除

移植前是否切除脾脏早有争论。有人认为切除脾脏可提高肾移植成活率，有人认为透析患者脾功能亢进时可考虑切除脾脏，但多数学者认为提高肾移植成活率的方法较多，而不必依赖于危险性较大的脾脏切除手术。

6. 尿路梗阻

移植前必须先解除尿路梗阻，手术方式如尿道狭窄切除、前列腺切除、尿道瓣膜切除等，有少数患者需做膀胱成形术或肠道代膀胱术。

7. 激素试验

激素试验的目的是事先了解患者能否耐受硫唑嘌呤等免疫抑制剂，方法是先测定白细胞总数和中性粒细胞分类计数，以此作为对照，然后静脉注射琥珀氢化可的松 100mg（稀释于 5% 葡萄糖 20mL），注射后 3 小时后再做白细胞总数及中性粒细胞分类计数。若注射后血中性粒细胞较注射前增加 $< 2 \times 10^6$/L，则提示患者术后可能难以耐受

硫唑嘌呤等免疫抑制剂治疗，其剂量应慎重考虑。若注射后血中性粒细胞较注射前增加 $2×10^6$/L 以上，则术前 1 天，硫唑嘌呤可按 3mg/kg 口服，术后硫唑嘌呤可按 2mg/（kg·d）口服，但仍要密切监测患者血象。

【参考文献】

［1］Bunnapradist S，Danovitch GM.Evaluationof adult kidney transplant candidates［J］.AmJ Kidney Dis，2007，50：890.

［2］Ojo A，Wolfe RA，Agodoa LY，et al.Prognosis after primary renal transplant failure and the beneficial effects of repeat transplantation：multivariate analyses from the United States Renal Data System［J］.Transplantation，1998，66：1651.

［3］Ishani A，Ibrahim HN，Gilbertson D，et al.The impact of residual renal function on graft and patient survival rates in recipients of preemptive renal transplants［J］.AmJ Kidney Dis，2003，42：1275.

［4］刘锋，朱有华.肾移植操作技术规范（2019 版）：适应证、禁忌证、术前检查和准备［J］.器官移植，2019，10（5）：469–72+82.

［5］FIJTER J W D.Recurrence of glomerulonephritis：an underestimated and unmet medical need［J］.Kidney International，2017，92（2）：294–296.

［6］CM N，R J F.Introduction：glomerular disease update for the clinician［J］.Clin J Am Soc Nephrol，2016，11（9）：1662–1663.

［7］M L，JC C，M I，et al.Obesity and the risk of cardiovascular and all–cause mortality in chronic kidney disease：a systematic review and Meta analysis［J］.Nephrol Dial Transplant，2017，32（3）：439–490.

［8］BAHMAN J，D V N.The nature，consequences，and management of neurological disorders in chronic kidney disease［J］.Hemodialysis international International Symposium on Home Hemodialysis，2018，22（2）：150–60.

［9］黄健，王建业，孔垂泽，等.中国泌尿外科和男科疾病诊断治疗指南：2019 版［M］.北京：北京科学技术出版社，2020.

［10］凌锋.脑死亡判定标准（修订稿）［J］.中国脑血管病杂志，2009，6（4）：220–224.

［11］G O，DP S，MR M，et al.Effect of blood transfusions on subsequent kidney transplants［J］.Transplant Proc，1973，5（1）：253–259.

［12］G O，E P A E，et al.Kidney graft survival rates in black cyclosporine–treated recipients［J］. Collaborative Transplant Study Transplant Proc，1989，21（6）：3918-3920.

（刘迎迎）

第三节　组织相容性

影响移植肾存活的因素有许多，外科技术已不是主要问题，有两种因素起决定性作用，分别是组织相容性（histocompatibility）和免疫抑制剂。肾移植手术前必须先解决第一个问题，以检测手段选择最理想的供受者配对。如果供肾者和受肾者的组织相容性不符合，就会发生移植器官受排异的严重问题。虽然采用一些免疫抑制方法可使排斥反应受到控制或减轻，但重要的还是选择组织相容性合适的对象进行器官移植。

一、血型

目前已知的人类红细胞至少有 21 个血型系统，红细胞膜有 300 种以上的抗原决定簇，其中 ABO 血型系统最为重要。器官移植的供受者血型不一定要相同，但必须相容，否则会不可避免地发生超急性排斥反应。超急性排斥反应的发生机理：受者体内天然存在的抗 A 和抗 B 血细胞凝集素，与移植物血管内皮细胞的 A 抗原和 B 抗原发生反应，可造成血管内血栓形成。O 型血供者可供给任何血型的受者，而 AB 型血受者可接受任何血型供者的移植物。A_2 抗原免疫力较弱，有 20%~30%A 或 AB 型血供者为 A_2 亚型。在未来，随着抗体消除方法、强效免疫抑制剂和新型药物（如抗 B 细胞药物）的不断引入，ABO 血型不相容的活体肾移植受肾者也可能具有良好的长期预后，但会导致更高的成本及感染风险。

二、HLA 抗原系统

1985 年，Dausset 发现了第一个人类白细胞抗原，从此揭开了 HLA 的历史。HLA 的原意是第一个（A）被发现的人类（human，H）白细胞（leukocyte，L）抗原系统，但是通常把 HLA 理解为人类白细胞抗原（human leukocyte antigen，HLA）系统。

1. HLA 的分布及功能

HLA 广泛分布于全身各组织的有核细胞表面。各种组织细胞表达的 HLA 抗原数量不同，其中，淋巴细胞含量最丰富，成熟的红细胞没有 HLA 抗原，但网织红细胞和一些特殊血型的红细胞能检测到 HLA 抗原。HLA 抗原只有个体的特异性，而没有器官和组织的特异性，故被称为组织相容性抗原。HLA 抗原的主要功能是诱导同种异型抗体及同种异型免疫排斥反应，杀伤效应中的主要靶抗原；通过细胞间相互作用调控免疫应答，包括调控 T 淋巴细胞之间，T 淋巴细胞与 B 淋巴细胞及巨噬细胞之间的关系；激发同种异型反应，包括抗体诱导和混合淋巴细胞反应（MLR）等。

2. HLA 的分类及意义

HLA 基因位于第六号染色体的短臂上，并由数个位点紧密连锁，是人类主要组织相容性复合物（major histocompatibility complex，MHC）的表达产物，在免疫应答和调节异体移植排斥中起重要作用。由 MHC 所产生的一组抗原系统被称为主要组织相容性系统（major histocompatibility system，MHS）。HLA 系统由 7 个系列组成，共 124 个抗原特异性。根据其抗原的分布、结构和功能差异，主要分为两类不同的基因群：第一类包括 HLA-A、HLA-B、HLA-C 系列抗原，主要存在于 T 淋巴细胞、B 淋巴细胞和血小板上；第二类包括 D 区的 DP、DQ、DR 系列抗原，主要存在于 B 淋巴细胞上。

HLA 错配程度是刺激同种免疫应答的基础，有研究认为，由于 HLA 错配而产生的新生供肾者特异性抗体是目前影响移植器官（肾脏）长期存活的主要因素。HLA 抗原配型的相合程度对避免移植后供肾者特异性抗体的产生、降低排斥反应的发生概率有着积极作用，对肾移植术后远期生存率有较大影响。因此，寻找 HLA 匹配的供肾是临床医生和移植患者的共同愿望。然而由于 HLA 是具有高度复杂多态性的人类基因系统，寻找 HLA 高度相合的供肾并不容易，国外大型的肾移植中心达到 HLA 抗原完全无错匹配的不到 8%。

已被检出的 HLA 抗原特异性见表 10-2。

表 10-2　已被检出的 HLA 抗原特异性

A	B		C	D	DR	DQ	DP
A1	B5	B49（21）	Cw1	Dw1	DR1	DQw1	DPw1
A2	B7	Bw50（21）	Cw2	Dw2	DR2	DQw2	DPw2
A3	B8	B51（5）	Cw3	Dw3	DR3	DQw3	DPw3
A9	B12	Bw52（5）	Cw4	Dw4	DR4		DPw4
A10	B13	Bw53	Cw5	Dw5	DR5		DPw5
A11	B14	Bw54（w22）	Cw6	Dw6	DRw6		DPw6
Aw19	B15	Bw55（w22）	Cw7	Dw7	DR7		
A23（9）	B16	Bw56（w22）	Cw8	Dw8	DRw8		
A24（9）	B17	Bw57（17）		Dw9	DRw9		

A	B		C	D	DR	DQ	DP
A25（10）	B18	Bw58（17）		Dw10	DRw10		
A26（10）	B21	Bw59		Dw11（w7）	DRw11（5）		
A28	Bw22	Bw60（40）		Dw12	DRw12（5）		
A29（w19）	B27	Bw61（40）		Dw13	DRw13（w6）		
A30（w19）	B35	Bw62（15）		Dw14	DRw14（w6）		
A31（w19）	B37	Bw63（15）		Dw15			
A32（w19）	B38（16）	Bw64（14）		Dw16	DRw52		
Aw33（w19）	B39（16）	Bw65（14）		Dw17（w7）	DRw53		
Aw34（10）	B40	Bw67		Dw18（w6）			
Aw36	Bw41	Bw70		Dw19（w6）			
Aw43	Bw42	Bw71（70）					
Aw66（10）	B44（12）	Bw72（70）					
Aw68（28）	B45（12）	Bw73					
Aw69（28）	Bw46	Bw4					
	Bw47	Bw6					
	B48						

注：括号内的抗原为被分解的抗原。A、B、D、DR、DQ、DP 系列中"w"表示抗原的暂定名称。C 系列中"w"表示与补体成分相区别。A、B 系列中的抗原型号相互不重叠。

3. HLA 配型的作用

组织相容性抗原具有显著的多态性，由于移植结果与 HLA 错配的数量密切相关，因此术前进行人类白细胞抗原 HLA 配型十分重要。HLA 不相容可导致受体 $CD4^+$ 和 $CD8^+T$ 细胞的增殖和活化，B 细胞产生的供肾者特异性抗体，可以引起细胞和（或）体液免疫介导的移植物排斥反应。必须检测所有潜在的供、受者中 HLA-A、HLA-B、HLA-C 及 DR 抗原，并建议检测 HLA-DQ 抗原。此外，可对高致敏受肾者选择性检测 HLA-DP 抗原。

对所有等待肾移植的患者必须进行彻底的抗 HLA 抗体筛查，建议每 3 个月 1 次，特别是有妊娠史、器官移植史和输血史的患者。此外，在每次免疫事件（如妊娠、输血和移植）后 2 周和 4 周分别进行 HLA 特异性抗体的筛查。必须仔细分析潜在受肾者的 HLA 抗体特异性，以避开不可接受抗原（Unacceptable Antigens，UA），并确定潜在供体中的可接受 HLA 抗原，提高交叉配型的结果。为了避免发生超急性排斥反应，必须在每例肾脏移植之前进行适当的交叉配型试验，例如 CDC 试验和流式交叉配型。

移植前由预存 HLA 抗体导致的阳性交叉配型结果是传统移植禁忌证之一。随着新型"脱敏"技术应用于肾移植供体，是否将这一问题视为移植禁忌证备受争议。尽管这一问题会导致移植成功率较低且抗体介导的排斥反应发生率较高，但与血液透析的患者相比，这类患者接受肾移植后的生存率可能更高。在这一问题取得共识之前，这种"脱敏"方案仍是实验性的，正在进行"脱敏"的患者应该在专门的中心进行治疗，并记录结果。

【参考文献】

［1］GA B，AM F，F E，et al.Strategies to overcome the ABO barrier in kidney transplantation［J］. Nat Rev Nephrol，2015，11（12）：732-747.

［2］M M，L K，Z A，et al.Post-listing survival for highly sensitised patients on the UK kidney transplant waiting list：a matched cohort analysis［J］. Lancet，2017，389（10070）：727-734.

［3］刘静，李立 . 胰肾联合移植的 HLA 配型［J］. 中华移植杂志（电子版），2019，13（4）：319-322.

［4］顾民，谭若芸 . 精准医疗和综合防治策略改善移植肾远期愈后［J］. 中华器官移植杂志，2020，41（3）：129-130.

［5］K L，A H，L T J，et al.Markers of graft microvascular endothelial injury may identify harmful donor-specific anti-HLAantibodies and predict kidney allograft Loss［J］. Am J Transplant，2019，19（9）：2432-2445.

［6］RM H，S D，DA M.Antibody-incompatible kidney transplantation in 2015 and beyond［J］. Nephrol Dial Transplant，2015，30（12）：1972-1978.

［7］周敏捷，王静，钟超 . 肾移植供受者 KIR 配体 HLA-Bw4180 相关基因配型情况及其对移植效果的影响［J］. 山东医药，2019，59（14）：51-53.

［8］RJ D.Should epitope-based HLA compatibility be used in the kidney allocation system［J］. Hum Immunol，2017，78（1）：24-29.

［9］蔡明，徐俊楠 . 移植免疫：器官移植的重要基石［J］. 中华器官移植杂志，2019，40（2）：65-67.

［10］M S，J K，HOLTS，et al.HLA epitopematchingin kidney transplantation：anverview for the general nephrologist［J］.Am J Kidney Dis，2018，71（50）：720-731.

［11］European Renal Best Practice Transplantation Guideline Development Group. ERBP Guideline on the Management and Evaluation of the Kidney Donor and Recipient［J］. Nephrol Dial Transplant，2013，28 Suppl 2：ii1-71.

［12］WM H，A H，D B，et al.British Society for Histocompatibility & Immunogenetics and British Transplantation Society guidelines for the detection and characterisation of clinically relevant antibodies in allotransplantation［J］.Int J Immunogenet，2010，37（6）：435-437.

［13］LA M，AD V Z，MM R，et al.Clinical value of non-HLA antibodies in kidney transplantation：Still an enigma［J］.Transplant Rev（Orlando），2016，30（4）：195-202.

［14］S H，MD W，GW H，et al.The 25th anniversary of the Eurotransplant Acceptable Mismatch program for highly sensitized patients［J］.Transpl Immunol，2015，33（2）：51-57.

［15］M Z，N H，IR K，et al.Unacceptable human leucocyte antigens for organ offers in the era of organ shortage：influence on waiting time before kidney transplantation［J］. Nephrol Dial Transplant，2017，32（5）：880-889.

［16］E R，IT B，O O.Targeting risk factors for impaired wound healing and wound complications after kidney transplantation［J］.Transplant Proc，2010，42（7）：2542-2546.

（刘迎迎）

第四节　免疫抑制剂

排斥反应的预防要从选择相对相容的供肾开始，即使 HLA 系统一致，也需要免疫抑制剂。实际上，即使是配型良好的受肾者，移植中心也会采用预防性免疫抑制治疗。免疫抑制治疗可在移植手术前就开始使用，并持续到术后。

免疫抑制治疗的原则是受肾者和移植物存活的平衡，在不影响受肾者健康状况的前提下，达到足够的免疫抑制效果。对免疫排斥理解的不断深入，促进了安全而有效的免疫抑制剂的开发，从而抑制了针对移植物的活化淋巴细胞的活性。移植早期排斥反应的发生率较高，免疫抑制治疗尤为重要。移植后期，由于移植物与人体逐渐适应，排斥反应的发生率明显降低。目前免疫抑制方案主要是通过药物的联合使用来减少毒副作用。一个协同性好的免疫抑制方案可以在维持有效免疫抑制的前提下明显减少免疫抑制剂的用量，减少其毒副反应。根据指南推荐，可以用钙调神经磷酸酶抑制剂（Calcineurin Inhibitor，CNI）、霉酚酸（Mycophenolic acid，MPA）制剂、激素和诱导治疗联合的免疫抑制方案作为初始方案。

一、CNI

环孢素（Cyclosporine A，CsA）和他克莫司（Tacrolimus，FK506）都有显著的不良反应，对移植物和患者有不同程度的毒副反应，因此，这两种 CNI 都被认为是"临界剂量"药物，任何药物暴露的偏差都可能导致严重毒性或失效。由于治疗窗狭窄及药物相互作用，应监测 CNI 血药谷浓度。

对 CsA 和 FK506 的荟萃分析显示，两者总体患者存活率和移植物存活率相似。在一些分析中，FK506 提供了更好的预防排斥作用，并且移植物存活率也更高，使用 FK506 的患者肾功能也较好，但在大多数分析中没有达到统计学意义。两种 CNI 都可用于预防急性排斥反应，由于疗效更佳，目前指南建议 FK506 作为一线 CNI。从一种制剂转换为另一种制剂时，应做好预防措施（如密切监测和确定药物浓度）。

根据指南建议，如果一种 CNI 药物出现一些特定不良反应（如多毛症、脱发、牙龈增生、糖尿病、多瘤病毒性肾病），转化为其他 CNI 可以降低其不良反应。由于疗效和安全性的差异，CNI 应根据每个患者的个体风险和获益来进行选择。如果出现严重的 CNI 相关不良反应，可能需要停用、更换 CNI，或进行大幅度的减药。对于维持治疗的患者应特别注意，应给予比移植初期更少的 CNI；对于肾功能稳定的维持患者，切不可机械地根据血药浓度增减药物，更不应随意变更免疫抑制方案。尽管有不良反应，但 20 多年来 CNI 一直是现代免疫抑制疗法的基石，可明显提高移植肾存活率。未来的免疫抑制方案旨在尽量减少甚至撤除 CNI 药物。然而，在这些治疗策略提供更好的疗效之前，CNI 仍然是免疫抑制治疗的金标准。

CsA 一般于移植后 1~6 天开始口服，起始剂量为每天 4~8mg/kg，分两次间隔 12 小时服用，术后半年逐渐减至每天 4~6mg/kg，术后 1 年每天 3~5mg/kg 维持。由于 CsA 吸收代谢的个体差异较大，所以常需要根据 CsA 血药浓度检测来调整剂量。移植术后 1 个月内，血 CsA 谷浓度应维持为 250~350ng/mL；术后 2~5 个月，血 CsA 谷浓度应为 150~250ng/mL；手术 6 个月后，血 CsA 谷浓度应为 100~200ng/mL。服药后 2

小时，CsA 峰浓度（C2）检测可能比谷浓度检测更为有效。移植术后 1 个月内，C2 水平应维持为 1200~1800ng/mL；术后 2~5 个月，C2 水平应为 1000~1500ng/mL；手术 6 个月后，C2 水平应为 800~1000ng/mL。

FK506 起始剂量为每天 0.1~0.15mg/kg，分两次间隔 12 小时服用。FK506 的吸收受饮食影响比较大，建议空腹时服用。FK506 的吸收代谢也存在明显的个体差异，也应对其进行严密的血药浓度检测来调整剂量，移植术后 1 个月内，血 FK506 谷浓度应维持为 10~15ng/mL；术后 2~5 个月，血 FK506 谷浓度应为 8~12ng/mL；手术 6 个月后，血 FK506 谷浓度应为 5~10ng/mL。

二、MPA 制剂

MPA 制剂可非竞争性地结合次黄嘌呤单核苷酸脱氢酶（IMPDH），而 IMPDH 是 T、B 淋巴细胞增殖过程中鸟嘌呤核苷酸从头合成的关键酶。MPA 与他克莫司一起使用，是世界上许多国家最常用的药物组合。吗替麦考酚酯（MMF）主要的不良反应有骨髓抑制及胃肠道反应，减量后不良反应可以得到改善。活检证实 MPA、泼尼松和 CNI 的联合用药方案可以明显减少排斥反应。他克莫司对 MPA 暴露无影响，但与环孢素相比，在相同剂量下，MPA 暴露量高 30%。对于 MPA 联合他克莫司的患者，建议定期监测病毒感染，制定巨细胞病毒（Cytomegalovirus，CMV）预防策略，并定期筛查 CMV 血症。

在维持期患者中，MPA 的使用可使大多数患者成功撤除类固醇激素或大幅度降低 CNI 剂量，更有益于移植肾功能。尽管已经有几项关于仅用 MPA 和类固醇而不用 CNI 方案的研究，但在一些前瞻性随机研究中发现，移植后前 3 年完全撤除 CNI 可显著增加排斥风险。相比之下，MPA 和类固醇合用并停用 CNI 的方案对移植 5 年以上的长期维持治疗的患者似乎是安全的，并可能改善患者的肾功能。

MMF 于移植前 1~2 天开始给药，剂量为 500~1000mg/ 次，每日 2 次口服，长期维持。

三、硫唑嘌呤

在大多数移植中心，硫唑嘌呤已被 MPA 制剂替代。前瞻性随机试验显示，MPA 与硫唑嘌呤相比，可显著降低排斥反应发生率。尽管一项大型前瞻性研究发现，在低风险人群中，硫唑嘌呤的临床疗效尚可，但硫唑嘌呤通常用于不能耐受 MPA 的患者。硫唑嘌呤的主要不良反应有肝功能损害、骨髓抑制、胰腺炎、脱毛、恶心、呕吐、诱发肿瘤等。

硫唑嘌呤一般于移植前 1~2 日开始给药，剂量为 1.5~2mg/kg，每日 1 次口服，长期维持。

四、皮质类固醇

皮质类固醇是细胞免疫和体液免疫的免疫抑制剂，具有广谱的非特异性免疫抑制作用和抗炎作用。其免疫抑制机理是阻断 T 细胞激活过程，直接杀死淋巴细胞，并与硫唑嘌呤有协同作用。但皮质类固醇有很多不良反应，主要问题是增加感染的机会，其他不良反应还有骨无菌性坏死、白内障、Cushing 综合征、糖耐量降低、高血压、多毛和消化性溃疡，长期使用时不良反应更严重。即便如此，类固醇（泼尼松或甲泼尼松龙）仍是初始免疫抑制的基本药物。有试验表明，类固醇撤除的风险取决于联合应用的免疫抑制剂、免疫风险、种族和移植后的时间。尽管随着时间的推移，排斥的风险降低，但随着治疗时间越来越长，潜在的益处可能就不那么显著了。

在移植术中及术后 3 天使用甲泼尼龙 500~1000mg（10mg/kg），静脉点滴，术后第 4 天改为泼尼松口服。泼尼松的起始剂量为每天 30mg，以后逐渐减量，术后 1 个月，泼尼松剂量为每天 20mg；术后 6 个月，泼尼松剂量为每天 5~10mg；手术半年后，泼尼松剂量为每天 5~7.5mg。

五、咪唑立宾

咪唑立宾（mizoribine，MZR）是从真菌中分离出的一种嘌呤核苷合成抑制剂，具有免疫抑制活性，属于抗代谢类免疫抑制剂，其通过选择性抑制 T、B 淋巴细胞增殖而发挥抗细胞免疫和体液免疫效应。MZR 与 CNI 并用可增加免疫抑制效果，长期服用的安全性、有效性令人满意。MZR 具有增强激素的作用和抗病毒作用，具有抗癌作用。和 MMF 相比，MZR 具有同等的疗效，且无腹泻、腹痛等胃肠道不良反应，常在移植术后 MPA 不耐受或免疫过度时，用作 MPA 的备选药物。MZR 的不良反应主要是高尿酸血症。

六、哺乳动物雷帕蛋白（mammalian target of rapamycin，m-TOR）抑制剂

m-TOR 抑制剂可抑制淋巴细胞增殖和分化，抑制 T 细胞增殖的多种细胞内途径，

阻断T细胞增殖的细胞信号因子，在B细胞、内皮细胞、成纤维细胞和肿瘤细胞方面也有类似的作用。在预防排斥方面，西罗莫司与CNI联合应用时，有效性与MPA相同。然而，m-TOR抑制剂表现出剂量依赖的骨髓毒性，其他潜在的不良反应包括高脂血症、水肿、淋巴囊肿、伤口愈合问题、肺炎、蛋白尿和生育能力受损。由于m-TOR抑制剂具有抗增殖作用和较低的恶性肿瘤发生率，故从CNI转换为m-TOR抑制剂，可能对移植后恶性肿瘤高风险患者有益。

七、白介素 -2 受体抑制剂

抗CD25单抗为一种高亲和力的白细胞介素-2受体单克隆抗体（IL-2RA），常用于器官移植后排斥反应的预防。抗CD25单抗作为诱导药物，在移植前和移植后第4天给药。多个大型对照试验的结论均证实，IL-2RA联合他克莫司、霉酚酸类药物和类固醇的四联免疫方案具有有效性和安全性。尽管可能会带来更高的排斥反应发生率，但IL-2RA的应用使早期停用类固醇成为可能。最重要的是，IL-2RA在保证抗排斥疗效和维持正常肾功能的同时，可使CNI用量大幅度降低。因此，对于低免疫风险与正常免疫风险的患者，该免疫抑制方案被推荐为一线用药。

八、T 细胞清除剂

T细胞清除性抗体能选择性结合T淋巴细胞，通过直接淋巴细胞毒性及补体依赖的细胞溶解途径破坏淋巴细胞，预防急性排斥反应的发生。有研究显示，抗胸腺细胞球蛋白（ATG）常用于预防免疫高危患者的排斥反应，还可用于类固醇治疗失败导致的排斥反应。ATG可以抑制白细胞及黏附因子在毛细血管的附壁过程，减少移植肾的缺血再灌注损伤，且较长周期应用低剂量ATG可以延后CNI用药时间及剂量，进一步降低移植肾功能恢复过程中药物毒性的影响。和IL-2RA相比，在免疫低危患者中使用T细胞清除剂并不能改善其长期预后，反而会带来严重的感染，提高恶性肿瘤和移植后淋巴组织增生性疾病的患病概率。

九、贝拉希普

贝拉希普是一种融合蛋白，能有效阻断CD28共刺激通路，从而阻止T细胞激活。贝拉希普经静脉给药，与抗CD25单抗、霉酚酸类药物和皮质类固醇共同构成无CNI方案联合应用。有研究显示，与以环孢素为基础的免疫抑制方案相比，贝拉希普方案急性排斥反应的发生率和严重程度在移植后第 1 年更高，但其受肾者的肾功能更好，且在接受标准死亡供肾或活体供肾的患者中移植物存活率也更高，而在扩大标准供肾中二者移植物存活率比较接近。贝拉希普治疗患者的长期安全性与环孢素治疗患者相似，但更少出现急性排斥反应。贝拉希普在美国和欧洲被批准用于 EBV 血清学阳性患者，但需要定期监测其 EBV 病毒载量。

十、硼替佐米

硼替佐米作为一种高选择性蛋白酶体抑制剂，可清除体内的成熟浆细胞，从而有效地降低供肾者特异性抗体（donor specific antibody，DSA），但对高致敏二次移植受肾者术前单独使用硼替佐米，依然有发生抗体介导性排斥反应（AMR）的可能。高致敏二次移植患者的术前准备最好选择包含硼替佐米的综合治疗。

十一、抗 CD20 单克隆抗体

CD20 在人体绝大部分 B 细胞上表达，抗 CD20 单克隆抗体（利妥昔单抗）是人源化抗体，可导致 B 细胞的持久清除，最早被 FDA 批准用于 B 细胞淋巴瘤。利妥昔单抗在肾脏移植的多个领域均有应用报道，对 CD20 阳性的移植后淋巴增殖性疾病有确切疗效，降低免疫抑制强度加上利妥昔单抗已成为此类疾病的标准治疗方案。但利妥昔单抗其余领域研究多为回顾性研究，剂量及是否联用其他治疗也差异甚大，确切价值存在很大争议。

利妥昔单抗用于高致敏肾移植受肾者的脱敏治疗：与血浆置换、IVIG 等联合应用可以降低受肾者抗体，增加移植概率，但多数研究及 Meta 分析均未证实其有效性。

利妥昔单抗应用于血型不合肾移植的预处理：替代既往的脾脏切除，但有大样本研究显示，不使用利妥昔单抗也能获得相似的临床结果。

利妥昔单抗与血浆置换和（或）IVIG 用于抗体介导排斥反应（antibody-mediated rejection，AMR）的治疗：既往报道疗效差异颇大。随机对照研究显示，其对急、慢性 AMR 均无确切效果，尚需更大样本研究证实。

利妥昔单抗对于肾移植术后肾病复发：可能对膜性肾病和 FSGS 有一定价值，尚无证据表明其对复发的膜增生性肾小球肾炎和 IgA 肾病有效。

【参考文献】

［1］BAMOULID J，STAECK O，HALLECK F，et al.Immunosuppression and

Results in Renal Transplantation［J］. European Urology Supplements，2016，15（9）：415-429.

［2］J B，O S，F H，et al.The need for minimization strategies：current problems of immunosuppression［J］. Transpl Int，2015，28（8）：891-900.

［3］T J-H，T S，M H，et al.Immunosuppressive therapy for kidney transplantation in adults：a systematic review and economic model［J］. Health Technol Assess，2016，20（62）：591-594.

［4］BF L，S U，DL S，et al.Calcineurin Inhibitors for Renal Transplant Internet［J］. Rockville（MD）：Agency for Healthcare Research and Quality（US），2016，Report No：15（16）-EHC039-EF.

［5］D S，J T-C，B L，et al.Calcineurin Inhibitor Minimization，Conversion，Withdrawal，and Avoidance Strategies in Renal Transplantation：A Systematic Review and Meta-Analysis［J］. Am J Transplant，2016，16（7）：2117-2138.

［6］S C，B M，F B，et al.Advagraf（®），a once-daily prolonged release tacrolimus formulation，in kidney transplantation：literature review and guidelines from a panel of experts［J］. Transpl Int，2016，29（8）：860-869.

［7］PL M.Extended-release tacrolimus：a review of its use in de novo kidney transplantation.［J］. Drugs，2014，74（17）：2053-2064.

［8］AO M，D F，AK T，et al.Generic immunosuppression in solid organ transplantation：systematic review and meta-analysis［J］. BMJ，2015，350：h3163.

［9］CE S，SE T.Clinical Pharmacokinetics of Once-Daily Tacrolimus in Solid-Organ Transplant Patients［J］. Clin Pharmacokinet，2015，54（10）：993-1025.

［10］N K，A D B，J B，et al.Calcineurin inhibitor-sparing regimens based on mycophenolic acid after kidney transplantation［J］. Transpl Int，2015，28（8）：928-937.

［11］B C，JM B，A H.Calcineurin Inhibitor-Sparing Strategies in Renal Transplantation：Where Are We？A Comprehensive Review of the Current Evidence［J］. Exp Clin Transplant，2016，14（5）：471-483.

［12］F D.Immunosuppressive minimization with mTOR inhibitors and belatacept［J］. Transpl Int，2015，28（8）：921-927.

［13］CE S，SE T.Pharmacology and toxicology of mycophenolate in organ transplant recipients：an update［J］. Arch Toxicol，2014，88（7）：1351-1389.

［14］T V G，DA H.Mycophenolate revisited［J］. Transpl Int，2015，28（5）：508-

515.

[15] M W，AK E，AC W，et al.Mycophenolic acid versus azathioprine as primary immunosuppression for kidney transplant recipients [J]. Cochrane Database Syst Rev，2015（12）：CD007746.

[16] MC H，A R，EV N，et al.Steroid avoidance or withdrawal for kidney transplant recipients [J]. Cochrane Database Syst Rev，2016，2016（8）：CD005632.

[17] S T，H W，JA G，et al.Functional interaction of the immunosuppressant mizoribine with the 14-3-3 protein [J]. Biochem Biophys Res Commun，2000，274（1）：87-92.

[18] C P，D C，P B.Skin cancer in kidney transplant recipients [J]. J Nephrol，2014，27（4）：385-394.

[19] GROUP KDIGOKTW. KDIGO clinical practice guideline for the care of kidney transplant recipients [J]. Am J Transplant，2009，Suppl 3：S151-155.

[20] Y L，P Z，M H，et al.Basiliximab or antithymocyte globulin for induction therapy in kidney transplantation：a meta-analysis [J]. Transplant Proc，2010，42（5）：1667-1670.

[21] ZJ S，X D，LL S，et al.Efficacy and Safety of Basiliximab Versus Daclizumab in Kidney Transplantation：A Meta-Analysis [J]. Transplant Proc，2015，47（8）：2439-2445.

[22] 陈实，石炳毅 .临床诊疗指南：器官移植学分册 [M].北京：人民卫生出版社，2010.

[23] J B，O S，T C，et al.Anti-thymocyte globulins in kidney transplantation：focus on current indications and long-term immunological side effects [J]. Nephrol Dial Transplant，2017，32（10）：1601-1608.

[24] 马枭雄，周江桥，邱涛，等 .心脏死亡器官捐献肾移植两种免疫诱导方案疗效比较 [J].中华移植杂志（电子版），2017，11（1）：5-9.

[25] JM G，K B，F C，et al.Belatacept utilization recommendations：an expert position [J]. Expert Opin Drug Saf，2013，12（1）：111-122.

[26] D W，F V.Current status of costimulatory blockade in renal transplantation [J]. Curr Opin Nephrol Hypertens，2016，25（6）：583-590.

[27] F V，L R，J G，et al.Belatacept and Long-Term Outcomes in Kidney Transplantation [J]. N Engl J Med，2016，374（4）：333-343.

［28］PS M，PJ M，SR K.A systematic review of the use of rituximab for desensitization in renal transplantation［J］. Transplantation，2014，98（8）：794-805.

［29］G O，C M，C S，et al.Three-year outcomes following 1420 ABO-incompatible living-donor kidney transplants performed after ABO antibody reduction：results from 101 centers［J］. Transplantation，2015，99（2）：400-404.

［30］B S，G B，M B，et al.One-year Results of the Effects of Rituximab on Acute Antibody-Mediated Rejection in Renal Transplantation：RITUX ERAH，a Multicenter Double-blind Randomized Placebo-controlled Trial［J］. Transplantation，2016，100（2）：391-399.

［31］F M，M C，JC R，et al.Treatment of chronic antibody mediated rejection with intravenous immunoglobulins and rituximab：A multicenter，prospective，randomized，double-blind clinical trial［J］.Am J Transplant，2018，18（4）：927-935.

［32］ML S，LJ B，TA H，et al.Am J Nephrol［J］. Single-dose rituximab for recurrent glomerulonephritis post-renal transplant，2015，41（1）：37-47.

（刘迎迎）

第五节　排斥反应

排斥反应是一种组织进入有免疫活性宿主的不可避免的免疫过程。在临床肾移植的诸多问题之中，预防对移植物的排异至关重要。免疫反应导致的排斥反应可以发生在肾移植后的任何时间，是移植物丢失的常见原因。排斥反应可以分为T细胞介导排斥反应（T-cell mediated rejection，TCMR）和抗体介导排斥反应（antibody- mediated rejection，AMR）。此外，还有这两种情况并存的混合性排斥反应。根据发生时间、发病机制、病理及临床进展的不同，可分为超急性排斥反应（hyperacute rejection，HAR）、急性加速性排斥反应（acute accelerated rejection，AAR）、急性排斥反应（acute rejection，AR）和慢性排斥反应（chronic rejection，CR）。HAR和AAR临床很少见，一旦发生往往会造成移植肾失功。

由于多种原因可出现和排斥反应相似的临床表现，病理活检成为排斥反应诊断的"金标准"。病理诊断的依据为最新的Banff标准，此标准每两年修订一次。

一、超急性排斥反应

HAR 是临床表现最为剧烈且后果最为严重的一类排斥反应，多为体内预存的供体特异性抗体（donor specific antibody，DSA）所致，属于Ⅱ型变态反应。未经特殊处理接受 ABO 血型不相容的供肾是 HAR 发生的重要原因，其他重要的致敏因素包括多次妊娠、反复输血、长期血液透析、再次肾移植、细菌或病毒感染致敏等。

1. 发病机制

HAR 的发病机制为受肾者循环中预存 DSA 与移植物血管内皮细胞表面抗原结合，激活补体级联反应，形成膜攻击复合体（membrane attack complex，MAC），导致内皮活化。此过程发生极快，来不及发生基因表达的上调及新的蛋白质的合成，称为Ⅰ型内皮细胞活化。

2. 病理表现

HAR 的特征性病理学表现为动脉管壁纤维素样坏死和（或）广泛微血栓形成，导致移植肾缺血性或出血性坏死，间质内明显水肿及大量中性粒细胞浸润。

3. 临床表现

HAR 多发生在移植术后数分钟至数小时内，一般发生在 24 小时内，也有个别延迟至 48 小时。

HAR 发生在术中的临床表现：当供肾重新恢复血供时，移植肾逐渐充盈饱满，呈鲜红色，然而数分钟后，移植肾出现花斑，体积增大，色泽由鲜红出现紫纹，渐变呈暗红色，乃至呈紫褐色，并失去光泽，移植肾由饱胀变柔软，体积缩小，肾动脉搏动有力，而肾静脉塌陷，继而肾脏搏动消失，泌尿停止。

HAR 发生在术后的临床表现：患者可出现血尿、少尿或无尿，肾区疼痛，血压升高等，少数患者可出现寒战、高热等全身危重症表现。鉴别诊断需排除吻合口狭窄、血栓形成、血管扭曲等外科因素，确实难以确诊时可行移植肾活组织检查（活检）。发生于术后的 HAR 应与其他原因造成的术后早期无尿的情况相鉴别，鉴别首选彩色多普勒超声（彩超）。

4. 预防

HAR 一旦发生，则移植肾损伤极为严重且难以救治，常在极短的时间内导致移植肾功能丧失，因此针对 HAR，预防是关键。移植前进行补体依赖淋巴细胞毒性试验（complement dependent cytotoxicity，CDC）、流式细胞仪交叉配型（flow cytometry crossmatch，FCXM）、群体反应性抗体（panel reactive antibody，PRA）和抗人类白细胞抗原（human leucocyte antigen，HLA）抗体的检测可有效地降低 HAR 的发生风险。

5. 治疗

迄今为止 HAR 尚无有效治疗方法，确诊后应尽早切除移植肾，防止其危及受肾者生命。

二、急性加速性排斥反应

AAR 多发生在移植术后 2~5 天，发生越早，程度越重，严重时可致移植肾破裂出血，功能迅速丧失。其病因与 HAR 类似，参与的抗体可能有 3 种，即预存低浓度抗体、记忆 B 细胞新产生的抗体及供肾者抗原诱导的新生 DSA（denovo DSA，dnDSA）。

1. 发病机制

AAR 的发病机制与移植物血管内皮细胞 II 型内皮细胞活化相关，与 HAR 的 I 型活化相对应，AAR 的内皮活化由早期的抗原抗体反应引起，而 HAR 的内皮活化由补体级联反应启动。因此，AAR 并非是 HAR 的迟发形式，二者是完全不同的病理过程。受肾者循环中抗供肾者抗体与移植物血管内皮的结合是启动 II 型内皮细胞活化的最重要因素。

2. 病理表现

AAR 的病理学主要呈血管性排斥反应，以小血管炎、肾小球炎和动脉纤维素样坏死为主要特征。光学显微镜下可见血管壁内淋巴细胞浸润，血管内纤维蛋白和血小板沉积，管腔内不同程度的血栓形成，小动脉中层纤维素样坏死，肾实质不均匀梗死、出血，间质可有水肿及不同数量的淋巴细胞浸润；免疫荧光和免疫组化可见动脉壁和毛细血管壁 IgM、IgG、C_3、纤维粘连蛋白沉积，肾小管周围毛细血管（peritubular capillary，PTC）基底膜 C_4d 沉积。

3. 临床表现

AAR 的临床表现主要为术后移植肾功能恢复过程中患者突然出现少尿或无尿，移植肾肿胀、疼痛，原已下降的血肌酐水平又迅速回升，可伴有体温上升、血压升高、血尿。AAR 病情严重，进展迅速，甚至可导致移植肾破裂。彩超是 AAR 首选的辅助检查手段，最终确诊需行移植肾穿刺活检，病理改变主要为血管病变。

4. 预防

AAR 的预防与 HAR 的预防相同。

5. 治疗

AAR 治疗困难，一旦明确诊断应尽早应用兔抗人胸腺细胞免疫球蛋白（rabbit antihuman immunothymocyte globulin，ATG）治疗，一般疗程为 5~7 天，可联合应用血浆置换或免疫吸附和丙种球蛋白（IVIG）治疗；DSA 阳性者应尽早使用血浆置换，以清除循环中的抗体和免疫复合物，同时可行持续性肾脏替代治疗清除炎性因子，减轻对移植肾的损害。应用抗体治疗期间，需密切观察患者相关的不良反应，如细胞因子释放综合征、过敏反应、骨髓抑制等，可在首次应用前给予小剂量肾上腺皮质激素和抗组胺类药物以减少血清反应；同时警惕发生严重感染，如巨细胞病毒和真菌感染等。经过抗体冲击治疗不能逆转或挽救者，需综合评估继续冲击所承担的致命感染风险，以决定是否停用上述免疫抑制剂或切除移植肾。

三、急性排斥反应

AR 是最常见的排斥反应类型，多发生在移植术后早期。由于各种新型免疫抑制剂的不断推出，其发生率在逐步下降，目前 1 年内 AR 发生率低于 15%。由于移植后远期（如 5 年、10 年以上）偶可发生 AR 且症状多不典型，如不能及时发现和处理，可导致移植肾严重损害甚或失功。移植肾穿刺活检是确诊 AR 的金标准，病理诊断分类采用国际统一的 Banff 标准，根据该标准将 AR 分为急性 TCMR 和急性 AMR 两大类。

（一）急性 TCMR

急性 TCMR 是急性排斥反应最常见的临床类型，约占 90%，多发生在移植术后的前 3 个月内，移植 1 年后偶尔发生。危险因素包括：供受者 HLA 错配数较多、移植物损伤、免疫抑制不足、再次或多次肾移植、DGF、高血压、受肾者服用免疫抑制剂的耐受性和依从性差等。

1. 发病机制

急性 TCMR 是由细胞毒 T 淋巴细胞、活化的巨噬细胞及 NK 细胞介导的细胞毒性免疫损伤，本质是在异抗原刺激下 T 细胞的活化、IL-2 的产生和致敏 T 细胞大量地克隆增殖。急性 TCMR 是早期移植肾失功的独立危险因素，可增加急性 AMR 的发生风险，并影响受肾者预后。

2. 病理表现

急性 TCMR 特征性病理学表现包括 3 个方面：移植肾组织间质内单个核炎性细胞浸润；肾小管上皮炎和（或）血管内皮炎。间质内弥漫性炎性细胞的浸润对诊断急性 TCMR 仅具有提示作用，确定诊断还需要在此基础上有肾小管上皮炎和（或）血管内皮炎的表现，严重的 TCMR 可出现血管内皮炎，导致移植肾动脉分支血液循环障碍甚至肾组织缺血坏死。

3. 临床表现

急性 TCMR 最常发生于移植术后 1 个月内，典型的临床表现为无明确原因的尿量减少，连续几日体质量增加，已下降的血肌酐又持续回升，移植肾肿胀和压痛，出现蛋白尿和血尿，突发的不可解释的血压升高、发热（以低热为主）、乏力、关节酸痛、食欲减退、心动过速、烦躁不安等。随着新型免疫抑制剂的开发应用及临床经验的积累和丰富，急性 TCMR 常常程度较轻且多被早期纠正，上述典型临床表现已很少出现，往往表现平缓和隐蔽。诊断时需移植肾彩超提示肾血管 RI 升高，并排除血管及输尿管等外科并发症，确诊需行移植肾穿刺活检。对于有致敏史受肾者应及时检测 PRA 水平和 DSA，排除急性 AMR 的可能。

4. 治疗和预后

激素冲击疗法仍是急性 TCMR 的一线治疗方案，对激素难治性 TCMR，应尽早给予 ATG 或抗人 T 细胞免疫球蛋白治疗。对急性 TCMR 组织学类型和严重程度进行分类是治疗的关键，轻中度急性 TCMR（Banff 分级 ≤ ⅠB 级），如激素冲击疗法有效，静脉滴注后，可口服激素维持；重度急性 TCMR（Banff 分级 ≥ ⅡA 级）常需要 ATG 或 ALG 治疗，同时给予抗生素以预防感染，并根据免疫抑制剂的血药浓度调整口服药物剂量和治疗方案。成功治疗的急性 TCMR 既不会导致移植肾组织病理学后果，也不会导致移植肾失功。但是，反复发生或程度严重的急性 TCMR 可导致移植肾功能不全，难能完全恢复。明显的重度 TCMR 并伴有肾实质梗死及动脉或小动脉的血栓形成，受累的移植肾多数将在 1 年内丧失功能。

（二）急性 AMR

急性 AMR 又称体液性排斥反应（humoral rejection），主要是由抗体、补体等多种体液免疫成分参与所致的免疫损伤。随着对急性 TCMR 的有效控制，以及对急性 AMR 发病机制及移植肾病理学特征研究的深入，急性 AMR 已成为排斥反应预防和诊治的核心内容。急性 AMR 是导致移植肾急性或慢性失功的重要原因，能够显著降低移植肾的近期和长期存活率。

1. 发病机制

急性 AMR 均由 DSA 介导，包括预存 DSA 和 dnDSA。DSA 由 B 细胞活化产生，DSA 与内皮细胞表面的抗原分子结合后，通过补体依赖和非补体依赖两条途径激活淋巴细胞，使 NK 细胞、中性粒细胞和巨噬细胞聚集，从而导致毛细血管炎和最终的组织损伤。当受肾者因输血、妊娠及前次肾移植等原因导致对同种 HLA 和（或）非 HLA 抗原致敏，而预存 DSA 水平较低或淋巴毒作用很弱时，dnDSA 由受肾者体内的抗原特异性记忆性 B 细胞在接触相应供者抗原后被激活而产生，从而介导严重的体液性损伤。

2. 病理表现

急性 AMR 的典型病理改变包括肾小球炎（glomerulitis）、PTC 炎和动脉内膜炎，甚至动脉管壁纤维素样坏死，后者提示病变严重。免疫荧光或免疫酶组织化学染色可见 PTC 内皮线样的 C_4d 阳性沉积。

3. 临床表现

急性 AMR 的临床表现如下。①突然尿量显著减少并进行性加重。②已经恢复正常或正在恢复中的血肌酐水平快速上升。③绝大多数发生在术后 2 周内，尤其是术后 1 周内。④如未及时诊断及处理，常在 2~3 天进展到需要血液透析治疗的程度。⑤大剂量激素冲击治疗或 ATG、ALG 治疗效果均不佳。⑥移植肾彩超提示早期移植肾无明显增大，血流尚丰富，RI 正常或轻度增高，随着排斥反应病理损伤的进展，移植肾常常出现肿胀，血流减少，RI 增高，甚至无明显血流。除上述表现外，有致敏史的受肾者应高度警惕急性 AMR。

诊断急性 AMR 三联征：急性组织损伤的形态学证据、抗体活性的免疫病理学证据、针对 I 类和（或）II 类 HLA 抗原和（或）非 HLA 抗原的循环 DSA。

4. 预防

急性 AMR 一旦发生，移植肾损伤往往较重且治疗困难，常可导致早期移植肾失功，因此，积极预防是关键。已知 AMR 主要由 DSA 介导，因此避开预存 DSA 及有效预防和抑制 dnDSA 的产生是减少 AMR 的关键，具体措施如下。①肾移植前重视受肾者抗 HLA 抗体的动态检测，了解受肾者的致敏程度、特异性抗体位点及其滴度，为移植前供、受肾者免疫学选择提供重要的依据。②肾移植前重视供、受肾者 HLA 配型，按交叉反应或氨基酸残基配型策略选择可接受性错配抗原和（或）错配抗原较少的供肾者，可有效预防 dnDSA 的产生，从而减少急性 AMR；对于高致敏肾移植受肾者选择避开预存 DSA 的供肾者可有效预防 AMR 的产生。③对 DSA 弱阳性受肾者可进行脱敏治疗，采用抑制体内 B 细胞活性制剂（如静脉滴注入源性 CD20 单克隆抗体）、IVIG、免疫吸附或血浆置换治疗、抗浆细胞活性制剂（如蛋白酶抑制剂）等，清除体内产生的 DSA，减轻 AMR 对移植物的损害。避免对不经处理的高致敏受肾者进行肾移植；移植术前尽量避免或减少输血；对 DSA 较强和（或）CDC 显著阳性受肾者，脱敏治疗效果往往不理想，实施肾移植风险较大。

5. 治疗

治疗急性 AMR 的主要目的是去除现有抗体并抑制其再度生成。急性 AMR 的治疗与单纯的细胞介导的急性 TCMR 的治疗相比，前者治疗效果较差。早期诊断和积极治疗对于挽救移植肾至关重要，基于不同 AMR 受肾者的临床病理特点，采取相应的个体化免疫治疗方案，减轻或延缓其对移植肾功能的损害，对提高 AMR 的救治成功率具有重要的现实意义。可采用的治疗措施包括：①清除受肾者体内已有的抗体，可使用血浆置换和免疫吸附等疗法。②阻断或延迟抗体介导的初级和次级组织损伤作用，IVIG 等。③抑制或清除体内抗体的继续产生，抗 B 细胞药物（CD20 单克隆抗体，如利妥昔单抗）、抗浆细胞活性制剂（如蛋白酶体抑制剂硼替佐米）、抗 C5 单抗（依库利单抗）等。由于治疗策略尚缺乏标准化，使用剂量和频率亦不相同，因此对于以上这些治疗措施的相对重要性仍难以评估。

四、慢性排斥反应

CR 是移植肾或组织功能逐渐而缓慢恶化的一种排斥反应，一般发生于移植手术 3 个月之后，持续 6 个月以上，并且有特征性组织学和影像学变化。随着新型免疫抑制剂的不断问世，移植肾近期存活率得到稳步提高，但远期存活率却不尽如人意，近半数的移植肾功能在 10 年内逐渐丧失，影响移植肾长期存活的主要障碍仍为 CR。

1. 危险因素

大多数 CR 的病因是多重性的，同时包括免疫性和非免疫性的肾脏损伤机制。①免疫因素：急性排斥反应、组织相容性差、既往致敏史、DSA（HLA 和非 HLA 抗体）、免疫抑制剂剂量不足等。②非免疫因素：缺血 – 再灌注损伤、DGF、老年和扩大标准的尸体供肾者、心脏死亡器官捐献供肾、供肾者和受肾者肾脏大小不匹配、钙神经蛋白抑制剂（calcineurin inhibitor，CNI）肾毒性、高血压、高血脂、吸烟及 CMV 感染等。

2. 病理表现

移植肾血管内膜、管壁平滑肌和纤维母细胞明显增生，管壁呈同心圆状明显增厚，典型时出现"洋葱皮样"外观，最终导致管腔部分或完全阻塞，肾实质缺血坏死、萎缩及纤维化。

3. 临床诊断

目前对移植肾 CR 的临床及病理特点的认识尚不充分，一些受肾者的移植肾功能化验检查结果正常，却已存在与 CR 相似的病理学变化。因此，必须确定严格的 CR 临床诊断标准。移植肾 CR 的诊断标准应包括以下 4 个方面。①移植肾的组织学变化符合 Banff 标准中的 CR 组织学表现。②移植肾功能进行性减退，应当至少连续 10 次检测 Scr 水平，或以 3 个月为期限动态观察 Scr 的变化，并以 Scr 的倒数来评价移植肾功能的减退。③发生时间应在肾移植术后 3 月以上。④排除其他原因造成的移植肾功能异常。

4. 预防

由于移植肾 CR 尚无理想的治疗手段，因此，重点在于预防。移植肾 CR 的高危因素包括既往 AR、HLA 非匹配移植、受肾者年龄 < 14 岁、供肾者和受肾者年龄差异大（如年轻受肾者，老年供肾者）和高血压、免疫抑制剂剂量不足、受肾者依从性不良和术后 dnDSA 阳性等，采取相应措施将有利于 CR 的预防。建立肾移植受肾者免疫状态的实时监测、识别与评价指标体系，有助于 CR 的发现；肾移植术后定期进行 DSA 检测，及时清除或灭活 DSA，抑制移植术后 dnDSA 的生成，可有效预防 CR 发生。

5. 治疗

对于已经进展为慢性活动性的排斥反应，目前尚缺乏有效的治疗手段。临床上常在移植肾穿刺病理组织学结果的基础上，结合其临床表现，积极寻找引起 CR 的原因，制定针对性的治疗方案，部分病例的病情可能会得到缓解和稳定，甚至好转。对于明确的 DSA 升高的 CR 受肾者，如尚处于病变的早期，可采用血浆置换联合 IVIG 等措施，或许可以收获一定的疗效，但缺乏大样本研究的证据。对于肾移植术后代谢性疾病或 CNI 肾毒性等非免疫因素导致的移植肾功能下降，应加强血压、血糖、血脂、血尿酸等的管理，调整和优化免疫抑制治疗方案。

【参考文献】

［1］PF H，KS F，J R.Molecular assessment of disease states in kidney transplant biopsy samples［J］. Nat Rev Nephrol，2016，12（9）：534-548.

［2］V B，M M.The significance of histological diagnosis in renal allograft biopsies in 2014［J］. Transpl Int，2015，28（2）：136-143.

［3］石炳毅，李宁 . 肾移植排斥反应临床诊疗技术规范（2019 版）［J］. 器官移植，2019，10（5）：505-512.

［4］K T，K S.ABO-incompatible kidney transplantation［J］. Transplant Rev（Orlando），2013，27（1）：1-8.

［5］M M，HD G，R C，et al.ABO incompatible renal transplants：Good or bad［J］. World J Transplant，2014，4（1）：18-29.

［6］M J，N M，S P，et al.The impact of acute rejection in kidney transplantation on long-term allograft and patient outcome［J］. Nephrourol Mon，2015，7（1）：e24439.

［7］P R.T-cell-mediated rejection of the kidney in the era of donor-specific antibodies：diagnostic challenges and clinical significance［J］. Curr Opin Organ Transplant，2015，20（3）：325-332.

［8］ZHANG R.Clinical Management of Kidney Allograft Dysfunction［J］. Open Journal of Organ Transplant Surgery，2014，4（2）：7-14.

［9］AO G，MR F，RJ T，et al.Results of the double-blind，randomized，multicenter，phase Ⅲ clinical trial of Thymoglobulin versus Atgam in the treatment of acute graft rejection episodes after renal transplantation［J］.Transplantation，1998，66（1）：29-37.

［10］S M，G R，S C，et al.Kidney transplant rejection in Australia and New Zealand：relationships between rejection and graft outcome［J］.Am J Transplant，2007，7（5）：1201-1208.

［11］M S，E B.Acute antibodymediated rejection in kidney transplantation：clinical and therapeutic aspects［J］.J Nephrol Ther，2013，4（1）：146.

［12］EA F，RB C.Diagnostic challenges in chronic antibody-mediated rejection［J］. Nat Rev Nephrol，2012，8（5）：255-257.

［13］B S，PF H.Endothelial transcripts uncover a previously unknown phenotype：C4d-negative antibody-mediated rejection［J］.Curr Opin Organ Transplant，2010，15（1）：42-48.

［14］LG H，B S，J S，et al.NK cell transcripts and NK cells in kidney biopsies from patients with donor-specific antibodies：evidence for NK cell involvement in antibody-mediated rejection［J］.Am J Transplant，2010，10（8）：1812-1822.

［15］B S，M M，M H，et al.Banff'09 meeting report：antibody mediated graft deterioration and implementation of Banff working groups［J］.Am J Transplant，2010，10（3）：464-471.

［16］RB C.Antibody-mediated renal allograft rejection：diagnosis and pathogenesis［J］.J Am Soc Nephrol，2007，18（4）：1046-56.

［17］J W，R R-S，J S，et al.MicroRNAs in kidney transplantation［J］.Nephrol Dial Transplant，2015，30（6）：910-917.

［18］JG L，JP C，UT N，et al.Antibody-mediated rejection in kidney transplantation：an update［J］.Expert Opin Pharmacother，2011，12（4）：5795-92.

［19］N S，J P，M S.Antibody-mediated rejection：treatment alternatives and outcomes［J］.Transplant Rev（Orlando），2009，23（1）：34-46.

［20］C P，R S，HP T.Antibody-mediated rejection in kidney transplantation：a review［J］.J Transplant，2012，（2012）：193724.

［21］NM V，EF R.Antibody-mediated rejection across solid organ transplants：manifestations，mechanisms，and therapies［J］.J Clin Invest，2017，127（7）：2492-504.

［22］BJ N，RJ B，CL F，et al.The natural history of chronic allograft nephropathy［J］.N Engl J Med，2003，349（24）：2326-2333.

［23］U H，J L.Pathophysiology and treatment options of chronic renal allograft damage［J］.Nephrol Dial Transplant，2013，28（10）：2438-2446.

［24］AB B，M U.Chronic Renal Transplant Rejection and Possible Anti-Proliferative Drug Targets［J］.Cureus，2015，7（11）：e376.

［25］K T，M I.Desensitization for prevention of chronic antibody-mediated rejection after kidney transplantation［J］.Clin Transplant，2013 Suppl 26：2-8.

［26］BD T，C S，HM G，et al.Consensus guidelines on the testing and clinical management issues associated with HLA and non-HLA antibodies in transplantation［J］.Transplantation，2013，95（1）：19-47.

（刘迎迎）

第六节　肾移植并发症

随着移植和取肾技术的改进和提高，肾移植的外科并发症已大为减少，而且外科并发症多可防止和纠正。本节着重讨论肾移植内科方面的并发症。

一、感染

肾移植术后感染是肾移植受肾者术后死亡的主要原因，移植后感染相关的1年死亡率为5%左右。术后感染也是影响移植物长期功能的重要因素。受肾者术后感染的高危因素包括患者术前尿毒症所致的免疫功能低下、供肾者体内存在活动或潜在的感染、供肾获取到移植手术过程中的污染，以及手术对体内防御屏障的破坏等。除此之外，还有受肾者术后服用免疫抑制剂和糖皮质激素，免疫功能下降，导致院内及社区性、机会性感染增加。有研究发现，移植术后第1个月内，多为院内感染及受肾者术前的潜伏性感染和移植物携带细菌、真菌、寄生虫及病毒造成的感染。移植术后第2~6个月，受肾者主要面临机会性感染，绝大多数由CMV和卡氏肺囊虫病引起。移植术后6个月后，感染的类型主要取决于移植物的功能和制定的免疫抑制方案，大部分感染为肺部感染，一般分慢性病毒感染和机会性感染。感染的病原体主要有病毒、细菌、真菌、寄生虫等。

1. 细菌性感染

细菌性感染占肾移植受肾者感染的 80%，常发生于移植术后的第 1 个月，常见的感染有肺部感染、泌尿系统感染、腹腔内感染、败血症和切口感染。

肠杆菌属、大肠埃希菌和铜绿假单胞菌是多数肺部感染的病原菌，其他病原菌还有金黄色葡萄球菌、肠球菌、链球菌和军团菌属。以往尿路感染是肾移植术后最常见的感染并发症，目前预防性抗菌药物的使用已使尿路感染的发生率降至 10% 以下，常见的病原菌有肠道革兰阴性杆菌、肠球菌，金黄色葡萄球菌和铜绿假单胞菌等，较少见的病原菌有厌氧菌和念珠菌属。肾移植受肾者可以发生不同临床类型的败血症，细菌多从尿路进入血液，致病菌多是需氧的革兰阴性杆菌，与原发感染部分分离得到的主要细菌相似。肾移植发生急性排斥反应或缺血时，也可造成移植肾感染。

在治疗上，应去除潜在感染因素和感染灶，并合理调整免疫抑制剂，在围手术期预防性使用抗生素可以降低移植术后感染的发生率。在病原菌尚未明确时，根据已掌握的临床资料，采用广谱抗生素开始治疗；分离出病原菌后，应根据药物敏感试验，选择对特定病原菌有效的抗生素，停用广谱抗生素，以免发生二重感染。

2. 结核菌感染

近年来，结核菌的感染率在世界范围内有增高趋势。肾移植患者由于其免疫抑制状态，结核的发病率比一般人群高，活动性结核的发病率为 1%~4%。肾移植受肾者可由于以往的结核菌感染、供肾携带或术后接触等原因而引起移植后结核菌感染。肾移植受肾者由于处于免疫抑制状态，发生结核菌感染时，结核菌素试验可为阴性，此时可结合患者的痰、尿液和脓液等标本行涂片抗酸染色检查及结核菌培养，胸部 X 线检查对诊断也很有帮助，必要时可对病变组织行活检。

肾移植患者结核病治疗方案与普通患者用药方案一致，应注意，利福平和异烟肼都可以降低 CsA 和 FK506 的血药浓度，因此在抗结核治疗时需及时监测。

3. 真菌感染

肾移植术后真菌感染的发病率虽然不高，但是真菌感染引起的死亡率很高。在肾移植受肾者中除常见的皮肤和黏膜真菌感染外，常可见深部真菌感染。真菌感染在移植术后 1~6 个月最常见，临床上常见到的致病真菌包括念珠菌、隐球菌、曲霉菌、毛霉菌、根霉菌、肺孢子菌、组织胞浆菌和放线菌等，这些致病真菌常引起深部真菌感染。其他致病真菌还包括小孢子菌、毛发癣菌、透明丝状菌和绿色丝状菌等，这些致病真菌主要引起皮肤和黏膜的局限性病变，偶可见到深部感染。真菌最常见的感染部位是皮肤和呼吸道，其次是消化道、泌尿生殖道和中枢神经系统。

在治疗上可采取未病先防，既病防变的策略。日常注意环境卫生，必要时佩戴保护性口罩，应用复方磺胺甲唑（SMZ-TMP）预防肺孢子菌肺炎，高危患者术后可应用氟康唑100mg/d，或伊曲康唑200mg/d，预防真菌感染。对于怀疑有真菌感染的患者应选择广谱、有效、安全和经济的抗真菌药物开始治疗，确诊后应针对真菌种类进行特异性抗真菌治疗。

4. 病毒感染

（1）巨细胞病毒（CMV）感染：主要发生于移植术后的第1~4个月，主要危险因素为血清CMV抗体阴性的受肾者接受血清阳性供肾者的肾脏和使用抗淋巴细胞抗体。移植患者感染CMV常出现不明原因发热、白细胞减少、血小板减少、肺部症状、眼结膜炎等，有时可出现肾功能减退，重者可致死。

为减少肾移植后严重CMV感染，应尽量避免将血清CMV抗体阳性的供肾移植给CMV阴性的受肾者。移植后接受OKT3或多克隆抗体淋巴细胞抗体治疗的CMV阳性的受肾者和因发生免疫排斥反应而接受多种治疗的受肾者，具有较高的CMV病发病率，可预防性使用更昔洛韦或缬更昔洛韦3个月。

（2）单纯疱疹病毒（HSV）和水痘带状疱疹病毒感染：HSV有2个血清型，分别为Ⅰ型和Ⅱ型，前者主要侵犯口唇黏膜和皮肤引起单纯疱疹，并沿嗅神经和三叉神经到达中枢神经系统引起脑炎；后者主要引起外生殖系统感染，多于移植术后6周内发病。阿昔洛韦和更昔洛韦均可用于HSV感染的治疗和预防。带状疱疹是水痘带状疱疹病毒（VZV）引起的复发性感染，约10%的器官移植受肾者会产生带状疱疹，阿昔洛韦可用于治疗水痘和带状疱疹。

二、移植后心血管疾病

移植术后心血管疾病（cardiovascular disease，CVD）主要包括缺血性心脏病引起的心绞痛发作、急性心肌梗死（AMI）、心律失常、心力衰竭与脑血管事件，肾移植患者CVD的发病率与病死率约为一般人群的10倍，CVD引起的死亡占移植术后1年死亡总数的40%。

1. 高血压

高血压是肾移植患者的常见并发症，与肾移植患者的死亡和移植肾功能密切相关，收缩压每增加10mmHg，肾移植患者死亡和移植肾功能丧失的风险分别增加18%和17%。肾移植患者发生高血压的原因有移植前已存在高血压、肾素与血管紧张素系统的作用、移植肾动脉狭窄、排斥反应、CsA 与激素治疗等。高血压的程度与预后因病因而异，需根据不同的原因采取相应的处理措施。除有明显的病因外，肾移植后高血压的病因多数是综合性的，对查不出原因者宜采用综合性治疗，包括限制水、钠摄入量。

对肾移植后血压管理的推荐意见见表 10-3。

表 10-3　对肾移植后血压管理的推荐意见

推荐意见	证据级别	推荐等级
肾移植患者的血压治疗目标是 ≤ 130/80mmHg	1a	强烈推荐
CCB 应当作为肾移植患者降压治疗的首选药物	1a	强烈推荐
对合并有冠心病的肾移植患者，可首选 β 受体阻滞剂，但对心动过缓、传导阻滞和哮喘者应慎用	4	推荐

2. 心力衰竭

心力衰竭是肾移植患者的严重并发症之一，尤其是老年患者，在肾功能衰竭末期，由于体液过多、高血压、贫血、动脉硬化、心包疾病、甲状旁腺功能亢进及尿毒素本身抑制左心室活动，导致尿毒症性心肌病，可促使移植后发生心力衰竭。

3. 血脂异常

肾移植患者中血脂异常发病率较高，部分原因与免疫抑制剂的应用相关。糖皮质激素、CNI 和西罗莫司（SRL）均可引起血脂异常，其中 SRL 对脂代谢影响最大。依据所使用的免疫抑制剂不同，肾移植术后血脂异常的发病率为 60%~80%。

对血脂管理的推荐意见见表 10-4。

表 10-4　对血脂管理的推荐意见

推荐意见	证据级别	推荐等级
肾移植患者血脂代谢异常可发生在术后 3 个月内，术后 6~9 个月高脂血症达到发病最高峰，应从围手术期开始检测血脂水平，终末期肾脏病接受透析治疗者，应在透析监测血脂水平。肾移植术后的前 6 个月建议每月复查；术后第 6~12 个月应根据代谢异常程度和治疗情况每 1~3 个月复查血脂情况，同时检查尿蛋白；随后每年至少检查 1 次 接受肾移植手术者，血脂检测内容应包括血清总胆固醇（TC）、低密度脂蛋白（LDL-C）、高密度脂蛋白（HDL-C）和甘油三酯（TG），它们可作为评估动脉硬化性心血管疾病风险的参考指标	1a	强烈推荐
对危险分层中没有血脂代谢异常的肾移植患者进行预防知识的宣传教育，内容包括饮食、运动指导、改变不良生活方式和嗜好	1a	强烈推荐
有条件和严重血脂异常的肾移植患者，应进行详细的脂蛋白分类检测	2b	推荐

续表

推荐意见	证据级别	推荐等级
调脂药物首选他汀类药物，但不推荐他汀类药物作为以减少急性排斥反应和移植物生存为目的的常规应用，同时应注意不同他汀类药物对于 CNI 浓度的影响。吉非罗齐无降低 LDL-C 的效果，与他汀类合用时可能出现横纹肌溶解或肌病的并发症。非诺贝特在使用环孢素的患者中可出现肾毒性。胆汁酸螯合剂（如考来烯胺、考来替泊、考来维仑）可降低血浆霉酚酸酯的浓度，因此不建议使用	1b	推荐

4. 其他

在肾移植受肾者中，肥胖的发病率不断增高，据统计，美国 50% 的肾移植受肾者可诊断为肥胖。目前肥胖的定义为 BMI > 30kg/m²，但对于有些个体来说，BMI > 30kg/m² 并不一定是由于过多的脂肪引起的。因此，有学者建议肥胖的定义还应包括男性腰围大于 102cm，女性大于 88cm。有研究显示，肥胖是肾移植受肾者发生 CVD 的独立危险因素，同时还与高血压、血脂异常和糖尿病等其他 CVD 危险因素相关。目前认为，糖皮质激素的应用和饮食因素是引起肾移植受肾者肥胖的重要原因，但目前尚无证据表明需对肥胖的受肾者撤减糖皮质激素。饮食控制和运动是治疗肥胖的有效方法，通过控制饮食和增加运动量可有效降低体重，但必须坚持 12 个月以上。

三、肾移植后糖尿病

移植后糖尿病（post transplantation diabetes mellitus，PTDM）指器官移植术后发现的糖尿病，是器官移植后常见的并发症。2013 年美国肾脏数据系统报道，成人肾移植术后 36 个月 PTDM 发生率为 41%。PTDM 在肾移植受肾者中很常见，其风险因素如下。①既往患者有 2 型糖尿病家族史。②移植前糖耐量异常/空腹血糖受损。③术前肥胖，术后体重增加。④术后糖皮质激素的应用可通过多种机制促进血糖升高，CNI 药物也会对葡萄糖的代谢产生影响。⑤病毒感染会影响胰岛素的释放，如 CMV 病毒通过抑制胰岛素分泌诱发糖尿病。

PTDM 患者排斥反应、感染、心血管疾病发生率均高于无 PTDM 患者，并可能导致移植物功能丧失。糖尿病影响移植患者长期存活率，糖尿病是影响肾移植患者生存率和移植物存活率的独立危险因素。

PTDM 的诊断同普通糖尿病诊断一致。移植后数周内血糖升高非常普遍，器官移植后的患者应筛查血糖，诊断 PTDM 首选口服葡萄糖耐量试验。

肾移植术后糖尿病或糖尿病高危患者免疫抑制应首选 CsA，因 FK506 对胰岛 B 细胞功能具有负面影响，且对胰岛 B 细胞功能的损害程度大于 CsA。FK506 转换为其他 CNI 类药物可减少糖尿病的发生甚至逆转糖尿病。移植术后早期胰岛素治疗能够预防 PTDM 的发生，且在后期的治疗中居重要地位。治疗上优先选择安全性良好、兼具 B 细胞保护作用的二甲双胍和 DDP-4 抑制剂，避免磺脲类促泌剂的应用可能对保护胰腺分泌功能有益。

四、肾移植后高尿酸血症

肾移植术后高尿酸血症是指在正常嘌呤饮食状态下，非同日 2 次空腹血清尿酸（serum uric acid，SUA）男性和绝经后女性 > 420mmol/L，非绝经女性 > 360mmol/L。肾移植术后患者的高尿酸血症的发病率较普通人群明显升高，可达 40%~60%。发生的原因有两种。①尿酸排泄下降：肾移植术后肾功能不全或 DGF、多囊肾、隐匿性糖尿病、高血压、饮酒、甲状旁腺功能亢进、甲状腺功能减退、药物（利尿药、环孢素、他克莫司、乙胺丁醇、吡嗪酰胺）等可致尿酸排泄下降从而导致高尿酸血症。②尿酸生成增多：肾移植术后硫唑嘌呤、咪唑立宾的应用或进食高嘌呤类食物（动物内脏、豆类、海带、啤酒等）可使尿酸生成增多而导致高尿酸血症。肾移植术后长期高尿酸血症可致内皮细胞功能异常和炎症反应，致肾脏血流动力学改变，诱发高血压和肾小球的肥厚，以及刺激 RAS 和 COX-2 系统等机制对肾脏产生致病作用。肾移植术后 HUA 患者的慢性移植肾肾病和移植物失功的风险增加。

在治疗上，对于肾移植术后高尿酸血症合并心血管危险因素和心血管疾病者，应同时进行生活指导及药物降尿酸治疗，使 SUA 长期控制在 < 360mmol/L；对于有痛风发作的患者，需将 SUA 长期控制在 < 300mmol/L，以防止反复发作。

五、肾移植后肿瘤

恶性肿瘤是影响肾移植术后患者长期生存率的重要因素，也是肾移植术后患者严重的远期并发症之一。肾移植术后肿瘤在我国发病率约为 2.19%，肾移植人群的肿瘤发病率和死亡率均较一般人群高，其发病率是一般人群的 2~10 倍，甚至可达到 100 倍。在西方国家，皮肤癌为肾移植术后最常见的肿瘤，第二位常见的肿瘤为移植后淋巴增殖性疾病，第三位是泌尿生殖系统肿瘤。我国肾移植术后患者肿瘤常见部位依次是泌尿系统、消化系统、血液系统、呼吸系统和皮肤。我国肾移植术后肿瘤发病率低于西方国家。

肾移植术后肿瘤由多种因素导致，免疫抑制剂环孢素和他克莫司具有致癌和促进癌细胞转移的作用，硫唑嘌呤可以增加鳞状细胞癌发病率，淋巴细胞多克隆抗体可增加恶性肿瘤的发病风险。同时，由于免疫抑制剂的应用，肾移植术后患者长年处于低免疫状态，会增加病毒感染的风险，而病毒相关肿瘤的风险也会增加。如 BKV 病毒感染与移植后尿路上皮癌的发生关系密切。

六、无菌性骨坏死

肾移植受肾者中有 6%～12% 会发生无菌性骨坏死。无菌性骨坏死最常累及的骨为股骨头，部分病例会出现多发性骨坏死，临床表现为相应部位的疼痛和运动受限。无菌性骨坏死的确切原因不明，但皮质类固醇治疗与继发性甲状旁腺功能亢进在骨坏死发病中起重要作用。目前无针对无菌性骨坏死的有效疗法。

七、肾脏移植物的再发性疾病

移植后再发肾小球疾病被认为是慢性排异的主要原因，常见疾病主要包括原有肾小球疾病再发和其他肾脏病复发。

1. 原有肾小球疾病再发

（1）局灶节段性肾小球硬化（FSGS）：复发率较高，30%～50%，约半数复发会导致移植肾的功能丧失，如果第一次移植肾由于复发而失功，那么第二次移植肾复发 FSGS 的危险性更高。

（2）膜增生性肾小球肾炎（MPGN）：Ⅰ型 MPGN 移植后发生组织学上的复发比较常见，复发率可达 70%，其中约 1/3 造成移植肾丧失功能。移植后几乎所有的Ⅱ型 MPGN 都有组织学上的复发，但有临床表现者少见。

（3）抗肾小球基底膜病：要求受肾者移植前血清抗 GBM 抗体转阴 6～12 个月，以减少移植后抗肾小球基底膜病的复发。另外，Alport 综合征患者移植后的远期风险之一是新发抗肾小球基底膜病。

（4）IgA 肾病及过敏性紫癜肾炎：IgA 肾病的临床复发非常少见；过敏性紫癜肾炎的组织学复发率可达 1/4～1/3，但临床复发率比较低。

（5）溶血尿毒综合征：移植后复发率为 1%～25%。在原病的症状完全消失前行肾移植、亲属活体供肾、使用环孢素等因素可能与溶血尿毒综合征复发率增高有关。

（6）狼疮性肾炎：复发率很低。

2. 其他肾脏病复发

（1）草酸病：移植后效果较差，因为术后一旦复发，草酸盐将沉积在移植肾上造成移植肾失功。大剂量维生素 B$_6$ 可能会延缓草酸盐在移植肾上的沉积，对原发性草酸病可采用肝肾联合移植。

（2）胱氨酸病：该病肾移植后存活率与其他原发病的肾移植存活率相似，虽然胱氨酸在移植肾间质中沉积较常见，但这并不影响移植肾功能。

八、移植物肾小球病

移植物肾小球病从本质上可以认为是慢性排斥反应的一种特殊形式，组织学上类似膜增生性肾小球肾炎（Ⅰ型 MPGN），临床表现主要包括蛋白尿、显微镜下血尿和进行性的移植物功能障碍。

【参考文献】

［1］J G, DS G.Modern renal transplantation：present challenges and future prospects［J］. Postgrad Med J, 2009, 85（1000）：91–101.

［2］R P, K J, PRACTICE A I D C O.Urinary tract infections in solid organ transplantation［J］. Am J Transplant, 2013, Suppl 4：327–336.

［3］HU M–K, JD S, TR S, et al.Kidney transplantation halts cardiovascular disease progression in patients with end–stage renal disease［J］. Am J Transplant, 2004, 4（10）：1662–1668.

［4］BL K, S A, R S, et al.Hypertension after kidney transplantation［J］. Am J Kidney Dis, 2004, 43（6）：1071–1081.

［5］B K, FG C, J B, et al.Clinical practice guidelines for managing dyslipidemias in kidney transplant patients：a report from the Managing Dyslipidemias in Chronic Kidney Disease Work Group of the National Kidney Foundation Kidney Disease Outcomes Quality Initiative［J］. Am J Transplant, 2004, Suppl 7：13–53.

［6］JL G, PT P, GM D, et al.Obesity and outcome following renal transplantation［J］. Am J Transplant, 2006, 6（2）：357–363.

［7］PL P, KS T, JB K, et al.Health–related fitness and quality of life following steroid withdrawal in renal transplant recipients［J］. Kidney Int, 2003, 63（6）：2309–2316.

［8］RP W，FG C，ML S F，et al.Cardiovascular consequences of new-onset hyperglycemia after kidney transplantation［J］. Transplantation，2012，94（4）：377-382.

［9］EH C，O J，CL R，et al.Impact of acute rejection and new-onset diabetes on long-term transplant graft and patient survival［J］. Clin J Am Soc Nephrol，2008，3（3）：814-821.

［10］TG V，J H，T J，et al.Early posttransplantation hyperglycemia in kidney transplant recipients is associated with overall long-term graft losses［J］. Transplantation，2012，94（7）：714-720.

［11］ASSOCIATION A D.Classification and Diagnosis of Diabetes：Standards of Medical Care in Diabetes-2019［J］. Diabetes Care，2019，42（Suppl 1）：S13-S28.

［12］M H，KA J，JM H，et al.New-onset diabetes mellitus after kidney transplantation in Denmark［J］. Clin J Am Soc Nephrol，2010，5（4）：709-716.

［13］G B.Asymptomatic hyperuricemia following renal transplantation［J］. World J Nephrol，2015，64（3）：324-329.

［14］E K，N K，MS H，et al.Hyperuricemia after renal transplantation［J］. Transplant Proc，2011，43（2）：584-585.

［15］J M，M A，I F，et al.Hyperuricemia in adult renal allograft recipients：prevalence and predictors［J］. Transplant Proc，2012，44（8）：2369-2372.

［16］Q H，K Q，Z F，et al.Hyperuricemia induces endothelial dysfunction via mitochondrial Na^+/Ca^{2+} exchanger-mediated mitochondrial calcium overload［J］. Cell Calcium，2012，51（5）：402-410.

［17］JY C，OJ K.The association between serum uric acid levels at 3 months after renal transplantation and the graft outcome in living donor renal transplantation［J］. Transplant Proc，2013，45（4）：1548-1552.

［18］SC W，KH S，DC T，et al.Uric acid is highly associated with kidney allograft survival in a time-varying analysis［J］. Transplant Proc，2014，46（2）：5055-5060.

［19］高尿酸血症相关疾病诊疗多学科共识专家组.中国高尿酸血症相关疾病诊疗多学科专家共识［J］.中华内科杂志，2017，56（3）：235-248.

［20］张健，马麟麟，孙雯，等.肾移植术后肿瘤的发病特点及危险因素［J］.临床和实验医学杂志，2016，15（22）：2277-2281.

［21］张健，马麟麟，解泽林，等.我国肾移植术后新发恶性肿瘤总结分析［J］.

中华器官移植杂志, 2014, 35（12）: 705-710.

［22］Z J, CM O, MT B, et al.Azathioprine and Risk of Skin Cancer in Organ Transplant Recipients: Systematic Review and Meta-Analysis［J］. Am J Transplant, 2016, 16（12）: 3490-3503.

［23］WH L, RM T, JR C, et al.Acute rejection, T-cell-depleting antibodies, and cancer after transplantation［J］. Transplantation, 2014, 97（8）: 817-825.

［24］Chen JJ, Kuo G, Lee TH, et al.Incidence of Mortality, Acute Kidney Injury and Graft Loss in Adult Kidney Transplant Recipients with Coronavirus Disease 2019: Systematic Review and Meta-Analysis［J］. J Clin Med, 2021 Nov 4, 10（21）: 5162.

（刘迎迎）